针灸大成白话解

（赠光盘）

（明）杨继洲 原著

王　颖　王琪格　主编

U0385711

辽宁科学技术出版社

·沈阳·

图书在版编目（CIP）数据

针灸大成白话解/王颖，王琪格主编. —沈阳：辽宁科
学技术出版社，2020.7
ISBN 978-7-5591-1002-2

Ⅰ.①针… Ⅱ.①王… ②王… Ⅲ.①《针灸大
成》—译文 Ⅳ.①R245

中国版本图书馆CIP数据核字（2018）第244454号

出版发行：辽宁科学技术出版社
　　　　　（地址：沈阳市和平区十一纬路25号　邮编：110003）
印 刷 者：辽宁鼎籍数码科技有限公司
经 销 者：各地新华书店
幅面尺寸：184 mm × 260 mm
印　　张：28.5
字　　数：700千字
出版时间：2020年7月第1版
印刷时间：2020年7月第1次印刷
责任编辑：寿亚荷
封面设计：刘冰宇
版式设计：袁　舒
责任校对：尹　昭　王春茹

书　　号：ISBN 978-7-5591-1002-2
定　　价：90.00元（赠光盘）

联系电话：024-23284370
邮购热线：024-23284502
E-mail：1114102913@qq.com

编 委 会

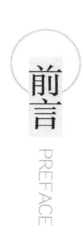

前言

PREFACE

　　医者，仁心仁术。针者，理之渊微。千层之塔，起于累土，万里之途，积于跬步。未尝闻及有闭户塞牖，故步自封；或逞于口舌，不读经典而成名医者也。

　　先贤凿壁偷光，囊萤映雪，殊知读书不易。而岐黄之术，传承千载，坟典如《内经》《针灸甲乙经》《伤寒论》《本草纲目》，字字珠玑，虽历经战焚，流传至今者，仍汗牛充栋。圣贤如扁鹊、仲景，似皓月当空，余晖尚沐。后世如叔和、丹溪、景岳、天士，则灿若群星，令吾侪仰慕不已。

　　针灸一道，载于《内经》，上窥天机，下调百病，问答之间，洞彻至理，诘辩之时，针道已成。及皇甫玄晏，感己身之痛，憾《素问》《针经》《明堂》之缺乱，编次发挥，增穴百余，撰为《针灸甲乙经》。后历唐宋，针道虽未坠落，但比之盛时，去圣时远，未免蒙尘。至金元及明，针道中兴，窦默、徐凤、高武，一时瑜亮，百花齐放，百家争鸣。

　　又有杨氏继洲，承继家传，转治世之学以济人，前臻古义，习览群书，治病救人，起死回生，为一时名医。恐绝学失传，遂披阅数载，以杨氏《卫生针灸玄机秘要》为基，取《灵枢》《素问》针灸章节，并采百家之长，作为《针灸大成》。大成者，喻孔圣也，《孟子·万章下》有言："孔子之谓集大，集大成也者，金声而玉振也。"而《针灸大成》承正绪统，博采众长，煌煌大典，彰针灸大义，泽被后人，可称大成。

　　今有幸注释《针灸大成》，并对其白话译解，犹与先贤对答，如沐春风，若醍醐灌顶，自喜而明，且惶惶恐恐，战战兢兢，唯恐错漏，悖理曲意。逐字梳理，一字不通，即考证求真，庶几不失也哉。

辽宁中医药大学　王颖

2018 年 8 月 5 日

目录

CONTENTS

卷一

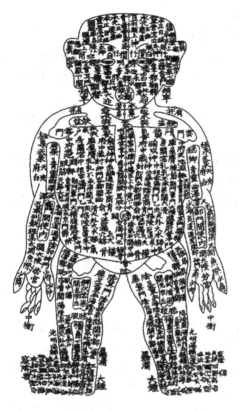

仰人周身总穴图

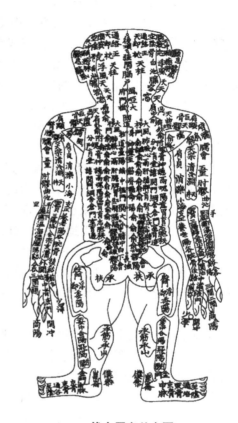

伏人周身总穴图

针道源流

《素问》十二卷，世称黄帝岐伯[1]问答之书。及观其旨意，殆非一时之言，而所撰述，亦非一人之手。刘向[2]指为诸韩公子[3]所著；程子[4]谓出战国[5]之末。而其大略正如《礼记》[6]之萃于汉儒，而与孔子[7]、子思[8]之言并传也。盖灵兰秘典、五常正大、六元正纪等篇，无非阐明阴阳五行生制之理，配象合德，实切于人身。其诸色脉病名、针刺治要，皆推是理以广之。而皇甫谧之《甲乙》[9]杨上善之《太素》[10]，亦皆本之于此，而微有异同。医家之纲法，无越于是书矣。然按西汉《艺文志》[11]，有《内经》十八卷及扁鹊[12]名。白氏云：《内经》凡三家，而《素问》之目乃不列。至隋《经籍志》[13]，始有《素问》之名，而指为《内经》。唐王冰[14]乃以《九灵》九卷，牵合《汉志》之数，而为之注释，复以阴阳大论，托为师张公所藏，以补其亡逸，而其用心亦勤矣。惜乎朱墨混淆，玉石相乱，训诂[15]失之于迂疏，引援[16]或至于未切，至宋林亿[17]、高若讷[18]等，正其误文，而增其缺义，颇于冰为有功。

《难经》十三卷，秦越人祖述《黄帝内经》，设为问答之辞，以示学者。所引经言，多非灵、素本文。盖古有其书，而今亡之耳。隋时有吕博望注本不传，宋王惟一[19]集五家之说，而醇疵或相乱，惟虞氏[20]粗为可观。纪齐卿[21]注稍密，乃附辨杨玄操[22]、吕广[23]、王宗正[24]三子之非，周仲立[25]颇加订易，而考正未明，李子野[26]亦为句解，而无所启发。近代张洁古[27]注后附药，殊非经义。王少卿演绎其说，目曰重玄[28]，亦未足以发前人之蕴，滑伯仁[29]取长弃短，折衷以己意，作《难经本义》。

《子午经》[30]一卷，论针灸之要，撰成歌诀，后人依托扁鹊者。

《铜人针灸图》[31]三卷，宋仁宗诏王维德考次针灸之法，铸铜人为式，分腑脏十二经，旁注俞穴所会，刻题其名，并为图法，并主疗之术，刻板传于世，夏竦[32]为序，然其窍[33]穴，比之灵枢本输、骨空等篇，颇亦繁杂也。

《明堂针灸图》[34]三卷，题曰：黄帝论人身俞穴及灼灸禁忌。曰明堂者，谓雷公[35]问道，黄帝授之，亦后人所依托者。

《存真图》[36]一卷，晁公谓杨介编。崇宁间泗州刑贼[37]于市，郡守李夷行遣医并画工往，亲决膜摘膏肓[38]，曲折图之，尽得纤悉，介校以古书，无少异者，比《欧希范五脏图》[39]过之远矣，实有益医家也。王莽[40]时，捕得翟义党王孙庆，使太医尚方与巧屠共刳剥之，量度五脏，以竹筵[41]道其脉，知所终始，云可以治病，亦是此意。

《膏肓灸法》[42]二卷，清源庄绰季裕所集。

《千金方》[43]三十卷，唐孙思邈所撰，用药之方，诊脉之诀，针灸之穴，禁忌之法，以至导引[44]养生之要，无不周悉。曰千金者，以人命至重，有贵千金。议者，谓其未知伤寒之数。

《千金翼方》[45]三十卷，孙思邈掇拾遗帙，以羽翼其书。首之以药录，次之以妇人、伤寒、小儿、养性、辟谷、退居、补益、杂病、疮痈、色脉、针灸，而禁术终焉。

《外台秘要》[46]，唐王焘在台阁二十年，久知弘文馆[47]，得古方书千百卷，因述诸症候，附以方药、符禁、灼灸之法，凡一千一百四门。天宝中出守房陵，及大宁郡，故名焉。

《金兰循经》[48]，元翰林学士忽泰必列所著，其子光济铨次[49]。大德癸卯，平江郡文学严陵邵文龙为之序。首绘脏腑前后二图，中述手足三阴、三阳走属，继取十四经络流注，各为注释，列图于后，传之北方。自恒山董氏锓梓[50]吴门，传者始广。

《济生拔萃》[51]十九卷，一卷取《针经节要》，二卷集《洁古云岐针法》《窦氏流注三卷》，三卷《针经摘英》。首针法，以仿古制也，延佑间杜思敬所撰者。

《针经指南》[52]，古肥窦汉卿所撰。首标幽赋，次定八穴指法及叶蛰宫图，颇与《素问》有不合者。

《针灸杂说》，建安窦桂芳类次。取《千金》禁忌人神及离合真邪论，未能曲尽针灸之妙。

《资生经》[53]，东嘉王执中叔雅，取三百六十穴，背面巅末，行分类别，以穴属病，盖合《铜人》《千金》《明堂》《外台》而一之者也。

《十四经发挥》[54]三卷，许昌滑寿伯仁，传针法于东平高洞阳，得其开阖流注交别之要，至若阴、阳、维、跻、带、冲六脉，皆有系属，而惟督任二经，则包乎背腹，而有专穴。诸经满而溢者，此则受之，宜与十二经并论。通考腧穴六百五十有七，而施治功，以尽医之神秘。

《神应经》[55]二卷，乃宏纲陈会所撰。先著《广爱书》十二卷，虑其浩瀚，独取一百一十九穴，为歌为图，仍集治病要穴，总成一帙，以为学者守约之规，南昌刘瑾校。

《针灸节要》[56]三卷、《聚英》四卷，乃四明梅孤高武篡集。《针灸捷要》，燕山廷瑞徐凤着集。

《玄机秘要》[57]，三衢继洲杨济时家传著集。

《小儿按摩经》[58]，四明陈氏著集。

《古今医统》[59]，《乾坤生意》[60]，《医学入门》[61]，《医经小学》[62]中取关于针灸者，其姓氏各见原书。

《针灸大成》，总辑以上诸书，类成一部，分为十卷。委晋阳靳贤选集校正。

注释

[1]岐伯：相传为黄帝之臣，又是黄帝的太医，奉黄帝之命尝各种草木，他还与雷公研讨经脉。《黄帝内经》即黄帝与岐伯等讨论医理而作。

[2]刘向：刘向（约前77—前6）原名刘更生，字子政，西汉楚国彭城（今江苏徐州）人。西汉经学家、目录学家。刘向撰有《别录》，为我国目录学之祖。

[3]诸韩公子：指战国时（前475—前221）韩国诸公子礼贤下士，广招宾客。

[4]程子：程子即二程（程颢、程颐）中的程颐。程颐（1033—1107），字正叔，北宋时期教育家，与其胞兄程颢共创洛学，为理学奠定了基础。其著作被后人辑录为《河南二程全书》《程颐文集》《易传》和《经说》。

[5]战国：中国战国（前475—前221）时期的简称，是东周的后半期历史阶段。此时，各国混战不休，故称战国。

[6]《礼记》：记载战国以后及西汉时期社会的变动，包括社会制度、礼仪制度和人们观念的继承和变化，是儒家经典著作之一。

[7]孔子：孔子（前551—前479）姓孔，名丘，字仲尼。春秋末期鲁国陬（zōu）邑（今山东省曲阜市南辛镇）人。孔子是春秋末期著名的思想家、政治家、教育家，为儒家学派的创始人，开创了私人讲学的风气。

[8]子思：子思（前483—前402）名孔伋，字子思，孔鲤之子，孔子嫡孙。战国时期教育家、思想家。在儒家学派的发展史上占有重要的地位，他上承孔子中庸之学，下开孟子心性之论，并由此对宋代理学产生了重要而积极的影响。

[9]《甲乙》：即《针灸甲乙经》，为中国现存最早的一部针灸学专著，也是最早将针灸学理论与腧穴学相结合的一部著作。原名《黄帝三部针灸甲乙经》，简称《甲乙经》，由晋代皇甫谧编撰。该书集《素问》《针经》（即《灵枢》古名）与《明堂孔穴针灸治要》三书中之有关针灸学内容等分类合编而成。

[10]《太素》：即《黄帝内经太素》，隋代杨上善撰。此书是《黄帝内经》早期传本之一，包括《素问》《针经》两部分内容。

[11]《艺文志》：我国历代纪传体史书、政书、方志等。汉代班固将历代或当代有关图书典籍，汇编成目录，谓之《艺文志》。

[12]扁鹊：生于春秋战国时期（前407—前310），汉族，姓秦，字越人，又号卢医，尊称扁鹊。因其医术高超，被当时广大老百姓尊称神医，并且借用上古神话中的神医"扁鹊"的名号来称呼他。

[13]《经籍志》：我国古史书中记载的图书目录，为唐代魏征等撰，是第一部把经籍分为经、史、子、集4部40类，另附佛、道两类典籍的目录。

[14]王冰：号启玄子，又作启元子。王冰约生于唐景云元年（710），卒于贞元二十年（805）。他历时12年之久，注成《素问》24卷，合81篇，他对辨证论治理论也有所发挥，如治疗元阳之虚，主张"益火

之源，以消阴翳"，而治疗真阴之竭，则提出"壮水之主，以制阳光"，这是迄今临床治则的名言。

[15] 训诂：解释古书中词句的意义，也叫训故。用通俗的语言解释词义叫"训"；用当代的语言解释古代词语叫"诂"。

[16] 引援：引证。

[17] 林亿：宋代人，曾任朝散大夫、光禄卿直秘阁，精通医术，于神宗熙宁年间（1068—1077）与高保衡、孙兆等共同完成《素问》《灵枢》《难经》等唐代以前医书的校订刊印，为保存古代医学文献和促进医药传播做出贡献。其治学严谨，如校《素问》，采数十家之长，溯流清源，改错6000余字。

[18] 高若讷：宋代医家，字敏之，并州榆次（今属山西）人，后迁卫州（今河南汲县）。中进士，历任龙图阁直学士、史馆修撰等职。因母病兼习医书，医术日精。曾校刊古医书《伤寒》《千金方》等。

[19] 王惟一：北宋医家，又名王维德。宋仁宗时当过尚药御，对针灸学很有研究，集宋以前针灸学之大成，著有《铜人腧穴针灸图经》一书，奉旨铸造针灸铜人两座，用于针灸教学。

[20] 虞氏：即虞庶，宋代医家，原籍仁寿（今属四川）人，先习儒，后弃儒习医，并撰《难经论》，未见行世。

[21] 纪齐卿：名天锡，金代泰安人。早年举进士，业学医，曾集注《难经》5卷。

[22] 杨玄操：唐代人，为吴歙（shè）县尉，著有《难经注释》。

[23] 吕广：三国时为吴太医令，著有《难经注解》。

[24] 王宗正：宋代绍兴人，著有《难经疏义》。

[25] 周仲立：宋代临川人，著有《难经辨证释疑》。

[26] 李子野：宋代人，著有《难经句解》。

[27] 张洁古：金代人，著有《药注难经》。

[28] 重玄：即指天。《文选·陆机》："重玄匪奥，九地匪沉。"李善注："重玄，天也。"唐王勃《游山庙序》："俯临万仞，平视重玄。"

[29] 滑伯仁：滑寿，字伯仁，晚号樱宁生，为元末明初著名的医家，著有《十四经发挥》及《难经本义》等。

[30]《子午经》：即《扁鹊子午经》。《读书后志》曰："右题云扁鹊撰论针灸之要，盖后人依托者。"此书已亡佚。

[31]《铜人针灸图》：即《铜人腧穴针灸图经》，是宋代王惟一为第一具针灸模型"铜人"所撰写的说明书。

[32] 夏竦：字子乔，北宋大臣，古文字学家，初谥"文正"，后改谥"文庄"。由于夏竦对文学的造诣很深，所以他的很多作品都流传于后世。

[33] 窌（liáo，同髎）：即骨孔，用以命名腧穴，如肩髎、肘髎等。此处泛指腧穴。

[34]《明堂针灸图》：此书原名为《黄帝明堂针灸图》，撰人不详，已亡佚。

[35] 雷公：中国传说中的上古医家，相传为黄帝众多懂医学的臣子之一。精于针灸，通九针。历史上托名雷公的医学著作有《雷公药对》《雷公炮炙论》。

[36]《存真图》：为脏象著作，见《郡斋读书后志》，又名《存真环中图》，由宋代杨介编。所谓"存真"指脏腑，"环中"指经络。12世纪初，北宋封建统治者利用被处决的犯人尸体，遣医剖视并画工绘图，又经杨介考订校正成书。本书作者绘述从咽喉到胸腹腔各脏腑的解剖，并对经脉的联附、水谷的泌别、精血的运输等情况，进行了较细致的观察与描述。本书是我国较早的人体解剖图谱，惜已亡佚。

[37] 刑贼：又叫贼刑，刑杀的意思。

[38] 膏肓：人体部位名，指心之下、膈之上的部位。病位深隐难治、病情危重的患者，称为"病入膏肓"。

[39]《欧希范五脏图》：宋代吴简编撰。北宋庆历年间（11世纪40年代），编者和有关人员共解剖了50具尸体，对这些尸体的喉部、胸腹腔脏腑进行了详细观察比较，并由画工宋景绘成图谱。

[40] 王莽：字巨君。西汉末年，社会矛盾空前激化，王莽被朝野视为能挽危局的不二人选，被看作是"周公再世"。

[41] 竹筳（tíng）：细竹枝。

[42]《膏肓灸法》：又名《膏肓腧穴灸法》，由宋代庄绰撰，1128年刊行。此书专门介绍膏肓穴的主治、部位及不同流派的取穴法等，并附有插图。

[43]《千金方》：即《备急千金要方》，由唐代孙思邈撰于7世纪中期。作者以人命至重，有贵千金，故取"千金"为书名。书中所载医论、医方较系统地总结和反映了自《内经》以后、唐代初期以前的医学成就，是一部科学价值较高的著作。此书也充分反映了作者的医学成就、实践经验和学术思想，尤其可贵的是孙氏的医德足为万世效法。

[44] 导引：是修炼者以自力引动肢体所做的俯仰屈伸运动（常和行气、按摩等相配合），以锻炼形体的一种养生术，与现代的柔软体操相近似，属气功中之动功。

[45]《千金翼方》：唐代孙思邈撰于682年。本书是作者为补充其所撰《备急千金要方》而编集。书中收载了不少唐代以前的医学论述及方药，也采录了一些国外医学资料（如婆罗门、高丽等），取材广博，内容丰富。

[46]《外台秘要》：唐代王焘撰于752年。本书汇集初唐及唐代以前的医学著作，所载医方6000余首。书中引录各书均注明出处，颇具文献价值，为研究我国唐代以前医学的一部重要参考著作。

[47] 弘文馆：唐代皇家图书馆。该馆聚书20万卷，置学士，掌校正图籍，教授生徒。遇朝有制度沿革、礼仪轻重时，得与参议。

[48]《金兰循经》：针灸著作，一卷，一名《金兰循经取穴图解》。元代忽公泰著，其子光济诠次，刊于1303年。据《针灸聚英》称：此书"首绘脏腑前后二图，中述手足三阴三阳走属，继取十四经络流注，各为注释，列图于后"。原书已佚。

[49] 铨（quán）次：指编排次序。

[50] 锓梓（qǐn zǐ）：刻版印刷，书版多用梓木，故称。

[51]《济生拔萃》：医学丛书，元代杜思敬辑，刊于1308年。择要辑录金元时期医著19种，包括《针经节要》《云岐子论经络迎随补泻法》《窦太师流注指要赋》等。

[52]《针经指南》：针灸著作，金代窦杰撰。窦杰，后改名窦默，字汉卿，广平肥乡人。该书初刊于1295年。主要内容为《标幽赋》《通玄指要赋》，还有经络循行、流注之八穴，针灸的补泻与禁忌等有关论述。

[53]《资生经》：即《针灸资生经》，针灸著作，共7卷，王执中撰。王执中，字叔权，南宋东嘉（今浙江省瑞安县）人，后文"东嘉王执中叔雅"当为叔权。本书广泛参考历代针灸文献，结合作者本人的针灸临床经验和心得对针灸做了较系统的介绍。本书很重视医疗实践，提出不可拘泥于人神禁忌的主张，同时纠正了古书中的一些错误。

[54]《十四经发挥》：经脉学著作，元代滑寿撰，刊于1341年。卷上为"手足阴阳流注篇"，统论经脉循行的规律。卷中为"十四经脉气所发篇"，依据十二经脉和任督二脉的流注次序分别论述各经经穴歌诀相应脏腑功能、经穴部位和经脉主病等。以上两篇实为滑氏将元代忽公泰列所撰《金兰循经》加以注释和补充。卷下为"奇经八脉篇"，参考《内经》《难经》《针灸甲乙经》《圣济总录》等书对奇经八脉起

止、循行路线、所属经穴部位及主病等予以系统论述。全书附有俯、仰人尺寸图及十四经经穴图。

[55]《神应经》：明代陈会撰，刘瑾校补，刊于1425年。本书系辑取陈会所撰的《广爱书》(针灸著作，十二卷。今佚。)之精要而成。主要取用119个穴，编成歌诀和插图，并附以折量法、补泻直诀、取穴图说、诸病配穴以及针灸禁忌等。

[56]《针灸节要》：又名《针灸要旨》，明代高武撰，刊于1531年。本书是将《黄帝内经》与《难经》中有关针灸理论予以分类、汇编而成。

[57]《玄机秘要》：即《卫生针灸玄机秘要》，是杨继洲在祖传基础上又"参合指归，汇同考异，首自编摩"，成为天、地、人三卷，《针灸大成》就是在此书基础上又广求群书而成。

[58]《小儿按摩经》：又名《保婴神术》，是四明陈氏著集。四明陈氏，考正应为元代陈瑞孙、陈宅父子。此书为一部儿科按摩专著，其他版本已经亡佚。

[59]《古今医统》：又名《古今医统大全》，为综合性医书，共100卷。明代徐春甫辑于1556年。本书辑录明代以前的历代医书及经史百家有关医药资料，分类编写而成。其内容包括历代医家传略、《内经》要旨、各家医论，脉候、运气、经穴、针灸、临床各科证治、医案、验方、本草、救荒本草、制药、通用诸方及养生等。

[60]《乾坤生意》：综合性医书。明代朱权撰，约刊于14世纪末。内容分述用药大略、运气、各科病证治法以及丹药、膏药、针灸等，卷帙不多，包罗颇广。

[61]《医学入门》：综合性医书，明代李梴编撰，刊于1575年。本书以《医经小学》为蓝本，参考诸家学说，分类编纂而成。内容包括医学略论、医家传略、经穴图说、经络、脏腑、诊法、针灸、本草、外感病、内伤病、内科杂病、妇人病、小儿病、外科病、各科用药及急救方等。

[62]《医经小学》：综合性医书，明代刘纯撰，刊于1388年。全书分述本草、脉诀、经络、病机、治法和运气。刘氏为朱震亨再传弟子，故书中反映朱氏学术经验尤多。

针灸直指（《素问》）

针灸方宜始论

黄帝问曰：医之治病也，一病而治各不同，皆愈何也？

岐伯对曰：地势使然也。故东方之域[1]，天地所始生也。鱼盐之地，海滨傍水，其民食鱼而嗜咸，皆安其处，美其食，鱼者使人热中，盐者胜血，故其民皆黑色疏理[2]，其病皆为痈疡，其治宜砭石。故砭石者，亦从东方来。西方者，金玉之域，沙石之处，天地之所收引也。其民陵居而多风，水土刚强，其民不衣而褐荐[3]，其民华食而脂肥，故邪不能伤其形体，其病生于内，其治宜毒药[4]。故毒药者，亦从西方来。北方者，天地所闭藏之域也。其地高陵居，风寒冰冽，其民乐野处而乳食，脏寒生满病，其治宜灸焫[5]。故灸焫者，亦从北方来。南方者，天地所长养，阳之所盛处也。其地下，水土弱，雾露之所聚也。其民嗜酸而食胕[6]，故其民皆致理而赤色，其病挛痹，其治宜微针[7]。故九针[8]者，亦从南方来。中央者，其地平以湿，天地所以生万物也众，其民食杂而不劳，故其病多痿厥寒热，其治宜导引按跷。故导引按跷者，亦从中央出也。故圣人杂合以治，各得其所宜，故治所以异，而病皆愈者，得病之情，知治之大体也。

注释

[1] 东方之域：古以黄河流域为中心区别四方，此处指东海之滨山东一带。

[2] 疏理：血弱而腠理空疏也。

[3] 褐荐：褐，指粗布衣；荐，指草。

[4] 毒药：泛指药物。汪机："药，谓草木鱼虫禽兽之类，以能攻病，皆谓之毒药。"

[5] 焫（ruò）：同"热"，作"烧"解。灸焫指灸法。

[6] 胕：原文作"脯"，据《素问》异法方宜论改，同"腐"，指人工发酵后而带有腐臭味的食物。

[7] 微针：细针，属于金属针具，与砭石相比，其针形细小，故称"微针"。

[8] 九针：《灵枢·九针十二原》记载，九针为镵针、圆针、鍉针、铍针、锋针、圆利针、毫针、长针和大针。

刺热论

黄帝问曰：五脏热病奈何？

岐伯曰：肝热病者，小便先黄，腹痛，多卧，身热。热争则狂言及惊（争谓邪正相搏），胁满痛，手足躁，不得安卧，庚辛[1]甚，甲乙大汗[2]，气逆则庚辛死（肝主木，庚辛为金，金克木，故死）。刺足厥阴、少阳（厥阴肝脉，少阳胆脉）。其逆则头痛员员[3]，脉引冲头也。

心热病者，先不乐，数日乃热。热争则卒心痛，烦闷善呕，头痛面赤无汗，壬癸甚，丙丁大汗，气逆则壬癸死。刺手少阴、太阳（少阴心脉，太阳小肠脉）。

脾热病者，先头重，颊痛，烦心，颜青欲呕，身热。热争则腰痛，不可用俛仰[4]，腹满泄，两颔痛，甲乙甚，戊己大汗，气逆则甲乙死。刺足太阴、阳明。

肺热病者，先淅然[5]厥，起毫毛，恶风寒，舌上黄，身热。热争则喘咳，痛走胸膺背，不得太息，头痛不堪，汗出而寒，丙丁甚，庚辛大汗，气逆则丙丁死。刺手太阴、阳明，出血如大豆，立已。

肾热病者，先腰痛胻痠[6]，苦渴数饮，身热。热争则项痛而强，胻寒且痠，足下热，不欲言，其逆则项痛员员澹澹[7]然，戊己甚，壬癸大汗，气逆则戊己死。刺足少阴、太阳。诸汗者，至其所胜日汗出也。

肝热病者，左颊先赤；心热病者，颜[8]先赤；脾热病者，鼻先赤；肺热病者，右颊先赤；肾热病者，颐先赤。病虽未发，见赤色者刺之，名曰治未病。热病从部所起者，至期而已（期为大汗之日，如肝甲乙），其刺之反[9]者，三周而已（反谓反取其气也，如肝病刺脾，脾刺肾，肾刺心，心刺肺，肺刺肝。三周，谓三周于三阴、三阳之脉状也。如太阳病，而刺泻阳明也），重逆则死。诸当汗者，至其所胜日汗大出也。

诸治热病，以饮之寒水，乃刺之，必寒衣之，居止寒处，身寒而止也。

热病先胸胁痛，手足躁，刺足少阳，补足太阴，病甚者，为五十九刺[10]。

热病始手臂痛者，刺手阳明、太阴，而汗出止。热病始于头首者，刺项太阳，而汗出止。

热病始于足胫者，刺足阳明，而汗出止。

热病先身重骨痛，耳聋好瞑，刺足少阴，病甚为五十九刺。

热病先眩冒而热，胸胁满，刺足少阴、少阳（亦井荥也）。

太阳之脉，色荣颧骨，热病也（荣，饰也）。

荣未交，曰今且得汗，待时而已（待时者，谓肝病待甲乙之类也），与厥阴脉争见者，死期不过三日（外见太阳之赤色，内应厥阴之弦脉，是土气已败，木复狂行，故三日死）。其热病内连肾，少阳[11]之脉色也（病一作气）。

少阳之脉，色荣颊前，热病也。荣未交，曰今且得汗，待时而已，与少阴脉争见者，死期不过三日。

热病气穴，三椎下间[12]主胸中热，四椎下间主鬲中热，五椎下间主肝热，六椎下间主脾热，七椎下间主肾热，荣在骶也，项上三椎陷者中[13]也。

颊下逆颧为大瘕[14]，下牙车[15]为腹满，颧后为胁痛，颊上者，鬲上也。

注释

[1] 庚辛：《素问·脏气法时论》篇云："肺主秋，手太阴阳明主治，其日庚辛……"金克木，此时肝胆经气最弱。

[2] 甲乙大汗：甲乙主春属木，与肝、胆经配合，肝胆经气最旺。大汗出，为正胜邪的表现。

[3] 员员：《类经评注》："员员，縻定貌。"形容头痛之急。

[4] 不可用俛仰：用，指行的意思。俛，通俯。此指腰痛不能俯仰。

[5] 淅然：形容寒栗状。

[6] 胕痠：胕，指脚胫；痠同"酸"。

[7] 澹澹：指水波动貌。此处引申为精神短少之状。

[8] 颜：《五色论》云："庭者，颜也。"指额部中央。

[9] 反：《类经评注》云："反，为，谓泻虚补实也。"

[10] 五十九刺：《素问·水热穴论》云："头上五行行五者，以越诸阳之热逆也；大杼、膺俞、缺盆、背俞，此八者，以泻胸中之热也；气街、三里、巨虚上下廉，此八者，以泻胃中之热也；云门、髃骨、委中、髓空，此八者，以泻四肢之热也；五脏俞旁五，此十者，以泻五脏之热也。凡此五十九穴者，皆热之左右也。"膺俞即中府穴，背俞即风门穴，髃骨即肩髃穴，气街即气冲穴。髓空一穴，各家说法不一，今据《素问·骨空论》："髓空在脑后三分，在颅际锐骨之下。"之文，拟补风府一穴，以合五十九俞之数。

[11] 少阳：《本输论》云："少阳属肾。"指手少阳三焦经与足少阴肾经在经脉和脏腑生理上密切相关。

[12] 下间：椎下椎上，陷者中也。

[13] 项上三椎陷者中：指大椎穴，大椎为脊骨第一椎，从顶上数之，则大椎为三椎。

[14] 大瘕：《素问经注节解》云："瘕，气块也。"大瘕，瘕之甚也。

[15] 下牙车：下颌骨，即颊车部位。

刺疟论

黄帝问曰：刺疟奈何？

岐伯对曰：足太阳之疟，令人腰痛头重，寒从背起，先寒后热，熇熇暍暍[1]然，热止汗出难已，刺郄中出血（一云金门，一云委中，针三分，若灸可五壮）。

足少阳之疟，令人身体解㑊[2]，寒不甚，热不甚，恶见人，见人心惕惕然，热多汗出甚，刺足少阳（侠溪针三分，灸可三壮）。

足阳明之疟，令人先寒，洒淅洒淅[3]，寒甚久乃热，热去汗出，喜见日月光火气，乃快然，刺足阳明跗上（冲阳针三分，灸可三壮）。

足太阴之疟，令人不乐，好太息，不嗜食，多寒热汗出，病至则善呕，呕已乃衰，即取之（公孙针四分，灸可三壮）。

足少阴之疟，令人呕吐甚，多寒热，热多寒少，欲闭户牖而处，其病难已（大钟针二分，太溪针三分，各灸三壮）。

足厥阴之疟，令人腰痛，少腹满，小便不利，如癃状，非癃也，数便，意恐惧，气不足，腹中悒悒[4]，刺足厥阴（太冲针三分，灸可三壮）。

肺疟者，令人心寒，寒甚热，热间善惊，如有所见者[5]，刺手太阴、阳明（列缺针三分，灸五壮；合谷针三分，灸三壮）。

心疟者，令人烦心甚，欲得清水，反寒多，不甚热，刺手少阴（神门针三分，灸可三壮）。

肝疟者，令人色苍苍然，太息，其状若死者，刺足厥阴见血（中封针四分，灸可三壮）。

脾疟者，令人寒，腹中痛，热则肠中鸣，鸣已汗出，刺足太阴（商丘针三分，灸可三壮）。

肾疟者，令人洒洒然，腰脊痛宛转[6]，大便难，目眴眴[7]然，手足寒，刺足太阳、少阴（足太阳金门，足少阴太溪）。

胃疟者，令人且病[8]也，善饥而不能食，食而支满[9]腹大，刺足阳明、太阴横脉[10]出血（厉兑针一分，灸一壮；解溪针五分，灸二壮；三里针一寸，灸三壮；太阴横脉，在内踝前，斜过大脉宜出血）。

疟发身方热，刺跗上动脉（谓阳明脉），开其孔，出其血，立寒；疟方欲寒，刺手阳明、太阴，足阳明、太阴（亦开孔出血）。

疟脉满大急，刺背俞，用中针傍五胠俞[11]各一，适肥瘦，出其血（五胠俞谓谚谚）。

疟脉小实急，灸胫少阴，刺指井（复溜针三针，灸可五壮；井谓至阴，针一分，灸可三壮）。

疟脉满大急，刺背俞，用五胠俞、背俞各一，适行至于血也。

疟脉缓大虚，便宜用药，不宜用针。

凡治疟，先发如食顷，乃可以治，过之，则失时也。

诸疟而脉不见，刺十指间出血，血去必已。先视之赤如小豆者，尽取之。

十二疟者[12]，其发各不同时，察其病形，以知其何脉之病也。

先其发时，如食顷而刺之，一刺则衰，二刺则知[13]，三刺则已。

不已，刺舌下两脉出血；不已，刺郄中盛经出血，又刺项以下侠脊者，必已（侠脊者谓大杼，针三分，灸五壮；风门热府[14]，针五分，灸可五壮）。舌下两脉者廉泉[15]也（针三分，灸三壮）。

刺疟者，必先问其病之所先发者，先刺之。先头痛及重者，先刺头上及两额、两眉间出血（头谓上星、百会，额谓悬颅，眉间谓攒竹等穴是也）；先项背痛者，先刺之（风池、风府、大杼、神道）；先腰脊痛者，先刺郄中出血；先手臂痛者，先刺手少阴、阳明，十指间；先足胫痠痛者，先刺足阳明十指间出血。

风疟，疟发则汗出恶风，刺三阳经背俞之血者。䯊痠痛甚，按之不可，名曰胕髓病[16]，以镵针针绝骨出血，立已。身体小痛，刺至阴。诸阴之井，无出血，间日一刺。疟不渴，间日而作，刺足太阳，渴而间日作，刺足少阳。温疟汗不出，为五十九刺。

注释

[1] 熇熇喝喝：熇（hè），火势旺盛；喝（yē），王冰："喝喝，亦热盛也。"熇熇喝喝，形容热极盛貌。

[2] 解㑊：㑊（yì），犹懈惰，枢转不利也。

[3] 洒淅洒淅：寒战貌。

[4] 悒悒：悒（yì），忧郁，愁闷不乐。

[5] 如有所见者：如见怪异可怕之物。

[6] 宛转：《素问注证发微》卷四："宛转而难于转身也。"指不能伸直。

[7] 眴眴：眩动貌。

[8] 且病：且，姑且，且病，病而将愈之意。

[9] 支满：脘腹支撑胀满。

[10] 太阴横脉：谓足内踝前斜过大脉，即商丘穴。

[11] 五胠俞：五脏之俞，在背两行，两行之外复有两行，所谓胠也，肺为"魄户"、心为"神堂"、肝为"魂门"、脾为"意舍"、肾为"志室"。

[12] 十二疟者：上文三阴三阳五脏六腑，合十二经脉，故曰十二疟。

[13] 知：小便利，腹中和也。

[14] 热府：经穴别名，即风门穴。

[15] 廉泉：非任脉之廉泉穴，指少阴经"挟舌本"之处，即舌下两黑脉。《灵枢·根结》曰："少阴根于涌泉、结于廉泉。"

[16] 胕髓病：邪深伏骨髓，故名胕髓病。

刺咳论[1]

黄帝问曰：肺[2]之令人咳，何也[3]？岐伯对曰：五脏六腑[4]皆令人咳，非独肺也。帝曰：愿闻其状[5]？曰：皮毛[6]者，肺之合[7]也。皮毛先受邪气[8]，邪气以从其合[9]也。其[10]寒[11]饮食入胃，从肺脉上至于肺[12]，则肺寒[13]；肺寒则内外合[14]，邪[15]因而客之[16]，则为肺咳。五脏各以其时[17]受病，非其时各传以与之[18]（时谓王月[19]）。人与天地相参[20]，故五脏各以治时[21]，感于寒则受病，微则为咳，甚者为泄、为痛。乘秋则肺先受邪[22]，乘春则肝先受之，乘夏则心先受之，乘至阴[23]则脾先受之，乘冬则肾先受之。

帝曰：何以异之[24]？曰：肺咳之状，咳而喘息有音，甚则唾血，心咳之状，咳则心痛，喉中介介[25]如梗状，甚则咽肿喉痹[26]，肝咳之状，咳则两胁下痛，甚则不可以转[27]，转则两胠下满[28]，脾咳之状，咳则右胠下痛，阴阴[29]引[30]肩背，甚则不可以动，动则咳剧，肾咳之状，咳则腰背相引而痛，甚则咳涎。

帝曰：六腑之咳奈何，安所[31]受病。曰：五脏之久咳，乃移[32]于六腑。脾咳不已[33]，则胃受之，胃咳之状，咳而呕，呕甚则长虫[34]出。肝咳不已，则胆受之，胆咳之状，咳呕胆汁。肺咳不已，则大肠受之，大肠咳状，咳而遗失。心咳不已，则小肠受之，小肠咳状，咳而失气，气与咳俱失。肾咳不已，则膀胱受之，膀胱咳状，咳而遗溺。久咳不已，则三焦受之，三焦咳状，咳而腹满，不欲食饮，此皆聚于胃[35]，关于[36]肺，使人多涕唾而面浮肿气逆也。

帝曰：治之奈何？岐伯曰：治脏者治其俞[37]，治腑者治其合，浮肿者治其经。

注释

[1] 本文出自《素问·咳论第三十八》，以"五脏六腑皆令人咳"为论点，论述了咳嗽的病因病机、症状以及治疗等问题。

[2] 肺：此指肺脏有疾病。

[3] 何也：为什么。

[4] 五脏六腑：五脏指肝、心、脾、肺、肾。六腑指胆、小肠、胃、大肠、膀胱、三焦。

[5] 状：症状。

[6] 皮毛：体表皮肤和附着于皮肤的毫毛的合称。

[7] 合：配也，附属。

[8] 邪气：此指外邪。

[9] 以从其合：因而侵犯与皮毛相配的肺脏。

[10] 其：假如，如果。

[11] 寒：寒凉的。

[12] 从肺脉上至于肺：肺手太阴之脉，起于中焦，下络大肠，还循胃口，故寒凉饮食之邪可从胃经肺脉上侵肺脏。

[13] 寒：感受寒凉饮食之邪。

[14] 内外合：寒凉饮食之邪与外寒之邪相结合。

[15] 邪：寒邪。

[16] 客之：客，客居，留止。之，代指肺脏。

[17] 各以其时：各自在其所主之时令。

[18] 各传以与之：其他各脏器传变给本脏。

[19] 王月：即旺月，五脏在四季中各有所旺的季节月份，即所主之时令，肝旺于春，心旺于夏，脾旺于长夏，肺旺于秋，肾旺于冬。或言脾旺于四季之末十八日，或参之。

[20] 参：参考，此指相对应、相合。

[21] 各以治时：同前"各以其时"，指各自在其所主之时令。

[22] 乘秋则肺先受邪：若在秋天则肺脏先感受邪。下同。

[23] 至阴：指农历六月，即长夏，又称季夏。

[24] 异之：区别它。之，指五脏咳。

[25] 介介：通"芥"，小草。此指如芥在喉之梗阻不畅。

[26] 喉痹：痹通闭，即因肿而咽喉不通畅。又为病名，指咽喉肿痛不适一类的病。现指咽炎。

[27] 转：转侧。

[28] 满：胀满不适。

[29] 阴阴：同"隐隐"，指轻微之意。

[30] 引：牵引。

[31] 安所：怎么样。

[32] 移：传变。

[33] 已：停止，治愈。

[34] 长虫：此指蛔虫。

[35] 此皆聚于胃：此，指三焦咳。聚于胃：指病邪积聚于胃。

[36] 关于：与……相关，影响。

[37] 俞：一说与下文的合、经皆指五输穴中的输穴、合穴、经穴。《重广补注黄帝内经素问》王冰注："诸藏俞者，皆脉之所起第三穴。诸府合者，皆脉之所起第六穴也。经者，藏脉之所起第四穴，腑脉之所起第五穴。《灵枢经》曰：脉之所注为俞，所行为经，所入为合。此之谓也。"一说为背俞穴，下合穴，或参之。

刺腰痛论 [1]

黄帝问曰：腰痛起于何脉 [2]，刺之奈何？

岐伯曰：足太阳脉令人腰痛，引项脊尻 [3] 背如重状 [4]；刺其郄中 [5] 太阳正经 [6] 出血，春无见血 [7]。

少阳令人腰痛，如以针刺其皮中，循循然 [8] 不可以俯仰，不可以顾 [9]；刺少阳成骨之端 [10] 出血，成骨在膝外廉之骨独起者，夏无见血 [11]。

阳明令人腰痛，不可以顾，顾如有见者 [12]，善悲；刺阳明于胻前 [13] 三痏 [14]，上下 [15]

和 [16] 之出血，秋无见血 [17]（即三里穴）。

足少阴令人腰痛，痛引脊内廉；刺少阴于内踝上 [18] 二痏，冬无见血 [19]，出血太多，不可复也（即复溜穴，针三分，灸五壮）。

厥阴之脉令人腰痛，腰中如张弓弩弦 [20]；刺厥阴之脉，在腨踵鱼腹之外，循之累累然 [21]，乃刺之（蠡沟针二分，灸三壮）。其病令人善言嘿嘿然不慧 [22]，刺之三痏（一云无善字）。

解脉 [23] 令人腰痛，痛引肩，目䀮䀮然 [24]，时遗溲；刺解脉，在膝筋肉分间郄外廉之横脉 [25] 出血，血变而止。解脉令人腰痛如引带 [26]，常如折腰状，善恐；刺解脉，在郄中结络如黍米 [27]，刺之血射以黑，见赤血而已。同阴之脉 [28] 令人腰痛，痛如小锤居其中，怫然 [29] 肿（小锤，小针）；刺同阴之脉，在外踝上绝骨之端 [30]，为三痏。阳维之脉令人腰痛，痛上怫然肿；刺阳维之脉，脉与太阳合腨下间，去地一尺所 [31]（承山针七分，灸五壮）。衡络之脉 [32] 令人腰痛，不可以俯仰，仰则恐仆，得之举重 [33] 伤腰，衡络绝 [34]，恶血 [35] 归 [36] 之；刺之在郄阳 [37]、筋之间 [38]，上郄数寸衡居，为二痏出血（委阳针七分，殷门针五分，灸各三壮）。

会阴之脉 [39] 令人腰痛，痛上漯漯然 [40] 汗出，汗干令人欲饮，饮已欲走；刺直阳之脉 [41] 上三痏，在跻上郄下五寸横居 [42]，视其盛者 [43] 出血（一云承筋禁针）。飞扬之脉 [44] 令人腰痛，痛上怫怫然 [45]，甚则悲以恐；刺飞扬之脉，在内踝上五寸（一作七寸），少阴之前，与阴维之会（复溜、筑宾俱针三分，灸五壮）。昌阳之脉 [46] 令人腰痛，痛引膺 [47]，目䀮䀮然，甚则反折 [48]，舌卷不能言；刺内筋为二痏，在内踝上大筋前、太阴后，上踝二寸所（交信穴）。散脉 [49] 令人腰痛而热，热甚生烦，腰下如有横木居其中，甚则遗溲；刺散脉在膝前骨肉分间，络外廉束脉，为三痏（地机穴）。肉里之脉 [50] 令人腰痛，不可以咳，咳则筋缩急；刺肉里之脉为二痏，在太阳之外，少阳绝骨之后 [51]。

腰痛侠脊而痛至头，𠘧𠘧然 [52]，目䀮䀮欲僵仆；刺足太阳郄中出血（𠘧𠘧一作沉沉）。腰痛上寒，刺足太阳、阳明；上热，刺足厥阴；不可以俯仰，刺足少阳；中热而喘，刺足少阴，刺郄中出血。

腰痛上寒不可顾，刺足阳明（阴市、三里）；上热，刺足太阴（地机）；中热而喘，刺足少阴（涌泉、大钟）；大便难，刺足少阴（涌泉）；少腹满，刺足厥阴（太冲）；如折不可以俯仰，不可举，刺足太阳（束骨、京骨、昆仑、申脉、仆参）；引脊内廉，刺足少阴（复溜、飞扬）。腰痛引少腹控䏚 [53]，不可以仰，刺腰尻交者，两髁胂上 [54]，以月生死 [55] 为痏数，发针立已（腰髁下第四髎，即下髎，针二寸，灸可三壮），左取右，右取左（痛在左针右，痛在右针左，所以然者，以其脉左右交于尻骨之中故也）。

注释

[1] 本文出自《素问·刺腰痛第四十一》，主要论述了诸经络病变引起腰痛的临床表现以及针刺方法。

[2] 腰痛起于何脉：《黄帝内经素问集注》曰："腰以上为天，腰以下为地，而带脉横束于其间，是以无病则天地交而经脉调，病则经气阻滞于其间而为痛，故诸脉皆令人腰痛也。"

[3] 尻：屁股，脊骨的末端，此指尾骶部。

[4] 如重状：就像背负重物一样，沉重的感觉。

[5] 郄中：此指膀胱经之郄中，即委中穴。

[6] 太阳正经：《灵枢·经别》："足太阳之正，别入腘中。"高士宗《黄帝内经素问直解》："委中者，太阳正经之脉也。"故此处指委中穴。

[7] 春无见血：无通"勿"。《重广补注黄帝内经素问》王冰注："太阳合肾，肾王于冬，水衰于春，

故春无见血也。”张志聪《黄帝内经素问集注》：“正月太阳寅，故不宜出血，以泄太阳方盛之气。”高士宗《黄帝内经素问直解》：“若春时木旺，借水气以生，太阳主寒水之气，故春刺委中，无见其血。”

[8] 循循然：渐渐的。张志聪《黄帝内经素问集注》：“循循，渐次也。”

[9] 顾：回头。

[10] 成骨之端：腓骨之端，指阳陵泉穴。

[11] 夏无见血：《重广补注黄帝内经素问》王冰注：“少阳合肝，肝王于春，木衰于夏，故无见血也。”

[12] 如有见者：像看到鬼怪一样。吴昆：“如有见者，仲景所谓如见鬼状也。”张志聪：“猝然见非常物。”

[13] 胻前：胫骨前，此指足三里穴。胻，音衡，足胫，此指胫骨。张志聪《黄帝内经素问集注》：“胻前三痏者，足之三里及上下廉也。”或参之。

[14] 痏：音委，指针刺的次数。

[15] 上下：经脉上下。或言上下巨虚穴，可参之。

[16] 和：使调和，使通畅。

[17] 秋无见血：《重广补注黄帝内经素问》王冰注：“阳明合脾，脾王长夏，土衰于秋，故秋无见血也。”

[18] 内踝上：指复溜穴。然张志聪《黄帝内经素问集注》：“内踝上二痏，取左右之太溪也。”或参之。

[19] 冬无见血：《素问》作“春无见血”，或参之。参照前注，少阴合肾，肾王于冬，水衰于春，故春无见血也。

[20] 腰中如张弓弩弦：腰部如有张开的弓弦，强硬胀痛。高士宗《黄帝内经素问直解》：“腰中为张弓弩弦，痛而强硬，不柔和也。”

[21] 腨踵鱼腹之外，循之累累然：此指蠡沟穴。张景岳：“腨，腿肚也。踵，足跟也。鱼腹，腨之形如鱼腹也。腨踵之间，鱼腹之外，循之累累然，即足厥阴之络蠡沟穴处。”累累然，接连成串的样子，此指如串珠样的皮下结节或硬物。

[22] 其病令人善言嘿嘿然不慧：嘿嘿然，即默默然，沉默少言。不慧，精神不振。

[23] 解脉：指足太阳之脉。《重广补注黄帝内经素问》王冰注：“此足太阳之经……两脉如绳之解股，故名解脉也。”然《医学读书记》：“详本篇举诸经腰痛，乃独遗带脉，而重出解脉，按带脉起止于少腹之侧，季胁之下，环身一周，如束带然，则此所谓腰痛如此带，常如折腰状者，自是带脉为病，云解脉者，传写之误也。”或参之。

[24] 䀮䀮然：视物不清的样子。

[25] 膝筋肉分间郄外廉之横脉：指委中穴外侧的横行脉络。《黄帝内经素问集注》：“膝筋肉分间，太阳之委中穴也。郄外廉之横脉，穴外之横络也。”

[26] 引带：束带，为带所束，即像被带子束缚，疼痛不适。

[27] 结络如黍米：如黍米大小瘀结的脉络。

[28] 同阴之脉：指足少阳之别络。《重广补注黄帝内经素问》王冰注：“足少阳之别络也，并少阳经上行，去足外踝上同身寸之五寸，乃别走厥阴，并经，下络足跗，故曰同阴脉也。”

[29] 怫然：突起的样子。《黄帝内经素问集注》：“怫然，怒意，言肿突如怒起也。”

[30] 绝骨之端：悬钟穴。绝骨，腓骨长短肌未覆盖的腓骨下端部分的骨骼，从下而上，至此似绝。

[31] 脉与太阳合腨下间，去地一尺所：指承山穴。《重广补注黄帝内经素问》王冰注：“腨下去地正同身寸之一尺，是则承山穴。”腨，腓肠肌，《说文》：“腨，腓肠也。”

[32] 衡络之脉：指带脉。张志聪《黄帝内经素问集注》："此论带脉为病而人腰痛也。衡，横也。"

[33] 举重：勉力举重。

[34] 绝：瘀阻不通。

[35] 恶血：瘀血。

[36] 归：归聚，聚集，此指阻塞。

[37] 郄阳：郄中之阳，即委阳穴。

[38] 筋之间：殷门穴。《重广补注黄帝内经素问》王冰注："筋之间，谓膝后腘上两筋之间殷门穴也。"

[39] 会阴之脉：指任督二脉。高士宗《黄帝内经素问直解》："会阴在大便之前，小便之后，任督二脉相会于前后二阴间，故曰会阴。"张志聪《黄帝内经素问集注》："任脉起于至阴，与督脉交会，分而上行，故名曰会阴。"或参之。

[40] 漯漯然：大汗不止的样子。

[41] 直阳之脉：此处指足太阳膀胱经。王冰注："直阳之脉，则太阳之脉，侠脊下行贯臀，下至腘中，下循腨过外踝之后，条直而行直，故曰直阳之脉也。"一说即督脉。张志聪注："直阳之脉，督脉也。督脉总督一身之阳，贯脊直上，故曰直阳。"

[42] 跻上郄下五寸横居：指承筋穴。《重广补注黄帝内经素问》王冰注："跻为阳跻所生申脉穴，在外踝下也。郄下，则腘下也。言此刺处在腘下同身寸之五寸，上承郄中之穴，下当申脉之位，是谓承筋穴。"或参之。

[43] 盛者：血络盛满的地方。

[44] 飞扬之脉：指阴维脉。

[45] 怫怫然：郁怒不舒的样子。

[46] 昌阳之脉：指阴跻脉。马莳："昌阳，系足少阴肾经穴名。"或参之。

[47] 膺：胸部。

[48] 反折：角弓反张。

[49] 散脉：即浅表静脉。《重广补注黄帝内经素问》王冰注："散脉，足太阴之别也，散行而上，故以名焉。"

[50] 肉里之脉：《重广补注黄帝内经素问》王冰注："肉里之脉，少阳所生，则阳维之脉气所发也。"

[51] 在太阳之外，少阳绝骨之后：指阳辅穴。《黄帝内经素问集注》："足少阳阳辅穴，又名分肉穴，在太阳膀胱经之外，少阳绝骨穴之后，去足外踝四寸，乃其脉也。"

[52] 几几然：项背僵硬不适。

[53] 眇：季胁下方挟脊两旁空软部分。

[54] 腰尻交者，两髁肿上：《重广补注黄帝内经素问》王冰注："腰尻交者，谓髁下尻骨两旁四骨空，左右八穴，俗呼此骨为八髎骨也。此腰痛取腰髁下第四髎，即下髎穴也。足太阴厥阴少阳三脉左右交结于中，故曰腰尻交者也。两髁肿，谓两髁骨下坚起肉也。"

[55] 月生死：月亮的盈亏变化。《重广补注黄帝内经素问》王冰注："月初向圆为月生，月半向空为月死，死月刺少，生月刺多。"

奇病论 [1]

岐伯曰：人有重身，九月而瘖 [2]，名曰胞 [3] 之络脉绝 [4] 也。无 [5] 治，当十月复 [6]。

病胁下满，气逆，二三岁不已 [7]，名曰息积 [8]。不可灸刺 [9]，积为导引服药 [10]。

人身体髀股胻皆肿，环脐而痛 [11]，名曰伏梁 [12]。不可动之（动谓齐其毒药，而击动之），动

之为水溺涩 [13] 之病也。

人有尺脉数甚，筋急 [14] 而见，名曰疹筋 [15]。是人腹必急 [16]，白色黑色见 [17]，则病甚。

人有病头痛，数岁不已，名曰厥逆 [18]。谓所犯大寒 [19]，内至骨髓，髓以脑为主 [20]，脑逆 [21]，故令头痛，齿亦痛 [22]。

有病口甘者，名曰脾瘅 [23]（瘅，谓热也），谓人数食甘美而多肥，肥者令人内热，甘者令人中满 [24]，故气上溢，转为消渴 [25]，治之以兰 [26]，除陈气 [27] 也。

有病口苦，名曰胆瘅 [28]。治之以胆募俞 [29]。

有癃 [30] 者，日数十溲 [31]，此不足 [32] 也；身热如炭，颈膺如格 [33]，人迎躁盛，喘息气逆，此有余 [34] 也；太阴脉细微如发者，此不足也。五有余，二不足 [35]，名曰厥，死不治 [36]。

人初生病癫疾 [37] 者，名曰胎病，谓在母腹中感惊，令子发为癫也。

有病㾐然 [38] 如有水状 [39]，切其脉大紧，身无痛者，形不瘦，不能食，食少，名曰肾风 [40]。肾风而不能食，善惊，惊已，心气痿者死 [41]。

有病怒狂者，名曰阳厥 [42]。谓阳气因暴折而难决 [43]，故善怒也。治之当夺 [44] 其食，即已。使之服以生铁洛 [45] 为饮（铁洛、铁浆）。夫生铁洛者，下气疾 [46] 也。

注释

[1] 本文出自《素问·奇病论第四十七》及《素问·病能论第四十六》，论述了重身而瘖、息积、伏梁、疹筋、厥逆、脾瘅、胆瘅、厥、胎痫、肾风、阳厥等奇病。

[2] 人有重身，九月而瘖：重身，怀孕。瘖，即喑，声音嘶哑，说话困难。《重广补注黄帝内经素问》王冰注："重身，谓身中有身，则怀妊者也。瘖，谓不得言语也。"

[3] 胞：即女子胞，子宫。

[4] 绝：阻塞不通。《重广补注黄帝内经素问》王冰注："绝，谓脉断绝而不通流，而不能言，非天真之气断绝也。"

[5] 无：通"勿"，不要。下同。

[6] 复：恢复，痊愈。

[7] 已：治愈。

[8] 息积：类似痞气。《重广补注黄帝内经素问》王冰注："腹中无形，胁下逆满，频岁不愈，息且形之，气逆息难，故名息积也。"

[9] 不可灸刺：《重广补注黄帝内经素问》王冰注："灸之则火热内烁，气化为风；刺之则必写其经，转成虚败。故不可灸刺。"

[10] 积为导引服药：《素问》原文此句后为"药不能独治也"，今略之。积，逐渐，渐渐。《黄帝内经素问直解》："积，渐次也，须渐次为之导引而服药。"

[11] 环脐而痛：即绕脐痛。《素问》原文此句前为"病名曰伏梁，此风根也。其气溢于大肠，而着于肓，肓之原在脐下，故环脐而痛也。"

[12] 伏梁：此与《难经·五十六难》"心之积名曰伏梁"不同，是指《素问·腹中论第四十》"气溢于大肠而著于肓""髀股胻皆肿，环脐而痛"之病。张志聪《黄帝内经素问集注》注："气积于大肠之外，而为伏梁也。"

[13] 水溺涩：小便不利，相当于癃闭。

[14] 筋急：筋脉拘急。《重广补注黄帝内经素问》王冰注："筋急，谓掌后尺中两筋急也。"

[15] 疹筋：疹，此指病。疹筋即筋病。

[16] 腹必急：即腹肌僵硬，拘急。《重广补注黄帝内经素问》王冰注："腹急，谓侠齐竖筋俱急。"

[17] 白色黑色见：王冰注曰："色见，谓见于面部也。夫相五色者：白为寒，黑为寒。故二色见，病弥甚也。"

[18] 厥逆：《黄帝内经素问集注》："此下受之寒，上逆行巅顶，故名曰厥逆。"

[19] 大寒：寒之甚。

[20] 髓以脑为主：即脑为髓之海。《黄帝内经素问集注》："诸髓皆属于脑，故以脑为主。"

[21] 脑逆：较重的寒邪由骨髓上至于脑，故名脑逆。

[22] 齿亦痛：大寒之邪内侵骨髓，齿为骨之余，故齿亦受邪而痛。

[23] 脾瘅：即脾热。《重广补注黄帝内经素问》王冰注："瘅，谓热也。脾热，则四藏同禀，故五气上溢也。生因脾热，故曰脾瘅。"

[24] 肥者令人内热，甘者令人中满：王冰注曰："食肥则腠理密，阳气不得外泄，故肥令人内热。甘者，性气和缓而发散逆，故甘令人中满。"

[25] 消渴：病名，以多饮、多食、多尿为主要临床表现，类今之糖尿病。

[26] 兰：王冰注："兰，谓兰草也。《神农本草经》曰：兰草：味辛热平，利水道，辟不祥、胸中痰澼也。"

[27] 陈气：指陈久甘肥不化之气。

[28] 胆瘅：即胆热病。《黄帝内经素问集注》："谋虑不决，则肝气郁，而胆气虚矣，胆之虚气上溢，而口为之苦矣。上节论脾气实，此论胆气虚，虚实之气，皆能为热而成瘅。"

[29] 胆募俞：胆的募俞穴，即日月和胆俞穴。

[30] 癃：小便不利，点滴而出。

[31] 溲：小便。

[32] 不足：指脾不足。《黄帝内经素问集注》："夫地气升而为云，天气降而为雨，今地气不能上升而惟下泄，是以一日数十溲，此太阴之不足也。"

[33] 颈膺如格：王冰注："颈膺如格，言颈与胸膺如相格拒不顺应也。"

[34] 有余：指胃邪气有余。《黄帝内经素问集注》："身热如炭，阳明盛也。阳明脉夹喉，其腧在膺中，颈膺如格，胃气强也，阳明盛强，则人迎躁急，颇关在肺，故喘息气逆，此阳明之有余也。"

[35] 五有余，二不足：五有余，即身热如炭，颈膺如格，人迎躁盛，喘息，气逆。二不足，即癃而日数十溲，太阴脉细微如发。《素问》原文其后尚有"所谓五有余者，五病之气有余也；二不足者，亦病气之不足也"。张兆璜曰："在阳明曰五病气，在太阴曰亦病气，是先因有余而致病不足也。"

[36] 死不治：《黄帝内经素问集注》："胃气盛强，不能游溢精气，而太阴不足矣；太阴不足，则五脏六腑皆无所受气，而为厥逆之死症也。"

[37] 癫疾：此指癫痫。

[38] 庞然：王冰注："庞然，谓面目浮起而色杂也。"

[39] 如有水状：貌似水肿。《黄帝内经素问集注》："如有水状者，水气上乘，非有形之水也。"

[40] 肾风：肾受风邪所致的疾患，以面部水肿、腰痛、色黑为主证。

[41] 心气痿者死：王冰注："肾水受风，心火痿弱，火水俱困，故必死。"

[42] 阳厥：因阳气郁而上逆而致昏不识人。《重广补注黄帝内经素问》王冰注："如是者，皆阳逆躁极所生，故病名阳厥。"

[43] 难决：难以疏通，流行。

[44]夺：禁止，或言减少。

[45]生铁洛：即生铁落，性味辛、凉，有平肝镇惊的功效。张景岳："生铁洛即炉冶间锤落之铁屑，用水研浸，可以为饮。"

[46]下气疾：《黄帝内经素问集注》："夫所谓怒狂者，肝邪上乘于心，铁乃乌金，能伐肝木，故肝气之疾速也。"

刺要论 [1]

黄帝问曰：愿闻刺要 [2]？ 岐伯对曰：病有浮沉 [3]，刺有浅深，各至其理，无过其道 [4]，过之则内伤 [5]，不及则生外壅 [6]，壅则邪从之。浅深不得 [7]，反为大贼 [8]，内动 [9] 五脏，后生大病 [10]。 故曰：病有在毫毛腠理 [11] 者，有在皮肤者，有在肌肉者，有在脉者，有在筋者，有在骨者，有在髓者。是故刺毫毛腠理无伤皮，皮伤则内动肺，肺动则秋病温疟 [12]，泝泝然 [13] 寒栗；刺皮无伤肉，肉伤则内动脾，脾动则七十二日四季之月 [14]，病腹胀烦，不嗜食；刺肉无伤脉，脉伤则内动心，心动则夏病心痛；刺脉无伤筋，筋伤则内动肝，肝动则春病热而筋弛 [15]；刺筋无伤骨，骨伤则内动肾，肾动则冬病胀腰痛；刺骨无伤髓，髓伤则销铄胻酸 [16]，体解㑊然不去 [17] 矣。

注释

[1]本文出自《素问·刺要论第五十》，主要论述了针刺深浅的注意事项。

[2]要：要领，注意事项。

[3]浮沉：本指脉象，浮主表证，沉主里证，此指疾病部位的深浅，浮为疾病在表，沉为疾病在里。

[4]各至其理，无过其道：理，道理，规律，即针刺应至深度所遵循的规律。

[5]内伤：即伤及内脏。

[6]壅：本指堵塞，此指气血壅滞。

[7]不得：不恰当。

[8]大贼：大的危害。《重广补注黄帝内经素问》王冰注："贼，谓私害。"

[9]动：扰动。张志聪《黄帝内经素问集注》："动，谓动其脏气也。"下同。

[10]后生大病：王冰注："然不及则外壅，过之则内伤，既且外壅内伤，是为大病之阶渐尔，故曰后生大病也。"

[11]毫毛腠理：指浅表之处。王冰注曰："毛之长者曰毫。皮之文理曰腠理。然二者皆皮之可见者也。"

[12]温疟：指疟疾的一种，临床以先热后寒（或无寒但热）为主证。

[13]泝泝然：寒战貌。《黄帝内经素问集注》中为"溯"，曰："逆流而上曰溯，溯溯然者，气上逆而寒慄也。"

[14]七十二日四季之月：指脾旺于四季之末十八日，共七十二日。《重广补注黄帝内经素问》王冰注："七十二日四季之月者，谓三月、六月、九月、十二月各十二日后，土寄王十八日也。"

[15]弛：纵缓之意。

[16]销铄胻酸：即眩晕膝软。《重广补注黄帝内经素问》王冰注："销铄，谓脑髓销铄。"胻酸，即足胫酸软。《灵枢》曰："髓海不足，则脑转耳鸣，胻酸眩冒。"

[17]体解㑊然不去：解同懈，即懈怠。解㑊，即懈怠无力。不去，即不能活动。

刺齐论 [1]

黄帝问曰：愿闻刺浅深之分？ 岐伯曰：刺骨无伤筋者，针至筋而去，不及骨也 [2]；刺筋无伤肉者，至肉而去，不及筋也；刺肉无伤脉者，至脉而去，不及肉也；刺脉无伤皮者，至皮而去，不及脉也。所谓刺皮无伤肉者，病在皮中，针入皮中，无伤肉也；刺肉无伤筋者，过肉中筋也 [3]；刺筋无伤骨者，过筋中骨也。此之谓反也。

注释

[1] 本文出自《素问·刺齐论第五十一》，主要论述了针刺不要过浅和过深的具体操作及危害。

[2] 刺骨无伤筋者，针至筋而去，不及骨也：即针刺在骨之病不要伤及筋的意思，针刺应深至骨，如果针刺至筋就出针，没有刺至骨，就会反而伤及筋之经气，在骨之病依旧不能除去。张志聪《黄帝内经素问集注》曰："刺骨无伤筋者，言其病在骨，刺当及骨，若针至筋而去不及于骨，则反伤筋之气，而骨病不除，是刺骨而反伤其筋矣。"

[3] 刺肉无伤筋者，过肉中筋也：即针刺在肉之病不要伤及筋的意思，针刺应刺至肉而出针，如果针刺穿过肉就会中伤筋。《黄帝内经素问集注》曰："如病在肉，针过肉而中筋，则伤其筋矣。"

刺志论 [1]

黄帝问曰：愿闻虚实之要？岐伯对曰：气实形实，气虚形虚 [2]，此其常也，反此者病；谷盛气盛，谷虚气虚 [3]，此其常也，反此者病；脉实血实，脉虚血虚，此其常也，反此者病。帝曰：如何而反？岐伯曰：气虚身热，此谓反也 [4]；谷入多而气少，此谓反也；谷不入而气多，此谓反也；脉盛血少，此谓反也；脉小血多，此谓反也。气盛身寒，得之伤寒；气虚身热，得之伤暑 [5]。谷入多而气少者，得之有所脱血，湿居下也；谷入少而气多者，邪在胃及与肺也。脉小血多者，饮中热也；脉大血少者，脉有风气，水浆不入，此之谓也。

注释

[1] 本文出自《素问·刺志论第五十三》，主要论述了辨别虚实的一些要领以及关于虚实的一些反常现象及其原因。

[2] 气实形实，气虚形虚：形，即形体，此句言形体与气是一致的。《黄帝内经素问集注》曰："形归气，气生形，形气之宜相应也。"

[3] 谷盛气盛，谷虚气虚：谷，本指谷物，此指所纳之谷物，即饭量。谷盛，即饭量大。谷虚，即饭量小。此句言所纳之谷物与气是相应一致的。张志聪《黄帝内经素问集注》曰："人受气于谷，谷入于胃，以传于肺，五脏六腑皆以受气，清者为营，浊者为卫。是以谷之多少，与气之盛虚，宜相应也。"

[4] 气虚身热，此谓反也：《重广补注黄帝内经素问》王冰注："气虚为阳气不足，阳气不足当身寒。反身热者，脉气当盛。脉不盛而身热，证不相符，故谓反也。"

[5] 气盛身寒，得之伤寒；气虚身热，得之伤暑：《重广补注黄帝内经素问》王冰注："伤，谓触冒也。寒伤形，故气盛身寒。热伤气，故气虚身热。"

长刺节论 [1]

岐伯曰：刺家 [2] 不诊 [3]，听病者言 [4]。在头，头疾痛，为藏 [5] 针之，刺至骨病已，上 [6] 无伤骨肉及皮，皮者道也 [7]。阴刺 [8]，入一旁四 [9] 处，治寒热（阴刺谓卒刺）。深专者刺大脏 [10]，迫脏刺背，背俞也 [11]，刺之迫脏，脏会 [12]，腹中寒热去而止，刺俞之要，发针而浅出血。

治腐肿 [13] 者，刺腐上，视痈小大，深浅刺。刺大者多血，小者深之，必端内针为故止 [14]。病在少腹有积，刺皮髓以下 [15]，至少腹而止；刺侠脊两旁四椎间 [16]，刺两髂髎季胁肋间 [17]，导腹中气热下已（髓一作骺，四椎恐为五椎，谓心俞应少腹）。病在少腹，腹痛不得大小便，病名曰疝，得之寒。刺少腹两股间，刺腰髁骨间，刺而多之，尽炅病已 [18]（炅，热也）。病在筋，筋挛节痛，不可以行，名曰筋痹。刺筋上为故，刺分肉间，不可中骨也[19]，病起筋炅[20]，病已止。病在肌肤，肌肤尽痛，名曰肌痹。伤于寒湿，刺大分、小分，多发针而深之[21]，以热为故，无伤筋骨，伤筋骨，痈发若变[22]，诸分尽热，病已止。病在骨，骨重不可举，骨髓酸痛，寒气至，名曰骨痹。深者刺无伤脉肉为故，其道大分、小分[23]，骨热病已止。

病在诸阳脉，且寒且热，诸分且寒且热，名曰狂[24]（气狂乱也[25]）。刺之虚脉，视分尽热，病已止[26]。病初发岁一发，不治月一发，不治月四五发，名曰癫病。刺诸分诸脉，其无寒者，以针调之[27]，病已止。病风且寒且热，炅汗出[28]，一日数过，先刺诸分理络脉；汗出且寒且热，三日一刺，百日而已[29]。病大风骨节重，须眉堕[30]，名曰大风。刺肌肉为故，汗出百日[31]，刺骨髓汗出百日[32]，凡二百日须眉生而止针[33]。

注释

[1] 本文出自《素问·长刺节论第五十五》，主要论述了头痛、腐肿、少腹有积等疾病的临床表现及针刺方法。

[2] 刺家：实施针刺之人，即医家，此指技艺高超的针灸医生。

[3] 不诊：不待诊，此指尚未诊断之前。《黄帝内经素问集注》记载："谓用针之妙，神而明之，不待诊而后知之也。"

[4] 听病者言：病者，即患者。言，诉说，此指主诉。

[5] 藏：《重广补注黄帝内经素问》王冰注："藏，犹深也。言深刺之。"《新校正》："按全元起本云'为针之'，无'藏'字。"或参之。

[6] 上：《太素》无"上"字。《太素校诂》："'上'当作'止'。"接上句。或参之。

[7] 皮者道也：《重广补注黄帝内经素问》王冰注："皮者，针之道，故刺骨无伤骨肉及皮也。"

[8] 阴刺：《太素》"阴刺"作"阳刺"。《新校正》："按《针灸甲乙经》：'阳刺者，正内一傍内四。阴刺者，左右卒刺之。'此'阴刺'疑是'阳刺'也。"或参之。《灵枢·官刺》："扬刺者，正内一，旁内四，而浮之，以治寒气之博大者也。""阳刺"应与"扬刺"同。

[9] 入一旁四：即正内一旁内四之扬刺。穴位正中先刺一针，然后在上、下、左、右各浅刺一针。

[10] 大脏：指五脏。《重广补注黄帝内经素问》王冰注："寒热病气深专攻中者，当刺五脏以拒之。"

[11] 迫脏刺背，背俞也：迫，指邻近。背俞，指五脏在后背膀胱经上的背俞穴。《重广补注黄帝内经素问》王冰注："迫，近也。渐近于藏，则刺背五脏之俞也。"意为应邻近五脏针刺后背上的背俞穴。此言刺大脏的方法。

[12] 刺之迫脏，脏会：《重广补注黄帝内经素问》王冰注："言刺近于藏者何也？以是藏气之会发也。"即言为何要迫脏邻近五脏针刺后背上的背俞穴。

[13] 腐肿：《重广补注黄帝内经素问》王冰注："腐肿，谓肿中肉腐败为脓血者。"而《新校正》："按全元起本及《针灸甲乙经》'腐'作'痈'。"

[14] 刺大者多血，小者深之，必端内针为故止：《黄帝内经素问集注》："腐肿之大者，多脓血，浅刺之，而脓血易出也；小者，毒内陷而尚未外溃，当深之，必正纳针以取脓血。盖恐有坏良肉，为此，故当正纳其针，刺至血处而止。"

[15] 病在少腹有积，刺皮髓以下：《新校正》："按释音'皮髓'作'皮骺，苦末反'……骺，骨端也。皮骺者，盖谓齐下横骨之端也。"即耻骨联合处。《重广补注黄帝内经素问》王冰注："少腹积，谓寒热之

气结积也。皮髓，谓齐下同身寸之五寸横约文。"

[16] 刺侠脊两旁四椎间：《重广补注黄帝内经素问》王冰注："侠脊四椎之间，据经无俞，恐当云五椎间。五椎之下两旁，正心之俞，心应少腹，故当言五椎间也。"而《黄帝内经素问集注》："夹脊两旁四椎间，乃膏肓穴处，肓之原在脐下也。"或参之。

[17] 刺两骼髎季胁肋间：《重广补注黄帝内经素问》王冰注："髎，谓居髎，腰侧穴也。季胁肋间，当是刺季肋之间京门穴也。"

[18] 刺而多之，尽炅病已：多，此指多留针候气，以治寒证。《内经评文》："多，疑是灸字。"参照下文"尽炅病已"亦通。《黄帝内经素问集注》："此厥阴寒疝之为病也……少腹两股，及腰髁骨间为厥阴肝脉之所循，刺而多留之，俟其尽热而病自已。"

[19] 刺筋上为故，刺分肉间，不可中骨也：刺筋上为故，《黄帝内经素问直解》："即当刺其筋上，使之不挛，以复其故。"刺分肉间，不可中骨也，《重广补注黄帝内经素问》王冰注："分，谓肉分间有筋维络处也。刺筋无伤骨，故不可中骨也。"

[20] 病起筋炅：病起，即针起，即起针之后。起针之后自觉筋有热感。

[21] 刺大分、小分，多发针而深之：《黄帝内经素问集注》："宜刺大小分肉之间，分肉之间有三百六十五穴会，故当多发针而深取之。"

[22] 伤筋骨，痛发若变：若，好像，可能。即若伤筋骨，可能会转变成痛发。《重广补注黄帝内经素问》王冰注："《针经》曰：'病浅针深，内伤良肉，皮肤为痛'。又曰：'针太深，则邪气反沈，病益甚。'伤筋骨则针太深，故痛发若变也。"

[23] 深者刺无伤脉肉为故，其道大分、小分：即言如何深刺而无伤脉肉，应从针道之大小分肉之间进针。《黄帝内经素问集注》："病在骨，故当深刺之，以候骨气，为因其针道在于大小分肉之间，故当从其道而无伤脉肉也。"

[24] 病在诸阳脉，且寒且热，诸分且寒且热，名曰狂：且，时而，或者。分，分肉。《黄帝内经素问集注》："夫邪并于阳则狂，邪之中人，始于皮肤肌肉，留而不去，则入于经脉，在肌腠之阳邪，而入于阳脉，所谓重阳则狂矣。"

[25] 气狂乱也：气血逆乱，出自《重广补注黄帝内经素问》王冰原注。

[26] 刺之虚脉，视分尽热，病已止：《黄帝内经素问集注》："当先刺其脉，使在脉阳实之邪已虚，而复出于肌肉，视其分肉尽热，是邪从肌肉而外散矣。"

[27] 刺诸分诸脉，其无寒者，以针调之：《黄帝内经素问集注》："朱永年曰：'癫疾，久逆之所生也……当取诸分肉诸脉之有过者而刺之。夫重阴则癫，故当候其寒气外至，其无寒者，以针调之'。"

[28] 炅汗出：即炅则汗出，意为热时伴见汗出。

[29] 汗出且寒且热，三日一刺，百日而已：《黄帝内经素问直解》："'汗出'，刺出其汗也，汗出而寒热不解，仍且寒且热，则当三日一刺，至百日，则天干十周，其病可已。"《黄帝内经素问集注》："如汗出而且寒且热，是寒热之邪，将与汗共并而出，故当三日一刺，至百日而病已矣。"

[30] 病大风骨节重，须眉堕：《黄帝内经素问集注》："'大风'，疬风也。从肌肉而直伤于骨髓，故骨节重，在肌肉而伤冲任之血气，故须眉堕也。"大风相当于今之麻风病。

[31] 刺肌肉为故，汗出百日：王冰注："泄卫气之怫热。"

[32] 刺骨髓汗出百日：王冰注："泄荣气之怫热。"

[33] 凡二百日须眉生而止针：王冰注："怫热屏退，阴气内复，故多汗出、须眉生也。"

皮部论 [1]

帝曰：皮之十二部，其生病皆何如？岐伯曰：皮者，脉之部也 [2]，邪客于皮，则腠理开，开则邪入客于络脉，络脉满则注于经脉；经脉满则入舍于腑脏也。故皮者有分部，不与 [3]，而生大病也 [4] （不与，疑不愈也）。

注释

[1] 本文出自《素问·皮部论第五十六》，论述了外邪从皮肤传至脏腑的过程。

[2] 皮者，脉之部也：《黄帝内经素问直解》："经脉络脉之部，皆在于皮，故皮者，脉之部也。"

[3] 不与：《针灸甲乙经》"不与"作"不愈"，或参之。

[4] 而生大病也：《重广补注黄帝内经素问》王冰注："脉行皮中，各有分部。脉受邪气，随则病生，非由皮气而能生也。"

经络论 [1]

黄帝问曰：夫络脉之见 [2] 也，其五色各异，青、黄、赤、白、黑不同，其故何也？岐伯对曰：经有常色，而络无常变 [3] 也。帝曰：经之常色何如？曰：心赤，肺白，肝青，脾黄，肾黑，皆亦应其经脉之色也。帝曰：络之阴阳，亦应其经乎？曰：阴络之色应其经，阳络之色变无常，随四时而行也 [4]。寒多则凝泣 [5]，凝泣则青黑；热多则淖泽 [6]，淖泽则黄赤，此皆常色，谓之无病。五色具见者，谓之寒热 [7]。

注释

[1] 本文出自《素问·经络论第五十七》，主要论述了经络与五色的关系。

[2] 见：音、意同"现"，显现，表现。

[3] 经有常色，而络无常变：无常变，即变无常，指络脉的颜色变化无常。《黄帝内经素问集注》："言经脉有五行之常色，络脉则随四时之变而无常色也。"

[4] 阴络之色应其经，阳络之色变无常，随四时而行也：《黄帝内经素问集注》："阴络者，六阴经之络，应五脏之经，各有常色而不变；阳络者，六阳经之络合六腑之阳，随四时之春青、夏赤、秋白、冬黑，并为变易者也。"

[5] 凝泣：凝滞，凝涩，此指气血凝滞，运行不畅。

[6] 热多则淖泽：即热时脉络中气血运行旺盛，脉络湿润。《重广补注黄帝内经素问》王冰注："淖，湿也。泽，润液也。谓微湿润也。"

[7] 五色具见者，谓之寒热：《黄帝内经素问直解》："所谓变无常者，若五色具见者，乃浮络之色；乍青乍黑，乍黄乍赤，变无经常，则非无病，故谓之寒热。寒热者，或寒或热，变无常也。"

骨空论 [1]

黄帝问曰：余闻风者百病之始 [2] 也，以针治之奈何？岐伯对曰：风从外入 [3]，令人振寒，汗出头痛，身重恶寒，治在风府 [4]，调其阴阳，不足则补，有余则泻。大风颈项痛 [5]，刺风府；大风汗出，灸譩譆 [6]，以手压之，令病者呼譩譆，譩譆应手 [7]。从风憎风，刺眉头 [8] （即攒竹刺三分，若灸三壮）；失枕 [9] 在肩上横骨间 （即缺盆），折使摇臂，齐肘正，灸脊中 [10] （即背阳关，针五分，灸三壮）；胁络季胁引少腹而痛胀，刺譩譆 [11] （胁谓侠脊两旁空软处）；腰痛不可转摇，急引阴卵，刺八髎与痛上 [12]，八髎在腰尻分间；鼠瘘 [13] 寒热，还刺寒府，寒府在附膝外解营 [14]。取膝上外者使之拜；取足心者使之跪 [15] 也。

注释

[1] 本文出自《素问·骨空论第六十》，主要论述了风邪致病的针灸方法，且所取之穴皆在骨节缝隙

之处。

[2] 风者百病之始：风为六淫之首，百病之初，多由风邪所致，渐传变于内。

[3] 风从外入：风邪从外侵袭，首客肌肤。《黄帝内经素问集注》："风从外入者，风气客于皮肤之间也。"

[4] 治在风府：风府为督脉与阳维脉的交会穴，刺之可鼓舞一身之阳，驱散风邪。《黄帝内经素问集注》："此言风在皮肤之气分，而治在风府者，风府乃督脉阳维之会也。"

[5] 大风颈项痛：大风，言较盛的风邪。《黄帝内经素问集注》："夫风伤卫，卫气一日一夜大会于风府，是以大风之邪，随卫气而直入于风府者，致使其头项痛也。"

[6] 大风汗出，灸譩譆：《黄帝内经素问集注》："汗为阴液，大风汗出者，阳气伤而邪陷于经脉之下，故当灸之。"

[7] 以手压之，令病者呼譩譆，譩譆应手：《重广补注黄帝内经素问》王冰注："譩譆穴也，在肩髆内廉侠第六椎下两旁各同身寸之三寸，以手压之，令病人呼譩譆之声，则指下动矣，足太阳脉气所发。"

[8] 从风憎风，刺眉头：《黄帝内经素问直解》："从，迎也，憎，恶也。迎风恶风，乃面额经脉不和，当刺眉头以泻之。"眉头，即攒竹穴。

[9] 失枕：即落枕。《黄帝内经素问集注》："失枕则为颈项强痛之患。"

[10] 折使摇臂，齐肘正，灸脊中：此言落枕除应针刺局部缺盆穴以及摇动肩臂部外，还应灸其腰阳关穴，以激发督脉之气，此处脊中为腰阳关穴。齐肘正，为腰阳关穴定位方法，折肘上臂下垂，穴在脊椎与两肘尖相平处，约当腰阳关穴。《重广补注黄帝内经素问》王冰注："然失枕非独取肩上横骨间，乃当正形灸脊中也。欲而验之，则使摇动其臂，屈折其肘，自项之下横齐肘端，当其中间，则其处也，是曰阳关，在第十六椎节下间，督脉气所发，刺可入同身寸之五分，若灸者，可灸三壮。"

[11] 肫络季胁引少腹而痛胀，刺譩譆：《黄帝内经素问集注》："肫络季胁，肋骨之尽处，少阳厥阴之部署也。痛引少腹者，连及于膀胱也。夫太阳为诸阳主气，故阳气陷下者，灸太阳之譩譆，胁腹引痛者，亦刺譩譆以疏泄，盖志意和则筋骨强健，而邪病自解矣。"

[12] 腰痛不可以转摇，急引阴卵，刺八髎与痛上：腰痛为肾之病，肝经环阴器，腰痛急重，牵引睾丸痛，则肝经受累，肾主骨，肝主筋，筋骨为病，应取位于骶骨孔之八髎穴。《黄帝内经素问集注》："腰痛不可以转摇者，肾将惫也；急引阴卵，连及于厥阴也……筋骨为病，当从骨孔之穴以刺之。"

[13] 鼠瘘：病名，古又称瘰疬，相当于今西医之淋巴结结核，结核化脓破溃后可形成窦道，类鼠洞，故名，可有寒热交替之症。

[14] 还刺寒府，寒府在附膝外解营：寒府，穴名，在膝外上骨节深处，约当膝阳关穴附近。寒府之解释争议较多，因本篇所述诸穴均在骨节缝隙之处，故寒府亦应指在骨节处之穴。解，即骨节，骨缝。营，本指营气，此指寒府之穴需深刺。《重广补注黄帝内经素问》王冰注："膝外骨间也。屈伸之处，寒气喜中，故名寒府也。解，谓骨解。营，谓深刺而必中其营也。"

[15] 取膝上外者使之拜；取足心者使之跪：拜，原指屈膝跪拜，此指使膝部屈曲，以使膝部骨缝开大。跪，亦原指屈膝下跪，此指下跪之后，足底固定屈曲，足心之涌泉穴则显矣。《重广补注黄帝内经素问》王冰注："拜而取者，使膝穴空开也。跪而取之者，令足心宛处深定也。"

刺水热穴论 [1]

黄帝问曰：少阴何以主肾？肾何以主水？岐伯曰：肾者至阴也，至阴者盛水也；肺者太阴也；少阴者冬脉也。故其本在肾，其末在肺，皆积水也 [2]。帝曰：肾何以能聚水 [3] 而生病？岐伯曰：肾者胃之关也，关门不利，故聚水而从其类也 [4]。上下溢于皮肤，故为胕肿 [5]。

胕肿者，聚水而生病也。帝曰：诸水皆生于肾乎？曰：肾者牝脏[6]，地气上者属于肾，而生水液也，故曰至阴[7]。勇而劳甚，则肾汗[8]出，肾汗出逢于风，内不得入于脏腑，外不得越于皮肤，客于玄府，行于皮里，传于胕肿，本之于肾，名曰风水[9]。所谓玄府[10]者，汗孔也。

帝曰：水俞[11]五十七处者，是何主也？岐伯曰：肾俞[12]五十七穴，积阴之所聚也，水所从出入也。尻上五行行五者[13]，此肾俞。故水病下为胕肿大腹[14]，上为喘呼[15]，不得卧者，标本俱病[16]，故肺为喘呼，肾为水肿，肺为逆不得卧，分为相输俱受者，水气之所留也[17]。伏兔上各二行行五者[18]，此肾之街也，三阴之所交结于脚也。踝上各一行行六者[19]，此肾脉之下行也，名曰太冲[20]。凡五十七穴者，皆脏之阴络，水之所客也。

帝曰：春取络脉分肉何也？曰：春者木始治，肝气始生，肝气急，其风疾，经脉常深，其气少，不能深入，故取络脉分肉间[21]。帝曰：夏取盛经分腠何也？曰：夏者火始治，心气始长，脉瘦气弱[22]，阳气流溢，热熏分腠，内至于经。故取盛经分腠，绝肤[23]而病去者，邪居浅也。所谓盛经者，阳脉也。帝曰：秋取经俞何也？曰：秋者金始治，肺将收杀，金将胜火，阳气在合，阴气初胜，湿气及体，阴气未盛，未能深入，故取俞以泻阴邪，取合以虚阳邪，阳气始衰，故取于合。帝曰：冬取井荥何也？曰：冬者水始治，肾方闭，阳气衰少，阴气坚盛，巨阳伏沉，阳气乃去，故取井以下阴逆，取荥以实阳气[24]。故曰：冬取井荥，春不鼽衄[25]，此之谓也。

帝曰：夫子言治热病五十九俞，愿闻其处，因闻其意。岐伯曰：头上五行行五[26]者，以越[27]诸阳之热逆也，大杼、膺俞[28]、缺盆、背俞[29]，此八者，以泻胸中之热；气街[30]、三里、巨虚上下廉，此八者，以泻胃中之热也；云门、髃骨[31]、委中、髓空[32]，此八者，以泻四肢之热也；五脏俞旁五[33]，此十者，以泻五脏之热也。凡此五十九穴者，皆热之左右也。帝曰：人伤于寒而传为热，何也？岐伯曰：夫寒盛，则生热也[34]。

注释

[1] 本文出自《素问·水热穴论第六十一》，主要论述了水肿病的病因病机和治疗水肿病的57个穴，四时针刺的注意事项，以及治疗热病的59个穴。

[2] 肾者至阴也……皆积水也：《重广补注黄帝内经素问》王冰注："阴者，谓寒也。冬月至寒，肾气合应，故云肾者至阴也。水王于冬，故云至阴者盛水也。肾少阴脉从肾上贯肝膈，入肺中，故云其本在肾、其末在肺也。肾气上逆，则水气客于肺中，故云皆积水也。"或从中医基础理论来说，肾主水，肺为水之上源，通调水道，下属膀胱，所以肾与肺病皆可发为水肿。

[3] 聚水：聚，即积聚，此指使水积聚。

[4] 肾者胃之关也，关门不利，故聚水而从其类也：胃为仓廪之官，饮食先入于胃，终从二阴排出，肾主司二阴，即主水谷之出入，故曰肾为胃之关。关门不利，即肾主水谷出入之功能失调。聚水而从其类，水饮积聚内停，成为致病邪气。《重广补注黄帝内经素问》王冰注："关者，所以司出入也。肾主下焦，膀胱为府，主其分注关窍二阴，故肾气化则二阴通，二阴闭则胃填满，故云肾者胃之关也。关闭则水积，水积则气停，气停则水生，水生则气溢，气水同类，故云关闭不利，聚水而从其类也。"

[5] 胕肿：即水肿。

[6] 牝脏：牝，本指母畜，母为阴，此指阴。因肾在下焦之下故称阴脏。

[7] 地气上者属于肾，而生水液也，故曰至阴：地气，即阴气。生水液，指肾气主蒸腾气化，将水液上输于肺及全身。至阴，肾在下属阴脏，而生水液，水液亦属阴，故曰肾为至阴。《黄帝内经素问集注》："夫胃为阳腑，肾为牝脏，肾气上交于阳明，戊癸合化，而后入胃之饮，从地土之气，上输于肺，肺气通

调而下输决渎，故曰：'地气上者属于肾，而生水液也。'夫水在地之下，地气上者，直从泉下之气而生，故曰至阴。"

[8] 肾汗：言汗出由过劳伤肾所致。《黄帝内经素问集注》："经云：'用力过度则伤肾'；又曰：'持重远行，汗出于肾。'盖勇而劳甚则伤骨，骨即为肾，肾气动则水液上升而为汗矣。"

[9] 风水：王冰注曰："劳勇汗出则玄府开，汗出逢风则玄府复闭，玄府闭已则馀汗未出，内伏皮肤，传化为水。从风而水，故名风水。"

[10] 玄府：指汗孔。王冰注："汗液色玄，从空而出，以汗聚于里，故谓之玄府。府，聚也。"

[11] 水俞：指治疗水病的腧穴。

[12] 肾俞：治水之腧穴，肾主水，故曰肾俞，即水俞。

[13] 尻上五行行五者：尻，即臀部。尻上五行，指臀上五行，即后正中之督脉，及督脉两旁之膀胱经脉，每侧两行，共四行。行五者，即每行5个腧穴，指督脉之脊中、悬枢、命门、腰俞、长强、膀胱经之大肠俞、小肠俞、膀胱俞、中膂俞、白环俞以及胃仓、肓门、志室、胞肓、秩边穴。

[14] 胕肿大腹：胕肿，下肢浮肿。大腹，即腹部变大，指腹部膨隆，内有腹水。

[15] 上为喘呼：水气上逆而喘息气急，呼吸急促，病位在肺。《重广补注黄帝内经素问》王冰注："水下居于肾，则腹至足而胕肿；上入于肺，则喘息贲急而大呼也。"

[16] 标本俱病：肾主水，肺主行水，水病，则肾病为本，肺病为标。

[17] 分为相输俱受者，水气之所留也：肺与肾一上一下而分居上下焦，然经脉相通，经气互应，水气为病，因而同时侵犯二脏。

[18] 伏兔上各二行行五者：即脐旁肾经之中注、四满、气穴、大赫、横骨五穴和胃经之外陵、大巨、水道、归来、气冲五穴。

[19] 踝上各一行行六者：《重广补注黄帝内经素问》王冰注："踝上各一行、行六者，足内踝之上有足少阴阴跷脉并循腨上行，足少阴脉有大钟、复溜、阴谷三穴，阴跷脉有照海、交信、筑宾三穴，阴跷既足少阴脉之别，亦可通而主之。"

[20] 太冲：非太冲穴，经脉名。王冰注曰："肾脉与冲脉并下行循足，合而盛大，故曰太冲。"

[21] 经脉常深，其气少，不能深入，故取络脉分肉间：《黄帝内经素问集注》："其经脉之气，随冬令伏藏，久深而始出，其在经之气尚少，故不能深入而取之经，当浅取之络脉分肉间也。"

[22] 脉瘦气弱：夏季心当令，心气始长，心主血脉，故心气尚未盛足，脉亦不盛，故曰脉瘦气弱。

[23] 绝肤：指浅刺于肤腠而使表邪去。《黄帝内经素问集注》："'绝肤'者，谓绝其肤腠之邪，不使内入于经，盖邪居肤腠之浅也。"

[24] 取井以下阴逆，取荥以实阳气：《黄帝内经素问集注》："木生于水，故取井木以下阴气，勿使其发生而上逆也。'荥'，荥火也。故取荥穴以实阳气，乃助其伏藏也。"

[25] 冬取井荥，春不鼽衄：王冰注《素问·金匮真言论》："春善病鼽衄。"中曰："鼽，谓鼻中水出。衄，谓鼻中血出。"张志聪："盖冬令闭藏，以奉春生之气，故冬取井荥，助藏太阳少阴之气，至春时阳气外出，卫固于表，不使风邪有伤肤腠络脉，故春不鼽衄。"

[26] 头上五行行五：王冰注曰："头上五行者：当中行谓上星、囟会、前顶、百会、后顶。次两旁谓五处、承光、通天、络却、玉枕。又次两旁谓临泣、目窗、正营、承灵、脑空也。"

[27] 越：治疗，此指清泻。《广雅·释诂三》："越，治也。"

[28] 膺俞：中府穴。《重广补注黄帝内经素问》王冰注："膺俞者，膺中之俞也，正名中府，在胸中行两旁相去同身寸之六寸、云门下一寸乳上三肋间动脉应手陷者中，仰而取之，手足太阴脉之会，刺可

入同身寸之三分，留五呼，若灸者，可灸五壮。"

[29] 背俞：风门穴。王冰注："背俞，即风门热府俞也，在第二椎下两旁各同身寸之一寸三分，督脉足太阳之会，刺可入同身寸之五分，留七呼，若灸者，可灸五壮。"

[30] 气街：即气冲穴。

[31] 髃骨：即肩髃穴。王冰注："验今《中诰孔穴图经》无髃骨穴，有肩髃穴，穴在肩端两骨间。手阳明跷脉之会，刺可入同身寸之六分，留六呼，若灸者，可灸三壮。"

[32] 髓空：王冰注曰："按今《中诰孔穴图经》云'腰俞穴一名髓空'。"然根据上下文，应为 8 个穴，腰俞为单穴，故王冰注有待商榷，或言为悬钟，因悬钟为髓会。

[33] 五脏俞旁五：即膀胱经上五脏背俞穴旁开一寸半的魄户、神堂、魂门、意舍、志室这 5 个穴。

[34] 夫寒盛，则生热也：王冰注曰："寒气外凝，阳气内郁，腠理坚致，玄府闭封，致则气不宣通，封则湿气内结，中外相薄，寒盛热生。"

调经论 [1]

黄帝问曰：有余不足，余已闻虚实之形，不知其何以生？岐伯曰：气血以并，阴阳相倾，气乱于卫，血逆于经，血气离居，一实一虚。血并于阴，气并于阳，故为惊狂；血并于阳，气并于阴，乃为炅中 [2]；血并于上，气并于下，心烦惋 [3] 喜怒；血并于下，气并于上，乱而喜忘。上下谓鬲 [4] 上下。

帝曰：血并于阴，气并于阳，如是血气离居，何者为实？何者为虚？岐伯曰：血气者，喜温而恶寒，寒则泣 [5] 不能流，温则消而去之，是故气之所并为血虚，血之所并为气虚 [6]。

帝曰：人之所有者，血与气耳。今夫子乃言血并为虚，气并为虚，是无实乎？岐伯曰：有者为实，无者为虚，故气并则无血，血并则无气，今血与气相失，故为虚焉。络之与孙脉，俱输于经，血与气并，则为实焉。血之与气，并走于上，则为大厥 [7]，厥则暴死，气复反 [8] 则生，不反则死。

帝曰：实者何道从来？虚者何道从去？虚实之要，愿闻其故。岐伯曰：夫阴与阳皆有俞会 [9]。阳注于阴，阴满之外，阴阳匀平，以充其形，九候 [10] 若一，命曰平人 [11]。夫邪之生也，或生于阴，或生于阳。其生于阳者，得之风雨寒暑；其生于阴者，得之饮食居处，阴阳喜怒。

帝曰：风雨之伤人奈何？曰：风雨之伤人也，先客于皮肤，传入于孙脉，孙脉满则传入于络脉，络脉满则输于大经脉，血气与邪并客于分腠 [12] 之间，其脉坚大，故曰实。实者外坚充满，不可按之，按之则痛。

帝曰：寒湿之伤人奈何？曰：寒湿之中人也，皮肤不收，肌肉坚紧，荣血泣，卫气去，故曰虚。虚者聂辟 [13] 气不足，按之则气足以温之，故快然而不痛。

帝曰：阴之生实奈何？曰：喜怒不节，则阴气上逆，上逆则下虚，下虚则阳气走之，故曰实矣。帝曰：阴之生虚奈何？曰：喜则气下，悲则气消，消则脉虚空，因寒饮食，寒气熏满，则血泣气去，故曰虚矣。

帝曰：经言阳虚则外寒，阴虚则内热，阳盛则外热，阴盛则内寒，余已闻之矣，不知其所由然也。岐伯曰：阳受气于上焦，以温皮肤分肉之间，今寒气在外，则上焦不通，上焦不通，则寒气独留于外，故寒栗。帝曰：阴虚生内热奈何？曰：有所劳倦，形气衰少，谷气不盛，上焦不行，下脘不通，胃气热，热气熏胸中，故内热。帝曰：阳盛生外热奈何？曰：上焦不通利，则皮肤致密，腠理闭塞，玄府 [14] 不通，卫气不得泄越，故外热。帝曰：阴盛生内寒奈何？ 曰：厥气[15]上逆，寒气积于胸中而不泻，不泻则温气[16]去，寒独留，则血凝泣，凝则脉不通，其脉盛大以涩，故中寒[17]。

帝曰：阴与阳并，血气以并，病形以成，刺以奈何？曰：刺此者，取之经隧[18]，取血于营，取气于卫。用形哉[19]，因四时多少高下。

帝曰：夫子言虚实者有十，生于五脏，五脏五脉耳。夫十二经脉，皆生其病，今夫子独言五脏，夫十二经脉者，皆络三百六十五节，节有病，必被[20]经脉，经脉之病，皆有虚实，何以合之？岐伯曰：五脏者，故得六腑与为表里，经络支节，各生虚实，其病所居，随而调之。病在脉，调之血；病在血，调之络；病在气，调之卫；病在肉，调之分肉[21]；病在筋，调之筋；病在骨，调之骨。燔针劫刺[22]其下及与急者，病在骨焠针[23]药熨[24]。病不知所痛，两跷[25]为上。身形有痛，九候莫病，则缪刺[26]之。痛在于左而右脉病者，巨刺[27]之。必谨察其九候，针道备矣。

注释

[1] 本文出自《素问·调经论》。调，调理。经，经脉。经脉为人体气血运行的通道，内连五脏六腑，外络四肢百骸，凡外邪犯人，可以通过经脉外达肢节，内传脏腑；脏腑肢体的病变，也可以波及经脉，故调治经脉能治肢节、脏腑虚实百病，所以篇名曰"调经论"。

[2] 灵（jiǒng）中：灵，热，即热中，指内热的症状。

[3] 烦悗：指心胸烦闷，为烦悗的别称。马莳注："悗宜作悗，《灵枢经》俱用此悗字。"

[4] 鬲（gé）：通"膈"，胸腔与腹腔相隔之处，即现代医学所称横膈或横膈膜。

[5] 泣：通涩，《内经》此字皆通涩。《素问·五脏生成》："凝于脉者为泣。"

[6] 气之所并为血虚，血之所并为气虚：《类经》卷十四、第十九注："气并与阳则无血，是血虚也；血并于阴则无气，是气虚也。"

[7] 大厥：厥证之一。卒然昏厥重症，状如暴死者。

[8] 反：通"返"，归还。

[9] 夫阴与阳皆有俞会：指阴经与阳经都有相交会的腧穴。

[10] 九候：脉诊方法。其中全身遍诊法，以头部、上肢、下肢各分天、地、人三部，合为九候；寸口脉法以寸、关、尺三部各分浮、中、沉、合为九候。

[11] 平人：指正常无病之人，即气血调和，健康无病的人。平人一词，来源《黄帝内经》，全书共见15次。如《素问·平人气象论》："黄帝问曰：平人何如？岐伯对曰：人一呼脉再动，一吸脉亦再动，呼吸定息脉五动，闰以太息，命曰平人。平人者，不病也……平人之常气禀于胃，胃者平人之常气也。"

[12] 腠（còu）：腠理，中医指皮肤的纹理和皮下肌肉之间的空隙。

[13] 聂辟：同"摺襞"，指肌肤皱褶，这里是"短"的意思。司马彪注："辟，卷不开也。""不舒展""卷不开"，皆为"屈曲"之义。凡物伸展则长，屈曲则短，所以屈叫作"摄辟"，短也称为"摄辟"。清代著名训诂学家王念孙在《广雅疏证》卷四《释诂》中训"聂辟"为"短"，正引用《调经论》本句作证。

[14] 玄府：解剖结构名。又名元府，即汗孔。以其细微幽玄不可见，或汗液色玄，从孔而出，故名。

[15] 厥气：上逆之气，逆乱之气。

[16] 温气：此指阳气。

[17] 中寒：又名寒中，类中风之一，由于卒中寒邪而发病。《医宗必读·类中风》："寒中，身体强直，口噤不语，四肢战掉，卒然眩晕，身无汗者，此寒毒所中也。"

[18] 经隧：潜行分布于体表以下的运行气血的经络通路。《灵枢·玉版》："经隧者，五脏六腑之大络也。"

[19] 用形哉：明代吴昆《素问·吴注》卷十七："言因其形之长短宽狭肥瘦而施刺法也。"

[20] 被：及，到达。

[21] 分肉：解剖结构名，指肌肉。前人称肌肉外层（皮下脂肪）为白肉，内层（肌肉组织）为赤肉，赤白相分；或谓肌肉间界限分明，故名。《灵枢·本脏》："卫气者，所以温分肉、充皮肤、肥腠理、司开阖者也。"

[22] 燔（fán）针劫刺：指用温针法，针刺祛寒湿之邪。燔针，针具名，即火针，又名淬针、烧针、煨针。劫刺，劫为快之意，指于痛处取穴，用火针速刺即出的刺法。

[23] 焠（cuì）针：用火烧针，烧红后针刺。王冰注："焠针，火针也。"

[24] 药熨：指一种外治法，用药末或药物粗粒炒热布包外熨，用以治疗冷寒湿痹、腹腔冷痛等症。

[25] 跷（qiāo）：中医奇经八脉名，包括阳跷脉和阴跷脉。

[26] 缪刺：缪为交叉之意。缪刺指刺络，针刺病位对侧疼痛部位，即刺络放血。

[27] 巨刺：九刺之一，也是人体一侧有病而选取对侧经穴治疗的刺法。本法与缪刺相同，都是于痛处对侧取穴，但巨刺刺经，缪刺刺络。

缪刺论[1]

黄帝问曰：余闻缪刺，未得其意，何谓缪刺？岐伯对曰：夫邪客[2]于皮毛，入舍[3]于孙络，留而不去，闭塞不通，不得入于经，流溢于大络，而生奇病[4]也（大络十五络也）。夫邪客大络者，左注右，右注左，上下左右与经相干，而布于四末[5]，其气无常处，不入于经俞[6]，命曰缪刺（四末，谓四肢也）。帝曰：愿闻缪刺，以左取右，以右取左，奈何？其与巨刺何以别之？曰：邪客于经，左盛则右病，右盛则左病，亦有移易者（谓病易且移），左痛未已而右脉先病，如此者，必巨刺之，必中其经，非络脉也。故络病者，其痛与经脉缪处，故命曰缪刺。

帝曰：愿闻缪刺奈何？取之何如？对曰：邪客于足少阴之络，令人卒心痛[7]，暴胀[8]，胸胁支满[9]，无积者，刺然骨[10]之前出血，如食顷[11]而已。不已，左取右，右取左，病新发者，取五日已。

邪客于手少阳之络，令人喉痹[12]，舌卷，口干，心烦，臂外廉[13]痛，手不及头，刺手小指次指爪甲上，去端如韭叶，各一痏[14]，壮者立已，老者有顷已，左取右，右取左，此新病数日已。

邪客于足厥阴之络，令人卒疝[15]暴痛，刺足大趾爪甲上与肉交者，各一痏（大敦穴，两脚俱刺，故曰各一痏），男子立已，女子有顷已，左取右，右取左。

邪客于足太阳之络，令人头项肩痛，刺足小指爪甲上与肉交者，各一痏，立已（至阴，一云小指外侧）。不已，刺外踝下三痏，左取右，右取左，如食顷已（金门）。

邪客于手阳明之络，令人气满胸中，喘息而支胠[16]，胸中热，刺手大指次指爪甲上，去端如韭叶，各一痏，左取右，右取左，如食顷已（商阳，一云小指内侧）。

邪客于臂掌之间，不可得屈，刺其踝后（入手本节踝），先以指按之痛，乃刺之。以月死生为数，月生一日一痏，二日二痏，十五日十五痏，十六日十四痏（月半以前为生，月半以后为死）。

邪客于足阳跷之脉，令人目痛从内眦始。刺外踝之下半寸所各二痏，左刺右，右刺左，如行十里顷而已。

人有所堕坠[17]，恶血[18]留内，腹中满胀，不得前后，先饮利药[19]，此上伤厥阴之脉，下伤少阴之络，刺足内踝之下，然骨之前血脉出血，刺足跗上动脉（冲阳），不已，刺三毛上各一痏，见血立已，左刺右，右刺左（三毛大敦穴）。善悲惊不乐，刺如右方。

邪客于手阳明之络，令人耳聋，时不闻音，刺手大指次指爪甲上去端如韭叶，各一痏，立闻（商阳）；不已，刺中指爪甲上与肉交者，立闻（中冲）；其不时闻者，不可刺也（络气已绝，故不刺）。耳中生风者，亦刺之如此数。左刺右，右刺左。凡痹[20]往来，行无常处者，在分肉间痛而刺之，以月死生为数，用针者，随气盛衰以为痏数，针过其日数则脱气，不及日数则气不泻，左刺右，右刺左，病已止；不已，复刺之如法。月生一日一痏，二日二痏，渐多之；十五日十五痏，十六日十四痏，渐少之。

邪客于足阳明之络，令人鼽衄[21]，上齿寒，刺足大趾次趾爪甲上与肉交者，各一痏，左刺右，右刺左（厉兑）。

邪客于足少阳之络，令人胁痛不得息，咳而汗出，刺足小指次指爪甲上与肉交者，各一痏（窍阴），不得息立已，汗出立止，咳者温衣饮食，一日已，左刺右，右刺左，病立已；不已，复刺如法。

邪客于足少阴之络，令人嗌痛[22]，不可内食，无故善怒，气上走贲上（贲谓气贲也，一云贲膈也，谓气上走鬲上），刺足下中央之脉（涌泉），各三痏，凡六刺，立已，左刺右，右刺左。嗌中肿，不能内唾，时不能出唾者，刺然骨之前出血立已，左刺右，右刺左。

邪客于足太阴之络，令人腰痛，引少腹控䏚[23]，不可以仰息、刺腰尻之解[24]，两胂[25]之上是腰俞，以月死生为数，发针立已，左刺右，右刺左（一云腰俞无左右，当是下髎穴）。

邪客于足太阳之络，令人拘挛[26]背急，引胁而痛，刺之从项始，数脊椎侠脊，疾按之应手如痛，刺之旁三痏，立已。

邪客于足少阳之络，令人留于枢中[27]痛，髀[28]不可举，刺枢中以毫针，寒则久留针，以月死生为数，立已（环跳）。

治诸经刺之，所过者不病，则缪刺之。耳聋，刺手阳明，不已，刺其通脉出耳前者（听会）。齿龋[29]，刺手阳明，不已，刺其脉入齿中者，立已（龈交）。

邪客于五脏之间，其病也，脉引而痛，时来时止，视其病，缪刺之于手足爪甲上（各刺其井，左取右，右取左），视其脉，出其血，间日一刺，一刺不已，五刺已。缪传引上齿，齿唇寒痛，视其手背脉血者去之，足阳明中指爪甲上一痏（厉兑），手大指次指爪甲上各一痏（商阳），立已，左取右，右取左。

邪客于手足少阴、太阴、足阳明之络，此五络皆会于耳中，上络左额角，五络俱竭，令人身脉皆动，而形无知也，其状若尸，或曰尸厥[30]。刺足大趾内侧爪甲上，去端如韭叶（隐白）。后刺足心（涌泉），后刺足中趾爪甲上各一痏（厉兑），后刺少商、中冲、神门，各一痏，立已。不已，以竹管吹其两耳，鬄[31]其左角之发方一寸，燔治[32]，饮以美酒一杯，立已。

凡刺之数，先视其经脉，切而从之，审其虚实而调之。不调者，经刺之；有痛而经不病者，缪刺之。因视其皮部有血络者尽取之，此缪刺之数也。

注释

[1] 本文出自《素问·缪刺论》。缪（miù）刺：刺法名。缪为交叉之意。《素问·缪刺论》："缪刺，以左取右，以右取左。"指人体一侧络脉有病而针刺对侧络脉的方法，与巨刺交叉取穴刺经有异。

[2] 客：自外侵入。《素问·玉机真藏论》："风寒客于人。"

[3] 舍：停留，寄居。《素问·离合真邪论》："夫邪去络入于经也，舍于血脉之中。"

[4] 奇病：奇，异也。奇病，异常之病。此指邪在络，异于邪在经之病，所以称为"奇病"。

[5] 四末：四肢。王冰注："四末，谓四支也。"

[6] 经俞：经穴。杨上善《黄帝内经太素》："经俞者，谓经之穴也。"

[7] 卒（cù）心痛：突然发作的心痛。由脏腑虚弱，冷热风邪侵袭手少阴经所致。症见卒然心痛，痛不得息。《太平圣惠方》卷四十三："夫卒心痛者，由脏腑虚弱，风邪冷热之气客于手少阴之络，正气不足，邪气胜盛，邪正相击，上冲于心，心如寒状，痛不得息，故云卒心痛也。"

[8] 暴胀：急剧膨胀。

[9] 胸胁支满：指胸及胁肋部支撑胀满。

[10] 然骨：一指经穴名。即然谷穴。《针灸甲乙经》卷十二："女子不孕，阴暴出，经水漏，然骨主之。"二指骨骼部位名。相当于舟状骨部分。《灵枢·脉度》："跷脉者，少阴之别，起于然骨之后。"杨上善云："然骨在内踝下近前起骨是也。"本文的然骨当骨骼部位名解。

[11] 食顷：吃一顿饭的时间，多形容时间很短。《聊斋志异·促织》："食顷，帘动，片纸抛落。"

[12] 喉痹：多由邪热内结，气血瘀滞痹阻所致，症见咽喉肿痛，吞咽阻塞不利。《素问·阴阳别论》："一阴一阳结谓之喉痹。"

[13] 外廉：段玉裁《说文解字注》："堂之侧边曰廉。"廉即边缘，外廉指外侧缘。

[14] 痏（wěi）：针刺的刺数。《素问·刺腰痛》篇："刺之三痏。"

[15] 卒疝：多因寒邪郁结肝脉，气血凝滞所致。症见睾丸部骤然肿大，暴痛，或足厥阴经循行处之暴痛引少腹者。《灵枢·经脉》："足厥阴之别……其别者，径胫，上睾，结于茎。其病气逆则睾肿卒疝，实则挺长，虚则暴痒，取之所别也。"

[16] 支胠（qū）：支，支撑，胠，人体部位名，腋下胁上部位。《素问·五脏生成》："腹满䐜胀，支鬲胠胁。"

[17] 堕坠：跌落，跌伤。

[18] 恶血：瘀血。

[19] 利药：通利大小便的药。

[20] 痹：临床以关节、肌肉痛和肢体（以上下肢为主）拘急，甚则影响屈伸为主证，多因风、寒、湿邪侵袭经脉、皮、肌、筋、骨、气血痹阻所致。《素问·痹论》："风寒湿三气杂至，合而为痹也。"

[21] 衄衊（qiú nù）：衄：大量涕出；衊：鼻出血。《素问·金匮真言论》："春善病衄衊。"王冰注："衄，谓鼻中水出。衊，谓鼻中血出。"

[22] 嗌（ài）痛：即咽喉痛。《灵枢·经脉》："小肠手太阳之脉，是动则嗌痛、颔肿。"

[23] 䏚（miǎo）：季胁下方挟脊两旁空软部分。

[24] 腰尻（kāo）之解：与《素问·刺腰痛论》中"腰尻交者，两髁胂上"相同，指腰骶部第四髎，即下髎穴。

[25] 胂（shèn）：人体部位名，指腰下两旁胯骨上坚肉处。

[26] 拘挛：四肢拘急，难以屈伸之证。本症见于类风湿性关节炎、脑血管意外后遗症及肌强直等疾患。

[27] 枢中：股骨头外侧凹陷。

[28] 髀：股骨。《素问·脉要精微论》："当病折髀。"

[29] 龋（qǔ）：因口腔不清洁，食物渣滓发酵，产生酸类，侵蚀牙齿的釉质而形成空洞。《灵枢·经

脉》："实则龋聋，虚则齿寒痹隔。"

[30] 尸厥：即尸蹶，厥证之一，厥而其状如尸的病证。《肘后备急方·救卒死尸蹶方》："尸蹶之病，卒死而脉犹动，听其耳中，循循如啸声，而腹间暖是也。耳中虽然啸声而脉动者，故当以尸蹶。"

[31] 鬀（tì）：同"剃"，用刀刮去毛发。

[32] 燔（fán）治：中药学术语，指将药物烧制为末的炮炙方法。

经刺论

岐伯曰：夫邪[1]之客[2]于形[3]也，必先舍[4]于皮毛，留而不去，入舍于孙脉[5]，留而不去，入舍于络脉，留而不去，入舍于经脉，内连五脏，散于肠胃，阴阳俱感，五脏乃伤，此邪之从皮毛而入，极[6]于五脏之次也。如此则治其经焉。

凡刺之数，先视其经脉，切[7]而从之，审其虚实而调之，不调者经刺之。

不盛不虚以经取之。

注释

[1] 邪：即邪气。与人体正气相对而言，泛指各种致病因素。《素问·评热病论》："邪之所凑，其气必虚。"

[2] 客：自外侵入。《素问·玉机真藏论》："风寒客于人。"

[3] 形：形体。《素问·八正神明论》："故养神者，必知形之肥瘦，荣卫血气之盛衰。"

[4] 舍：停留，寄居。《素问·离合真邪论》："夫邪去络入于经也，舍于血脉之中。"

[5] 孙脉：络脉最小的分支。《灵枢·脉度》说："经脉为里，支而横者为络，络之别者为孙。"

[6] 极：到达。

[7] 切：系指切诊，中医四诊之一，指医生用手在病人身上做某种形式的诊察，或切或按，或触或叩，以获得辨证的资料。

巨刺论

巨刺刺经脉，缪刺刺络脉，所以别也。

岐伯曰：痛在于左而右脉病者，则巨刺之。

邪客于经，左盛则右病，右盛则左病，亦有移易者，左痛未已，而右脉先病，如此者，必巨刺之，必中其经，非络脉也。

手足阴阳流注论[1]

岐伯曰：凡人两手足，各有三阴脉、三阳脉，以合为十二经也。手之三阴，从脑走至手[2]，手之三阳，从手走至头[3]；足之三阳，从头下走至足[4]，足之三阴，从足上走入腹[5]。络脉传注，周流不息，故经脉者，行血气，通阴阳，以荣[6]于身者也。其始从中焦，注手太阴、阳明，阳明注足阳明、太阴，太阴注手少阴、太阳，太阳注足太阳、少阴，少阴注手心主、少阳，少阳注足少阳、厥阴，厥阴复还注手太阴。其气常以平旦[7]为纪，以漏水[8]下百刻，昼夜流行，与天同度，终而复始也。

络脉者，本经之旁支而别出，以联络于十二经者也。本经之脉，由络脉而交他经，他经之交，亦由是焉。传注周流，无有停息也。夫十二经之有络脉，犹江汉之有沱[9]潜也；络，脉之传注于他经，犹沱潜之旁导于他水也。是以手太阴之支者，从腕后出次指端，而交于手阳明；手阳明之支者，从缺盆上侠口鼻，而交于足阳明；足阳明之支者，别跗上，出大指端，而交于足太阴；足太阴之支者，从胃别上膈注心中，而交于手少阴；手少阴则直自本经少冲穴，而交于手太阳，不假支授，盖君者，出令者也。手太阳之支者，别颊上至目内眦，而交于足太阳；足太阳之支者，从髆内左右别下合腘中，下至小指外侧端，而交于足少阴。足少阴之支者，从肺出注胸中，而交于手厥阴；手厥阴之支者，从掌中循小指次指出其端，而交于手少阳；手少阳之支者，从耳后出至目锐眦，而交足少阳；足少阳之支者，从跗上入大趾爪甲出三毛，而交于足厥阴；足厥阴之支者，从肝别贯膈上注肺，而交于手太阴也。自寅时起，一昼夜，人之荣卫，则以五十度周于身，气行一万三千五百息[10]，脉行八百一十丈，运行血气，流通阴阳，昼夜流行，与天同度，终而复始也。

注释

[1] 本文首载于《灵枢·逆顺肥瘦》篇，阐述了十二经脉的循行方向的规律和传注顺序以及交经的部位。

[2] 手之三阴，从脏走至手：脑应为胸。杨上善曰："脏，谓心肺。心肺在内，故为阴也。心肺之阴，起于三脉向手，故曰，手之三阴，从脏走手，此为从阴之阳，终为阳中之阴也。"

[3] 手之三阳，从手走至头：杨上善曰："手之三阴之脉，从脏受得血气，流极手指端已，变而为阳，名手三阳，从手上头。此为从阳之阳，终为阳中之阳者也。"

[4] 足之三阳，从头下走至足：杨上善曰："手之三阳至头，屈曲向足，至足指端，从阳之阴，终为阴中阳也。"

[5] 足之三阴，从足上走入腹：杨上善曰："足之三阳，下行至足指极已，变而生足之三阴，上至胸腹，从阴之阴，终为阴中之阴也。复从脏走手，如环无端。"

[6] 荣：营养濡润。《灵枢·邪客》："化以为血，以荣四末，内注五脏六腑。"

[7] 平旦：清晨，这里指寅时。

[8] 漏水：指按照铜壶滴漏的方法来计算时间，漏水下注的标志用"刻"来计算，一昼夜一百刻，每刻相当于现代的 14 分 24 秒。张介宾："一昼一夜凡百刻，司天者纪以漏水，故曰水下百刻。"

[9] 沱：《说文》："江别流也。"

[10] 息：一呼为一息，一吸亦为一息，一呼吸为两息。

卫气行论[1]

黄帝问曰：卫气之在于身也，上下往来不以期，候气[2]而刺之，奈何？伯高[3]曰：分有多少，日有长短[4]，春秋冬夏，各有分理[5]，然后常以平旦为纪[6]，以夜尽为始[7]。是故一日一夜水下百刻[8]，二十五刻者，半日之度也[9]，常如是无已。日入而止，随日之长短，各以为纪而刺之，谨候其时，病可与期[10]。失时反候者，百病不治。故曰：刺实者，刺其来也；刺虚者，刺其去也[11]。此言气存亡之时[12]，以候虚实而刺之。是故谨候气之所在而刺之，是谓逢时。病在于三阳，必候其气在于阳而刺之；病在于三阴，必候其气在阴分而刺之。

水下一刻，人气在太阳[13]；水下二刻，气在少阳[14]；水下三刻，气在阳明[15]；水下四刻，气在阴分[16]；水下五刻，气在太阳；水下六刻，气在少阳；水下七刻，气在阳明；水下八刻，气在阴分；水下九刻，气在太阳；水下十刻，气在少阳；水下十一刻，气在阳明；水下十二刻，气在阴分；水下十三刻，气在太阳；水下十四刻，气在少阳；水下十五刻，气在阳明；水下十六刻，气在阴分；水下十七刻，气在太阳；水下十八刻，气在少阳；水下十九刻，气在阳明；水下二十刻，气在阴分。水下二十一刻，气在太阳；水下二十二刻，气在少阳；水下二十三刻，气在阳明；水下二十四刻，气在阴分；水下二十五刻，气在太阳，此半日之度也。从房至毕一十四舍[17]，水下五十刻，日行半度，回行一舍，水下三刻与七分刻之四。大要曰：常以日之加于宿上也。人气在太阳，是故日行一舍，人气行三阳，行与阴分，常如是无已，天与地同纪，纷纷盼盼[18]终而复始，一日一夜，水下百刻而尽矣。

注释

[1] 本文出自《灵枢·卫气行》篇。卫气，生理学名词，属于阳气的一种。生于水谷，源于脾胃，出于上焦，行于脉外，其性剽悍，运行迅速流利。具有温养内外、护卫肌表、抗御外邪、滋养腠理、开阖汗孔等功能。此篇主要介绍卫气在人体运行的情况和与针刺之间的关系。

[2] 候气：又称待气。针刺未得气时，停针静候以待气至。《灵枢·九针十二原》："气至而有效。"

[3] 伯高：传说上古之经脉学医家，黄帝臣。《针灸甲乙经》云"黄帝咨访岐伯、伯高、少俞之徒，内考五脏六腑，外综经络、血气、色候，参之天地，验之人物，本之性命，穷神极变，而针道生焉，其论至妙。"可知伯高的为医是以针灸之理论、临床和熨法等外治为特长，同时，对脉理也多有论述。

[4] 分有多少，日有长短：四季中阳分和阴分所占用的时间是有定数的。因此，昼夜的时间就有短有长。

[5] 春秋冬夏，各有分理：一年四季春夏秋冬昼夜长短的变化，有其一定的规律。

[6] 平旦为纪：纪，标准。张介宾曰："候气之法，必以平旦为纪，盖阴阳所交之候也。"

[7] 夜尽为始：指夜尽气始于阳。

[8] 水下百刻：指按照铜壶滴漏的方法来计算时间，漏水下注的标志用"刻"来计算，一昼夜一百刻，每刻相当于现代的 14 分 24 秒。张介宾曰："一昼一夜凡百刻，司天者纪以漏水，故曰水下百刻。"

[9] 二十五刻者，半日之度也：一日一百刻，昼夜各五十刻，半个白天就是二十五刻。

[10] 病可与期：与通预，预先、事先。可以预先知道病情好转的时候。

[11] 刺实者，刺其来也；刺虚者，刺其去也：杨上善："刺实等，卫气来而实者，可刺而泻之；卫气去而虚者，可刺而补之。"汪机："气之所在谓之实，谓之来；气之不在谓之虚，谓之去。"

[12] 气存亡之时：指针下气的有无。

[13] 人气在太阳：人气，指卫气。太阳，指手足太阳经。此指卫气在手足太阳经。

[14] 少阳：手足少阳经。

[15] 阳明：手足阳明经。

[16] 阴分：足少阴经。《类经》注："阴分则单以足少阴经为言。"

[17] 从房至毕一十四舍：房，房宿，东方七宿之一。毕，毕宿，西方七宿之一。从房至毕有 14 个星宿。

[18] 纷纷盼盼 (pō)：形容虽杂乱纷纭，仍然有清楚明白的分度。《灵枢》："与天地同纪，纷纷盼盼，终而复始。"

诊要经终论

黄帝问曰：诊要何如？岐伯对曰：正月、二月、天气始方，地气始发，人气在肝；三月、四月，天气正方，地气定发，人气在脾；五月、六月，天气盛，地气高，人气在头；七月、八月，阴气始杀，人气在肺；九月、十月，阴气始冰，地气始闭，人气在心；十一月、十二月，冰复，地气合，人气在肾。故春刺散俞[1]及与分理[2]，血出而止。甚者传气[3]，间者环[4]也。夏刺络俞[5]，见血而止，尽气闭环，痛病必下。秋刺皮肤，循理，上下同法，神变而止。冬刺俞窍[6]于分理，甚者直下，间者散下。

春夏秋冬，各有所刺，法其所在。春刺夏分，令人不嗜①食，少气；春刺秋分，令人时惊，且哭；春刺冬分，令人胀，病不愈，且欲言语；夏刺春分，令人懈惰；夏刺秋分，令人心中欲无言，惕惕如人将捕之；夏刺冬分，令人少气，时欲怒。秋刺春分，令人惕然，欲有所为，起而忘之；秋刺夏分，令人益②嗜卧，且善梦；秋刺冬分，令人洒洒时寒；冬刺春分，令人卧不能眠。冬刺夏分，令人气上，发为诸痹；冬刺秋分，令人善渴。

校勘

①嗜：原无，据《素问》诊要经终论补。

②益：原无，据《素问》诊要经终论补。

注释

[1] 散俞：指闲散之穴。可以刺血，所以应是表浅穴位。王冰注："散俞，谓间穴。"《类经》注："此散俞者，即诸经之散穴也。"

[2] 分理：肌肉纹理。

[3] 传气：传，布散也。经气布散。

[4] 环：周也。

[5] 络俞：《类经》："络俞，谓诸经浮络之穴，以夏气在孙络也。"

[6] 俞窍：《类经》："孔穴之深者曰窍。"

刺禁论

黄帝问曰：愿闻禁数[1]？岐伯曰：脏有要害，不可不察。肝生于左，肺藏于右[2]，心部于表，肾治于里，脾为①之使，胃为之市。鬲肓之上，中有父母[3]，七节之旁，中有小心[4]（谓肾神）。从之有福，逆之有咎。

刺中心，一日死，其动为噫[5]；刺中肝，五日死，其动为语（一作欠）；刺中肾，六日死，其动为嚏（一作三日）；刺中肺，三日死，其动为咳；刺中脾，十日死，其动为吞；刺中胆，一日半死，其动为呕。

刺足跗上中大脉，血出不止，死；刺面中溜脉[6]，不幸为盲；刺头中脑户，入脑立死[7]；刺舌下，中脉太过，血出不止为瘖；刺足下布络中脉，血不出为肿；刺郄中大脉，令人仆脱色；刺气街中脉，血不出，为肿鼠仆[8]；刺脊间中髓为伛；刺乳上，中乳房，为肿根蚀；刺缺盆中内陷气泄，令人喘咳逆；刺手鱼腹内陷，为肿。

刺阴股中大脉，血出不止，死；刺客主人内陷中脉，为内漏[9]耳聋；刺膝髌出液为跛；刺臂太阴脉，出血多，立死；刺足少阴脉，重虚出血[10]，为舌难以言；刺膺中陷中肺，为喘逆仰息；刺肘中内陷气归之，为不屈伸；刺阴股下三寸内陷，令人遗溺；刺腋下胁间内陷，令人咳；刺少腹中膀胱溺出，令人少腹满；刺腨肠内陷，为肿；刺眶上陷骨中脉，为漏为盲；刺关节中液出，不得屈伸。

无刺大醉，令人气乱（一作脉乱②）；无刺大怒，令人气逆；无刺大劳人；无刺新饱人；无刺大饥人；无刺大渴人；无刺大惊人；新内无刺，已刺勿内；已醉勿刺，已刺勿醉；新怒勿刺，已刺勿怒；新劳勿刺，已刺勿劳；已饱勿刺，已刺勿饱；已饥勿刺，已刺勿饥；已渴勿刺，已刺勿渴；乘车来者，卧而休之，如食顷乃刺之；出行来者，坐而休之，如行十里③乃刺之；大惊大恐，必定其气乃刺之。

五夺不可泻。

岐伯曰：形容已脱，是一夺也。大脱血之后，是二夺也。大汗之后，是三夺也。大泄之后，是四夺也。新产大血之后，是五夺也，此皆不可泻。

四季不可刺。

岐伯曰：正月、二月、三月，人气在左，无刺左足之阳。四月、五月、六月，人气在右，无刺右足之阳。七月、八月、九月，人气在右，无刺右足之阴。十月、十一月、十二月，人气在左，无刺左足之阴。

死期不可刺。

岐伯曰：病先发于心，心痛④，一日而之肺，咳⑤；三日而之肝，胁支痛⑥；五日而之脾，闭塞不通⑦，身痛体重，三日不已，死。冬夜半，夏日中[11]。

病先发于肺，喘咳；三日而之肝，胁支满痛；一日而之脾，身重体痛，五日而之胃，胀，十日不已，死。冬日入，夏日出[12]。

病先发于肝，头痛目眩⑧，胁支满；三日而之脾，体重身痛；五日而之胃，胀；三日而之肾，腰脊少腹痛，胫痠，三日不已，死。冬日入，夏早食[13]。

病先发于脾，身痛体重，一日而之胃，胀；二日而之肾，少腹腰脊痛，胫痠；三日而之膀胱，背胛筋痛，小便闭，十日不已，死。冬人定，夏晏食[14]。

病先发于肾，少腹腰脊痛，胻痠；三日而之膀胱，背胛[15]筋痛，小便闭，三日而上之心，心胀；三日而之小肠，两胁支痛，三日不已，死。冬大晨，夏晏晡[16]。

病先发于胃，胀满；五日而之肾，少腹腰脊痛，胻痠；三日而之膀胱，背胛筋痛，小便闭；五日而之脾，身体重，六日不已，死。冬夜半，夏日晡⑨[17]。

病先发于膀胱，小便闭；五日而之肾，少腹胀，腰脊痛，胻痠；一日而之小肠，腹胀；一日而之脾，身体重，二日不已，死。冬鸡鸣，夏下晡[18]。

诸病以次相传，如是者，皆有死期，不可刺也。间有一脏及二三脏者⑩，乃可刺也。

按语

古代针具较粗，刺及脏器易致死，但就其死期而言，有待考证。《类经评注》云："上文刺伤五脏，死期各有远近者，以阴阳要害之有缓急也。盖死生之道，惟阳为主，故伤于阳者为急，伤于阴者稍迟。心肺居于膈上，二阳脏也，心为阳中之阳，肺为阳中之阴，故心为最急而一日，肺次之而三日。肝脾肾居于膈下，三阴脏也，肝为阴中之阳，肾为阴中之阴，脾为阴中之至阴，故肝稍急而五日，肾次之而六日，脾又次之而十日。此缓急之义也。按：《诊要经终论》王氏以五行之数为注，脾言生数，肺言生数之余，肾言成数之余，心则不及言数，此其说若乎近理；然或此或彼，或言或不言，难以尽合，恐不能无勉强耳。"

校勘

①为：原作"谓"，据《素问》刺禁论、《针灸甲乙经》卷五第四及《太素》卷十九改。

②一作脉乱：《素问》刺禁论无，疑为校语。

③里：此后《灵枢》始终有"顷"字。

④心痛：原作"心主痛"，据《针灸甲乙经》五脏传病大论改。

⑤咳：原作"加咳"，据《针灸甲乙经》五脏传病大论改。

⑥胁支痛：原作"加胁支痛"，据《针灸甲乙经》五脏传病大论改。

⑦闭塞不通：原作"加闭塞不通"，据《针灸甲乙经》五脏传病大论改。

⑧头痛目眩：原作"头目眩"，据《针灸甲乙经》五脏传病大论改。

⑨晡：《素问》标本病传篇作"昳"。

⑩间有一脏及二三脏者：《素问》标本病传篇作："间一脏止及至三四脏者。"

注释

[1] 禁数：指禁刺数目而言。张志聪曰："数，几也。言所当禁刺之处有几也。"

[2] 肝生于左，肺藏于右：张志聪曰："圣人南面而立，前曰广明，后曰太冲，左东而右西，是以肝左而肺右也。曰生曰藏者，谓脏体藏于内，脏气之从左右而出于外也。"并非脏器解剖位置，而是指脏腑功能。

[3] 鬲肓之上，中有父母：《太素》卷十九注：心下膈上谓肓。心为阳，父也。肺为阴，母也。肺主于气，心主于血，共营卫于身，故为父母也。

[4] 七节之旁，中有小心：历代医家对此看法不一，此处指命门，肾俞刺深恐伤肾。吴鹤皋注云："下部之第七节也（指从尾椎向上数的第七椎），其傍乃两肾所系，左为肾，右为命门，命门相火代君行事，故曰小心。"

[5] 噫：即嗳气，指气从胃中上逆有声，其声沉长的症状。《素问·宣明五气》："五气所病：心为噫，肺为咳，肝为语，脾为吞，肾为欠为嚏，胃为气逆，为哕为恐，大肠小肠为泄，下焦溢为水，膀胱不利为癃，不约为遗溺，胆为怒，是谓五病。"

[6] 溜脉：溜，流也。凡血脉之通于目者，皆为溜脉（《类经》卷二十二第六十四注）。

[7] 刺头中脑户，入脑立死：脑户，位于枕外隆凸的上缘凹陷处，其下为枕骨。此处应指婴儿出生后尚未闭合的后囟，此时骨间隙较大，若针刺不当入脑可致死亡。

[8] 鼠仆：误中气街动脉出血，局部瘀积为血肿，"肿如伏鼠"之状，亦有解释为"鼠仆上一寸"部位而言。

[9] 内漏：《类经》卷二十二第六十四注："脓生耳底，是为内漏。"

[10] 刺足少阴脉，重虚出血：少阴为多气少血之经。本就少血，若再刺出其血则为重虚。

[11] 冬夜半，夏日中：《黄帝内经素问集注》卷七："心为火脏，冬之夜半者，水胜而火灭也。夏之日中者，亢极而自焚矣。"

[12] 冬日入，夏日出：《黄帝内经素问集注》卷七："夫冬气收藏，夏气浮长，日出气始生，日如气收引，肺主气，故终于气之出入也。"

[13] 冬日入，夏早食：《黄帝内经素问集注》卷七："冬日入者，申酉之时，金气旺而木气绝也。夏早食者，寅卯之时，木气绝而不生也。"

[14] 冬人定，夏晏食：马时曰：冬之人定在亥，谓土败而水盛也。夏之晏食在寅，木旺而土绝也。晏食谓晚餐时，约当酉时之初。

[15] 胠：《五音类聚》两举切，音吕，指脊也。

[16] 冬大晨，夏晏晡：《黄帝内经素问集注》卷七："冬之大明在晨，土旺而木灭也。夏之晏晡在亥，水绝而不能生也。晏晡指晚饭后一段时间，申后九刻向昏之时。"

[17] 冬夜半，夏日昳：《黄帝内经素问集注》卷七："冬夜半后者土败而水胜也。夏日昳（dié，太阳偏西）者，乃阳明所主之时，土绝而不能生也。"

[18] 冬鸡鸣，夏下晡：《黄帝内经素问集注》卷七："冬鸡鸣在丑，乃少阳太阳生气之时，气绝而不能生也。夏下晡乃阳明生气之时，阳明之气亦绝矣。"

刺法论

黄帝问曰：人虚即神游失守位，使鬼神外干，是致夭亡，何以全真？愿闻刺法。

岐伯曰：神移失守，虽在其体，然不致死，或有邪干，故令夭寿。只如厥阴失守，天已虚，人气肝虚，感天重虚，即魂游于上（肝虚、天虚，又遇出汗，是谓三虚。神游上位，左无英君，神光不聚，白尸鬼[1]至，令人卒亡）。邪干厥阴，大气身温，犹可刺之（目有神采，心腹尚温，口中无涎，舌卵不缩），刺足少阳之所过（丘墟穴，针三分）。咒曰：太上元君，郁郁青龙，常居其左，制之三魂。诵三遍，次呼三魂名：爽灵、胎光、幽精，诵三遍，次想青龙于穴下，刺之可徐徐出针，亲令人按气于口中，腹中鸣者可活；次刺肝之俞（九椎下两旁），咒曰：太微帝君，元英制魂，贞元及本，令人青云。又呼三魂名如前三遍（针三分，留三呼，次进一分，留三呼，复退二分，留一呼，徐徐出针，气及复活）。

人病心虚，又遇君相二火，司天失守，感而三虚，遇火不及，黑尸鬼犯之，令人暴亡（舌卵不缩、目神不变）。可刺手少阳之所过（阳池）。咒曰：太乙帝君，泥丸总神，丹无黑气，来复其真。诵三遍，想赤凤于穴下（刺三分，留一呼，次进一分，留三呼，复退留一呼，徐出扪穴，即令复活）。复刺心俞（五椎两旁），咒曰：丹房守灵，五帝上清，阳和布体，来复黄庭。诵三遍（刺法同前）。

人脾病，又遇太阴司天失守，感而三虚（智意二神[2]，游于上位，故曰失守）。又遇土不及，青尸鬼犯之，令人暴亡。可刺足阳明之所过（冲阳）。咒曰：常在魂庭，始清太宁，元和布气，六甲及真。诵三遍，先想黄庭于穴下（刺三，留三，次进二，留一呼，徐徐出，以手扪）。复刺脾俞（十一椎下两旁），咒曰：大始干位，总统坤元，黄庭真气，来复游全。诵三遍（刺三，留二，进五，动气至，徐出针）。

人肺病，遇阳明司天失守，感而三虚。又遇金不及，有赤尸鬼干人，令人暴亡。可刺手阳明之所过（合谷）。咒曰：青气真全，帝符日元，七魄归右，今复本田。诵三遍，想白虎于穴下（刺三，留三，次进二，留三，复退，留一，徐出扪）。复刺肺俞（三椎下两旁），咒曰：左元真人，六合气宾，天符帝力，来入其门。诵三遍（针一分半，留三呼，次进二分，留一呼，徐出手扪）。

人肾病，又遇太阳司天失守，感而三虚。又遇水运不及之年，有黄尸鬼干人正气，吸人神魂，致暴亡。可刺足太阳之所过（京骨）。咒曰：元阳育婴，五老及真，泥丸玄华，补精长存。想黑气于穴下（刺一分半，留三呼，进三分，留一呼，徐出针扪穴）。复刺肾俞（十四椎下两旁），咒曰：天玄日晶，太和昆灵，贞元内守，持入始清。诵三遍（刺三分，留三呼，进三分，留三呼，徐徐出针扪穴）。

注释

[1] 白尸鬼："鬼"指疫疠之邪而言，因其致具有传染性且病死率高，甚至在死后仍具有传染性，所以古人称之为"尸鬼"。《素问·本病论》中按五行配五色原则，将黑尸鬼解释为水邪，青尸鬼解释为风邪，赤尸鬼解释为火邪，黄尸鬼解释为湿邪。此处宜为脏腑虚衰又遇"克我"之气侵袭而致更虚。

[2] 智意二神：属于七神，即五脏所藏的七种神气。《难经·三十四难》："五脏有七神……脏者，人之神气所舍藏也。故肝藏魂，肺藏魄，心藏神，脾藏意与智，肾藏精与志也。"

五刺应五脏论

岐伯曰：凡刺有五，以应五脏。一曰半刺[1]者，浅内而疾发，无针肉，如拔毛状，以取皮气，以应肺也。二曰豹文刺[2]者，左右前后针之，中脉，以取经络之血，以应心也。三曰关刺[3]者，直刺左右尽筋上，以取筋痹，慎无出血，以应肝也。四曰合谷刺①[4]者，左右鸡足，针于分肉之间，以取肌痹，以应脾也。五曰输刺[5]者，直入直出，深内至骨，以取骨痹，以应肾也。

①合谷刺：《太素》卷二十二作"合刺"。

注释

[1] 半刺：即浅刺及皮、迅速出针的针刺方法，以其所刺极浅，如常法之半，故名半刺。

[2] 豹文刺：《太素》卷二十二注：左右前后，针痕状若豹文，故曰豹文刺也。

[3] 关刺：《太素》卷二十二注：刺关身之左右，尽至筋上，以去筋痹，故曰关刺，或曰开刺也。

[4] 合谷刺：《太素》卷二十二注：刺身左右分肉之间，痕如鸡足之迹，以合分肉间之气，故曰合刺也。

[5] 输刺：《太素》卷二十二注：依于输穴，深内至骨以去骨痹，故曰输刺也。

九刺应九变论

岐伯曰：凡刺有九，以应九变。一曰输刺者，刺诸经荥输脏腧也①。二曰远道刺者，病在上取之下，刺腑腧也。三曰经刺者，刺大经之结络经分也。四曰络刺者，刺小络血脉也。五曰分刺者，刺分肉间也。六曰大泻刺者，刺大脓也。七曰毛刺者，刺浮痹皮肤也②。八曰巨刺者，左取右，右取左也。九曰焠刺者，燔针以取痹也。

校勘

①刺诸经荥俞脏俞也：原作"诸经荥刺脏俞也"，据《灵枢·官针》篇及《针灸甲乙经》卷五第二改。

②刺浮痹皮肤也：原作"刺浮皮毛也"，据《灵枢官针》篇改。

十二刺应十二经论

岐伯曰：凡刺有十二，以应十二经。一曰偶刺者，以手直心若背，直痛所，一刺前，一刺后，以治心痹（刺此者傍针之也）①。

二曰报刺者，刺痛无常处。上下行者，直内无拔针，以左手②随病所按之，乃出针复刺也。

三曰恢刺者，直刺傍之③举之，前后恢筋急，以治筋痹。

四曰齐刺者，直入一，傍入二，以治寒气小④深者。

五曰阳刺⑤者，正内一，傍内四而浮之，以治寒气博大者。

六曰直针刺者，引皮乃刺之，以治寒气之浅者。

七曰输刺者，直入直出，稀发针而深之，以治气盛而热者。

八曰短刺者，刺骨痹，稍摇而深之，置针骨所，以上下摩骨也。

九曰浮刺者，傍入而浮之，以治肌急而寒者。

十曰阴刺者，左右率刺之，以治寒厥中寒厥，足踝后少阴也。

十一曰傍针刺者，直⑥傍刺各一，以治留痹久居者。

十二曰赞刺者，直入直出，数发针而浅之出血，是谓治痈肿也。

校勘

①刺此者傍针之也：原作"刺宜傍针"，据《灵枢》官针篇改。

②以左手：原无"左"，据《灵枢》官针篇补。

③傍之：原无"之"，据《灵枢》官针篇补。

④小：原作"少"，据《灵枢》官针篇改。

⑤阳刺：《灵枢》官针篇及今本《针灸甲乙经》卷五第二均作"扬刺"。

⑥直：原作"宜"，据《灵枢》官针篇改。

手足阴阳经脉刺论

岐伯曰：足阳明，五脏六腑之海也。其脉大，血多气盛，壮热，刺此者，不深弗散，不留弗泻也。足阳明，刺深六分，留十呼。足太阳，深五分，留七呼。足少阳，深四分，留五呼。足太阴①，深三分，留四呼。足少阴②，深二分，留三呼。足厥阴，深一分，留二呼。手之阴阳，其受气之道近，其气之来疾，其刺深者，皆无过二分，其留皆无过一呼。刺而过此者，则脱气。

校勘

①足太阴：原作"足少阴"，据《灵枢》经水篇改。

②足少阴：原作"足太阴"，据《灵枢》经水篇改。

标本论

岐伯曰：先病而后逆者，治其本；先逆而后病者，治其本；先寒而后生病者，治其本；先病而后生寒者，治其本；先热而后生病者，治其本；先热而后生中满者，治其标①；先病而后泄者，治其本②；先泄而后生他病者，治其本。必且调之，乃治其他病。先病而后中满者，治其标；先中满而后烦心者，治其本；人有客气，有同气[1]，大小便不利③，治其标，大小便利④，治其本。病发而有余，本而标之，先治其本，后治其标；病发而不足，标而本之，先治其标，后治其本。谨详察间甚，以意调之。间者[2]并行，甚为独行。先大小便不利⑤，而后生他病者，治其本也。

校勘

①先热而后生中满者，治其标：原脱，据《素问》标本论篇补。

②先病而后泄者，治其本：原在"先病而后中满者，治其标"句之后，据《素问》标本病论移至此。

③大小便不利：《素问》标本病传论篇作"小大不利"。

④大小便利：《素问》标本病传论篇作"小大利"。

⑤大小便不利：《素问》标本病传论篇作"小大不利"。

注释

[1]人有客气，有同气：张志聪注："客气者，谓在天之六气，同气者，谓吾身中亦有此六气，而与天气之相同也。"

[2]间者：张志聪注："间者，谓邪正之有余不足二者兼于其间。"

刺王公布衣

岐伯曰：膏粱藿菽[1]之味，何可同也？气滑则出疾，气涩则出迟，气悍则针小而入浅，气涩则针大而入深，深则欲留，浅则欲疾。以此观之，刺布衣者，深而留之；刺大人者，微以徐之。此皆因其气之①剽悍滑利也。寒痹内热，刺布衣以火焠之，刺大人以药熨之。

校勘

①之：原无，据《针灸甲乙经》卷五第六补。

注释

[1]膏粱藿菽：膏粱，肥肉和细粮，泛指肥美的食物；藿（huò）、菽（shū），均指粗劣的食物。

刺常人黑白肥瘦

岐伯曰：年质壮大，血气充盈，肤革坚固，因加以邪，刺此者，深而留之，此肥人也。广肩，腋项肉厚，皮黑色①，唇临临[1]然，其血黑以浊，其气涩以迟。其为人也，贪于取与，刺此者，深而留之，多益其数也。瘦人皮薄色白②，肉廉廉[2]然，薄唇轻言，其血清气滑③，易脱于气，易损于血，刺此者，浅而疾之。刺肥人者以秋冬之齐，刺瘦人者以春夏之齐。

校勘

　　①腋项肉厚，皮黑色：按《灵枢》《针灸甲乙经》均作："腋项肉薄，厚皮而色黑。"

　　②白：按《灵枢》《针灸甲乙经》作："色少"。

　　③清气滑：原作："血气清。"据《灵枢·逆顺肥瘦》篇改。

注释

　　[1] 临临：《类经》卷二十第二十注："临临，下垂貌，唇浓质浊之谓。"

　　[2] 廉廉：《类经》卷二十第二十注："廉，薄也。薄唇轻言，肉瘦气少也。"

刺壮士

　　岐伯曰：壮士真骨 [1]，坚肉缓节①，此人重则气涩血浊，刺此者，深而留之，多益其数；劲则气滑血清，刺此者，浅而疾之。

校勘

　　①壮士真骨，坚肉缓节：此后，《灵枢》逆顺肥瘦、《太素》卷二十二均有"监监然"三字。

注释

　　[1] 真骨：《类经》卷二十注："壮士之骨多坚刚，故曰真骨。监监，坚固貌。"

刺婴儿

　　岐伯曰：婴儿者，其肉脆，血少气弱，刺此者，以毫针浅刺而疾发针，日再刺可也。

人身左右上下虚实不同刺

　　岐伯曰：天不足西北，故西北方阴也，而人右耳目不如左明也。地不满东南，故东南方阳也，而人左手足不如右强也。东方阳也，阳者其精并于上，并于上，则上明而下虚，故使耳目聪明，而手足不便也。西方阴也，阴者其精并于下，并于下，则下盛而上虚，故使①耳目不聪明，而手足便也。故俱感于邪，其在上则右甚，在下则左甚，此天地阴阳所不能全②也，故邪居之。

　　故③天有精，地有形，天有八纪，地有五里，故能为万物之父母。清阳上天，浊阴归地，是故天地之动静，神明之纲纪，故能以生长收藏，终而复始。惟贤人上配天以养头，下象地以养足，中傍人事以养五脏。天气通于肺，地气通于嗌，风气通于肝，雷气通于心，谷气通于脾，雨气通于肾，六经为川，肠胃为海，九窍为水注之气④。以天地为之阴阳，阳之汗，以天地之雨名之；阳之气，以天地之疾风名之。暴气⑤象雷，逆气⑥象阳，故治不法天之纪，不用地之理，则灾害至矣。

　　故邪风之至，疾如风雨，故善治者，治皮毛，其次治肌肤，其次治筋脉，其次治六腑，其次治五脏。治五脏者，半死半生也。故天之邪气，感则害人五脏；水谷之寒热，感则害人六腑；地之湿气，感则害人皮肤筋脉。故善用针者，从阴引阳，从阳引阴，以右治左，以左治右，以我知彼，以表知里，以观过与不及之理，见微得过⑦，用之不殆。

校勘

　　①使：《素问》阴阳应象大论作："其"。

　　②全：原作"移"，据《素问》阴阳应象大论改。

　　③故：原作"盖"，据《素问》阴阳应象大论及《太素》卷三改。

④气：原作"器"，据《素问》阴阳应象大论及《太素》卷三改。

⑤气：原作"风"，据《素问》阴阳应象大论及《太素》卷三改。

⑥气：原作"风"，据《素问》阴阳应象大论及《太素》卷三改。

⑦见微得过：原作："见微则用之不殆"，据《素问》阴阳应象大论改。

难　经[1]

一难曰：十二经皆有动脉[2]。独取寸口[3]，以决五脏六腑死生吉凶之法，何谓也？

十二经皆有动脉者，如手太阴脉动：中府、云门、天府、侠白；手阳明脉动：合谷、阳溪；手少阴脉动：极泉；手太阳脉动：天窗；手厥阴脉动：劳宫；手少阳脉动：禾髎；足太阴脉动：箕门、冲门；足阳明脉动：冲阳、大迎、人迎、气冲；足少阴脉动：太溪、阴谷；足太阳脉动：委中；足厥阴脉动：太冲、五里、阴廉；足少阳脉动：下关、听会之类也。谓之经者，以荣卫之流行经常不息者而言；谓之脉者，以血理之分衺行体者而言也。故经者径也，脉者陌也。越人之意，盖谓凡此十二经，经皆有动脉，如上文所云者，今置不取，乃独取寸口以决脏腑死生吉凶何耶？然，寸口者，脉之大会[4]，手太阴之脉动也[5]（然者答词，余仿此）。

寸口，谓气口也。居手太阴鱼际却行一寸之分，气口之下曰关、曰尺云者。而荣卫之行于阳者，二十五度，行于阴者，亦二十五度，出入阴阳，参交互注，无少间断，五十度毕，适当漏下百刻，为一晬[6]时，又明日之平旦矣。乃复会于手太阴，此寸口所以为五脏六腑之所终始，而法有取于是焉。人一呼一吸为一息、每刻一百三十五息，每时八刻，计一千八十息，十二时九十六刻，计一万二千九百六十息，刻之余分，得五百四十息，合一万三千五百息也。一息脉行六寸，每二刻二百七十息，脉行一十六丈二尺，每时八刻，脉行六十四丈八尺。荣卫四周于身，十二时，计九十六刻，脉行七百七十七丈六尺，为四十八周身；刻之余分，行二周身，得三十二丈四尺，总之为五十度周身，脉得八百一十丈也。此呼吸之息，脉行之数，周身之度，合昼夜百刻之详也。行阳行阴，谓行昼行夜。

七难曰：经[7]言少阳之至，乍大乍小，乍短乍长[8]；阳明之至，浮大而短；太阳之至，洪大而长；太阴之至，紧大而长；少阴之至，紧细而微；厥阴之至，沉短而数。此六者，是平脉[9]邪[10]？将病脉邪？然，皆王脉[11]邪也。

六脉者之王，说见下文。

其气以何月各王几日？然，冬至之后，得甲子[12]少阳王，复得甲子阳明王，复得甲子太阳王，复得甲子太阴王，复得甲子少阴王，复得甲子厥阴王，王各六十日，六六三百六十日，以成一岁。此三阳、三阴之王时日大要也。

上文言三阳、三阴之王脉，此言三阳三阴之王时，当其时，则见其脉也。

刘温舒[13]曰：至真要大论云：厥阴之至其脉弦，少阴之至其脉钩，太阴之至其脉沉，少阳之至大而浮，阳明之至短而涩。太阳之至大而长。亦随天地之气卷舒也。如春弦、夏洪、秋毛、冬石之类，则五运六气[14]四时亦皆应之，而见于脉耳。若平人气象论：太阳脉至洪大而长，少阳脉至乍数乍疎[15]，乍短乍长；阳明脉至浮大而短。《难经》引之以论三阴、三阳之脉者，以阴阳始生之浅深而言之也。

十二难曰：经言五脏脉[16]已绝[17]于内[18]，用针者反实[19]其外[20]，五脏脉已绝于外，用针者反实其内。内外之绝，何以别之？然，五脏脉已绝于内者，肾肝气已绝于内也，而医反补其心肺；五脏脉已绝于外者，其心肺脉已绝于外也，而医反补其肾肝。阳绝补阴，阴绝补阳[21]，是谓实实虚虚，损不足而益有余。如此死者，医杀之耳。

《灵枢》云：凡将用针，必先诊脉，视气之剧易，乃可以治也。又云：所谓五脏之气，已绝于内者，脉口气内绝不至，反取其外之病处，与阳经之合，有留针以致阳气，阳气至则内重竭，重竭则死。其死也，无气以动，故静；所谓五脏之气，已绝于外者，脉口气外绝不至，反取其四末[22]之输，有留针以致其阴气、阴气至则阳气反入，入则逆，逆则死矣。其死也，阴气有余，故躁。此《灵枢》以脉口内外言阴阳也。越人以心、肺、肾、肝内外别阴阳，其理亦由是也。

二十二难曰：经言脉有是动[23]，有所生病。一脉变为二病者，何也？然，经言是动者气也，所生病者血也，邪在气，气为是动；邪在血，血为所生病。气主呴之[24]，血主濡之[25]，气留而不行，为气先病，血壅而不濡，为血后病也，故先为是动，后所生也。

三十五难曰：五脏各有所腑，皆相近，而心、肺独去大肠、小肠远者，何谓也？然，经言心荣[26]肺卫，通行阳气，故居在上；大肠、小肠传阴气而下，故居在下，所以相去而远也。

四十难曰：经言肝主色，心主臭[27]，脾主味，肺主声，肾主液。鼻者肺之候，而反知香臭，耳者肾之候，而反闻声，其义何也？然。肺者，西方金也，金生于巳[28]，巳者，南方火也，火者心，心主臭，故令鼻知香臭。肾者，北方水也。水生于申[29]，申者，西方金，金者肺，肺主声，故令耳闻声。

四明陈氏[30]曰：臭者心所主，鼻者肺之窍，心之脉上肺，故令鼻能知香臭也。声者肺所主，耳者肾之窍，肾之脉上肺，故令耳能闻声也。愚按越人此说，盖以五行相生之义而言，且见其相因而为用也。

四十三难曰：人不食饮，七日而死者，何也？然，人胃中当有留谷二斗，水一斗五升。故平人日再至圊[31]，一行二升半，日中五升，七日，五七三斗五升，水谷尽矣。故平人不食饮七日而死者，水谷津液俱尽，即死矣。

水去则荣散，谷消则卫亡，荣散卫亡，神无所依，故死。

四十六难曰：老人卧而不寐[32]，少壮寐而不寤[33]者，何也？然，经言少壮者血气盛，肌肉滑，气道通，荣卫之行，不失于常，故昼日精[34]，夜不寤也。老人血气衰，肌肉不滑[35]，荣卫之道涩[36]，故昼日不能精，夜不得寐也。

老卧不寐，少寐不寤，系乎荣卫血气之有余、不足也。

四十七难曰：人面独能耐寒者，何也？然，人头者，诸阳之会[37]也，诸阴脉[38]皆至颈胸中而还，独诸阳脉皆上至头耳，故令面耐寒也。

四十九难曰：有正经[39]自病，有五邪所伤，何以别之？然，忧愁思虑则伤心；形寒饮冷则伤肺；恚[40]怒气逆，上而不下，则伤肝；饮食劳倦则伤脾；久坐湿地，强力入水则伤肾。是正经之自病也。

何谓五邪？然，有中风，有伤暑，有饮食劳倦，有伤寒，有中湿，此之谓五邪。

谢氏曰：饮食劳倦，自是二事，饮食得者，饥饱失时，此外邪伤也。劳倦得者，劳形力而致倦息，此正经自病也。

假令心病，何以知中风得之？然，其色当赤。何以言之？肝主色，自入为青，入心为赤，入脾为黄，入肺为白，入肾为黑。故知肝邪入心当赤色。其病身热胁下满痛，其脉浮大而弦。何以知伤暑得之？然。当恶臭。何以言之？心主臭，自入为焦臭，入脾为香臭，入肝为臊臭，入肾为腐臭，入肺为腥臭。故知心病当恶臭。其病身热而烦，心痛，其脉浮大而散。

何以知饮食劳倦得之？然。当喜苦味也。虚为不欲食，实为饮食。何以言之？脾主味，入肝为酸，入心为苦，入肺为辛，入肾为咸，自入为甘，故知脾邪入心，为喜苦味也。其病身热而体重嗜卧，四肢不收，其脉浮大而缓。

何以知伤寒得之？然，当谵言妄语[41]。何以言之？肺主声，入肝为呼，入心为言，入脾为歌，入肾为呻，自入为哭，故知肺邪入心，为谵言妄语也。其病身热，洒洒恶寒，甚则喘咳，其脉浮大而涩。

何以知中湿得之？然，当喜汗出不可止。何以言之？肾主湿，入肝为泣，入心为汗，入脾为涎，入肺为涕，自入为唾。故知肾邪入心，为汗出不可止也。其病身热而少腹痛，足胫[42]寒而逆。其脉沉濡而大，此五邪之法也。

此篇越人盖言阴阳脏腑经络之偏虚偏实者也。由偏实也，故内邪得而生；由偏虚也，故外邪得而入。

五十难曰：病有虚邪，有实邪，有微邪，有贼邪，有正邪，何以别之？然，从后来者为虚邪，从前来者为实邪，从所不胜来者为贼邪，从所胜来者为微邪，自病者为正邪。五邪举心为例图。

五行之道，生我者休[43]，其气虚也，居吾之后而来为邪，故曰虚邪；我生者相，气方实也，居吾之前而来为邪，故曰实邪。正邪，则本经自病者也。

何以言之？假令心病，中风得之为虚邪，伤暑得之为正邪，饮食劳倦得之为实邪，伤寒得之为微邪，中湿得之为贼邪。

五十一难曰：病有欲得温者，有欲得寒者，有欲得见人者，有不欲得见人者，而各不同，病在何脏腑也？然，病欲得寒而欲见人者，病在腑也；病欲得温而不欲见人者，病在脏也。何以言之？腑者阳也，阳病欲得寒，又欲见人；脏者阴也，阴病欲得温，又欲闭户独处，恶闻人声。故以别知脏腑之病也。

五十二难曰：腑脏发病，根本[44]等否？然，不等也。其不等奈何？然，脏病者，止而不移，其病不离其处；腑病者，仿佛贲向[45]，上下行流，居处无常。故以此知脏腑根本不同也。

五十五难曰：病有积、有聚，何以别之？然，积者阴气也，聚者阳气也。故阴沉而伏，阳浮而动。气之所积，名曰积，气之所聚，名曰聚。故积者五脏所生，聚者六腑所成也。积者，阴气也，其始发有常处，其痛不离其部，上下有所终始，左右有所穷处[46]；聚者，阳气也，其始发无根本，上下无所留止，其痛无常处，谓之聚。故以是别知积聚也。

五十六难曰：五脏之积，各有名乎？以何月、何日得之？然，肝之积名曰肥气[47]（盛也）。在左胁下，如覆杯，有头足，久不愈，令人发咳逆痎疟[48]，连岁不已。以季夏戊巳日得之。何以言之？肺病传于肝，肝当传脾，脾季夏适王，王不受邪，肝复欲还肺，肺不肯受，故留结为积。故知肥气以季夏戊巳日得之。

五邪举心图

木后邪虚　火正邪　土前邪实　水胜所邪贼　金胜不邪微

心之积名曰伏梁[49]（伏而不动，如梁木然）。起脐上，大如臂，上至心下。久不愈，令伏梁人病烦心。以秋庚辛日得之。何以言之？肾病传心，心当传肺，肺以秋适王，王不受邪，心复欲还肾，肾不肯受，故留结为积。故知伏梁以秋庚辛日得之。

脾之积名曰痞气[50]（痞塞不通）。在胃脘，覆大如盘，久不愈，令人四肢不收，发黄疸[51]，饮食不为肌肤。以冬壬癸日得之。何以言之？肝病传脾，脾当传肾，肾以冬适王，王不受邪，脾复欲还肝，肝不肯受，故留结为积。故知痞气以冬壬癸日得之。

肺之积名曰息贲[52]（或息或贲）。在右胁下，覆大如杯，久不已，令人洒淅[53]寒热而咳，发肺痈。以春甲乙日得之。何以言之？心病传肺，肺当传肝，肝以春适王，王不受邪，肺复欲还心，心不肯受，故留结为积。故知息贲以春甲乙日得之。

肾之积名曰贲豚[54]（若豚之贲，不常定也。豚性躁，故名之）。发于少腹，上至心下，若豚状，或上或下无时。久不已，令人喘逆，骨痿、少气，以夏丙丁日得之。何以言之？脾病传肾，肾当传心，心以夏适王，王不受邪，肾复欲还脾，脾不肯受，故留结为积。故知贲豚以夏丙丁日得之。此五积之要法也。

五十九难曰：狂癫[55]之病，何以别之？然，狂疾之始发，少卧而不饥，自高贤也，自辨智也，自倨[56]贵也，妄笑好歌乐，妄行不休是也。癫疾始发，意不乐，僵仆直视，其脉三部阴阳俱盛是也。

六十难曰：头、心之病，有厥痛，有真痛，何谓也？然，手三阳之脉受风寒，伏留而不去者，则名厥头痛[57]；入连在脑者，名真头痛[58]。其五脏气（邪气），相干，名厥心痛[59]；其痛甚，但在心，手足青者，即名真心痛[60]。其真头、心痛者，旦发夕死，夕发旦死。

六十一难曰：经言望而知之谓之神，闻而知之谓之圣，问而知之谓之工，切脉而知之谓之巧，何谓也？然，望而知之者，望见其五色以知其病。

《素问·五脏生成》篇云：色见青如草滋[61]，黄如枳实，黑如炲[62]，赤如衃[63]血，白如枯骨者，皆死；青如翠羽，赤如鸡冠，黄如蟹腹，白如豕膏，黑如乌翎者，皆生。《灵枢》云：青黑为痛，黄赤为热，白为寒。又云：赤色出于两颧，大如拇指者，病虽小愈，必卒死；黑色出于庭（颜色），大如拇指，必不病而卒。又云：诊血脉者，多赤多热，多青多痛，多黑为久痹，多黑、多赤、多青、皆见者，为寒热身痛，面色微黄，齿垢黄，爪甲上黄，黄疸也。又如验产妇，面赤舌青，母活子死，面青舌赤沫出，母死子活，唇口俱青，子母俱死之类也。

闻而知之者，闻其五音以别其病。

四明陈氏曰：五脏有声，而声有音，肝声呼，音应角，调而直，音声相应则无病，角乱则病在肝；心声笑，音应徵，和而长，音声相应则无病，徵乱则病在心，脾声歌，音应宫，大而和，音声相应则无病，宫乱则病在脾；肺声哭，音应商，轻而劲，音声相应则无病，商乱则病在肺；肾声呻，音应羽，沉而深，音声相应则无病，羽乱则病在肾。

问而知之者，问其所欲五味，以知其病所起所在也。

《灵枢》云：五味入口，各有所走，各有所病。酸走筋，多食之，令人癃[64]；咸走血，多食之，令人渴；辛走气，多食之，令人洞心[65]。辛与气俱行，故辛入心而与汗俱出；苦走骨，多食之，令人变呕；甘走肉，多食之，令人悗心[66]。推此，则知问其所欲五味，以知其病之所起所在也。

袁氏曰：问其所欲五味中偏嗜偏多食之物，则知脏气有偏胜偏绝之候也。

切脉而知之者，诊其寸口，视其虚实，以知其病，病在何脏腑也。

诊寸口，即第一难之义。

王氏脉法赞曰：脉有三部，尺、寸、及关，荣卫流行，不失衡权，肾沉、心洪、肺浮、肝弦、此自常经，不失铢[67]钱，出入升降，漏刻周旋，水下二刻，脉一周身，旋复寸口，虚实见焉。

经言以外知之曰圣，以内知之曰神，此之谓也。

以外知之望闻，以内知之问切也。神，微妙也。圣，通明也。

注释

[1] 难经：为中医理论著作，原名《黄帝八十一难经》，共3卷。原题秦越人（扁鹊）撰，但据考正，该书是一部托名之作。"难"是"问难"之义，或作"疑难"解。"经"乃指《内经》，即问难《内经》。作者把自己认为难点和疑点提出，然后逐一解释阐发，部分问题做出了发挥性阐解。全书共分81难，本章引用了其中18难即脉诊方面4条，脏腑方面5条，痰疾方面9条。

[2] 动脉：搏动应手的经脉。

[3] 寸口：诊脉的部位，属手太阴肺经，又称脉口、气口，位于两手桡骨头内侧的桡动脉处，因该处太渊穴（脉会太渊）距鱼际仅1寸，故名。

[4] 大会：指经脉的主要汇合处。

[5] 手太阴之脉动也：手太阴，即肺经。《灵枢·动输》篇："胃为五脏六腑之海，其清气上注于肺，肺气从太阴而行之，其行也，以息往来，故人一呼，脉再动，一吸脉亦再动，呼吸不已，故动而不止。"

[6] 晬（zuì）：一昼夜。

[7] 经：指《内经》。汉书《艺文志》所载之七种医经，保存下来的只有《内经》一种。

[8] 乍大乍小，乍短乍长：指脉的形状而言，忽大忽小，忽短忽长。

[9] 平脉：又称常脉。指脉来有胃气、有神、有根的正常脉象。

[10] 邪：同"耶"。表示疑问的语气。

[11] 王脉：王同旺。指某个时间或某个脏腑所变表现的特征脉象。《难经经释》："王脉，得其时而气应生于王也。"

[12] 甲子：干支纪年或记岁数时六十组干支轮一周称一个甲子，共60年。古人主要用于纪日，后人主要用于纪年。这里指纪日。

[13] 刘温舒：宋代医家。官至朝散大夫，于《素问》之运气学说，最有研究，以为此乃治病之要义，但书中词义深奥古朴，难于理解，遂著《素问入式运气论奥》三卷（一名《素问论奥》），另有《素问遗篇》，均有刊本行世。

[14] 五运六气：五运六气，简称"运气"。"运"指丁壬木、戊癸火、甲己土、乙庚金、丙辛水五个阶段的相互推移；"气"指厥阴风木、少阴君火、少阳相火（暑）、太阴湿土、阳明燥金、太阳寒水6种气候的转变。

[15] 乍数乍疎（shū）：疎同"疏"，形容脉象忽快忽慢。

[16] 五脏脉：五脏之脉象。

[17] 绝：虚损不足。

[18] 内：肝肾主内。

[19] 实：补。

[20] 外：心肺主外。

[21] 阳绝补阴，阴绝补阳：心肺为阳，肝肾为阴。

[22] 末：人体部位名，指四肢或四肢末梢。《灵枢·杂病》："痿厥为四末束悗。"《灵枢·九针十二原》："治之者反取四末。"

[23] 是动：摘自《灵枢·经脉》篇的"是动则病"。原意是此条经脉发生异常变动则会出现某病证。

[24] 气主呴（xún）之：呴，煦也，熏蒸的意思。气熏蒸在皮肤分肉之间。

[25] 血主濡（rú）之：血能濡润筋骨，滑利关节，营养脏腑。

[26] 荣：通营，即营气。《素问·痹论》："荣者，水谷之精气也。"

[27] 臭：通嗅，气味之总名。

[28] 金生于巳：巳是十二地支的一支。巳属火，按"五行相生"则火生金。

[29] 水生于申：申是十二地支的一支。申属金，按"五行相生"则金生水。

[30] 四明陈氏：著有《保婴神术》，又称《小儿按摩经》。考正应为元代陈瑞孙、陈宅父子。此书为一部儿科按摩专著，其他版本已经亡佚。

[31] 圊（qīng）：厕所。

[32] 寐（mèi）：睡着。《说文》："寐，卧也。"

[33] 寤（wù）：这里指睡醒。

[34] 精：此处指精神而言。

[35] 肌肉不滑：是指气血不足，肌肉失养。

[36] 荣卫之道涩：荣卫即营卫。营行脉中，卫行脉外，气血不足，营卫之道不充故涩。

[37] 诸阳之会：指头面部。人体清阳之气皆上注于头面；手足三阳经皆会聚于头面，故称诸阳之会。《灵枢·邪气藏府病形》："诸阳之会，皆在于面。"

[38] 诸阴脉：系指手足三阴脉。

[39] 正经：指本经脉。

[40] 恚（huì）：愤怒，怨恨。《汉书》："舍人恚曰：'朔擅诋欺天子从官'。"

[41] 谵言妄语：证名。即谵语，指神昏妄言。《素问·热论》："两感于寒……二日则阳明与太阴俱病，则腹满，身热，不欲食，谵言。妄语，又名妄言，语言错妄。由阳热亢盛、心神昏乱所致。

[42] 足胫：小腿。宋代徐积《大河上天章公顾子敦》诗："下不漏足胫，上突为背疽。"

[43] 生我者休："休"是指五行按照四季对应的"旺、相、休、囚、死"。四季的变迁，由于寒暖燥湿昼夜长短的不同，所以五行也受自然变化而变化。旺者由旺而衰，衰者由衰而旺，循环不已。由于五行相互生克制化的关系，所以在同一时期，各五行旺衰完全不同，而且只有一行是最旺的，而也有一行是最衰的。

[44] 根本：本源。《素问·四气调神大论》："夫四时阴阳者，万物之根本也。"

[45] 贲向：即为贲响，贲同"奔"，意为有气攻冲而鸣响，即肠鸣。

[46] 穷处：指发病的部位上下左右有明显的界线。

[47] 肥气：即肝积，五积之一，以其似覆杯突出，如肉肥盛之状，故名肥气。《灵枢·邪气藏府病形》："肝脉……微急为肥气，在胁下，若复杯。"

[48] 痎（jiē）疟：疟疾的通称。亦指经年不愈的老疟。《素问·四气调神大论》："夏三月，此谓蕃秀……逆之则伤心，秋为痎疟。"

[49] 伏梁：指心积。其症有积自脐上至心下，其大如臂，状似屋舍栋梁。《灵枢·邪气脏腑病形》："心脉……微微为伏梁，在心下，上下行，时唾血。"

[50] 痞气：指脾积。《济生方》卷四："痞气之状，留于胃脘，大如复杯，痞塞不通，是为脾积。诊其脉微大而长，其色黄，其病饥则减，饱则见，腹满呕泄，足肿肉削。久不愈，令人四肢不收。"

[51] 黄疸：常见症状与体征，与西医黄疸一致。其发生是由于胆红素代谢障碍而引起血清内胆红素浓度升高所致。临床上表现为巩膜、黏膜、皮肤及其他组织被染成黄色。

[52] 息贲（bēn）：指肺积。《灵枢·邪气藏府病形》："肺脉，……滑甚为息贲，上气。"

[53] 洒淅：寒战貌。《素问·刺疟》："足阳明之疟，令人先寒，洒淅洒淅，寒甚久乃热。"

[54] 贲豚：病名。亦作奔豚、贲肫（zhūn），又称奔豚气。其证从少腹上冲心下或咽喉，如豚之奔走，故名。《灵枢·邪气脏府病形》："肾脉……微急为沉厥，奔豚。"

[55] 狂癫：即癫狂，指精神错乱的疾病。

[56] 倨：傲慢。

[57] 厥头痛：又称厥逆头痛。厥，逆乱之意。《素问》："帝曰：人有病头痛以数岁不已，此安得之，名为何病？岐伯曰：当有所犯大寒，内至骨髓，髓者以脑为主，脑逆，故令头痛，齿亦痛，病名曰厥逆。"

[58] 真头痛：头痛危症。症见剧烈头痛，连脑户尽痛，手足逆冷至肘膝关节。《灵枢·厥病》："真头痛，头痛甚，脑心痛，手足寒至节。"

[59] 厥心痛：心痛病之一，症见心痛彻背，痛如锥刺，手足厥冷，面青，目直视无神。

[60] 真心痛：心痛之极危重者。《灵枢·厥病》："真心痛，手足清至节，心痛甚，旦发夕死，夕发旦死。"

[61] 滋：脏污，污浊。《史记·屈原贾生列传》："不获世之滋垢。"

[62] 炲（tái）：同"炱"，烟气凝积而成的黑灰（俗称"烟子"或"煤子"）。

[63] 衃（pēi）血：瘀血。

[64] 癃：指小便不利，属癃闭之轻者。《类证治裁·闭癃遗溺》："闭者小便不通，癃者小便不利。"

[65] 洞心：心中悬吊如空洞。

[66] 悗（mán）心：指心中烦闷。

[67] 铢（zhū）：古衡量单位，此处指微小。一两的二十四分之一为一铢。《孙子算法》："称之所起，起于黍，十黍为一絫；十絫为一铢，二十四铢为一两，十六两为一斤。"

卷二

周身经穴赋（《医经小学》）

手太阴兮大指侧，少商、鱼际兮太渊穴。经渠兮列缺，孔最兮尺泽。侠白共天府为邻，云门与中府相接（左右共二十二穴）。

手阳明兮，大肠之经。循商阳兮，二三而行（二间、三间也）。历合谷、阳溪之溪，过偏历、温溜之滨。下廉、上廉、三里而近，曲池、肘髎、五里之程。臑髃（即臂臑、肩髃二穴）上于巨骨，天鼎纡乎扶突。禾髎唇连，迎香鼻迫（左右共四十六穴）。

胃乃足之阳明，历兑趋乎内庭。过陷谷、冲阳之分，见解溪、丰隆之神。下巨虚兮条口陈，上巨虚兮三里仍。犊鼻引入于梁丘、阴市之下，伏兔上贯于髀关、气冲之经。归来兮水道，大巨兮外陵。运天枢兮滑肉，礼太乙兮关门。梁门兮承满，不容兮乳根。乳中之膺窗、屋翳，库房之气户、缺盆。气舍、水突，人迎、大迎。地仓兮巨髎续，四白兮承泣分。御颊车于下关，张头维于额垠（左右共九十穴）。

足太阴兮脾中州，隐白出兮大指头。赴大都兮瞻太白，访公孙兮至商丘。越三阴之交而漏谷、地机可即，步阴陵之泉而血海、箕门是求。入冲门兮府舍轩豁，解腹结兮大横优游。腹哀、食窦兮，接天溪而同派；胸乡、周荣兮，缀大包而如钩（左右共四十二穴）。

迨夫真心为手少阴，少冲出乎小指，少府直乎神门。阴郄、通里兮，灵道非远；少海、青灵兮，极泉何深（左右共十八穴）。

手之太阳，小肠之荣。路从少泽步前谷、后溪之隆，道遵腕骨观阳谷、养老之崇。得支正于小海，逐肩贞以相从。值臑腧兮遇天宗，乘秉风兮曲垣中。肩外俞兮肩中俞，启天窗兮见天容。匪由颧髎，曷造听宫（左右共三十八穴）。

足膀胱兮太阳，交背部之二行。穷至阴于通谷之口，寻束骨于京骨之乡。申脉命仆参以前导，昆仑辟金门于踝旁。奋跗阳、飞扬之志，转承山、承筋之行。至于合阳、委中、委阳、浮郄、殷门以歧往，承扶、秩边而胞肓。入志室兮肓门、胃仓，开意舍兮振彼阳纲。出魂门兮膈关，乃谵譩乎神堂。膏肓兮在四椎之左右，魄户兮随附分而会阳。下、中、次、上之髎，白环、中膂之房。膀胱俞兮小肠，大肠俞兮在旁。三焦、肾俞兮胃俞接，脾、胆、肝、膈兮心俞当。厥阴、肺俞之募，风门、大杼之方。天柱坚兮玉枕、络却，通天溪兮见彼承光。自五处、曲差而下，造攒竹、睛明之场（左右共一百二十六穴）。

足少阴兮肾属，涌泉流于然谷。太溪、大钟兮水泉缘，照海、复溜兮交信续。从筑宾兮上阴谷，掩横骨兮大赫麓。气穴、四满兮中注，肓俞上通兮商曲。守石关兮阴都宁，闭通谷兮幽门肃。步廊、神封而灵墟存，神藏、或中而俞府足（左右共五十四穴）。

手厥阴心包之络，中冲发中指之奇。自劳宫、大陵而往，逐内关、间使而驰。叩郄门于曲泽，酌天泉于天池（左右共十八穴）。

手少阳三焦之脉，在小指次指之端。关冲开乎液门、中渚、阳池、外关。支沟、会宗、三阳络，四渎、天井、清冷渊，消泺、臑会、肩髎相连。天窗处天牖之下，翳风让瘈脉居先。颅息定而角孙近耳，丝竹空而和髎倒悬。耳门既辟，夏蚋闻焉（左右共四十六穴）。

足少阳兮胆经，穴乃出乎窍阴，沂侠溪兮地五会，过临泣兮丘墟平。悬钟兮阳辅、光明，外丘兮阳交、阳陵。西出阳关兮，抵中渎、风市之境；环跳、居髎兮，循维道、五枢之宫。考夫带脉，询至京门。日月丽兮辄筋荣，渊液泄兮肩井盈。临风池兮脑空鸣，穷窍阴兮完骨明。举浮白于天冲，接承灵于正营。目窗兮临泣，阳白兮本神。率谷回兮曲鬓出，悬厘降兮悬颅承。颔厌兮嘉客主人，听会兮瞳子髎迎（左右共八十八穴）。

厥阴在足，肝经所钟。起大敦于行间，循太冲于中封。蠡沟、中都之会，膝关、曲泉之宫。袭阴包于五里兮，阴廉乃发；寻羊矢于章门兮，期门可攻（左右共二十八穴）。

至若任脉行乎腹与胸，承浆泄兮廉泉通。窥天突于璇玑，捣华盖于紫宫。登玉堂兮膻中集，履中庭兮鸠尾冲。瞻巨阙兮二脘上中，过建里兮下脘攸同。水分兮神阙缥缈，阴交兮气海鸿蒙。石门直兮关元、中极，曲骨横兮会阴乃终（凡二十四穴）。

督脉行乎背部中，兑端接兮龈交从。素髎在面兮，水沟疏通；神庭入发兮，上星瞳蒙。囟会现兮前顶，百会俨兮尊崇。后顶辅兮强间逢，脑户闭兮风府空。哑门通于大椎兮，陶道夷坦；身柱缥于神道兮，灵台穹窿。至阳立下，筋缩、脊中；接脊悬枢，命门重重。歌阳关兮舞腰俞，愿长强兮寿无穷（凡二十七穴）。

按语

本篇原载于《医经小学》，主要记载了周身十四经脉的腧穴名称。注释和语译略。

百症赋 [1]（《聚英》）

百症 [2] 俞穴 [3]，再三用心。囟会连于玉枕，头风 [4] 疗以金针 [5]。悬颅、颔厌之中，偏头痛止；强间、丰隆之际，头痛难禁。

原夫面肿虚浮 [6]，须仗水沟、前顶；耳聋气闭 [7]，全凭听会、翳风。面上虫行 [8] 有验，迎香可取；耳中蝉噪有声 [9]，听会堪攻。

目眩 [10] 兮，支正、飞扬；目黄 [11] 兮，阳纲、胆俞。攀睛 [12] 攻少泽、肝俞之所，泪出刺临泣、头维之处。目中漠漠 [13]，即寻攒竹、三间；目觉䀮䀮 [14]，急取养老、天柱。观其雀目 [15] 肝气，睛明、行间而细推；审他项强伤寒，温溜、期门而主之。廉泉、中冲，舌下肿疼堪取；天府、合谷，鼻中衄血 [16] 宜追。耳门、丝竹空，住牙疼于顷刻；颊车、地仓穴，正口喎 [17] 于片时。

喉痛兮，液门、鱼际去疗，转筋 [18] 兮，金门、丘墟来医。阳谷、侠溪，颔肿口噤 [19] 并治；少商、曲泽，血虚口渴同施。通天去鼻内无闻之苦，复溜祛舌干口燥之悲。哑门、关冲，舌缓不语而要紧；天鼎、间使，失音嗫嚅 [20] 而休迟。太冲泻唇喎以速愈，承浆泻牙疼而即移。项强多恶风，束骨相连于天柱；热病汗不出，大都更接于经渠。

且如两臂顽麻 [21]，少海就傍于三里；半身不遂，阳陵远达于曲池。建里、内关，扫尽胸中之苦闷；听宫、脾俞，祛残心下之悲凄。

久知胁肋疼痛，气户、华盖有灵；腹内肠鸣，下脘、陷谷能平。胸胁支满 [22] 何疗，章门、不容细寻。膈疼饮蓄难禁，膻中、巨阙便针。胸满更加噎塞 [23]，中府、意舍所行；胸膈停留瘀血，肾俞、巨髎宜征。胸满项强，神藏、璇玑已试；背连腰痛，白环、委中曾经。脊强兮水道、筋缩，目眴 [24] 兮颧髎、大迎。痊病 [25] 非颅息而不愈，脐风 [26] 须然谷而易醒。委阳、天池，腋肿针而速散；后溪、环跳，腿疼刺而即轻。梦魇 [27] 不宁，厉兑相谐于隐白；发狂奔走，上脘同起于神门。惊悸怔忡 [28]，取阳交、解溪勿误；反张悲哭，仗天冲、大横须精。癫疾必身柱、本神之令，发热仗少冲、曲池之津。岁热时行[29]陶道复求肺俞理；风痫[30]常发，神道须还心俞宁。

温寒[31]湿热[32]下髎定，厥寒厥热[33]涌泉清。寒栗[34]恶寒，二间疏通阴郄暗；烦心呕吐，幽门开彻玉堂明。行间、涌泉，主消渴[35]之肾竭；阴陵、水分，去水肿之脐盈。痨瘵[36]传尸，趋魄户、膏肓之路；中邪霍乱[37]，寻阴谷、三里之程。治疸消黄，谐后溪、劳宫而看；倦言嗜卧，往通里、大钟而明。咳嗽连声，肺俞须迎天突穴；小便赤涩，兑端独泻太阳经。刺长强与承山，善主肠风新下血[38]；针三阴于气海，专司白浊[39]久遗精。

且如育俞、横骨，泻五淋[40]之久积；阴郄、后溪，治盗汗[41]之多出。脾虚谷以不消，脾俞、膀胱俞觅；胃冷食而难化，魂门、胃俞堪责。鼻痔[42]必取龈交，瘿气[43]须求浮白。大敦、照海，患寒疝[44]而善蠲；五里、臂臑，生疬疮[45]而能治。至阴、屋翳，疗痒疾之疼多；肩髃、阳溪，消瘾[46]中之热极。

抑又论妇人经事改常，自有地机、血海；女子少气漏血，不无交信、合阳。带下产崩[47]，冲门、气冲宜审；月潮违限，天枢、水泉细详。肩井乳痈[48]而极效，商丘痔瘤而最良。脱肛趋百会、尾翳[49]之所，无子搜阴交、石关之乡。中脘主乎积痢[50]，外丘收乎大肠。寒疟[51]兮商阳、太溪验，痃癖[52]兮冲门、血海强。

夫医乃人之司命，非志士而莫为；针乃理之渊微，须至人之指教。先究其病源，后攻其穴道，随手见功，应针取效。方知玄理之玄，始达妙中之妙。此篇不尽，略举其要。

注释

[1] 本赋首载于明代高武所著的《针灸聚英》，作者不详。因为赋中介绍多种病证的针灸治病取穴经验，故名《百症赋》。作者按照头面五官、颈项、躯干、四肢等自上而下的顺序编写，共列举了96症的主治穴位，其中头面五官28症，颈项6症，肩、背、腰、腿6症，妇科7症，儿科1症，诸风伤寒5症，其他43症。治疗上述各症，共用156个穴，大多偏重于特定穴，如五输穴、俞穴、募穴、郄穴、络穴等。《百症赋》流传较广，深受针灸临床工作者和针灸爱好者的欢迎，是针灸歌赋中非常重要的一篇。

[2] 百症：泛指多种病证。

[3] 俞穴：流通处为俞，孔隙处为穴，一指性质，一指部位，古书析为两事，后人则合为一名。

[4] 头风：经久难愈的头痛。《医林绳墨·头痛》："浅而近者，名曰头痛；深而远者，名曰头风。"

[5] 金针：古人把凡是用金属做的针都称为金针。

[6] 面肿虚浮：头面水肿之症。

[7] 耳聋气闭：因气郁气逆而致听力下降者。

[8] 面上虫行：形容痒痒的感觉，如虫子在脸上爬。

[9] 蝉噪有声：形容耳鸣的声音，如蝉在耳旁叫。

[10] 目眩：系指视物昏花之症。

[11] 目黄：两眼巩膜泛现黄色，多见于黄疸。

[12] 攀睛：指眼角血脉丛生，横贯白睛，渐侵黑睛，也叫"胬肉攀睛"。西医因其形状酷似昆虫的翅膀，故称此病为"翼状胬肉"。

[13] 目中漠漠：形容两目看东西如有烟尘密布，模糊不清。

[14] 目觉䀮（huāng）䀮：两目昏暗，视物不清。

[15] 雀目：系指夜间视物不清的一类病证，现多称之为夜盲症。

[16] 衄血（nù xuè）：非外伤性头部诸窍及肌表出血。

[17] 口喎 (wāi)：指口角喎斜。

[18] 转筋：肢体筋脉牵掣拘挛，痛如扭转，俗称"抽筋"。

[19] 颔 (hàn) 肿口噤 (jìn)：颔指颈上方、下颌下方的柔软处。噤指牙关紧闭、不能张口的症状。

[20] 嗫嚅 (niè rú)：形容言语迟钝。

[21] 顽麻：顽固麻木的症状。

[22] 胸胁支满：系指胸及胁肋部支撑胀满。

[23] 噎塞 (yē sāi)：饮食入咽、阻碍不下的病证。

[24] 目瞤 (rún)：一指（眼皮）跳动，二指（肌肉）抽缩跳动。又有瞬 (shùn)，古同"瞬"，眨眼。根据语义，此处应读瞤 (rún)。

[25] 痓 (zhì) 病：指脊背强直的病证。疑"痓"为"痉"之误。

[26] 脐风：以强直性痉挛、牙关紧闭、角弓反张、面呈苦笑状为特征的儿科疾病。《幼科发挥》："一曰撮 (cuō) 口，二曰噤风，三曰锁肚。虽目不同，皆脐风也。"

[27] 梦魇 (yǎn)：梦中遇可怕的事而惊叫，或者觉得有什么东西压住不能动。

[28] 怔忡 (zhēng chōng)：终日心中悸动不安，稍劳则甚，与惊恐无关。《素问·玄机原病式》说："心中躁动谓之怔忡"，属心悸一类，跳动往往上至心胸，下达脐腹。

[29] 岁热时行：某些季节发生的时令性热病，即流行性热病。

[30] 风痫 (xián)：痫病的一种，《圣济总录·诸风门》论曰："风痫病者，由心气不足，胸中蓄热，而又风邪乘之病间作也，其候多惊，目瞳子大，手足颤掉，梦中叫呼，身热瘛疭，摇头口噤，多吐涎沫，无所觉知是也。"痫病：一种发作性神智异常病证。临床以突然意识丧失、发则扑倒、不省人事、强直抽搐、口吐涎沫、两目上视、口中怪叫为特征。移时苏醒，一如常人。瘛疭 (chì zòng)：手脚痉挛、口斜眼喎的症状，也叫抽风。

[31] 温寒："温"改成"湿"。因素有湿邪而复感风寒，临床以肢肿腰酸、大便泄泻等为主要表现。

[32] 湿热：因内热郁遏，不能宣行水道以致停滞而生湿，形盛气弱之人最多患之。

[33] 厥寒厥热：厥寒即寒厥，指肢体厥冷，由于阳衰阴盛所致。《素问·厥论》："阳气衰于下，则为寒厥。"厥热即热厥，因热邪亢盛所致手足厥冷，甚至昏迷的病证。

[34] 寒栗：指恶寒较甚，身形呈战栗状。

[35] 消渴：以多饮、多食、多尿、形体消瘦或尿有甜味为特征的病证。相当于西医中的糖尿病。

[36] 痨瘵 (láo zhài)：由于正气虚弱、感染痨虫、侵袭肺脏而引起的一种具有传染性的慢性消耗性疾病，临床以咳嗽、咯血、潮热盗汗及身体逐渐消瘦为主要表现，或称肺痨。相当于西医中的肺结核病。

[37] 霍乱：指上吐下泻同时发作的病，既包括烈性传染病的"霍乱"，也包括急性胃肠炎。

[38] 肠风新下血：《证治汇补》："或外风从肠胃经络而入害，或内风因肝木过旺而下乘，故曰肠风。"新下血：指便血，血色鲜红。

[39] 白浊：一指小便混浊色白；二指尿道外口常流白色浊物，小便时有涩痛，但不混浊。

[40] 五淋：五种淋证，即气淋、血淋、膏淋、石淋、劳淋。

[41] 盗汗：睡中汗出、醒后即止的症状。

[42] 鼻痔 (zhì)：系指鼻内息肉如石榴子，渐大下垂，闭塞孔窍，使气不得宣通的病证，又称鼻息肉。

[43] 瘿 (yīng) 气：瘿，"树瘤也、树根"。瘿气是以颈部包块，不与皮肤粘连，触之光滑或有结节为主要表现的疾病，多由情志抑郁，气结不化，痰湿蕴结，气、血、水三者结聚颈部而成。俗称"大气脖子"。

[44] 寒疝（shàn）：指阴囊硬结、肿痛。由寒邪袭于厥阴经所致。

[45] 疬（lì）疮：即瘰疬（luǒ lì）。多发生在颈项部，症见初起肿块如豆，数目不等，皮色不变，推之能动，不热不痛，继则融合成块，推之不移。相当于西医中的淋巴结核。

[46] 瘾（yǐn）：瘾即瘾疹，是一种常见的皮肤病，俗称"风疹块""鬼风疙瘩"。其特征是皮肤出现瘙痒性风团，骤然发生并迅速消退。本病西医称之为荨麻疹。

[47] 产崩：女子产后子宫大量出血的症状。

[48] 乳痈：痈肿发于乳房者。以乳房红肿疼痛、乳汁排出不畅、以致结脓成痈为主要表现。相当于西医中的急性化脓性乳腺炎。

[49] 尾翳：鸠尾穴。《灵枢·经脉》："任脉之别，名曰尾翳。"后《针灸甲乙经》等书列作鸠尾穴之别名。

[50] 积痢：经久不愈的痢疾。

[51] 寒疟：因寒气内伏，再感风邪而诱发的一种疟疾。临床表现为寒多热少，日发一次，或间日发作，发时头痛，无汗或微汗，脉弦紧有力等。

[52] 痃癖（xuán pǐ）：痃，是形容脐的两旁有条状筋块隆起，伏若弓状；癖，是两胁部有积块，痛时触之可见，不痛时隐于两胁。

标幽赋（杨氏注解）

拯救之法，妙用者针。

劫病之功，莫捷于针灸。故《素问》诸书，为之首载，缓、和、扁、华[1]，俱以此称神医。盖一针中穴，病者应手而起，诚医家之所先也。近世此科几于绝传，良为可叹！经云：拘于鬼神者，不可与言至德；恶于砭石者，不可与言至巧[2]。此之谓也。又语云：一针、二灸、三服药。则针灸为妙用可知。业医者，奈之何不亟[3]讲乎？

察岁时[4]于天道[5]。

夫人身十二经，三百六十节[6]，以应一岁十二月，三百六十日。岁时者，春暖、夏热、秋凉、冬寒，此四时之正气。苟或春应暖而反寒，夏应热而反凉，秋应凉而反热，冬应寒而反暖，是故冬伤于寒，春必温病；春伤于风，夏必飧泄[7]；夏伤于暑，秋必痎疟[8]；秋伤于湿，上逆而咳。岐伯曰：凡刺之法，必候日月星辰四时八正之气，气定乃刺焉。是故天温日阳，则人血淖[9]液而卫气浮，故血易泻，气易行；天寒日阴，则人血凝泣而卫气沉。月始生，则气血始清，卫气始行；月廓满，则气血实，肌肉坚；月廓空，则肌肉减，经络虚，卫气去，形独居。是以因天时而调血气也。天寒无刺，天温无灸，月生无泻，月满无补，月廓空无治，是谓得天时而调之。若月生而泻，是谓脏虚；月满而补，血气洋溢；络有留血，名曰重实。月廓空而治，是谓乱经。阴阳相错，真邪不别，沉以留止，外虚内乱，淫邪乃起。又曰：天有五运，金水木火土也；地有六气，风寒暑湿燥热也。

定形气于余心。

经云："凡用针者，必先度其形之肥瘦，以调其气之虚实，实则泻之，虚则补之，必先定其血脉，而后调之。形盛脉细，少气不足以息者危。形瘦脉大，胸中多气者死。形气相得者生，不调者病，相失者死。是故色脉不顺而莫针。"戒之戒之！

春夏瘦而刺浅，秋冬肥而刺深。

经云：病有沉浮[10]，刺有浅深，各至其理，无过其道，过之则内伤，不及则外壅，壅则贼邪从之，浅深不得，反为大贼。内伤五脏，后生大病。故曰春病在毫毛腠理[11]，夏病在皮肤。故春夏之人，阳气轻浮，肌肉瘦薄，血气未盛宜刺之浅；秋病在肉脉，冬病在筋骨，秋冬则阳气收藏，肌肉肥厚，血气充满，刺之宜深。又云：春刺十二井，夏刺十二荥，季夏刺十二俞，秋刺十二经，冬刺十二合。以配木火土金水，理见子午流注。

不穷[12]经络阴阳，多逢刺禁。

经有十二：手太阴肺，少阴心，厥阴心包络，太阳小肠，少阳三焦，阳明大肠，足太阴脾，少阴肾，厥阴肝，太阳膀胱，少阳胆，阳明胃也。络有十五：肺络列缺，心络通里，心包络内关，小肠络支正，三焦络外关，大肠络偏历，脾络公孙，肾络大钟，肝络蠡沟，膀胱络飞扬，胆络光明，胃络丰隆，阴跷络照海，阳跷络申脉，脾之大络大包，督脉络长强，任脉络尾翳[13]也。阴阳者，天之阴阳，平旦[14]至日中[15]，天之阳，阳中之阳也。日中至黄昏[16]，天之阳，阳中之阴也。合夜[17]至鸡鸣[18]，天之阴，阴中之阴也。鸡鸣至平旦，天之阴，阴中之阳也。故人亦应之。至于人身，外为阳，内为阴，背为阳，腹为阴，手足皆以赤白肉[19]分之。五脏为阴，六腑为阳，春夏之病在阳，秋冬之病在阴。背固为阳，阳中之阳，心也；阳中之阴，肺也。腹固为阴，阴中之阴，肾也；阴中之阳，肝也；阴中之至阴，脾也。此皆阴阳表里，内外雌雄，相输应也，是以应天之阴阳。学者苟不明此经络，阴阳升降，左右不同之理，如病在阳明，反攻厥阴，病在太阳，反攻太阴，遂致贼邪未除，本气受蔽，则有劳无功，反犯禁刺。

既论脏腑虚实，须向经寻。

欲知脏腑之虚实，必先诊其脉之盛衰，既知脉之盛衰，又必辨其经脉之上下。脏者，心、肝、脾、肺、肾也。腑者，胆、胃、大小肠、三焦、膀胱也。如脉之衰弱者，其气多虚，为痒为麻也。脉之盛大者，其血多实，为肿为痛也。然脏腑居位乎内，而经络播行乎外，虚则补其母也，实则泻其子也。若心病，虚则补肝木也，实则泻脾土也。至于本经之中，而亦有子母焉。假如心之虚者，取本经少冲以补之，少冲者井木也，木能生火也；实取神门以泻之，神门者俞土也，火能生土也。诸经莫不皆然，要之不离乎五行相生之理，当细思之！

原夫起自中焦[20]，水初下漏[21]，太阴为始，至厥阴而方终；穴出云门，抵期门而最后。

此言人之气脉，行于十二经为一周，除任、督之外，计三百九十三穴。一日一夜有百刻，分于十二时，每一时有八刻二分，每一刻计六十分，一时共计五百分。每日寅时，手太阴肺经生自中焦中府穴，出于云门起，至少商穴止；卯时手阳明大肠经，自商阳起至迎香止；辰时足阳明胃经，自头维至厉兑；巳时足太阴脾经，自隐白至大包；午时手太阴心经，自极泉至少冲；未时手太阳小肠经，自少泽至听宫；申时足太阳膀胱经，自睛明至至阴；酉时足少阴肾经，自涌泉至俞府；戌时手厥阴心包络经，自天池至中冲；亥时手少阳三焦经，自关冲至耳门；子时足少阳胆经，自瞳子髎至窍阴；丑时足厥阴肝经，自大敦至期门而终。周而复始，与滴漏无差也。

正经十二，别络[22]走三百余支。

十二经者，即手足三阴、三阳之正经也。别络者，除十五络，又有横络、孙络，不知其纪，散走于三百余支脉也。

正侧仰伏，气血有六百余候[23]。

此言经络，或正或侧，或仰或伏，而气血循行孔穴，一周于身，荣[24]行脉中三百余候，卫[25]行脉外三百余候。

手足三阳，手走头而头走足；手足三阴，足走腹而胸走手。

此言经络，阴升阳降，气血出入之机，男女无以异。

要识迎随[26]，须明逆顺。

迎随者，要知荣卫之流注，经脉之往来也。明其阴阳之经，逆顺而取之。迎者以针头朝其源而逆之，随者以针头从其流而顺之。是故逆之者为泻、为迎，顺之者为补、为随。若能知迎知随，令气必和，和气之方，必在阴阳，升降上下，源流往来，逆顺之道明矣。

况夫阴阳，气血多少为最[27]。厥阴、太阳，少气多血；太阴、少阴，少血多气；而又气多血少者，少阳之分；气盛血多者，阳明之位。

此言三阴、三阳，气血多少之不同，取之必记为最要也。

先详多少之宜，次察应至之气[28]。

凡用针者，先明上文气血之多少，次观针气之来应。

轻滑慢而未来，沉涩紧而已至。

轻浮、滑虚、慢迟，入针之后值此三者，乃真气之未到；沉重、涩滞、紧实，入针之后值此三者，是正气之已来。

既至也，量寒热而留[29]疾[30]。

留，住也；疾，速也。此言正气既至，必审寒热而施之。故经云：刺热须至寒者，必留针，阴气隆至，乃呼之，去徐，其穴不闭；刺寒须至热者，阳气隆至，针气必热，乃吸之，去疾，其穴急扪之。

未至也，据虚实而候气。

气之未至，或进或退[31]，或按或提[32]，导之引之，候气至穴而方行补泻。经曰：虚则推内进搓[33]，以补其气；实则循[34]扪[35]弹[36]努[37]，以引其气。

气之至也，如鱼吞钩饵之沉浮[38]；气未至也，如闲处幽堂之深邃[39]。

气既至，则针有涩紧，似鱼吞钩，或沉或浮而动；其气不来，针自轻滑，如闲居静室之中，寂然无所闻也。

气速至而速效，气迟至而不治。

言下针若得气来速，则病易痊，而效亦速也。气若来迟，则病难愈，而有不治之忧。故赋[40]云：气速效速，气迟效迟，候之不至，必死无疑矣。

观夫九针之法，毫针最微，七星上应，众穴主持[41]。

言九针之妙，毫针最精，上应七星，又为三百六十穴之针。

本形[42]金[43]也，有蠲[44]邪扶正之道。

本形，言针也。针本出于金，古人以砭石，今人以铁代之。蠲，除也。邪气盛，针能除之。扶，辅也。正气衰，针能辅之。

短长水也[45]，有决凝开滞之机[46]。

此言针有长短，犹水之长短，人之气血凝滞而不通，犹水之凝滞而不通也。水之不通，决之使流于湖海，气血不通，针之使周于经脉，故言针应水也。

定刺象木[47]，或斜或正。

此言木有斜正，而用针亦有或斜或正之不同。刺阳经者，必斜卧其针，无伤其卫；刺阴分者，必正立其针，毋伤其荣，故言针应木也。

口藏比火[48]，**进阳补羸**。

口藏，以针含于口也。气之温，如火之温也。羸[49]，瘦也。凡下针之时，必口内温针暖，使荣卫相接，进己之阳气，补彼之瘦弱，故言针应火也。

循[50]**机扪而可塞**[51]**以象土**。

循者，用手上下循之，使气血往来也。机扪者，针毕以手扪闭其穴，如用土填塞之义，故言针应土也。

实应五行而可知。

五行者，金、水、木、火、土也。此结上文，针能应五行之理也。

然是三寸六分[52]，**包含妙理**。

言针虽但长三寸六分，能巧运神机之妙，中含水火，回倒阴阳，其理最玄妙也。

虽细桢[53]**于毫发，同贯多歧**[54]。

桢，针之干也。歧，气血往来之路也。言针之干，虽如毫发之微小，能贯通诸经血气之道路也。

可平五脏之寒热，能调六腑之虚实。

平，治也。调，理也。言针能调治脏腑之疾，有寒则温之，热则清之，虚则补之，实则泻之。

拘挛[55]**闭塞，遣八邪**[56]**而去矣；寒热痹**[57]**痛，开四关**[58]**而已之**。

拘挛者，筋脉之拘束。闭塞者，气血之不通。八邪者，所以候[59]八风[60]之虚邪，言疾有挛闭，必驱散八风之邪也。寒者，身作颤而发寒也。热者，身作潮而发热[61]也。四关者，六脏有十二原，出于四关，太冲、合谷是也。故太乙移宫之日[62]，主八风之邪，令人寒热疼痛，若能开四关者，两手两足，刺之而已。立春一日起艮，名曰天留宫，风从东北来为顺令；春分一日起震，名曰仓门宫，风从正东来为顺令；立夏一日起巽，名曰阴洛宫，风从东南来为顺令；夏至一日起离，名曰上天宫，风从正南来为顺令；立秋一日起坤，名曰玄委宫，风从西南来为顺令；秋分一日起兑，名曰仓果宫，风从正西来为顺令；立冬一日起乾，名曰新洛宫，风从西北来为顺令；冬至一日起坎，名曰叶蛰宫，风从正北来为顺令。其风着人爽神气，去沉疴[63]。背逆谓之恶风毒气，吹形骸即病，名曰时气留伏。流入肌骨脏腑，虽不即患，后因风寒暑湿之重感，内缘饥饱劳欲之染着，发患曰内外两感之痼疾[64]，非刺针以调经络，汤液引其荣卫，不能已也。中宫名曰招摇宫，共九宫焉。此八风之邪，得其正令，则人无疾，逆之，则有病也。

凡刺者，使本神朝而后入[65]**；既刺也，使本神定而气随。神不朝而勿刺，神已定而可施**。

凡用针者，必使患者精神已朝，而后方可入针，既针之，必使患者精神才定，而后施针行气。若气不朝，其针为轻滑，不知疼痛，如插豆腐者，莫与进之，必使之候。如神气既至，针自紧涩，可与依法察虚实而施之。

定脚处[66]，**取气血为主意**[67]。

言欲下针之时，必取阴阳气血多少为主，详见上文。

下手处，认水木是根基[68]。

下手，亦言用针也。水者母也，木者子也，是水能生木也。是故济母裨其不足，夺子平其有余，此言用针，必先认子母相生之义。举水木而不及土金火者，省文也。

天地人三才^[69]也，涌泉同璇玑、百会。

百会一穴在头，以应乎天；璇玑一穴在胸，以应乎人；涌泉一穴在足心，以应乎地，是谓三才也。

上中下三部也，大包与天枢、地机。

大包二穴在乳后，为上部；天枢二穴在脐旁，为中部；地机二穴在足腨，为下部，是谓三部也。

阳跷、阳维并督带^[70]，主肩背腰腿在表之病。

阳跷·脉，起于足跟中，循外踝，上入风池，通足太阳膀胱经，申脉是也。阳维脉者，维持诸阳之会^[71]，通手少阳三焦经，外关是也。督脉者，起于下极之腧^[72]，并于脊里，上行风府过脑循额，至鼻入龈交^[73]，通手太阳小肠经，后溪是也。带脉起于季胁^[74]，回身一周，如系带然，通足少阳胆经，临泣是也。言此奇经四脉属阳，主治肩背腰腿在表之病。

阴跷、阴维、任脉、冲脉^[75]，去心腹胁肋在里之疑（疑者，疾也）。

阴跷·脉，亦起于足跟中，循内踝，上行至咽喉，交贯冲脉，通足少阴肾经，照海是也。阴维脉者，维持诸阴之交^[76]，通手厥阴心包络经，内关是也。任脉起于中极之下^[77]，循腹上至咽喉，通手太阴肺经，列缺是也。冲脉起于气冲，并足少阴之经，侠脐上行至胸中而散，通足太阴脾经，公孙是也。言此奇经四脉属阴，能治心腹胁肋在里之疑。

二陵^[78]、二跷^[79]、二交^[80]似续而交五大^[81]。

二陵者，阴陵泉、阳陵泉也。二跷者，阴跷、阳跷也；二交者，阴交、阳交也。续，接续也。五大者，五体也。言此六穴，递相交接于两手、两足并头也。

两间^[82]、两商^[83]、两井^[84]相依而别两支。

两间者，二间、三间也。两商者，少商、商阳也。两井者，天井、肩井也。言六穴相依而分别于手之两支也。

大抵取穴之法，必有分寸^[85]，先审自意，次观肉分。

此言取量穴法，必以男左女右中指，与大指相屈如环，取内侧纹两角为一寸，各随长短大小取之，此乃同身之寸。先审病者是何病？属何经？用何穴？审于我意；次察病者，瘦肥长短，大小肉分，骨节发际之间，量度以取之。

或伸屈而得之，或平直而安定。

伸屈者，如取环跳之穴，必须伸下足，屈上足，以取之，乃得其穴。平直者，或平卧而取之，或正坐而取之，或正立而取之，自然安定，如承浆在唇下宛宛中之类也。

在阳部筋骨之侧，陷下为真；在阴分郄^[86]腘^[87]之间，动脉相应。

阳部者，诸阳之经也，如合谷、三里、阳陵泉等穴，必取侠骨侧指陷中为真也。阴分者，诸阴之经也，如手心、脚内、肚腹等穴，必以筋骨郄腘动脉应指，乃为真穴也。

取五穴用一穴而必端，取三经用一经而可正。

此言取穴之法，必须点取五穴之中，而用一穴，则可为端的矣。若用一经，必须取三经而正一经之是非矣。

头部与肩部详分，督脉与任脉易定。

头部与肩部，则穴繁多，但医者以自意详审，大小肥瘦而分之。督、任二脉，直行背腹中，而有分寸，则易定也。

明标与本[88]，论刺深刺浅之经。

标本者，非止一端也，有六经之标本，有天地阴阳之标本，有传病之标本。以人身论之，则外为标，内为本；阳为标，阴为本；腑阳为标，脏阴为本；脏腑在内为本，经络在外为标也。六经之标本者，足太阳之本，在足跟上五寸，标在目；足少阳之本在窍阴，标在耳之类是也。更有人身之脏腑、阳气阴血、经络，各有标本。以病论之，先受病为本，后传变为标，凡治病者，先治其本，后治其标，余症皆除矣。谓如先生轻病，后滋生重病，亦先治其轻病也。若有中满[89]，无问标本，先治中满为急。若中满、大小便不利，亦无标本，先利大小便，治中满充急也。除此三者之外，皆治其本，不可不慎也。从前来者实邪，从后来者虚邪，此子能令母实，母能令子虚也。治法虚则补其母，实则泻其子，假令肝受心之邪，是从前来者，为实邪也，当泻其火；然直泻火，十二经络中，各有金、木、水、火、土也。当木之本，分其火也。故标本论云：本而标之[90]，先治其本，后治其标。既肝受火之邪，先于肝经五穴，泻荥火行间也。以药论，入肝经药为引，用泻心药为君也。是治实邪病矣。又假令肝受肾邪，是为从后来者，为虚邪，当补其母，故标本论云：标而本之，先治其标，后治其本。肝木既受水邪，当先于肾经涌泉穴补木，是先治其标，后于肝经曲泉穴泻水，是后治其本，此先治其标者，推其至理，亦是先治其本也。以药论之，入肾经药为引，用补肝经药为君，是也。以得病之日为本，传病之日为标，亦是。

住痛移疼，取相交相贯之径[91]。

此言用针之法，有住痛移疼之功者也。先以针左行左转[92]，而得九数，复以针右行右转，而得六数，此乃阴阳交贯之道也。经脉亦有交贯，如手太阴肺之列缺，交于阳明之路，足阳明胃之丰隆，走于太阴之径，此之类也。

岂不闻脏腑病，而求门[93]、海[94]、俞[95]、募[96]之微。

门海者，如章门、气海之类。俞者，五脏六腑之俞也，俱在背部二行。募者，脏腑之募，肺募中府，心募巨阙，肝募期门，脾募章门，肾募京门，胃募中脘，胆募日月，大肠募天枢，小肠募关元，三焦募石门，膀胱募中极。此言五脏六腑之有病，必取此门、海、俞、募之最微妙矣。

经络滞，而求原[97]、别[98]、交[99]、会[100]之道。

原者，十二经之原也。别，阳别也。交，阴交也。会，八会也。夫十二原者，胆原丘墟，肝原太冲，小肠原腕骨，心原神门，胃原冲阳，脾原太白，大肠原合谷，肺原太渊，膀胱原京骨，肾原太溪，三焦原阳池，包络原大陵。八会者，血会膈俞，气会膻中，脉会太渊，筋会阳陵泉，骨会大杼，髓会绝骨，脏会章门，腑会中脘也。此言经络血气凝结不通者，必取此原、别、交、会之穴而刺之。

更穷四根、三结[101]，依标本[102]而刺无不痊。

根结者，十二经之根结也。《灵枢经》云：太阴根于隐白，结于太仓也；少阴根于涌泉，结于廉泉也；厥阴根于大敦，结于玉堂也；太阳根于至阴，结于目也；阳明根于厉兑，结于钳耳也；少阳根于窍阴，结于耳也；手太阳根于少泽，结于天窗、支正也；手少阳根于关冲，结于天牖、外关也；手阳明根于商阳，结于扶突、偏历也。手三阴之经不载，不敢强注。又云：四根者，耳根、鼻根、乳根、脚根也。三结者，胸结、肢结、便结也。此言能究根结之理，依上文标本之法刺之，则疾无不愈也。

但用八法，五门，分主客^[103]而针无不效。

针之八法，一迎随，二转针，三手指，四针投，五虚实，六动摇，七提按，八呼吸。身之八法，奇经八脉，公孙、冲脉、胃心胸，八句是也。五门者，天干配合，分于五也。甲与己合，乙与庚合之类是也。主客者，公孙主，内关客之类是也。或以井荥俞经合为五门，以邪气为宾客，正气为主人。先用八法，必以五门推时取穴，先主后客，而无不效之理。

八脉始终连八会，本是纪纲；十二经络十二原，是为枢要。

八脉者，奇经八脉也。督脉、任脉、冲脉、带脉、阴维、阳维、阴跷、阳跷也。八会者，即上文血会膈俞等是也。此八穴通八脉起止，连及八会，本是人之纲领也。如网之有纲也。十二经、十五络、十二原已注上文。枢要者，门户之枢纽也。言原出入十二经也。

一日取六十六穴之法^[104]，方见幽微。

六十六穴者，即子午流注井荥俞原经合也。阳于注腑，三十六穴，阴于注脏，三十穴，共成六十六穴，具载五卷子午流注图中。此言经络一日一周于身，历行十二经穴，当此之时，酌取流注之中一穴用之，以见幽微之理。

一时取一十二经之原^[105]，始知要妙。

十二经原，俱注上文。此言一时之中，当审此日是何经所主，当此之时，该取本日此经之原穴而刺之，则流注之法，玄妙始可知矣。

原夫补泻之法，非呼吸而在手指。

此言补泻之法，非但呼吸，而在乎手之指法也。法分十四者，循、打、提、按、弹、捻、搓、盘、推、内、动、摇、爪、切、进、退、出、摄者是也。法则如斯，巧拙在人，详备《金针赋》内。

速效之功，要交正^[106]而识本经。

交正者，如大肠与肺为传送之府，心与小肠为受盛之官，脾与胃为消化之宫，肝与胆为清净之位，膀胱合肾，阴阳相通，表里相应也。本经者，受病之经，如心之病，必取小肠之穴兼之，余仿此。言能识本经之病，又要认交经正经之理，则针之功必速矣。故曰：宁失其穴，勿失其经；宁失其时，勿失其气。

交经缪刺，左有病而右畔取。

缪刺者，刺络脉也。右痛而刺左，左痛而刺右，此乃交经缪刺之理也。

泻络^[107]远针^[108]，头有病而脚上针。

三阳之经，从头下足，故言头有病，必取足穴而刺之。

巨刺与缪刺各异，

巨刺者，刺经脉也。痛在于左而右脉病者，则巨刺之，左痛刺右，右痛刺左，中其经也。缪刺者，刺络脉也。身形有痛，九候^[109]无病，则缪刺之，右痛刺左，左痛刺右，中其络也。此刺法之相同，但一中经，一中络之异耳。

微针^[110]与妙刺^[111]相通。

微针者，刺之巧也。妙刺者，针之妙也。言二者之相通也。

观部分而知经络之虚实。

言针入肉分，以天、人、地三部而进，必察其得气则内外虚实可知矣，又云：察脉之三部，则知何经虚，何经实也。

视沉浮而辨脏腑之寒温。

言下针之后，看针气缓急，可决脏腑之寒热也。

且夫先令针耀，而虑针损；次藏口内，而欲针温。

言欲下针之时，必先令针光耀，看针莫有损坏；次将针含于口内，令针温暖与荣卫相接，无相触犯也。

目无外视，手如握虎；心无内慕，如待贵人。

此戒用针之士，贵乎专心诚意，而自重也。令目无他视，手如握虎，恐有伤也；心无他想，如待贵人，恐有责也。

左手重而多按，欲令气散；右手轻而徐入，不痛之因。

下针之时，必先以左手大指爪甲于穴上切之，则令其气散，以右手持针，轻轻徐入，此乃不痛之因也。

空心恐怯，直立侧而多晕。

空心者，未食之前，此言无刺饥人，其气血未定，则令人恐惧，有怕怯之心，或直立，或侧卧，必有眩晕之咎也。

背目沉掐[112]，坐卧平而没昏。

此言欲下针之时，必令患人莫视所针之处，以手爪甲重切其穴，或卧或坐，而无昏闷之患也。

推于十干[113]、十变[114]，知孔穴之开阖[115]。

十干者，甲、乙、丙、丁、戊、己、庚、辛、壬、癸也。十变者，逐日临时之变也。备载《灵龟八法》中，故得时谓之开，失时谓之阖。

论其五行、五脏，察日时之旺衰。

五行五脏，俱注上文。此言病于本日时之下，得五行生者旺，受五行克者衰。如心之病，得甲乙之日时者生旺，遇壬癸之日时者克衰，余仿此。

伏如横弩，应若发机。

此言用针刺穴，如弩之视正而发矢，取其捷效，如射之中的也。

阴交[116]阳别[117]而定血晕，阴跷[118]、阳维[119]而下胎衣[120]。

阴交穴有二，一在脐下一寸，一在足内踝上三寸，名三阴交也，言此二穴，能定妇人之血晕。又言照海、外关二穴，能下产妇之胎衣也。

痹[121]厥[122]偏枯[123]，迎随俾经络接续。

痹厥者，四肢厥冷麻痹。偏枯者，中风半身不遂也。言治此症，必须接气通经，更以迎随之法，使血气贯通，经络接续也。

漏崩带下，温补使气血依归。

漏崩带下者，女子之疾也。言有此症，必须温针待暖以补之，使荣卫调和而归依也。

静以久留，停针待之。

此言下针之后，必须静而久停之。

必准者，取照海治喉中之闭塞[124]，端的处，用大钟治心内之呆痴[125]。大抵疼痛实泻，痒麻虚补[126]。

此言疼痛者，热宜泻之以凉；痒麻者，冷宜补之以暖。

体重节痛而俞[127]居[128]，心下痞满而井主。

俞者，十二经中之俞。井者，十二经中之井也。

心胀咽痛，针太冲而必除[129]；脾冷胃疼，泻公孙而立愈。胸满腹痛刺内关，胁疼肋痛针飞虎[130]。

飞虎穴即支沟穴，以手于虎口一飞，中指尽处是穴也。

筋挛骨痛而补魂门，体热劳嗽而泻魄户。头风头痛，刺申脉与金门；眼痒眼疼，泻光明于地五。泻阴郄止盗汗[131]，治小儿骨蒸[132]；刺偏历利小便，医大人水蛊[133]。中风环跳而宜刺，虚损天枢而可取[133]。

地五者，即地五会也。

由是午前卯后，太阴生而疾温[134]；离左酉南，月朔死而速冷[135]。

此以月生死为期，午前卯后者，辰、巳二时也。当此之时，太阴月之生也。是故月廓空无泻，宜疾温之。离左酉南者，未、申二时也。当此时分，太阴月之死也。是故月廓盈无补，宜速冷之。将一月而比一日也。经[136]云：月生一日一痏，二日二痏，至十五日十五痏，十六日十四痏，十七日十三痏，渐退，至三十日二痏。月望[137]以前谓之生，月望以后谓之死，午前谓之生，午后谓之死也。

循扪弹怒，留吸母而坚长[138]。

循者，用针之后，以手上下循之，使血气往来也。扪者，出针之后，以手扪闭其穴，使气不泄也。弹努者，以手轻弹而补虚也。留吸母者，虚则补其母，须待热至之后，留吸而坚长也。

爪下伸提，疾呼子而嘘短[139]。

爪下者，切而下针也。伸提者，施针轻浮豆许曰提。疾呼子者，实则泻其子，务待寒至之后，去之速，而嘘且短矣。

动退空歇，迎夺右而泻凉[140]；推内进搓，随济左而补暖[141]。

动退，以针摇动而退，如气不行，将针伸提而已。空歇，撒手而停针，迎以针逆而迎夺，即泻其子也。如心之病，必泻脾子，此言欲泻必施此法也。推内进者，用针推内而入也。搓者，犹如搓线之状，慢慢转针，勿令太紧。随，以针顺而随之；济，则济其母也。如心之病，必补肝母，此言欲补必用此法也。此乃远刺寒热之法，故凡病热者，先使气至病所，次微微提退豆许，以右旋夺之，得针下寒而止。凡病寒者，先使气至病所，次徐徐进针，以左旋搓提和之，得针下热而止。

慎之！大患危疾，色脉不顺而莫针[142]。

慎之者，戒之也。此言有危笃之疾，必观其形色，更察其脉若相反者，莫与用针，恐劳而无功，反获罪也。

寒热风阴[143]，饥饱醉劳而切忌。

此言无针大寒、大热、大风、大阴雨、大饥、大饱、大醉、大劳，凡此之类，决不可用针，实大忌也。

望[144]不补而晦[145]不泻，弦[146]不夺[147]而朔[148]不济[149]。

望，每月十五日也。晦，每月三十日也。弦有上、下弦，上弦或初七、或初八，下弦或廿二、廿三也。朔，每月初一日也。凡值此日，不可用针施法也。如暴急之疾，则不拘矣。

精其心而穷其法，无灸艾而坏其皮。

此言灸也，勉医者宜专心究其穴法，无误于着艾之功，庶免于犯于禁忌，而坏人之皮肉矣。

正其理而求其原，免投针而失其位。

此言针也，勉学者要明其针道之理，察病之原，则用针不失其所也。

避灸处而加四肢，四十有九[150]；禁刺处而除六腧，二十有二[151]。

禁灸之穴四十五，更加四肢之井，共四十九也。禁针之穴二十二，外除六腑之腧也。

抑又闻高皇抱疾未瘥，李氏刺巨阙而后苏；太子暴死为厥，越人针维会[152]而复醒。肩井、曲池，甄权刺臂痛而复射；悬钟、环跳，华佗刺躄足而立行。秋夫针腰俞而鬼免沉疴，王纂针交俞而妖精立出[153]。取肝俞与命门[154]，使瞽士视秋毫之末；刺少阳与交别，俾聋夫听夏蚋之声。

此引先师用针，有此立效之功，以励学者用心之诚。

嗟夫！去圣逾远，此道渐坠。或不得意而散其学，或恐其能而犯禁忌。愚庸智浅，难契[155]于玄言[156]，至道渊深，得之者有几？偶述斯言，不敢示诸明达者焉，庶几乎童蒙之心启。

注释

[1] 缓、和、扁、华：指医缓、医和、扁鹊、华佗四位古代名医。

[2] 拘于鬼神者，不可与言至德；恶于砭石者，不可与言至巧：出自《素问·五脏别论》。指笃信鬼神的人，不能和他谈论医理；厌恶针灸的人，不能和他讲述针灸的玄妙之处。砭石，是古代的一种石器，《说文解字》记载："砭，以石刺病也。"是经过磨制而成的原始工具，被看作是最初的针具。

[3] 亟（jí）：急切。

[4] 岁时：即一年之四时。

[5] 天道：天，指自然界。道，指规律。天道，即自然界事物变化的规律。

[6] 节：腧穴。

[7] 飧泄：指泻下完谷不化。

[8] 痎疟：指疟疾，亦指经年不愈的老疟。《医学纲目》卷六："痎疟者，老疟也。"

[9] 淖（nào）：指湿盛。

[10] 沉浮：指病位的深浅。

[11] 腠理：汗孔。

[12] 穷：精通。

[13] 尾翳：鸠尾穴的别名。

[14] 平旦：指太阳露出地平线之前、天刚蒙蒙亮的一段时间。

[15] 日中：指太阳运行到中天，即为正午的时辰，用地支命名为午时，即每天的11—13时。

[16] 黄昏：指太阳落去、天色欲黑而未黑之时。

[17] 合夜：入夜。

[18] 鸡鸣：指夜半之后、平旦以前，用地支表示为丑时，即半夜过后的1—3时。

[19] 赤白肉：指四肢的内、外侧赤肉与白肉交界处，上肢部屈侧（手掌侧）为阴面，皮色较白，叫"白肉际"；伸侧（手背侧）为阳面，皮色较深，叫"赤肉际"。在下股部，内侧为阴面，即"白肉际"；外侧及后侧为阳面，即"赤肉际"。

[20] 起自中焦：指十二经脉的气血流注，始于手太阴肺经，手太阴肺经起于中焦。

[21] 水初下漏：古代用铜壶滴漏计时，将昼夜分为 12 个时辰，计一百刻。黎明寅时，壶水下漏，计时开始。

[22] 别络：为本经别走与邻经的络脉。

[23] 气血有六百余候：《素问·调经论》："夫十二经脉者，皆络三百六十五节。"《灵枢·九针十二原》记载："节之交三百六十五会……所言节者，神气之所游行出入也。"可见"节"指腧穴。人之一身左右共 600 多穴，因为气血交会在这些穴位上，所以全身各部征象必然要由这些部位反映出来。

[24] 荣：指营气是血脉中具有营养作用的气。因其行于脉中，能化生血液，又称"营血"。

[25] 卫：指卫气，是具有保护机体不受外邪侵犯作用的气。因其行于脉外，其性慓疾滑利，活动力强，流动迅速，为"水谷之悍气"。

[26] 迎随：指迎随补泻，进针时针尖随着经脉循行的方向刺入为补法，针尖逆着经脉循行的方向刺入为泻法。

[27] 气血多少为最：《素问·血气形志》："夫人之常数，太阳常多血少气，少阳常少血多气，阳明常多气多血，少阴常少血多气，厥阴常多血少气，太阴常多气少血，此天之常数。""刺阳明出血气，刺太阳出血恶气，刺少阳出气恶血，刺太阴出气恶血，刺少阴出气恶血，刺厥阴出血恶气也。"根据阴有余则阳不足，阳有余则阴不足的阴阳互根理论，脏腑一表一里，气血一多一少，唯独阳明为后天之本，气血生化之源，气盛血多。

[28] 应至之气：古称"气至"，近称"针感""得气"，是指毫针刺入腧穴一定深度后，施以提插或捻转等行针手法，使针刺部位获得经气感应。

[29] 留：指留针。

[30] 疾：指迅速出针而不留针。

[31] 或进或退：为捻转针法。即毫针刺入穴位一定深度后，施向前、向后捻转动作使针在腧穴内反复前后来回旋转的行针手法。

[32] 或按或提：指提插针法，即针刺入腧穴的一定深度后，施以上提下插动作的操作方法。

[33] 推内进搓：为提插、捻转补泻的补法。提插补法即针下得气后，先浅后深，重插轻提，提插幅度小，频率慢，操作时间短，以下插为主的补泻手法。捻转补法为针下得气后，捻转角度小，用力轻，频率慢，操作时间短，结合拇指向前、食指向后的补泻手法。

[34] 循：下针后，气不至，用手上下循之，使气血循经而来。故曰循以至气。

[35] 扪：补时出针，用手指掩闭其穴，无令气泄。

[36] 弹：补泻之，如气不行，将针轻轻弹之，使气速行。

[37] 努：下针至地，复出人部，补泻务待气至，如欲上行，将大指、次指捻住针头，不得转，使气在前，气或行迟，两手各持其针，仍行前法。

[38] 如鱼吞钩饵之沉浮：如同鱼吞钩饵，或浮或沉上下浮动。形容针刺得气时，针下的紧滞感觉。

[39] 如闲处幽堂之深邃：好像在幽静的厅堂，寂静无所闻一样。形容未得气时，针下的空虚感觉。

[40] 赋：指《金针赋》。

[41] 七星上应，众穴主持：天有七星，毫针上应。九针之中，毫针排列第七。故言七星上应。由于毫针细小，用途广泛，可以用于任何穴位，故曰众穴主持。

[42] 本形：指针的本质。

[43] 金：指金属。

[44] 蠲（juān），除去。

[45] 短长水也：针体长短不一，像江河的水流，长短、宽窄不一，像五行中的水。

[46] 有决凝开滞之机：指毫针具有通畅气血瘀滞之经络的作用。

[47] 定刺象木：针刺人体，有不同的角度，有直刺、斜刺、横刺等，像树木的干枝有斜有正一样，应五行之木。

[48] 口藏比火：古代针前口含温针，相当于口热温针，有增添阳气、补益虚弱的作用。故以五行之火来比喻。现因不利消毒临床已弃用。

[49] 羸（léi）：瘦弱。

[50] 循：指针刺前的循经切按。

[51] 机扪而可塞：指出针时的按压针孔，像用土填塞河堤缺口一样，故应五行之土。

[52] 三寸六分：《灵枢·九针十二原》："七曰毫针，长三寸六分。"

[53] 桢：古代筑墙时两端树立的木桩。比喻毫针细小如毫发。

[54] 歧：岔道，此指支脉。

[55] 拘挛：症状名，多因阴血亏虚，复由风寒湿热之邪侵袭筋脉，或瘀血阻滞所致。以四肢多见，其状牵引拘急，活动不能自如。

[56] 八邪：奇穴。

[57] 痹：指风寒湿邪侵袭经络、痹阻气血，引起以关节、肌肉酸痛、拘急为主症的一类疾病。

[58] 四关：此指四关穴，即两手的合谷穴和两脚的太冲穴。此4个部位均位于四肢歧骨之间，犹如将士守关，故名。

[59] 候：诊察，推测。

[60] 八风：指大自然不同方向的八种风。

[61] 潮而发热：指发热如潮汐之有定时。

[62] 太乙移宫之日：太乙为天地之神，五行属木。统领十六神，运四时，齐七政，掌管天地阴阳五行生克制化和合的具体演化。此处即指春夏之交。

[63] 沉疴：顽固性疾病。

[64] 痼疾：指久延不愈、比较顽固的疾病。

[65] 凡刺者，使本神朝而后入：朝，朝见，此有汇聚之意。意为针刺时要使病人气血稳定，精神集中到治疗上，方可进针。《灵枢·本神第八》："凡刺之法，先必本于神。"

[66] 定脚处：指针刺的部位。

[67] 取气血为主意：指在针刺取穴时，要考虑本经气血的多少。

[68] 水木是根基：经络及五输穴皆有五行属性，针刺须考虑五行的相生相克关系，用"水能生木"举例说明。

[69] 三才：百会在顶应天，主气；涌泉在足应地，主精；璇玑在胸应人，主神，故称三才。

[70] 阳跷、阳维并督带：督脉总督一身之阳，与诸阳脉相连，为"阳脉之海"。手足阳经均交于大椎而与督脉相通；阳维脉与督脉交会于风府、哑门；阳跷脉与足三阳经交会。故督脉又称为"阳脉之海"。

[71] 维持诸阳之会：指阳维脉有维系、联络全身阳经的作用。

[72] 下极之腧：指会阴深部。《难经·二十八难》："督脉者，起于下极之俞。"滑伯仁注："纂内深处为下极。"另一说长强穴。杨玄操注："下极者，长强也。"

[73] 龈交：在上唇内，上唇系带与上牙龈的交点。

[74] 季胁：肋骨尽处为季胁。此处当指十一肋游离端的章门穴。

[75] 阴跷、阴维、任脉、冲脉：任脉统任一身之阴，与诸阴脉相连，为"阴脉之海"。人之一身，腹为阴，背为阳。任脉起于小腹内，行走于身前。手三阴经均起于胸中，从胸走手。足三阴经均从足走腹胸，六阴经均在胸腹部与任脉贯通；奇经八脉冲脉与任脉同出于一源并交会于会阴、阴交，阴跷脉又交会冲脉，阴维脉与任脉交会于天突、廉泉。故任脉又称为"阴脉之海"。

[76] 维持诸阴之交：指阴维脉有维系、联络全身阴经的作用。

[77] 中极之下：中极，穴名，腹正中线脐下 4 寸。张介宾《类经》注："中极之下，即胞宫之所。"

[78] 二陵：脾经的阴陵泉穴和胆经的阳陵泉穴。

[79] 二跷：即阳跷脉的申脉穴和阴跷脉的照海穴。

[80] 二交：即脾经的三阴交穴和胆经的阳交穴。

[81] 五大：指头部、两手和两足。

[82] 两间：指大肠经的二间穴和三间穴。

[83] 两商：指肺经的少商穴和大肠经的商阳穴。

[84] 两井：即三焦经的天井穴和胆经的肩井穴。

[85] 分寸：同身寸。

[86] 郄：缝隙。

[87] 腘：膝关节后方屈曲时的凹陷处。

[88] 标与本：病因与症状，先病与后病，正气与邪气，病在内与病在外等，都有标本的关系。从人体与致病因素来说，人体的正气是本，致病的邪气是标；以疾病的本身来说，病因是本，症状是标；从疾病的新病与旧病、原发与继发来说，旧病、原发为本，新病、继发为标；从疾病的部位来说，病在下、在内为本，在上、在外为标。另外，经络在四肢者为本，在头面、躯干者为标。

[89] 中满：指脘腹胀满，甚则有块坚硬疼痛。

[90] 本而标之：指标病与本病并见时，在缓则治其本的原则下，先治其先发病（本），后治其续发病（标）。标而本之与此相反。

[91] 取相交相贯之径：取多经相交会的腧穴。

[92] 左行左转：左行，向下。《素问·五运行大论》记载："上者右行，下者左行，左右周天，余而复会也。"指提插补泻的补法。左转，拇指向前捻转针身，为捻转补泻中的补法。

[93] 门：指以门命名的穴位，如期门、幽门、神门等。

[94] 海：指以海命名的穴位，如血海、少海等。

[95] 俞：指背俞，如肺俞、肾俞等。

[96] 募：指胸腹部的募穴，如中府、中脘等。

[97] 原：指五脏六腑的原穴。

[98] 别：指别络，络穴。

[99] 交：指多经相交的腧穴，如三阴交穴。

[100] 会：指八会穴。由于这些腧穴是脏、腑、气、血、筋、骨、脉、髓精气所聚部位，所以治疗与其相关的疾病。

[101] 四根、三结：指经气的所起与所归，反映出经气上下两极间的关系。"根"指根本、开始，即四肢末端的井穴；"结"指结聚、归结，即头、胸、腹部。

[102] 标本：主要指经脉腧穴分布部位的上下对应关系。"标"原意是树梢，引申为上部，与人体头

面胸背的位置相应；"本"是树根，引申为下部，与人体四肢下端相应。

[103] 主客：使用八脉交会穴治疗疾病时，须分主和客，如冲脉主，阴维客，相应取公孙、内关的方法。

[104] 一日取六十六穴之法：为子午流注取穴法中的"纳干法"，也叫"纳甲法"。详见卷五。

[105] 一时取一十二经之原：《针方六集·标幽赋》注："子时用手少阴，原曰神门；丑时在手太阴，原曰太渊；寅时在手少阳，原曰阳池；卯时在手阳明，原曰合谷；辰时在手太阳，原曰腕骨；巳时在手厥阴，原曰大陵；午时在足少阴，原曰太溪；未时在足太阴，原曰太白；申时在足少阳，原曰丘墟；酉时在足阳明，原曰冲阳；戌时在足太阳，原曰京骨；亥时在足厥阴，原曰太冲。气穴广矣，独以此为生气之源，按时取刺。"指一个时辰取一脏腑原穴的方法。

[106] 交正：指十二经脉的阴阳表里配合。凡正经属阴经、属里属脏者，其交经必是阳经，属表属腑。表里两经配穴是针灸临床经常使用的配穴方法。

[107] 泻络：指放血，此处指远端放血。

[108] 远针：指循经远端取穴。

[109] 九候：此处指以人迎、寸口、跌阳为三部，每部各分天、地、人，合为九候。

[110] 微针，指毫针。

[111] 妙刺，指各种巧妙的针刺方法。

[112] 背目沉掐：在进针的部位用指重切穴位，以减轻进针时的疼痛，并且，背着病人的视线进针，以减轻恐惧之心。

[113] 十干：甲、乙、丙、丁、戊、己、庚、辛、壬、癸十天干，是古代计算日时的符号。

[114] 十变：指五门十变的法则。此处指自然界阴阳盛衰的十干与经络气血流注规律结合的子午流注针法。

[115] 开阖：阖，指闭合。在子午流注、灵龟八法等按时取穴中，应时经穴经气旺，为开穴；不应时经穴经气衰，为闭穴。

[116] 阴交：指脾经的三阴交穴或任脉的阴交穴。

[117] 阳别：指三焦经的阳池穴。

[118] 阴跷：指阴跷脉与肾经相通的照海穴。

[119] 阳维：指阳维脉与三焦经相通的外关穴。

[120] 胎衣：在胞中，赖肾气以维持其营养。

[121] 痹：指风寒湿邪侵袭经络、痹阻气血，引起以关节、肌肉酸痛、拘急为主症的一类疾病。

[122] 厥：指四肢寒冷。《伤寒论·辨厥阴病脉证并治》："厥者，手足逆冷是也。"

[123] 偏枯：又名偏风、半身不遂。多由营卫俱虚，气血不能充于全身，邪气侵袭半身所致。症见一侧上下肢偏废不用，或兼疼痛，久则患肢肌肉枯瘦，神志无异常变化。

[124] 取照海治喉中之闭塞：照海，是阴跷脉与肾经相通的腧穴。肾经循喉咙挟舌本，肾阴不足，虚火上炎，则至喉痹。补照海穴，可滋阴降火，治疗喉痹。

[125] 大钟治心内之呆痴：大钟，为肾经络穴，可同时主治肾经及膀胱经循行所过部位及其归属脏腑疾病。膀胱经循行从巅入络脑，所以可以治心内之痴呆。

[126] 大抵疼痛实泻，痒麻虚补：疼痛多属经络气血瘀滞不通之实证，故用泻法。痒麻多由气血虚弱、营卫不和所致，故用补虚之法。

[127] 俞：指五输穴中的输穴。

[128] 居：治疗。

[129] 心胀咽痛，针太冲而必除：古人常把"心胸"二字并用，此心胀实属心胸胀满。太冲，肝的原穴，肝气郁结则心胸胀满，故泻太冲。

[130] 飞虎：手少阳三焦经支沟穴的别称。

[131] 盗汗：指睡时汗出，醒后自止，为阴虚内热迫液外出之证。

[132] 骨蒸：《外台秘要》："骨髓中热，称为骨蒸。"《诸病原候论·虚劳骨蒸候》："蒸病有五，一曰骨蒸，其根在肾，旦起体凉，日晚即热，烦躁，寝不能安，食无味，小便赤黄，忽忽烦乱，细喘无力，腰疼，两足逆冷，手心常热，蒸盛过，伤内则变为疳，食人五脏。"

[133] 刺偏历利小便，医大人水蛊：偏历为手阳明大肠经的络穴。水蛊指水臌病，临床以大腹水肿为主症。手阳明大肠经主津液所生病；又肺为水之上源，有通调水道的作用。偏历为手阳明大肠经的络穴，兼通两经，故治水臌病。虚损天枢而可取：虚弱劳损的疾病，可取天枢治疗。天枢，大肠的募穴。胃为水谷之海，气血生化之源，故治多种虚损疾病。

[134] 午前卯后，太阴生而疾温：午前卯后，指辰、巳两个时辰。太阴，指月亮。太阴生，指农历每月初一之后，全晦的月亮由月缺至月圆。每天在中午前的辰巳两个时辰内，太阳的光热由弱转强，气温渐高，相当于月亮在每月十五之前由月缺至月圆一样，此时宜使用温补针法。

[135] 离左酉南，月朔死而速冷：离，是八卦中的一卦，属火位，居南方，地支是午时。酉在西方，由午向左转至酉时，经过申未两个时辰。月朔死，指农历每月十五之后，月亮由圆渐缺，至初一（朔）而全晦。每天下午申未两个时辰，太阳西下，光热由强转弱，气温减低，相当于每月十五之后，月亮由圆转缺一样，此时可行凉泻之法。

[136] 经：此处指《素问·缪刺论》。

[137] 月望：每月十五。

[138] 留吸母而坚长：此指补法可以使气血旺盛。留，留针取热。吸，吸气时出针。母，是"虚则补其母，实则泻其子"的补母穴的方法。坚长：指补法之后，患者精力充沛，气血旺盛。

[139] 疾呼子而嘘短：疾，疾速进针。呼，呼气时出针。子，补母泻子法中的泻子法。嘘，通虚。嘘短，指泻后病人邪气衰减。

[140] 动退空歇，迎夺右而泻凉：动，指针进入深层后的提插捻转。退，将针提出。空，将针提高少许，让针下留一点儿空间。歇，留针。迎夺，指泻法。右，以右手拇食指持针，拇指向后，食指向前，使针体右转的泻法。泻后，病人有针下寒凉的感觉。

[141] 推内进搓，随济左而补暖：推内，指针入穴内浅层后，缓慢将针推入深层。进搓，进行搓捻手法。随济，指补法。左，以右手拇食指持针，拇指向前，食指向后，使针体左转的手法。针补之后，病人针下有热感。

[142] 色脉不顺：指形色和脉象不相符。

[143] 寒热风阴：指天气的大寒大热，大风和阴晦。

[144] 望：指望月，是农历每月十五。

[145] 晦：即晦日，是农历每月三十。

[146] 弦：有上弦、下弦，上弦为每月的农历初七、初八日；下弦，为农历每月的二十二、二十三日。

[147] 夺：指泻法。

[148] 朔，为每月的初一。

[149] 济：指补法。

[150] 避灸处而加四肢，四十有九：指头目、胸腹、四肢，禁灸部位共有 49 处。

[151] 禁刺处而除六腧，二十有二：禁刺的穴位，除去《灵枢·背俞》所论的肺俞穴等 6 个背俞穴，共有 22 个禁刺穴。

[152] 维会：此指《史记·扁鹊仓公列传》中所提到的三阳五会，对此，后世医家多释为百会穴。

[153] 王纂针交俞而妖精立出：王纂，刘宋医家，此典出自《异苑》。

[154] 命门：此指睛明穴。

[155] 契：切合、符合。

[156] 玄言：深奥的道理。

席弘赋 [1]（《针灸大全》）

凡欲行针须审穴，要明补泻迎随诀，胸背左右不相同，呼吸阴阳男女别。气刺两乳求太渊，未应之时泻列缺；列缺头痛及偏正，重泻太渊无不应。

耳聋气痞 [2] 听会针，迎香穴泻功如神。谁知天突治喉风 [3]，虚喘 [4] 须寻三里中。手连肩脊痛难忍，合谷针时要太冲。

曲池两手不如意，合谷下针宜仔细。心疼手颤少海间，若要除根觅阴市。

但患伤寒两耳聋，金门、听会疾如风。五般肘痛寻尺泽，太渊针后却收功。

手足上下针三里，食癖 [5] 气块凭此取。鸠尾能治五般痫 [6]，若下涌泉人不死。胃中有积刺璇玑，三里功多人不知。阴陵泉治心胸满，针到承山饮食思。

大杼若连长强寻，小肠气 [7] 痛即行针。委中专治腰间痛，脚膝肿时寻至阴。

气滞腰疼不能立，横骨、大都宜救急。气海专能治五淋 [8]，更针三里随呼吸。期门穴主伤寒患，六日过经犹未汗。但向乳根二肋间，又治妇人生产难。

耳内蝉鸣腰欲折，膝下明存三里穴。若能补泻五会间，且莫向人容易说。睛明治眼未效时，合谷、光明安可缺。

人中治癫 [9] 功最高，十三鬼穴 [10] 不须饶，水肿 [11] 水分兼气海，皮内随针气自消。冷嗽 [12] 先宜补合谷，却须针泻三阴交。牙痛腰疼并咽痹 [13]，二间阳溪疾怎逃。更有三间肾俞妙，善除肩背浮风劳 [14]。若针肩井须三里，不刺之时气未调。最是阳陵泉一穴，膝间疼痛用针烧。委中腰痛脚挛急，取得其经血自调。脚疼膝肿针三里，悬钟、二陵、三阴交，更向太冲须引气，指头麻木自轻飘。转筋 [15] 目眩 [16] 针鱼腹 [17]，承山、昆仑立便消。肚疼须是公孙妙，内关相应必然瘳。冷风 [18] 冷痹 [19] 疾难愈，环跳腰间针与烧。风府、风池寻得到，伤寒百病一时消。阳明二日寻风府，呕吐还须上脘疗。妇人心痛心俞穴，男子疝癖 [20] 三里高。小便不禁关元好，大便闭涩大敦烧。髋骨腿疼三里泻，复溜气滞便离腰。

从来风府最难针，却用工夫度浅深。倘尚膀胱气未散，更宜三里穴中寻。若是七疝 [21] 小腹痛，照海、阴交、曲泉针。又不应时求气海，关元同泻效如神。

小肠气撮 [22] 痛连脐，速泻阴交莫在迟。良久涌泉针取气，此中玄妙少人知。小儿脱肛患多时，先灸百会次鸠尾。久患伤寒肩背痛，但针中渚得其宜。

肩上痛连脐不休，手中三里便须求。下针麻重即须泻，得气之时不用留。腰连胯痛急必大，便于三里攻其隘。下针一泻三补之，气上攻噎 [23] 只管在。噎不住时气海灸，定泻一时立便瘥 [24]。

补自卯南转针高，泻从卯北莫辞劳 [25]。逼针泻气令须吸，若补随呼气自调 [26]。左右拈

针寻子午 [27]，抽针行气自迢迢。用针补泻分明说，更用搜穷本与标。咽喉最急先百会，太冲、照海及阴交。学者潜心宜熟读，席弘治病名最高。

注释

[1] 本赋首载于明代徐凤所撰的《针灸大全》一书中，是南宋的针灸家席弘所写。席弘，字弘远，号梓桑君。江西临川席坊人。席弘一生潜心研究针灸，特别讲究刺法，精益求精，对感冒、中暑、风湿、麻痹、半身不遂及高烧不退诸症，辨证施针，有立竿见影起死回生之效。《席弘赋》是席弘学术思想的代表作，系由席弘门徒根据席弘学术思想补辑或编写而成，该赋在针法应用和针灸配穴方面具有特色，赋中的针灸学术思想与治疗方法至今仍被针灸临床广泛应用。

[2] 气痞（pǐ）：这里指耳胀痛，多由肝胆两经热郁化火所致。《证治准绳》："脑里虚痞，耳中疼痛，不可当也。"

[3] 喉风：咽喉部突然肿痛、音哑、喉鸣、呼吸困难等疾患。多由肺胃积热、复感风邪、风热相搏所致。若兼见牙关紧闭、吞咽困难者，称"锁喉风"；咽喉部糜烂者，称"烂喉风"。

[4] 虚喘：喘即气喘、喘息。喘证是以呼吸困难、张口抬肩、鼻翼翕动、不能平卧为临床特征的病证。明代张景岳把喘证分为实喘和虚喘。《景岳全书·喘促》："实喘者有邪，邪气实也；虚喘者无邪，元气虚也。"《临证指南医案·喘》提出："在肺为实，在肾为虚。"

[5] 癖（pǐ）：癖又称癖气。多由饮食不节、寒痰凝聚、气血瘀阻所致。《诸病源候论·癖病诸候》："三焦痞隔，则肠胃不能宣行，因饮水浆过多，便令停滞不散，更遇寒气，积聚而成癖。癖者，谓僻侧在于两胁之间，有时而痛是也。"

[6] 痫：又名癫痫，俗称羊痫风，是一种发作性神智异常的疾病。其特征为发作时突然昏倒，口吐涎沫，两目上视，四肢抽搐，或发出如猪羊的叫声，醒后除感觉疲乏外，一如常人。

[7] 小肠气：即疝气。凡体腔内容物向外突出，睾丸或阴囊肿胀疼痛。发病多与任脉、足厥阴肝经有关。古代名类较繁，如寒疝、湿热疝、狐疝等，相当于现代医学的腹外疝、肠套叠、精索扭转、睾丸肿大、阴囊积液等。

[8] 五淋：五种淋证，即气淋、血淋、膏淋、石淋、劳淋。

[9] 癫：一指精神失常的疾病，二指痫病，三指神志清楚，但手足动摇、语言謇涩的病证。

[10] 十三鬼穴：指古代治疗癫狂等精神疾患的 13 个经验效穴，出自唐代孙思邈撰的《千金要方》。因旧说精神疾患由鬼神作祟所致，治疗穴位均冠"鬼"字为名，又以其数为十三，故称十三鬼穴。历代文献记载略有差异，今多指人中（鬼宫）、少商（鬼信）、隐白（鬼垒）、大陵（鬼心）、申脉（鬼路）、风府（鬼枕）、颊车（鬼床）、承浆（鬼市）、劳宫（鬼窟）、上星（鬼堂）、男会阴女玉门头（鬼藏）、曲池（鬼腿）、海泉（鬼封）。

[11] 水肿：系指体内水液潴留，泛滥肌肤，引起眼睑、头面、四肢、腹背甚或全身水肿而言。临床常见于急慢性肾炎、充血性心力衰竭、肝硬化、内分泌失调和营养障碍等疾患。

[12] 冷嗽：因感寒饮冷所致的咳嗽。《外台秘要》卷九："冷嗽者，年衰力弱，体气虚微，如复寝食伤冷，故成冷嗽。"

[13] 咽痹：多由邪热内结，气血瘀滞痹阻所致，以咽喉肿痛，吞咽阻塞不利为主要表现。《素问·阴阳别论》："一阴一阳结谓之喉痹。"

[14] 风劳：虚劳病复受风邪者。见《太平圣惠方·治风劳诸方》："劳伤之人，表里多虚，血气衰弱，肤腠疏泄，风邪易侵，或游易皮肤，或沉滞脏腑，随其所感，而众病生焉。"又称肝劳，《金匮翼·风劳》："风劳之证，肌骨蒸热，寒热往来，痰嗽，盗汗，黄瘦，毛焦，口臭，或成疳利。由风邪淹滞经络，瘀郁

而然。其病多著于肝，亦名肝劳。"

[15] 转筋：肢体筋脉牵掣拘挛，痛如扭转，俗称"抽筋"。

[16] 目眩：系指视物昏花之症。

[17] 鱼腹：经穴别名，出自《针灸甲乙经》。《循经考穴编》作鱼肠，即承山穴。

[18] 冷风：是因脾胃俱虚，风湿之邪侵入四肢肌肉及关节，初起麻木不仁，或时有冷痛或肢节酸楚之症。

[19] 冷痹：即寒痹，又名痛痹、骨痹，指寒邪偏重的痹证。《灵枢·贼风》："岐伯曰：此皆尝有所伤于湿气，藏于血脉之中，分肉之间，久留而不去，若有所堕坠，恶血在内而不去。卒然喜怒不节，饮食不适，寒温不时，腠理闭而不通，其开而遇风寒，则血气凝结，与故邪相袭，则为寒痹……其有热则汗出，汗出则受风也，此虽不遇贼风邪气，亦必有所因加而发焉，所以病也。"

[20] 痃癖（xuán pǐ）：痃，是形容脐的两旁有条状筋块隆起，伏若弓状；癖，是两胁部有积块，痛时触之可见，不痛时隐于两胁。《太平圣惠方》卷四十九："夫痃癖者，本因邪冷之气积聚而生也。痃者，在腹内近脐左右，各有一条筋脉急痛，大者如臂，次者如指，因气而成，如弦之状，名曰痃气也；癖者，侧在两肋间，有时而僻，故曰癖。"

[21] 七疝（shàn）：7种疝病之合称，出自《素问·骨空论》。至于7种疝所包括的具体病名则历代医家各有不同的记述。①《素问》所记为冲疝、狐疝、癫疝、厥疝、瘕疝、㿉疝、癃疝。②《诸病源候论》等书多另有所指。③金代张子和《儒门事亲》定为狐疝、㿉疝、寒疝、气疝、水疝、筋疝、血疝，较前代之论述更加确切，后世多沿袭之。如《疡医大全》之七疝，即：狐疝、癫疝、寒疝、气疝、水疝、筋疝与血疝，使之基本上趋于统一。

[22] 撮（cuō）：本义为用手指抓取粒状物，这里形容体腔内容物向外突出牵扯脐部疼痛。

[23] 噎（yē）：饮食入咽，阻碍不下的病证。《诸病源候论·否噎病诸候》："阴阳不和则三焦隔绝，三焦隔绝则津液不利，故令气塞不调理也，是以成噎，此由忧恚（huì）所致。忧恚则气结，气结则不宣流，使噎。噎者，噎塞不通也。"

[24] 瘥（chài）：病除，病愈。

[25] 补自卯南转针高，泻从卯北莫辞劳：转针之补泻以医者右手大拇指顺时针方向转针为补，反之则泻，此处卯指东方。但以方位区分不如以顺逆时钟方向区分好。

[26] 若补随呼气自调：以患者之呼吸及针之进退决定补泻，医者右手持针于患者吸气时行针为泻，反之为补。

[27] 左右拈针寻子午：左右捻针法要以子午手法为依据。子午指阴阳。如左捻针为补为阳，右捻针为泻为阴。

金针赋[1]（杨氏注解）

观夫针道[2]，捷[3]法最奇，须要明于补泻，方可起于倾危。先分病之上下，次定穴之高低。头有病而足取之，左有病而右取之[4]。男子之气，早在上而晚在下，取之必明其理；女子之气，早在下而晚在上。用之必识其时。午前为早属阳，午后为晚属阴，男女上下，凭腰分之。手足三阳，手走头而头走足；手足三阴，足走腹而胸走手。阴升阳降，出入之机[5]。逆之者为泻、为迎，顺之者为补、为随。春夏刺浅者以瘦，秋冬刺深者以肥[6]。更观元气之厚薄，浅深之刺犹宜。

经曰：荣气行于脉中，周身五十度，无分昼夜，至平旦与卫气会于手太阴。卫气行于脉外，昼行阳二十五度，夜行阴二十五度，平旦与荣气会于手太阴。是则卫气之行，但分昼夜，未闻分上下，男女脏腑经络，气血往来，未尝不同也。今分早晚何所依据？但此赋今人所尚，故录此以参其见。

原夫补泻之法，妙在呼吸手指[7]。男子者，大指进前左转，呼之为补，退后右转，吸之为泻，提针为热，插针为寒；女子者，大指退后右转，吸之为补，进前呼之为泻。插针为热，提针为寒。左与右各异，胸与背不同，午前者如此，午后者反之。是故爪而切之，下针之法[8]；摇而退之，出针之法[9]；动而进之，催针之法[10]；循而摄之，行气之法[11]。搓[12]而去病，弹[13]则补虚，肚腹盘旋[14]，扪为穴闭[15]。重沉豆许曰按[16]。轻浮豆许曰提[17]。一十四法[18]，针要所备。补者一退三飞[19]，真气自归；泻者一飞三退[20]，邪气自避。补则补其不足，泻则泻其有余。有余者为肿为痛曰实，不足者为痒为麻曰虚。气速效速，气迟效迟，死生贵贱，针下皆知。贱者硬而贵者脆，生者涩而死者虚，候之不至，必死无疑。

此一段手法，详注四卷。

且夫下针之先，须爪按重而切之，次令咳嗽一声，随咳下针。凡补者呼气，初针刺至皮内，乃曰天才；少停进针，刺入肉内，是曰人才；又停进针，刺至筋骨之间，名曰地才。此为极处，就当补之，再停良久，却须退针至人之分，待气沉紧，倒针朝病，进退往来，飞经走气[21]，尽在其中矣。凡泻者吸气，初针至天，少停进针，直至于地，得气泻之，再停良久，即须退针，复至于人，待气沉紧，倒针朝病，法同前矣。其或晕针者，神气虚也，以针补之，口鼻气回，热汤与之，略停少顷，依前再施。

如刺肝经之穴，晕，即补肝之合穴，针入即苏，余仿此。或有投针气晕者，即补足三里，或补人中，大抵晕从心生，心不惧怕，晕从何生？如关公刮骨疗毒，而色不变可知。

及夫调气之法，下针至地之后，复人之分，欲气上行，将针右捻；欲气下行，将针左捻；欲补先呼后吸，欲泻先吸后呼。气不至者，以手循摄，以爪切掐，以针摇动，进捻搓弹，直待气至。以龙虎升腾[22]之法，按之在前，使气在后，按之在后，使气在前。运气走至疼痛之所，以纳气之法，扶针直插，复向下纳，使气不回。若关节阻涩，气不过者，以龙虎龟凤[23]通经接气，大段之法，驱而运之，仍以循摄爪切，无不应矣，此通仙之妙。

龙虎龟凤等法，亦注四卷。

况夫出针之法，病势既退，针气微松，病未退者，针气始根，推之不动、转之不移，此为邪气吸拔其针，乃至气真至，不可出之；出之者其病即复，再须补泻。停以待之，真候微松，方可出针豆许，摇而停之。补者吸之去疾，其穴急扪；泻者呼之去徐，其穴不闭。欲令凑密，然后吸气，故曰：下针贵迟，太急伤血。出针贵缓，太急伤气。已上总要，于斯尽矣。

《医经小学》云：出针不猛出，必须作三四次，徐转出可之则无血，若猛出必见血也。《素问》补遗篇注云：动气至而即出针，此猛出也。然与此不同，大抵经络有凝血，欲大泻者当猛出。若寻常补泻，当依此可也。亦不可不辨。

考夫治病，其法有八：一曰烧山火[24]，治顽麻冷痹[25]，先浅后深，凡九阳而三进三退，慢提紧按，热至，紧闭插针，除寒之有准。二曰透天凉[26]，治肌热骨蒸，先深后浅，用六阴而三出三入，紧提慢按，寒至，徐徐举针，退热之可凭。皆细细搓之，去病准绳。三曰阳中隐阴[27]，先寒后热，浅而深，以九六之法，则先补后泻也。四曰阴中隐阳[28]，先热后寒，深而浅，以六九之方，则先泻后补也。补者直须热至，泻者务待寒侵，犹如搓线，慢慢转针，法浅则用浅，法深则用深，二者不可兼而紊之也。五曰子午捣臼[29]、水蛊[30]膈气[31]，落穴之后，调气均匀．针行上下，九入六出，左右转之，十遭自平。六曰进气之诀[32]，腰背肘膝痛，浑身走注疼，刺九分，行九补，卧针五七吸，待气上下，亦可龙虎交战[33]，左捻九而右捻六，是亦住痛之针。七曰留气之诀[34]，痃癖癥瘕[35]，刺七分，用纯阳，然后乃直插针，气来深刺，提针再停。八曰抽添之诀[36]，瘫痪疮癞[37]，取其要穴，使九阳得气，提按搜寻，大要运气周遍，扶针直插，复向下纳，回阳倒阴，指下玄微，胸中活法，一有未应，反复再施。

若夫过关过节催运气，以飞经走气，其法有四；一曰青龙摆尾[38]，如扶船舵，不进不退，一左一右，慢慢拨动。二曰白虎摇头[39]，似手摇铃，退方进圆，兼之左右，摇而振之。三曰苍龟探穴[40]，如入土之象[41]，一退三进，钻剔四方。四曰赤凤迎源[42]，展翅之义，入针至地，提针至天，候针自摇，复进其原，上下左右。四围飞旋，病在上吸而退之，病在下呼而进之。

以上手法，乃大略也。其始末当参考四卷。

至夫久患偏枯，通经接气之法，有定息寸数。手足三阳，上九而下十四[43]，过经四寸；手足三阴，上七而下十二[44]，过经五寸，在乎摇动出纳，呼吸同法，驱运气血，顷刻周流，上下通接，可使寒者暖而热者凉，痛者止而胀者消。若开渠之决水，立时见功，何倾危之不起哉？虽然，病有三因，皆从气血，针分八法，不离阴阳。盖经脉昼夜之循环，呼吸往来之不息，和则身体康健，否则疾病竞生。譬如天下国家地方，山海田园，江河溪谷，值岁时风雨均调，则水道疏利，民安物阜[45]。其或一方一所，风雨不均，遭以旱涝，使水道涌竭不通，灾忧遂至。人之气血，受病三因，亦犹方所之于旱涝也。盖针砭所以通经脉、均气血、蠲[46]邪扶正，故曰捷法最奇者哉。

嗟夫！轩岐古远，卢扁久亡，此道幽深，非一言而可尽，斯文细密，在久习而能通。岂世上之常辞，庸流之泛术，得之者若科之及第，而悦于心；用之者如射之发中而应于目。述自先圣，传之后学，用针之士，有志于斯，果能洞造玄微，而尽其精妙，则世之伏枕之疴，有缘者遇针，其病皆随手而愈矣。

注释

[1]《金针赋》始载于明代徐凤所著《针灸大全》，全名《梓岐风谷飞经走气撮要金针赋》，为明代一位隐居西河号称泉石老人所著。本篇2000余言，专题论述了针法。内有"爪而切之，下针之法；摇而退之，出针之法；动而进之，催气之法；循而摄之，行气之法"。还有烧山火、透天凉、阳中隐阴、阴中隐阳、子午捣臼、进气之诀、留气之诀和抽添之诀。此外，对通经接气的"白虎摇头""青龙摆尾""苍龟探穴""赤凤迎源"等手法也做了具体的阐述，成为我国针灸史上影响最大的一篇针刺手法专著。

[2]针道：针灸学名词，意为针刺治病的理论和具体方法。《素问·调经论》："必谨察其九候，针道备矣。"

[3]捷：快速之意，在此指针法简便，收效迅速。

[4]左有病而右取之：左面有病取右边穴位，右面有病取左边的穴位。相当于古代刺法的缪刺和巨刺，缪刺刺络，是指针刺病位对侧疼痛部位，即刺络放血；巨刺刺经，是指病位对侧的穴位。

[5]阴升阳降，出入之机：在两上肢高举时足三阴经由足走腹，手三阴经由胸走手，此皆由下而上，故称之为"阴升"；同样体位，手三阳经由手走头、足三阳经由头走足，又皆由上而下，故称之为"阳降"。"出入"是从升降而来，是说气血按一定规律，在体内升降出入，循环不已，上下内外，无所不至

之意。

[6]春夏刺浅者以瘦，秋冬刺深者以肥：春夏阳气在上，经气在表，邪气在浅，故当浅刺；秋冬阳气在下，经气在里，邪气在深，故当深刺。

[7]补泻之法，妙在呼吸手指：补泻的技巧，主要在于呼吸和手指上的功夫。

[8]是故爪而切之，下针之法：指切进针的方法。

[9]摇而退之，出针之法：左右摇动、缓缓出针的方法。

[10]动而进之，催针之法：边转动边进针的方法，有催气的作用。

[11]循而摄之，行气之法：按着经络的走行以指循按，可以催针行气。

[12]搓：搓即搓法。入针后，以拇、食两指持住针柄，如搓线状朝一个方向捻转的方法。《针经指南》："搓者，凡令人觉热，向外针似搓线之貌，勿转太紧。治寒而里卧针，依前转法，以为搓也。"有的搓法掺以提插，区分寒热。如《针灸问对》："下针之后，将针或内或外，如搓线之状，勿转太紧，令人肥肉缠针，难以进退。左转插之为热、右转提之为寒，各停五息久，故曰搓以使气。"本法有促针感产生和加强针感的作用。但单向捻转不宜过多，否则针身容易为肌肉组织缠住，发生滞针、折针等异常情况。

[13]弹：弹即弹法，此处指用大指弹之。针刺、辅助手法名。《素问·离合真邪论》："弹而怒之。"指在针刺前以手指弹动皮肤，使脉气满的方法。后发展为入针后用手轻弹针柄，以促使得气的方法。《针经指南》："弹者，凡补时，可用大指甲轻弹针，使气疾行也。"

[14]肚腹盘旋：进针得气后，将针由地部提至人部或天部，然后将针与皮肤呈45°，像推磨一样缓缓由外向内或由内向外旋转针身的一种手法。

[15]扪（mén）为穴闭：出针时，以指按其穴，即开阖补法。

[16]重沉豆许曰按：豆，古代重量单位。十六黍为一豆，六豆为一铢（zhū），二十四铢重一两，十六两为一斤。这里形容稍用力按。

[17]轻浮豆许曰提：形容稍用力提。

[18]一十四法：按、提、进、退、插、抓切、摇、动、循、捻、搓、弹、盘、扪。

[19]补者一退三飞：飞法，针刺手法名。用拇指与食、中指相对捏持针柄，一捻一放，捻时食、中指内屈，使针顺转（左转），放时食、中指外伸，搓动针柄，使针逆转（右转），当手指放开时，其针颤动有如飞鸟展翅，故名。进针分3个阶段进针，出针只用一次提出。

[20]一飞三退：一次进针，分3个阶段出针。

[21]飞经走气：针刺术语，指催行经气的4种针刺手法，即"青龙摆尾""白虎摇头""苍鱼探穴""赤凤迎源"。

[22]龙虎升腾：又称龙虎飞腾，龙虎升降。龙虎指左右捻转，升腾指气行上下。先左捻行九数，边捻边推针入内，然后右行六数，边捻边提针向外。

[23]龙虎龟凤：即"青龙摆尾""白虎摇头""苍龟探穴""赤凤迎源"4种针刺手法。

[24]烧山火：将针刺深度分为浅、中、深三层。操作时由浅层至深层分三层进针，每层紧按慢提9次，如此反复，至患者觉得全身温热时出针，并揉闭针孔。为温阳法。

[25]冷痹：痹证偏于寒邪伤人者。表现为脚膝酸疼，行履艰难，身体俱痛，甚至一身不遂。

[26]透天凉：将针刺深度分为浅、中、深三层。操作时得气后，由深至浅分三层，每层紧提慢按6次，如此反复，至患者觉凉时出针。

[27]阳中隐阴：为先补后泻法。其法先进针至浅部（0.5寸左右），行紧按慢提9次，觉微热，再进针至深部（1寸左右），行慢按紧提6次，觉微凉，此为一度。必要时可反复施术。为泄热法。

[28] 阴中隐阳：为先泻后补法。其法先进针至深部（1寸左右），行紧提慢按6次，觉微凉，再退针至浅部（0.5寸左右），行紧按慢提9次，觉微温，此为一度，必要时可反复施术。

[29] 子午捣臼：其法进针得气后，先紧按慢提，左转9次，再紧提慢按，右转6次。如此反复多次，能导引阴阳之气，治疗水肿、气胀等症。

[30] 水蛊（gǔ）：蛊，泛指由虫毒结聚，络脉瘀滞而致胀满、积块的疾患。这里指水肿。

[31] 膈（gé）气：一名离气。即噎膈。《圣济总录》卷六十："人之胸膈，升降出入，无所滞碍，命曰平人。若寒温失节，忧患不时，饮食乖宜，思虑不已，则阴阳拒隔，胸脘痞塞，故名膈气。"

[32] 进气之诀：针进入9分深，向左捻转9次行补法，卧针以待气行。

[33] 龙虎交战：进针得气后，左捻9次（左为龙为阳），然后右捻6次（右为虎为阴），如此反复交替。

[34] 留气之诀：先进针7分，左捻9次行补法。然后深入1寸，再微提微伸（伸时用九数，提时用六数）。最后，退针至原处。

[35] 痃癖癥瘕（xuán pǐ zhēng jiǎ）：痃，是形容脐的两旁有条状筋块隆起，伏若弓状；癖，是两胁部有积块，痛时触之可见，不痛时隐于两胁。《太平圣惠方》卷四十九："夫痃癖者，本因邪冷之气积聚而生也。痃者，在腹内近脐左右，各有一条筋脉急痛，大者如臂，次者如指，因气而成，如弦之状，名曰痃气也；癖者，侧在两肋间，有时而僻，故曰癖。"癥瘕指腹腔内有包块肿物结聚的疾病。后世一般以坚硬不移、痛有定处的为癥；聚散无常、痛无定处的为瘕。《诸病源候论·癥瘕病诸候》："其病不动者，直名为癥。若虽病有结瘕而可推移者，名为癥瘕。"

[36] 抽添之诀：抽，意为上提；添，意为按纳。其法与纳气法类似。先紧按慢提九数，得气后，慢慢转换针向，多用提按（或当呼气时按纳，吸气时上提）使气到病痛部位再直起针向下按纳。用于瘫痪、半身不遂等症。

[37] 疮癞（chuāng lài）：疮，皮肤感染与肌肤创伤等之总称。癞，即疠风、麻风，又称"癞大风"俗名"大麻风"。因感触暴厉风毒，邪滞肌肤，久而发作。初起先觉患部麻木不仁，次发红斑，继则肿溃无脓，久而出现眉落、目损、鼻崩、唇反、足底穿等严重证候。

[38] 青龙摆尾：针刺手法名，为飞经走气四法之一，又名苍龙摆尾。其法进针得气后，斜刺向病所，持针勿转，不进不退，然后向左右慢慢摆动针柄，如扶船舵状。一说"行针之时，提针至天部（浅部），持针摇而按之"（《针灸问对》）。此法有行气至病所的作用，适用于经络气血壅滞之证。

[39] 白虎摇头：针刺手法名，为飞经走气四法之一，又名赤凤摇头。指进针后，先插针左转，再提针右转，同时左右摇动如手摇铃状，如此反复操作6次或6的倍数，有行血去瘀的作用。

[40] 苍龟探穴：针刺手法名，为飞经走气四法之一。其法进针得气后，向上下左右四方斜刺，每方均按浅、中、深三层三进一退的"钻剔"动作。该法有通行经脉的作用，适用于治疗经脉壅滞之病证。

[41] 入土之象：指苍龟探穴手法。因针刺四方斜刺，如苍龟入土一样而得名。

[42] 赤凤迎源：针刺手法名，为飞经走气四法之一，又名凤凰展翅。其法先进针至深（地）部，再提针至浅（天）部，得气后，再进针至中（人）部，随即大幅度的快速捻转，一捻一放，针柄飞旋，如凤展翅状。病在上者，吸气时右转提针；病在下者，呼气时左转插针。此法适于经络气血壅滞的疾患。

[43] 上九而下十四：指手三阳经的一定数之呼吸及过经寸数。

[44] 上七而下十二：指手三阴经的一定数之呼吸数及过经寸数。

[45] 阜（fù）：富有。

[46] 蠲（juān）：除去。《后汉书·卢植传》："宜弘大务，蠲略细微。"

玉龙赋 [1]（《聚英》）

夫参博以为要，辑简而舍烦；总玉龙以成赋，信金针以获安。原夫卒暴中风，顶门 [2]、百会；脚气 [3] 连延，里、绝、三交 [4]。头风 [5] 鼻渊 [6]，上星可用；耳聋腮肿，听会偏高。攒竹、头维，治目疼头痛；乳根、俞府，疗气嗽 [7] 痰哮 [8]。风市、阴市，驱腿脚之乏力；阴陵、阳陵，除膝肿之难熬。二白医痔漏 [9]，间使勤 [10] 疟疾；大敦去疝气，膏肓补虚劳 [11]。天井治瘰疬 [12] 瘾疹 [13]；神门治呆痴笑咷 [14]。

咳嗽风痰 [15]，太渊、列缺宜刺；尪羸 [16] 喘促，璇玑、气海当知。期门、大敦，能治坚痃 [17] 疝气；劳宫、大陵，可疗心闷疮痍 [18]。心悸虚烦刺三里，时疫痎疟 [19] 寻后溪。绝骨、三里、阴交，脚气宜此；睛明、太阳、鱼尾 [20]，目症凭兹。老者便多，命门兼肾俞而着艾；妇人乳肿 [21]，少泽与太阳之可推。身柱蠲 [22] 嗽，能除膂 [23] 痛；至阳却 [24] 疸，善治神疲。长强、承山，灸痔最妙；丰隆、肺俞，痰嗽 [25] 称奇。风门主伤冒寒邪之嗽，天枢理感患脾泄 [26] 之危。风池、绝骨，而疗乎伛偻 [27]；人中、曲池，可治其痿伛 [28]。期门刺伤寒 [29] 未解，经不再传；鸠尾针癫痫已发，慎其妄施。阴交、水分、三里，蛊胀 [30] 宜刺；商丘、解溪、丘墟，脚痛堪追。尺泽理筋急 [31] 之不用，腕骨疗手腕之难移。肩脊痛兮，五枢兼于背缝 [32]；肘挛 [33] 痛兮，尺泽合于曲池。风湿传于两肩，肩髃可疗；壅热盛乎三焦，关冲最宜。手臂红肿，中渚、液门要辨；脾虚黄疸，腕骨、中脘何疑。伤寒 [34] 无汗，攻复溜宜泻；伤寒有汗，取合谷当随。

欲调饱满之气逆，三里可胜；要起六脉 [35] 之沉匿 [36]，复溜称神。照海、支沟，通大便之秘；内庭、临泣，理小腹之䐜 [37]。

天突、膻中医喘嗽；地仓、颊车疗口㖞。迎香攻鼻窒 [38] 为最；肩井除臂痛如拿。二间治牙疼，中魁理翻胃 [39] 而即愈；百劳止虚汗，通里疗心惊 [40] 而即瘥。

大小骨空，治眼烂能止冷泪 [41]；左右太阳，医目疼善除血翳 [42]。心俞、肾俞，治腰肾虚乏之梦遗；人中、委中，除腰脊痛闪之难制 [43]。太溪、昆仑、申脉，最疗足肿之迍 [44]；涌泉、关元、丰隆，为治尸劳 [45] 之例。

印堂治其惊搐 [46]，神庭理乎头风。大陵、人中频泻，口气全除；带脉、关元多灸，肾败堪攻。腿脚重疼，针髋骨 [47]、膝关、膝眼；行步艰楚，刺三里、中封、太冲。取内关于照海，医腹疾之块；搐迎香于鼻内，消眼热之红。肚痛秘结，大陵合外关于支沟；腿风湿痛，居髎兼环跳于委中。上脘、中脘，治九种之心痛 [48]；赤带白带，求中极之异同。

又若心虚热壅，少冲明于济夺 [49]；目昏血溢 [50]，肝俞辨其实虚。当心传之玄要，究手法之疾徐。或值坐 [51] 闪疼痛之不足 [52]，此为难拟定穴之可祛。辑管见以便诵读，幸高明而无哂 [53] 诸。

此赋总辑《玉龙歌》要旨尔，歌见三卷。

注释

[1] 玉龙赋：本赋最早见于明代高武的《针灸聚英》，将《玉龙歌》中过于繁复冗杂的部分删减而成，便于记诵。

[2] 顶门：囟会。

[3] 脚气：古名缓风、壅疾，又称脚弱。因外感湿邪风毒，或饮食厚味所伤，积湿生热，流注腿脚而成。其症先见腿脚麻木，酸痛，软弱无力，或挛急，或肿胀，或萎枯，或发热，进而入腹攻心，小腹不

仁，呕吐不食，心悸，胸闷，气喘，神志恍惚，言语错乱等。

[4] 里、绝、三交：指足三里、绝骨和三阴交。

[5] 头风：指头痛经久难愈者。多因患者素有痰火，风寒客之则热郁而闷痛。头风痛在一侧者，名偏头风；两太阳连脑痛者，名夹脑风；头风而见头面多汗，恶寒者，名首风。

[6] 鼻渊：又名脑漏、脑崩。可见鼻流浊涕，如泉下渗的症状。

[7] 气嗽：一指咳嗽而见气机不利、胸膈满闷等，多因肺虚、邪气壅塞所致。二指七情内伤所致的咳嗽，症见咳嗽气急，痰黏稠，或如败絮，咽喉作梗，或有物塞咽，吐之不出，咽之不下。

[8] 痰哮：指痰浊壅盛所致的哮吼。

[9] 痔漏：即痔瘘。痔疮和肛瘘的合称。

[10] 剿（jiǎo）：通"剿"，消灭。本文中引申为祛除疾病、治疗之意。

[11] 虚劳：又作虚痨，包括气血、脏腑等正气损伤所致的虚弱证和某些具有传染性、表现为虚弱证的疾病。后世多将前者称为虚损，后者称为痨瘵（zhài）或名传尸劳。本处虚劳指由气血亏虚所导致的虚弱证。

[12] 瘰疬（luǒ lì）：又名鼠瘘、鼠疮、老鼠疮、九子疮、鼠疬、走鼠疮、蝼蛄（lóu gū）疮、延珠瘰（biāo）、野瘰、串疮等。小的为瘰，大的为疬。多因肺肾阴虚，肝气久郁，虚火内灼，炼液为痰，或受风火邪毒，结于颈、项、腑、胯之间。初起结块如豆，数目不等，无痛无热，后渐增大串生，久则微觉疼痛，结块粘连，推之不移，溃后脓汁稀薄，其中或夹有豆渣样物质，此愈彼起，久不收口，可形成窦道或漏管。相当于淋巴结结核、慢性淋巴结炎。

[13] 瘾（yǐn）疹：皮肤出现红色或苍白色风团、时隐时现的过敏性皮肤病。其特点是皮肤上出现瘙痒性风团，发无定处，骤起骤退，消退后不留任何痕迹。

[14] 咷（táo）：通"啕"，大哭。

[15] 风痰：素有痰疾，因感受风邪或风热怫（fú）郁而发。

[16] 尪羸（wāng léi）：尪，指跛、脊背骨骼弯曲。羸，指瘦弱。尪羸在此处形容骨瘦如柴的病人。

[17] 痃（xuán）：亦称痃气，为有形之积。①指腹部两侧筋脉突发急痛的疾患。《太平圣惠方·治痃癖诸方》："痃者，在腹内近脐左右，各有一条筋脉急痛，大者如臂，次者如指，因气而成，如弦之状，名曰痃气也。"②指皮肉间的积块。《医宗金鉴·杂病心法要诀》："痃者，外结募原肌肉之间。"

[18] 疮痍（yí）：即疮疡。劳宫、大陵为心包经穴位，心包经可治疗心系疾病。"诸痛痒疮，皆属于心"，因此劳宫、大陵可治疗疮疡。

[19] 痎（jiē）疟：即疟疾。①疟疾的通称。《圣济总录·疟病门》："痎疟者，以疟发该时，或日作，或间日乃作也……寒温瘅（dàn）疟，动皆该时，故《内经》统谓之痎疟。"②指间日疟。《说文解字》："痎，二日一发疟也。"《说文句读》："谓隔一日（发）也。"③指老疟、久疟。《医学纲目》卷六："痎疟者，老疟也。""久疟者，痎疟也，以其隔二三日一发，缠绵不去。"④指疟邪未尽而复发于四季的疟疾。《诸病源候论·痎疟候》："夫痎疟者……其病秋则寒甚，冬则寒轻，春则恶风，夏则多汗。"本文中应指疟疾的通称。

[20] 鱼尾：①经穴别名，出自《扁鹊神应针灸玉龙经》，即瞳子髎。本文中应指瞳子髎。杨继洲在《玉龙歌》中注解"鱼尾针透鱼腰，即瞳子髎"。②经外奇穴名，出自《银海精微》。位于眼外眦横纹尽处。一说"在目上眉外尖"（《扁鹊神应针灸玉龙经》）。

[21] 乳肿：病证名。乳痈的早期症状。

[22] 蠲（juān）：祛除，除去。

[23] 膂（lǚ）：人体部位名，指脊柱两旁的肌肉。约当解剖学上所称之骶棘肌分布处。《灵枢·经脉》：

"膀胱足太阳之脉……入循膂。"张介宾曰："膂：吕同，脊骨曰吕，象形也。又曰夹脊两旁肉也。"

[24] 却：退，祛除。

[25] 痰嗽：病证名，一名痰咳，指痰盛致嗽。

[26] 脾泄：病证名，又称脾泻。因寒湿损脾或饮食伤脾，脾气虚弱所致。《寿世保元·泄泻》："气弱易饱，常便稀溏者，此脾泄也。"

[27] 伛偻（yǔ lǚ）：脊梁弯曲。

[28] 痿伛：痿，四肢痿软无力，尤以下肢痿废，甚至肌肉萎缩的一种病证。伛，曲背、驼背。此处应指伛偻的重症。

[29] 伤寒：病名。①指广义伤寒。为多种外感热病的总称。②狭义伤寒，为外受寒邪，感而即发的病变。③指冬季感寒所致病证。

[30] 蛊胀：通鼓胀。因肝脾受伤，疏泄运化失常，气血交阻致水气内停，以腹胀大如鼓、皮色苍黄、脉络暴露为主要临床表现的病证。蛊，本指用毒虫所制的一种毒药。《诸病源候论·蛊毒候》："多取虫蛇之类，以器皿盛贮，任其自相啖食，唯有一物独在者，即谓之为蛊，便能变惑，随逐酒食，为人患祸。"因此有文献记载蛊胀具有流行性，因蛊毒引起腹部胀大，四肢水肿，形体消瘦。

[31] 筋急：症状名，指筋脉拘急不柔，屈伸不利。多因风寒侵袭筋脉，或肝热筋伤，或血虚津耗，筋脉失养所致。

[32] 背缝：经外奇穴，《针灸集成》称作胛缝，位于肩骨端直下腋缝尖。

[33] 挛：症状名，出自《素问·异法方宜论》。挛为屈而不伸之状，常与拘、急并称，如拘挛、挛急，多属筋肉病。可分虚、实、寒、热四证。虚挛多因血虚不能养筋；实挛由于外受风寒，内有实热所致；寒挛则胫逆而痛，筋挛骨痛；热挛经谓肝气热则筋膜干，筋膜干则筋急而挛。

[34] 伤寒：此处应指外感风寒所致的热性病。

[35] 六脉：两手寸、关、尺三部脉的合称。

[36] 匿：隐藏，躲藏。

[37] 膜（chēn）：腹胀。

[38] 鼻窒：病名。即以鼻塞时轻时重或双侧交替性鼻塞，甚至不闻香臭，反复发作、经久不愈为主要表现的疾病。

[39] 翻胃：病名。①即反胃，亦称胃反，指食下良久复出，或隔宿吐出者。②指大便溏利，每食必吐之膈证。

[40] 心惊：即心悸。

[41] 冷泪：病证名。多由肝肾两虚、精血亏耗、招引外风所致。如椒疮及鼻部疾病引起的泪道不畅等，亦可造成。本证眼无红痛，无时泪下，迎风更甚，泪液清稀无热感。

[42] 血翳：即血翳包睛，又名彩云捧日，见《银海精微》。该病多系肝肺风热壅盛，心火内炽，瘀血凝滞所致。常发于椒疮，由赤膜下垂演变而来。本症"眼中赤涩，肿痛泪出，渐有赤脉通睛，常时举发，久则发筋结厚，遮满乌睛，如赤肉之相，故名曰血翳包睛"（《银海精微》）。

[43] 制：忍受。

[44] 迍（zhūn）：行走艰难的样子。

[45] 尸劳：即肺痨。

[46] 惊搐：病证名，指神志不安而四肢搐搦（nuò）的病证。清代王伯伟《天花八阵》："惊搐者，骇然而厥，目赤，牙紧，口呙，四肢抽搐也。盖因热极生风，风撼肝木，木来侮土，土受邪而归心，心神

不安，故发惊搐也。"

[47] 髋骨：经外奇穴名，出自《扁鹊神应针灸玉龙经》，定位在"梁丘两旁各五寸"。此定位与现代骨度分寸偏颇较大，因此今多采用《针灸大成》中的定位，"在梁丘两旁，各开一寸五分，两足共四穴。"

[48] 九种之心痛：前胸和上腹部各种痛证的合称，多为胃痛。①《医学心悟》卷三："心痛有九种：一曰气、二曰血、三曰热、四曰寒、五曰饮、六曰食、七曰虚、八曰虫、九曰疰，宜分而治之。"②《类证治裁·心痛》指饮、食、寒、火、气、血、悸、虫、疰九种心痛。

[49] 济夺：随而济之谓之补，迎而随之谓之泻。本文中即指补泻。

[50] 目昏血溢：目昏，视物模糊。血溢，即结膜下出血。

[51] 坐：通"挫"。

[52] 足：通"定"。

[53] 哂（shěn）：嘲笑。

通玄指要赋（杨氏注解）

必欲治病，莫如用针。

夫治病之法，有针灸，有药饵，然药饵或出于幽远之方，有时缺少，而又有新陈之不等，真伪之不同，其何以奏肤功，起沉疴[1]也？惟精于针，可以随身带用，以备缓急。

巧运神机之妙[2]。

巧者，功之善也。运者，变之理也。神者，望而知之。机者，事之微也。妙者，治之应也。

工开圣理之深。

工者，治病之体。圣者，妙用之端。故《难经》云：问而知之谓之工，闻而知之谓之圣。夫医者意也，默识心通，贯融神会，外感内伤，自然觉悟，岂不谓圣理之深也。

外取砭针，能蠲邪而扶正。

砭针者，砭石是也。此针出东海，中有一山，名曰高峰，其山有石，形如玉簪，生自圆长，磨之有锋尖，可以为针，治病疗邪无不愈。

中含水火[3]，善回阳而倒阴。

水火者，寒热也。惟针之中，有寒邪[4]补泻之法，是进退水火之功也。回阳者，谓阳盛则极热，故泻其邪气，其病自得清凉矣。倒阴者，谓阴盛则极寒，故补其虚寒，其病自得温和矣。此回阳倒阴之理，补泻盛衰之功。

原夫络别支殊。

别者，辨也。支者，络之分派也。《素问》云：络穴有一十五，于十二经中每经各有一络。外有三络[5]：阳跷络，在足太阳经，阴跷络，在足少阴经，脾之大络，在足太阴经。此是十五络也，各有支殊之处，有积络[6]，有浮络，故言络别支殊。

经交错综。

交经者，十二经也。错者，交错也。综者，总聚也。言足厥阴肝经，交出足太阴脾经之后，足太阴脾经，交出厥阴肝经之前，此是经络交错，总聚之理也。

或沟池溪谷以歧异。

歧者，路也。其脉穴之中，有呼为沟、池、溪、谷之名者，如歧路之各异也。若水沟、风池、后溪、合谷之类是也。一云《铜人经》乃分四穴：沟者水沟穴，池者天池穴，溪者太溪穴，谷者阳谷穴。所谓四穴同治，而分三路，皆皈于一原。

或山海丘陵而隙共。

隙者，孔穴或取山、海、丘、陵而为名者，其孔穴之同共也。如承山、照海、商丘、阴陵之类是也。一云《铜人经》亦分四穴：山者承山穴，海者气海穴，丘者丘墟穴，陵者阴陵穴。四经相应，包含万化之众也。

斯流派以难揆，在条纲而有统[7]。

此言经络贯通，如水流之分派，虽然难以揆度，在条目纲领之提挈，亦有统绪也。故书云：若纲有条而不紊。一云经言：井荥俞原经合，甲日起甲戌时，乃胆受病，窍阴所出为井金，侠溪所溜为荥水，临泣所注为俞木，丘墟所过为原，阳辅所行为经火，阳陵泉所入为合土。凡此流注之道，须看日脚，阴日刺五穴，阳日刺六穴[8]。

理繁而昧，纵补泻以何功？

盖圣人立意，垂法于后世，使其自晓也。若心无主持，则义理繁乱，而不能明解，纵依补泻之法，亦有何效？或云：假如小肠，实则泻小海，虚则补后溪；大肠实则泻二间，虚则补曲池；胆实则泻阳辅，虚则补侠溪，此之谓也。中工治病已成之后，惟不知此理，不明虚实，妄投针药，此乃医之误也。

法捷而明，曰迎随而得用。

夫用针之法，要在识其通变，捷而能明，自然于迎随之间，而得施为之妙也。

且如行步难移[9]，太冲最奇。人中除脊膂之强痛[10]，神门去心性之呆痴[11]。风伤项急[12]，始求于风府；头晕目眩，要觅于风池。耳闭[13]须听会而治也，眼痛则合谷以推之。胸结身黄[14]，取涌泉而即可；脑昏目赤，泻攒竹以便宜。但见两肘之拘挛，仗曲池而平扫；四肢之懈惰，凭照海以消除。牙齿痛[15]，吕细[16]堪治；头项强，承浆可保。太白宣通于气冲（太白脾家真土也，能生肺金），**阴陵开通于水道**（阴陵泉，真水也，滋济万物）。**腹膨而胀，夺[17]内庭以休迟；筋转[18]而疼，泻承山而在早。大抵脚腕痛，昆仑解愈；股膝疼，阴市能医。痛发癫狂兮，凭后溪而疗理；疟生寒热兮，仗间使以扶持。期门罢胸满血臌[19]而可已，劳宫退胃翻心痛亦何疑！**

稽夫大敦去七疝[20]之偏坠，王公谓此[21]；三里却五劳[22]之羸瘦，华佗言斯。固知腕骨祛黄，然骨[23]泻肾，行间治膝肿目疾，尺泽去肘疼筋紧。目昏不见，二间宜取；鼻窒[24]无闻，迎香可引。肩井除两臂难任[25]；丝竹疗头疼不忍。咳嗽寒痰[26]，列缺堪治；眵瞙冷泪[27]，临泣尤准（头临泣穴）。

髋骨将腿痛以祛残[28]。

髋骨二穴，在委中上三寸，髀枢[29]中[30]，垂手取之，治腿足疼痛，针三分。一云：骭骨在膝膑上一寸，两筋空处是穴，刺入五分，先补后泻，其病自除，此即梁丘穴也，更治乳痈。按此两解，俱与经外奇穴不同，并存，以俟知者。

肾俞把腰疼而泻尽[31]。

以见越人[32]治尸厥[33]于维会，随手而苏。

维会[34]二穴，在足外踝上三寸，内应足少阳胆经。尸厥者，卒丧之症，其病口噤气绝，状如死，不识人。昔越人过虢，虢太子死未半日，越人诊太子脉曰：太子之病为尸厥也。脉乱故形如死，太子实未死也。乃使弟子子阳，厉针砥石[35]，以取外三阳、五会[36]，有间，太子苏，二旬[37]而复。故天下尽以扁鹊能生死人。鹊闻之曰：此自当生者，吾能使之生耳。又云：乃玉泉穴[38]，在脐下四寸是穴，手之三阳脉，维于玉泉，是足三阳脉会。治卒中尸厥，恍惚不省人事，血淋下瘕，小便赤涩，失精梦遗，脐腹疼痛，结如盆杯，男子阳气虚惫，疝气水肿，奔豚[39]抢心，气急而喘。经云：太子尸厥，越人刺维会而复苏。此即玉泉穴。真起死回生奇术。妇人血气癥瘕[40]坚积，脐下冷痛，子宫断绪[41]，四度刺有孕，使胞和暖。或产后恶露[42]不止，月事不调，血结成块，尽能治之。针八分，留五呼，得气即泻，更宜多灸为妙。

文伯[43]泻死胎于阴交，应针而陨。

灸三壮，针三分。昔宋太子善医术，出苑[44]游，逢一怀娠女人，太子诊之曰：是一女子。令徐文伯诊之，文伯曰：是一男一女。太子性暴，欲剖腹视之。文伯止曰：臣请针之。于是泻足三阴交，补手阳明合谷，其胎应针而落，果如文伯之言。故今言妊妇不可针此穴。昔文伯见一妇人临产症危，视之，乃子死在腹中，刺足三阴交二穴，又泻足太冲二穴，其子随手而下。此说与《铜人》之文又不相同。

圣人[45]于是察麻与痛，分实与虚。

虽云诸疼痛皆以为实，诸痒麻皆以为虚，此大略也，未尽其善。其中有丰肥坚硬，而得其疼痛之疾者；亦有虚羸气弱，而感其疼痛之病者。非执而断之，仍要推其得病之原，别其内外之感，然后真知其虚实也。实者泻之，虚者补之。

实则自外而入也，虚则自内而出欤！

夫冒风寒，中暑湿，此四时者，或因一时所感而受病者，谓实邪，此疾盖是自外而入于内也。多忧虑，少心血，因内伤而致病者，谓虚邪，此疾盖是自内而出于外也。此分虚实内外之理也。一云：夫疗病之法，全在识见，痒麻为虚，虚当补其母；疼痛为实，实当泻其子。且如肝实，泻行间二穴，火乃肝木之子；肝虚，补曲泉二穴，水乃肝木之母。胃实，泻厉兑二穴，金乃胃土之子；胃虚，补解溪二穴，火乃胃土之母。三焦实，泻天井二穴；三焦虚，补中渚二穴。膀胱实，泻束骨二穴；膀胱虚，补至阴二穴。故经云：虚羸痒麻，气弱者补之；丰肥坚硬，疼痛肿满者泻之。凡刺之要，只就本经，取井荣俞原经合，行子母补泻之法，乃为枢要。深知血气往来多少之道，取穴之法，各明其部分，即依本经而刺，无不效也。

故济母而裨其不足，夺子而平其有余[46]。

裨者，补也。济母者，盖补其不足也。夺子者，夺去其有余也。此补母泻子之法，按《补泻经》云：只非刺一经而已。假令肝木之病，实则泻心火之子，虚则补肾水之母，其肝经自得安矣。五脏仿此。一云：虚当补其母，实当泻其子。故知肝胜脾，肝有病必传与脾，圣人治未病，当先实脾，使不受肝之贼邪，子母不许相传，大概当实其母，正气以增，邪气必去。气血往来，无偏伤，伤则痾疾蜂起矣。

观二十七之经络，一一明辨。

经者，十二经也。络者，十五络也。共计二十七之经络相随，上下流行。观之者，一一明辨也。

据四百四之疾症[47]，件件皆除。

岐伯云：凡人禀乾坤而立身，随阴阳而造化，按八节[48]而荣，顺四时而易，调神养气，习性咽津，故得安和，四大舒缓。或一脉不调，则众疾俱动，四大不和，百病皆生。凡人之一身，总计四百四病，不能一一具载，然变症虽多，但依经用法，件件皆除也。

故得夭枉都无，跻斯民于寿域。

跻者，登也。夭者，短也。枉者，误伤其命也。夫医之道，若能明此用针之理，除疼痛迅若手捻，破郁结涣如冰释。既得如此之妙，自此之后，并无夭枉之病。故斯民皆使登长寿之域矣。

几微[49]已判，彰往古之玄书。

几微者，奥妙之理也。判，开也。彰，明也。玄，妙也。令奥妙之理，已焕然明着于前，使后学易晓。

抑又闻心胸病，求掌后之大陵；肩背患，责肘前之三里[50]。冷痹肾败[51]，取足阳明之土[52]；连脐腹痛[53]，泻足少阴之水[54]。脊间心后者[55]，针中渚而立瘥；胁下肋边者[56]，刺阳陵而即止。头项痛[57]，拟后溪以安然；腰脚疼[58]，在委中而已矣。夫用针之士，于此理苟能明焉，收祛邪之功，而在乎捻指。

夫用针之士，先要明其针法，次知形气所在，经络左右所起，血气所行，逆顺所会，补虚泻实之法，去邪安正之道，方能除疼痛于目前，疗疾病于指下也。

注释

[1] 沉疴：久治不愈的疾病。

[2] 巧运神机之妙：本句中的"巧""神"与下文"工开圣理之深"中的"工""圣"出自《难经·六十一难》："望而知之谓之神，闻而知之谓之圣，问而知之谓之工，切脉而知之谓之巧。"

[3] 中含水火：针刺入穴位后通过补泻手法，使患者产生寒凉的感觉则可清热；使患者产生温热的感觉则可补其虚寒。

[4] 邪：根据文义，改为"热"。

[5] 外有三络：《难经·二十六难》中将十五络的任、督二络，改为阴跷、阳跷二络脉。

[6] 积络：深藏于内的脉络。

[7] 斯流派以难揆（kuí），在条纲而有统：揆，指揆度、揣测之意。本句是针对"原夫络别支殊，经交错综"而言。意指虽然经络纵横交错，表里相交，看似难以揆度，但经络是有规律的，这些规律统率着经络系统。

[8] 一云经言……阳日刺六穴：本部分为子午流注时间开穴法部分内容，详可参见卷五子午流注部分内容。

[9] 行步难移：指下肢软弱无力而行动困难，或挛急不能伸屈，或麻木肿痛而活动受限。

[10] 脊膂之强痛：由急性腰扭伤或劳损造成的腰背疼痛而不能前俯后仰。

[11] 呆痴：一般指因受精神刺激而导致的精神抑郁，反应迟钝。

[12] 风伤项急：此处指风寒侵袭所致的颈项强直。

[13] 耳闭：耳内胀闷，听音不清，一般指非化脓性中耳炎。

[14] 胸结身黄：结胸病并兼有黄疸的症状。

[15] 牙齿痛：联系下文，此处应指肾虚牙痛。

[16] 吕细：太溪穴别名。

[17] 夺：即泻法。

[18] 筋转：指肢体筋脉牵掣拘挛，痛如扭转。常发于小腿肚，甚则牵连腹部拘急。

[19] 血臌：即血鼓。一名单腹胀。鼓胀之一。《血证论·血臌》："血臌之证，胁满，小腹胀满，身上

有血丝缕，烦躁漱水，小便赤，大便黑，腹上青筋是也……单腹胀者为血臌。"

[20] 七疝：此处泛指疝气。关于七疝历代各有说法：①《素问·骨空论》："任脉为病，男子内结七疝，女子带下瘕聚。"马莳注："七疝乃五脏疝及狐疝、癀疝也。"②《诸病源候论》卷二十："七疝者，厥疝、癥疝、寒疝、气疝、盘疝、胕疝、狼疝，此名七疝也。"

[21] 王公谓此：王公即指唐代王焘。在其所著的《外台秘要》中记载了治疗卒疝暴痛的方法："灸大敦男左女右，三壮立已。"

[22] 五劳：五脏的劳损。即肺劳、肝劳、心劳、脾劳、肾劳五种虚劳病证。《证治要诀》："五劳者，五脏之劳也。"

[23] 然骨：然谷的别称。

[24] 鼻窒：鼻窒是指以经常性鼻塞，或时轻时重，或双侧鼻窍交替堵塞，反复发生，经久不愈，甚至嗅觉失灵为主要症候的一种比较常见的慢性鼻病。本病可发生于任何年龄，相当于西医学的慢性鼻炎。

[25] 两臂难任：肩背、肩臂疼痛，不能抬举持重。

[26] 寒痰：即痰饮。

[27] 眵瞙冷泪：眵瞙（chī miè），指眼眵泪液混流，"稠如浊酒豆浆"（清代黄庭镜《目经大成》卷二)，俗称"眼屎"。冷泪，指眼无红痛、无时泪下、迎风更甚、泪液清稀无热感，《银海精微》："若迎风而出汪汪，冬日多，夏日少，拭即还生。又不分四季皆有，此冷泪也。"

[28] 祛残：针灸治疗可使症状完全消失，不留后遗症。

[29] 髀枢：又名机，位于骨盆外方中央的髋臼部位，为髀骨嵌入之处，有转枢的作用。《灵枢·经筋》："足阳明之筋……上结于膝外廉，直上结于髀枢。"即髋关节。另外也有文献记载髀枢即股骨大转子，位于股部外侧的最上方，股骨向外方显著隆起的部分。

[30] 中：根据上下文语境，此处应改为"下"，即髀枢下。

[31] 泻尽：泻尽病邪。

[32] 越人：指古代名医扁鹊。

[33] 尸厥：古病名，厥证之一，出自《素问·缪刺论》等。指突然昏倒不省人事，状如昏死的恶候。或兼见手足逆冷，头面青黑，精神恍惚不宁；或错言妄语，牙紧口噤，头旋晕倒，呼吸低微而不连续，脉微弱如绝。

[34] 维会：杨氏解释此处的维会穴即悬钟穴，而非百会穴。

[35] 厉针砥石：厉、砥均为磨砺之意。

[36] 外三阳、五会：此处非指百会穴。《针灸大成》记载的回阳九针，单穴二、双穴七，共16个穴，为治疗尸厥非一穴而愈的佐证。现代医家认为外三阳五会为督脉、足阳明胃经、足太阳膀胱经、手少阳三焦经等三阳经的会穴，以人中、百会两穴为主穴，以手太阴肺经、足少阴肾经、足太阴脾经、手少阴心经、足阳明胃经等"五络皆会于耳中"的少商、涌泉、厉兑、隐白、少冲等5个位于体表的井穴为配穴。

[37] 旬：10天。

[38] 玉泉穴：中极穴的别称，但中极穴为任脉和足三阴交会穴，而非原文中记载的"手之三阳脉，维于玉泉穴，是足三阳脉会"，此处存疑。

[39] 奔豚：古病名，亦作贲豚。《难经·五十四难》："肾之积，名贲豚，发于少腹，上至心下，若豚状，或上或下无时，久不已，令人喘逆，骨痿，少气。"

[40] 癥瘕：病证名，见《金匮要略·疟病脉证并治》。指腹腔内结聚成块的一类疾病。《诸病源候论·癥瘕病诸候》："其病不动者，直名为癥。若病虽有结癥而可推移者，名为癥瘕。"后世一般以坚硬不

移、痛有定处的为癥；聚散无常、痛无定处的为瘕。

[41] 断绪：病证名，又称断续。《备急千金要方》卷二："妇人立身已来全不产、及断绪久不产三十年者。"即不孕。

[42] 恶露：出《肘后备急方》，指产妇在分娩后，胞宫内遗留的瘀血和浊液。一般于产后2~3周内恶露应完全排尽。如果超过这段时间，仍然持续淋沥不断，排出或多或少均属病态。

[43] 文伯：徐文伯，字德秀，南北朝北齐医家，撰有《徐文伯药方》三卷，及《徐文伯疗妇人瘕》一卷，均佚。

[44] 苑：古代养禽兽植林木的地方，多指帝王的花园。

[45] 圣人：指医德高尚和学术经验丰富的历代医家。

[46] 故济母而裨其不足，夺子而平其有余：裨，增添、补助。济、夺是指补虚泻实的两种不同针刺方法，也就是"虚则补其母，实则泻其子"的针刺方法。这里所说的子母是根据脏腑经络所配属的五行生克关系而来的。

[47] 四百四之疾症：佛教中认为地、火、水、风为构成物质的四大元素，人身也是由此四大元素构成。陶弘景《肘后百一方》序中有说："佛经云：人用四大成身，一大辄有一百一病。"四大就有四百零四病。文中说人身共有四百四疾病是代指全部疾病。

[48] 八节：指二十四节气中的8个主要节气：立春、春分、立夏、夏至、立秋、秋分、立冬、冬至。

[49] 几微：微妙的道理。

[50] 三里：此指手三里。

[51] 冷痹肾败：冷痹，即寒痹、痛痹。肾败是指患风寒湿痹出现肾气衰败的腰膝冷痛。

[52] 足阳明之土：阳井金，足三里为胃经合穴，五行属土。

[53] 连脐腹痛：即脐周痛。

[54] 足少阴之水：阴井木，阴谷穴为足少阴肾经合穴，五行属水。

[55] 脊间心后者：心与背相引而痛，就是说心痛彻背，背痛彻心。

[56] 胁下肋边者：指胁下肋间发生的多种病变，如胸胁痛、胸胁支满、腋肿等。

[57] 头项痛：此处应指太阳头痛，"头痛属太阳者，自脑后上至巅顶，其痛连项"。

[58] 腰脚疼：腰部和下肢疼痛。

灵光赋（《针灸大全》）

黄帝岐伯针灸诀，依他经里分明说：三阴、三阳十二经，更有两经分八脉。灵光典注极幽深，偏正头疼泻列缺。睛明治眼努肉攀[1]，耳聋气闭[2]听会间；两鼻齆衄[3]针禾髎，鼻窒[4]不闻迎香间。治气上壅足三里，天突宛中[5]治喘痰；心疼手颤针少海，少泽应除心下寒[6]。两足拘挛[7]觅阴市，五般腰痛[8]委中安。脾俞[9]不动泻丘墟，复溜治肿如神医；犊鼻治疗风邪疼，住喘却[10]痛昆仑愈。后跟痛在仆参求，承山筋转[11]并久痔。足掌下去寻涌泉，此法千金莫妄传；此穴多治妇人疾，男蛊女孕[12]两病痊。百会、鸠尾治痢疾，大、小肠俞大小便；气海、血海疗五淋[13]，中脘、下脘治腹坚。伤寒过经[14]期门愈，气刺两乳求太渊；大敦二穴主偏坠[15]，水沟、间使治邪癫。吐血定喘补尺泽，地仓能止两流涎；劳宫医得身劳倦，水肿水分灸即安。五指不伸中渚取，颊车可灸[16]牙齿愈；阴跷、阳跷两踝边[17]，脚气[18]四穴先寻取；阴、阳陵泉亦主之，阴跷阳跷[19]与三里；诸穴一般治脚气，在腰玄机宜正取。膏肓岂止治百病，灸得玄功病须愈。针灸一穴数病除，学者尤宜加仔细。悟得明师流注法，头目有病针四肢。针有补泻明呼吸，穴应五行顺四时。悟得人身中造化[20]，此歌依旧是筌蹄[21]。

注释

[1] 眼努肉攀：即胬（nǔ）肉攀睛。病名，见《银海精微》。又名胬肉侵睛、目中胬肉等。症见眦部血脉丛生，胬肉似昆虫翼状，横贯白睛，渐侵黑睛，甚至掩及瞳神，自觉碜（chěn）涩不适，影响视力，多生于大眦。相当于现代医学的翼状胬肉。

[2] 耳聋气闭：耳胀听力下降。耳胀即非化脓性中耳炎，常由感冒、上火等引起。

[3] 齆衄（wèng nǔ）：齆，鼻塞不通，发翁翁之音。衄，本文中当指鼻出血。

[4] 鼻窒（zhì）：指经常性鼻塞，或时轻时重，或双侧鼻窍交替堵塞，反复发生，经久不愈，甚至嗅觉失灵为主要症候的一种比较常见的慢性鼻病。相当于西医学的慢性鼻炎。

[5] 宛中：即凹陷中。古代文献中常出现宛宛、宛宛中，均为凹陷的意思。

[6] 心下寒：心口感觉寒冷，多指胃寒。

[7] 拘挛：症状名。其状牵引拘急，活动不能自如，以四肢多见。

[8] 五般腰痛：《济阳纲目》中提出腰痛有五，一是阳气不足，少阴肾衰；二是风寒湿邪着腰而痛；三是肾虚劳役伤肾而痛；四是坠堕险地伤腰而痛；五是寝卧湿地而痛。另外也有文献记载腰痛的分类，并非完全是这5种。在本文中，五般腰痛应指各种腰痛。

[9] 髀俞：通髀枢。股骨大转子部位，位于股骨部外侧的最上方，股骨向外方显著隆起的部分。

[10] 却：据《针灸聚英》卷四及《类经附翼》，改为脚。

[11] 筋转：即转筋，指肢体筋脉牵掣拘挛，痛如扭转。常发生于小腿肚，甚则牵连腹部拘急。

[12] 男蛊女孕：男女不孕不育。

[13] 五淋：气淋、血淋、膏淋、石淋和劳淋。

[14] 伤寒过经：伤寒七日不愈为过经。

[15] 偏坠：即疝气。

[16] 灸：据《针灸聚英》卷四，改为针。

[17] 阴跷、阳跷两踝边：此处指阴跷、阳跷的代表穴照海、申脉。

[18] 脚气：病名。古名缓风、壅疾，又称脚弱。因外感湿邪风毒，或饮食厚味所伤，积湿生热，流注腿脚而成。其症先见腿脚麻木，酸痛，软弱无力，或挛急，或肿胀，或枯萎，或发热，进而入腹攻心，出现小腹不仁、呕吐不食、心悸、胸闷、气喘、神志恍惚、言语错乱等。

[19] 阴跷阳跷：指阴跷、阳跷二经的郄穴交信、跗阳。

[20] 造化：创造化育。晋代葛洪《抱朴子·对俗》："夫陶冶造化，莫灵于人。"

[21] 筌（quán）蹄：《庄子·外物》："荃者所以在鱼，得鱼而忘荃；蹄者所以在兔，得兔而忘蹄。"筌，捕鱼竹器；蹄，捕兔网。后以"筌蹄"比喻达到目的的手段或工具。

兰江赋[1]（杨氏书）

担截[2]之中数几何？有担有截起沉疴[3]。我今咏此兰江赋，何用三车五辐[4]歌。先将八法[5]为定例，流注[6]之中分次第[7]。胸中之病内关担，脐下公孙用法拦[8]。头部须还寻列缺，痰涎壅塞及咽干。噤口咽风[9]针照海，三棱出血刻时安[10]。伤寒在表并头痛，外关泻动自然安。眼目之症诸疾苦，更须临泣用针担。后溪专治督脉病，癫狂此穴治还轻。申脉能除寒与热，头风偏正[11]及心惊。耳鸣鼻衄胸中满，好把金针此穴寻；但遇痒麻虚即补，如逢疼痛泻而迎。更有伤寒真妙诀，三阴须要刺阳经；无汗更将合谷补，复溜穴泻好施针。倘若汗多流不绝，合谷收补效如神。四日太阴宜细辨，公孙、照海一同行；再用内关施截法，七日期门妙用针。但治伤寒皆用泻，要知《素问》坦然明[12]。流注之中分造化，常将水[13]火土金平。水数亏兮宜补肺，水之泛滥土能平。春夏井荥刺宜[14]浅，秋冬经合更宜深。天地四时同此数，三才[15]常用记心胸；天地人部次第入，仍调各部一般匀。夫弱妇强[16]亦有克，妇弱夫强亦有刑；皆在本经担与截，泻南补北[17]亦须明。经络明时知造化，不得师传枉费心；不遇至人[18]应莫度，天宝[19]岂可付非人。按定气血病人呼，撞[20]搓[21]数十把针扶；战提[22]摇起向上使，气自流行病自无。

注释

[1] 兰江赋：兰，通拦。拦江，本意为拦截河流，此处有治病要选择正确穴位和适宜补泻手法之意。本赋最早载于明代高武的《针灸聚英》，高武云："《拦江赋》，不知谁氏所作，今自凌氏所编集写本针书表录于此。"凌氏应指明代针灸家凌云。

[2] 担截：针灸术语。一指针刺手法，《针灸大成》记载："补针之法……再进一豆，谓之按，为截，为随也。""凡泻针之法……退针一豆，谓之提，为担，为迎也"；《针灸问对》记载："右手提引谓之担，左手推按谓之截。担则气来，截则气去。"二指取穴方法，《针灸问对》记载："截者，截穴，用一穴；担者，两穴，或手足二穴，或两手足各一穴也。"《针灸歌赋选解》："某经两端取穴为担，从中取穴为截。"《针灸歌赋校释》则说："担者，挑也，指病在中而上下取穴，使上下两穴相互呼应；截者，切断也，独取中间一穴以阻断病势。"在本歌赋中，担截的意思应为治疗疾病的总原则。担，指治疗疾病时较为平和的手段，适用于病证较轻或病久体虚的患者。截，指断然治法，使病势停止发展，疾病速愈。担截法的意义在于临床施治时须根据病情的轻重缓急采取相应的治疗方法。

[3] 沉疴：久治不愈的疾病。

[4] 三车五辐：辐，指连接车辋（wǎng）和车毂（gǔ）的直条。本文中借指较为复杂的事物。

[5] 八法：指灵龟八法。它是运用古代哲学的九宫八卦学说，结合人体奇经八脉气血的会合，取其与奇经相通的8个经穴（八脉交会八穴歌见附注），按照日时干支的推演数字变化，采用相加、相除的方法，做出按时取穴的一种针刺法。此法和子午流注针法有着相辅相成的意义（附：飞腾八法也是以八脉八穴为基础按时开穴的一种取穴方法。它的运用和灵龟八法略有不同。本法不论日干支和时干支，均以天干为主，不用零余方法）。

[6] 流注：针灸取穴的一种学派术语，即子午流注。它认为人体的气血在经脉中循行时，随着时间的变化而有盛衰开阖的不同，因而主张以十二经的五输穴为基础，配合日、时的天干、地支变易，来决定某天某时治病应取的穴位。这种学说从总体来看，认识到人体经脉气血的变化受到自然界日、时变异的一定影响，有它合理的因素。但有些内容尚待今后在科学研究和临床实践中加以整理提高。

[7] 次第：次序，顺序。

[8] 胸中之病内关担，脐下公孙用法拦：在八脉交会八穴歌中虽有记载两穴同主胃心胸，但实际上内关的作用是由心及腹的，而公孙则是由腹及胸。《灵枢·经脉》中有记载手厥阴络脉从内关穴处上行，"手心主之别，名曰内关……系于心包，络心系。实，则心痛；虚，则为烦心"；足太阴络脉"足太阴之别，名曰公孙……别走阳明；其别者入络肠胃。厥气上逆则霍乱。实，则肠中切痛；虚，则鼓胀"。另外《席弘赋》载："肚疼须是公孙妙，内关相应必然廖。"此两穴配合使用，镇痛效果显著。

[9] 噤口咽风：又称噤风，脐风，以牙关紧闭、口闭不开为主症。咽，通喉。咽风即喉风，症见咽喉肿痛，或通连项颊，继之痰涎涌盛，语声难出，吞咽呼吸均感困难，甚则牙关紧闭，神志不清，咽喉内

外俱肿，严重者出现窒息。

[10] 三棱出血刻时安：明代高武的《针灸聚英》记载："至于走马喉痹。生死人在反掌间，砭刺出血，则病已。"《重楼玉钥续编·总论喉痹大意》亦有记载："火郁发之，发谓发汗，然咽喉岂能发汗？故出血者，乃发汗之一端也。"由此可知放血疗法为治疗喉痹的救急之法，此句话也佐证了"嚛口咽风"为"痰涎壅塞及咽干"的急重症。

[11] 头风偏正：即偏头痛及正头痛。

[12] 要知《素问》坦然明：本赋中对于伤寒六经传变的叙述出自《素问·热论》："今夫热病者，皆伤寒之类也。或愈或死，其死皆以六、七日之间……伤寒一日，巨阳受之……二日阳明受之……三日少阳受之……三阳经络皆受其病，而未入于脏者，故可汗而已。四日太阴受之……五日少阴受之……六日厥阴受之……三阴三阳，五脏六腑皆受病，荣卫不行，五脏不通则死矣……治之奈何？……其未满三日者，可汗而已；其满三日者可泄而已。"

[13] 水：根据《针灸聚英》改为"木"。

[14] 刺宜：根据《针灸聚英》改为"宜刺"。

[15] 三才：原指天才、人才、地才。针灸中用作上、中、下或浅、中、深的分部名。

[16] 夫弱妇强：此处"夫弱妇强"与下句"妇弱夫强"中的"夫妇"均指代"阴阳"。

[17] 泻南补北：即泻心火滋肾水。五行中心主火，属南方；肾主水，属北方。肝实肺虚之证（东方实，西方虚），要使其平衡协调，可采用泻火补水之法治疗。《难经·七十五难》："泻南方火，补北方水，南方火，火者木之子也；北方水，水者木之母也，水胜火，子能令母实，母能令子虚，故泻火补水，欲令金不得平木也。"

[18] 至人：旧指思想或道德修养最高超的人；道家指超凡脱俗、达到无我境界的人。在本文中借指针灸修养达到一定程度的人。

[19] 天宝：原指天然的宝物，本文中借指前人宝贵的针灸经验。

[20] 撞：根据《针灸聚英》改"重"。

[21] 搓：即搓针法、指搓法。搓法是一种将针柄朝一个方向捻转，使肌纤维适度缠绕针体，利用对针柄的牵拉激发经气的针刺手法，本法多用于实寒证。《针灸神书》中记载："实人有热少取搓，搓搓有热风病多。实人有冷搓须到，气自流行病自和。"

[22] 战提：快速的提插手法。

附注：八脉交会八穴歌

公孙冲脉胃心胸，内关阴维下总同。临泣胆经连带脉，阳维目锐外关逢。后溪督脉内眦颈，申脉阳跷络亦通。列缺任脉行肺系，阴跷照海膈喉咙。

流注指微赋（窦氏）

疾居荣卫[1]，扶救者针。观虚实于肥瘦，辨四时之浅深。是见取穴之法，但分阴阳而溪谷；迎随逆顺，须晓气血而升沉。

原夫指微论中，赜[2]义成赋，知本时之气开，说经络之流注。每披[3]文而参其法，篇篇之旨审寻。复按经而察其言，字字之功明谕。疑隐皆知，虚实总附，移疼住痛如有神，针下获安。暴疾沉疴[4]至危笃[5]，刺之勿误。

详夫阴日血引[6]，值阳气留口温针；阳日气引，逢阴血暖牢寒濡。深求诸经十二作数，络脉十五为周；阴俞六十脏主，阳穴七二腑收。刺阳经者，可卧针而取；夺血络者，先俾指而柔。逆为迎而顺为随[7]，呼则泻而吸则补[8]。浅恙新痾，用针之因，淹疾延患，着灸之由。躁烦药饵而难拯，必取八会；痛肿奇经而畜邪，歼馘[9]砭瘳[10]。

况夫甲胆乙肝，丁火壬水[11]，生我者号母，我生者名子。春井夏荥乃邪在，秋经冬合方刺矣。犯禁忌而病复，用日衰而难已。孙络在于肉分，血行出于支里[12]。闷昏针晕，经虚补络须然，痛实痒虚，泻子随母要指。

想夫先贤迅效，无出于针；今人愈疾，岂难于医。徐文伯泻孕于苑[13]内，斯由甚速；范九思疗咽于江夏[14]，闻见言稀。

大抵古今遗迹，后世皆师，王纂[15]针魅而立康，獭从彼出；秋夫[16]疗鬼而获效，魂免伤悲。既而感指幽微，用针真诀，孔窍详于筋骨肉分，刺要察于久新寒热。接气通经，短长依法，里外之绝，赢盈必别。勿刺大劳，使人气乱而神隳[17]；慎妄呼吸，防他针昏而闭血。又以常寻古义，由有藏机，遇高贤真趣，则超然得悟，逢达人示教，则表我扶危。男女气脉，行分时合，度养子时刻注，穴须依令。详定疗病之宜，神针法式；广搜难素[18]之秘密文辞，深考诸家之肘函[19]妙臆。故称庐江流注之指微，以为后学之模规。

注释

[1] 荣卫：荣指营气，卫指卫气。泛指气血、身体。

[2] 赜（zé）：幽深玄妙。《易·系辞上》："圣人有以见天下之赜。"

[3] 披：打开。如披卷。

[4] 沉疴：久治不愈的病。《晋书·乐广传》："客豁然意解，沉疴顿愈。"

[5] 危笃：病势危险、严重。

[6] 阴日血引：论述阴阳气血值日的关系。《医学入门》："阳日六腑值日者引气，阴日六脏值日者引血。"

[7] 逆为迎而顺为随：补泻手法，迎随补泻即逆经络循行方向刺为泻，顺经络循行方向刺为泻。

[8] 呼则泻而吸则补：补泻手法，呼吸补泻即患者呼气时进针，吸气时出针为补，患者吸气时进针，呼气时出针为补。

[9] 馘：《说文解字》："馘，军战断耳也。春秋传曰：以为俘馘。"亦泛指奏凯报捷。

[10] 瘳：病愈。

[11] 丁火壬水：子午流注针法，天干与脏腑相配。"甲胆乙肝丙小肠，丁心戊胃己脾乡，庚属大肠辛属肺，壬属膀胱癸肾脏。"

[12] 支里：四肢深部。

[13] 徐文伯泻孕于苑：徐文伯医术精湛，泻三阴交而使死胎应针而落，起效迅速。《通玄指要赋》："文伯泻死胎于阴交，应针而陨。"

[14] 范九思疗咽于江夏：范九思为北宋针灸家。传说有一个人患了喉蛾症，请范九思来为他针灸，可是患者又非常害怕针灸，范九思就拿出药粉，假说要用笔毛蘸着药粉给患者擦抹患处，实际他暗暗把针藏在笔内，借机用针刺患者的患处，患者马上就痊愈了。

[15] 王纂，宋代人，善于针灸，针魅是形容他医术精湛的传说。《标幽赋》："王纂针交俞而妖精立出。"

[16] 秋夫：《南史·徐文伯传》中记载徐秋夫为鬼治病的事情，形容他医术高超。

[17] 隳：毁坏、崩毁。

[18] 难素：《难经》《素问》。

[19] 肘函：《肘后备急方》《金匮玉函经》。

卷三

五运主病歌 (《医经小学》)

诸风掉[1]眩乃肝木，痛痒疮疡心火属，湿肿满本脾土经，气贲[2]郁痿肺金伏，寒之收引肾水乡，五运主病枢要目。

注释

[1] 掉：摇摆。

[2] 气贲：喘息急促。

六气为病歌

诸暴强直支痛[1]，里急筋缩腰戾[2]，本足肝胆二经，厥阴风木之气。

诸病喘呕及吐酸，暴注下迫转筋难，小便浑浊血溢泄，瘤气结核疡疹斑。痈疽吐下霍乱症，瞀[3]郁肿胀鼻塞干，衄衊淋泌身发热，恶寒战栗惊惑间。笑悲谵妄衄蔑[4]污，腹胀鼓之有声和，少阴君火手二经，真心小肠气之过。

痉[5]与强直积饮殢[6]，霍乱中满诸膈痞，体重吐下胕肿[7]痿，肉如泥之按不起。太阴湿土二足经，脾与从中胃之气。

诸热瞀瘛[8]筋惕惕[9]，悸动搐搦[10]瘛疭[11]极，暴瘖[12]冒昧躁扰狂，骂詈惊骇气上逆。胕肿疼酸嚏呕疮，喉痹耳鸣聋欲闭，呕痛溢食下不能，目昧不明瞤瘛瘼。或禁栗之如丧神，暴病暴死暴注利[13]，少阳相火手二经，心包络与三焦气。

诸涩枯涸闭，乾劲揭皲起，阳明之燥金，肺与大肠气。

上下水液出澄冷，癥瘕[14]癫[15]疝坚痞病，腹满急痛痢白清，食已不饥吐痢腥，屈伸不便与厥逆，厥逆禁固太阳经，肾与膀胱为寒水，阴阳标本六气里。

注释

[1] 支痛：撑胀作痛。

[2] 腰戾：戾，猛烈。腰部剧烈疼痛。

[3] 瞀：昏乱；眩惑。

[4] 蔑：鼻出血。

[5] 痉：痉挛。《杂病源流犀烛·痉痉》："筋强直不柔称为痉，口噤而角弓反张称为痉。"

[6] 殢：停滞。

[7] 胕肿：水肿。

[8] 瞀瘛：指昏乱、手足拘挛的症状。

[9] 筋惕惕：筋急颤抖。

[10] 搐搦：痉挛，肌肉不自觉地抽动的症状。

[11] 瘛疭：筋脉痉挛。《素问·诊要经终论》："太阳之脉，其终也，戴眼、反折、瘛疭。"

[12] 瘖：同"喑"，哑。

[13] 注利：下利如注。

[14] 癥瘕：指腹中痞块。《医宗金鉴·妇科心法要诀·癥瘕积聚痞瘀血血蛊总括》："癥积不动有定处，瘕聚推移无定形。"注："癥者，徵也，言有形可徵也；瘕者，假也，言假物成形也。"

[15] 㿗：阴病。《正字通》："㿗疝经言丈夫阴器连少腹急痛也。"

百穴法歌 [1]（神应经）

手之太阴经属肺，尺泽肘中约纹是，列缺侧腕寸有半，经渠寸口陷脉记。太渊掌后横纹头，鱼际节后散脉里，少商大指内侧寻，爪甲如韭此为的。

手阳明经属大肠，食指内侧号商阳，本节前取二间定，本节后勿三间忘。歧骨陷中寻合谷，阳溪腕中上侧详，三里曲池下二寸，曲池曲肘外辅当，肩髃肩端两骨觅，五分侠孔取迎香。

足阳明兮胃之经，头维、本神寸五分，颊车耳下八分是，地仓侠吻四分临，伏兔、阴市上三寸，阴市膝上三寸针。三里膝下三寸取，上廉里下三寸主，下廉上廉下三寸，解溪腕上系鞋处，冲阳陷谷上二寸，陷谷庭后二寸举，内庭次指外间求，厉兑如韭足次指。

足之太阴经属脾，隐白大指内角宜，大都节后白肉际，太白核骨 [2] 下陷为，公孙节后一寸得，商邱踝下前取之，内踝三寸阴交穴，阴陵膝内辅下施。

手少阴兮心之经，少海肘内节后明，通里掌后才一寸，神门掌后锐骨精。

手太阳分小肠索，小指之端取少泽，前谷外侧本节前，后溪节后仍外侧。腕骨腕前起骨下，阳谷锐下腕中得，小海肘端去五分，听宫耳珠如菽 [3] 侧。

太阳膀胱何处看，睛明目眦内角畔，攒竹两眉头陷中，络却后发四寸半。肺俞三椎膈俞七，肝俞九椎之下按，肾俞十四椎下旁，膏肓四五三分算。委中膝腘约纹中，承山腨下分肉断，昆仑踝下后五分，金门踝下陷中撰。申脉踝下筋骨间，可容爪甲慎勿乱。

少阴肾兮安所觅？然谷踝前骨下识，太溪内踝后五分，照海踝下四分的。复溜内踝上二寸，向后五分太溪直。

手厥阴兮心包络，曲泽肘内横纹作，间使掌后三寸求，内关二寸始无错，大陵掌后两筋间，中冲中指之端度。

手少阳兮三焦论，小次指间名液门，中渚次指本节后，阳池表腕有穴存。腕后二寸外关络，支沟腕后三寸闻，天井肘上一寸许，角孙耳郭开口分。丝竹眉后陷中按，耳门耳缺非虚文。

足少阳胆取听会，耳前陷中分明揣，目上入发际五分，临泣之穴于斯在。目窗泣上寸半存，风池发后际中论，肩井骨前看寸半，带脉肋下寸八分。环跳髀枢寻宛宛 [4]，风市髀外两筋显，阳陵膝下一寸求，阳辅踝上四寸远。绝骨踝上三寸从，丘墟踝前有陷中，临泣侠溪后寸半，侠溪小次歧骨缝。

厥阴肝经果何处，大敦拇指有毛聚，行间骨尖动脉中，太冲节后有脉据，中封一寸内踝前，曲泉纹头两筋着。章门脐上二寸量，横取六寸看两旁，期门乳旁一寸半，直下寸半二肋详。

督脉水沟鼻柱下，上星入发一寸者，百会正在顶之巅，风府后发一寸把。痖门后发际五分，大椎第一骨上存，腰俞二十一椎下，请君仔细详经文。

任脉中行正居腹，关元脐下三寸录，气海脐下一寸半，神阙脐中随所欲，水分脐上一寸求，中脘脐上四寸取，膻中两乳中间索，承浆宛宛唇下搜。

注释

[1] 本文出自《神应经》，介绍了111个常用穴，并说明了具体的位置，编撰成歌诀，便于记忆。

[2] 核骨：第一跖趾关节内侧圆形突起。

[3] 菽：豆，这里形容豆子大小。

[4] 宛宛：盘旋屈曲的样子。

十二经脉歌（《聚英》）

手太阴肺中焦生，下络大肠出贲门，上膈属肺从肺系，系横出腋臑中行。肘臂寸口上鱼际，大指内侧爪甲根，支络还从腕后出，接次指属阳明经。此经多气而少血，是动则病喘与咳，肺胀膨膨[1]缺盆痛，两手交瞀[2]为臂厥。所生病者为气嗽，喘渴烦心胸满结，臑臂之内前廉痛，小便频数掌中热。气虚肩背痛而寒，气盛亦疼风汗出，欠伸[3]少气不足息，遗矢[4]无度溺色赤。

阳明之脉手大肠，次指内侧起商阳，循指上连出合谷，两筋歧骨循臂肪[5]。入肘外廉循臑外，肩端前廉柱骨旁，从肩下入缺盆内，络肺下膈属大肠。支从缺盆直上颈，斜贯颊前下齿当，环出人中交左右，上侠鼻孔注迎香。此经气盛血亦盛，是动顝[6]肿并齿痛；所生病者为鼽衄[7]，目黄口干喉痹生。大指次指难为用，肩前臑外痛相仍，气有余兮脉热肿，虚则寒栗病偏增。

胃足阳明交鼻起，下循鼻外下入齿，还出侠口绕承浆，颐[8]后大迎颊车里。耳前发际至额颅，支下人迎缺盆底，下膈入胃络脾宫，直者缺盆下乳内。一支幽门循腹中，下行直合气冲逢，遂由髀关抵膝膑，胻跗中指内关同。一支下膝注三里，前出中指外关通，一支别走足跗指，大指之端经尽已。此经多气复多血，是动欠伸面颜黑，凄凄[9]恶寒畏见人，忽闻木音心惊惕，登高而歌弃衣走，甚则腹胀仍贲响。凡此诸疾皆骭厥[10]，所生病者为狂疟[11]，温淫[12]汗出鼻流血，口喎唇裂又喉痹，膝膑疼痛腹胀结，气膺[13]伏兔胻外廉，足跗中指俱痛彻，有余消谷溺色黄，不足身前寒振栗，胃房胀满食不消，气盛身前皆有热。

太阴脾起足大指，上循内侧白肉际，核骨之后内踝前，上腨循胻经膝里。股内前廉入腹中，属脾络胃与膈通，侠喉连舌散舌下，支络从胃注心宫。此经气盛而血衰，是动其病气所为，食入即吐胃脘痛，更兼身体痛难移，腹胀善噫[14]舌本强，得后与气快然衰。所生病者舌亦痛，体重不食亦如之，烦心心下仍急痛，泄水溏瘕[15]寒疟随，不卧强立股膝肿，疸发身黄大指瘘。

手少阴脉起心中，下膈直与小肠通，支者还从肺系走，直上喉咙系目瞳。直者上肺出腋下，臑后肘内少海从，臂内后廉抵掌中，锐骨之端注少冲。多气少血属此经，是动心脾痛难任，渴欲饮水咽干燥，所生臑痛目如金，胁臂之内后廉痛，掌中有热向经寻。

手太阳经小肠脉，小指之端起少泽，循手外廉出踝中，循臂骨出肘内侧。上循臑外出后廉，直过肩解绕肩胛，交肩下入缺盆内，向腋络心循咽嗌[16]。下膈抵胃属小肠，一支缺盆贯颈颊，至目锐眦却入耳，复从耳前仍上颊，抵鼻升至目内眦，斜络于颧别络接。此经少气还多血，是动则病痛咽嗌，颔[17]下肿兮不可顾，肩如拔兮臑似折。所生病主肩臑痛，耳聋目黄肿腮颊，肘臂之外后廉痛，部分犹当细分别。

足太阳经膀胱脉，目内眦上起额尖，支者巅上至耳角，直者从巅脑后悬。络脑还出别下项，仍前肩膊侠脊边，抵腰膂[18]肾膀胱内，一支下与后阴连。贯臀斜入委中穴，一支膊内左右别，贯胂侠脊过髀枢，臂内后廉腘中合，下贯腨内外踝后，京骨之下指外测。此经血多气犹少，是动头疼不可当，项如拔兮腰似折，髀枢痛彻脊中央，腘如结兮腨如裂，是为踝厥筋乃伤。所生疟痔小指废，头囟顶痛目色黄，腰尻[19]腘脚疼连背，泪流鼻衄及癫狂。

足经肾脉属少阴，小指斜趋涌泉心，然骨之下内踝后，别入根中腨内侵。出腘内廉上股内，贯脊属肾膀胱临，直者属肾贯肝膈，入肺循喉舌本寻；支者从肺络心内，仍至胸中部分深。此经多气而少血，是动病饥不欲食，喘嗽唾血喉中鸣，坐而欲起面如垢，目视𥉙𥉙[20]气不足，心悬如饥常惕惕[21]。所生病者为舌干，口热咽痛气贲逼，股内后廉并脊疼，心肠烦痛疸而澼[22]，痿厥嗜卧体怠惰[23]，足下热痛皆肾厥[24]。

手厥阴心主起胸，属包下膈三焦宫，支者循胸出胁下，胁下连腋三寸同。仍上抵腋循臑内，太阴、少阴两经中，指透中冲支者别，小指次指络相通。此经少气原多血，是动则病手心热，肘臂挛急腋下肿，甚则胸胁支满结。心中澹澹[25]或大动，善笑目黄面赤色，所生病者为烦心，心痛掌热病之则。

手经少阳三焦脉，起自小指次指端，两指歧骨手腕表，上出臂外两骨间。肘后臑外循肩上，少阳之后交别传，下入缺盆膻中分，散络心包膈里穿。支者膻中缺盆上，上项耳后耳角旋，屈下至颐仍注颊，一支出耳入耳前，却从上关交曲颊，至目内眦乃尽焉。此经少血还多气，是动耳鸣喉肿痹，所生病者汗自出，耳后痛兼目锐眦，肩臑肘臂外皆疼，小指次指亦如废。

足脉少阳胆之经，始从两目锐眦生，抵头循角下耳后，脑空风池次第行。手少阳前至肩上，交少阳右上缺盆，支者耳后贯耳内，出走耳前锐眦循。一支锐眦大迎下，合手少阳抵颐根，下加颊车缺盆合，入胸贯膈络肝经。属胆仍从胁里过，下入气冲毛际萦，横入髀厌环跳内，直者缺盆下腋膺[26]。过季胁下髀厌内，出膝外廉是阳陵，外辅绝骨踝前过，足跗小指次指分。一支别从大指去，三毛之际接肝经。此经多气而少血，是动口苦善太息[27]，心胁疼痛难转移，面尘足热体无泽。所生头痛连锐眦，缺盆肿痛并两腋，马刀挟瘿[28]生两旁，汗出振寒痎疟[29]疾，胸胁髀膝至胫骨，绝骨踝痛及诸节。

厥阴足脉肝所终，大指之端毛际丛，足跗上廉太冲分，踝前一寸入中封。上踝交出太阴后，循腘内廉阴股冲，环绕阴器抵小腹，挟胃属肝络胆逢。上贯膈里布胁肋，侠喉颃颡[30]目系同，脉上巅会督脉出，支者还生目系中，下络颊里环唇内，支者便从膈肺通。此经血多气少焉，是动腰疼俛[31]仰难，男疝女人小腹肿，面尘脱色及咽干。所生病者为胸满，呕吐洞泄小便难，或时遗溺并狐疝[32]，临症还须仔细看。

注释

[1] 膨膨：气满鼓胀貌。

[2] 交督：混淆，纷乱。《南齐书·良政传赞》："枉直交督，宽猛代陈。"

[3] 欠伸：疲倦时打呵欠、伸懒腰。《虞初新志·秋声诗自序》："惊觉欠伸。"

[4] 遗矢：排便。

[5] 肪：厚的脂膏。

[6] 頄：颧骨。

[7] 衄衊：衄：大量涕出；衊：鼻出血。衄衊即指鼻腔出血如衊的病证。《素问·金匮真言论》："春善病衄衊。"王冰注："衄，谓鼻中水出。衊，谓鼻中血出。"

[8] 頤：面颊。

[9] 凄凄：形容寒冷的样子。

[10] 骭厥：骭，是指小腿胫骨。骭厥是因为足胫之气上逆所导致的腹部贲响等症状。

[11] 狂疟：发狂和疟疾。

[12] 温淫：感受温热之邪。

[13] 气膺：指胸部两侧的肌肉隆起处。

[14] 叹：同"噫"，饱食或积食后，胃里的气体从嘴里出来并发出声音。

[15] 溏瘕：溏是指大便溏薄，瘕是指大瘕泄，即痢疾。

[16] 咽嗌：咽是指口鼻之后的空腔处，嗌是指食道的上口。

[17] 颔：指下颌。

[18] 膂：脊柱两侧的肌肉。

[19] 尻：屁股，脊骨的末端。

[20] 眮眮：视物不清。

[21] 惕惕：忧劳，恐惧。

[22] 澼：腹泻。

[23] 惕：心动也。

[24] 肾厥：此证从足心向上开始逆冷，进而四肢皆出现厥逆，并伴有周身倦怠，是由于肾气逆乱所致，所以称为肾厥。

[25] 澹澹：水波荡漾的样子。这里形容心悸。

[26] 膺：胸。

[27] 善太息：由于肝气不舒所导致的频频叹气。

[28] 马刀挟瘿：即瘰疬。生于腋下形如马刀者称马刀，生于颈旁如贯串珠者名挟瘿。常相伴而生。

[29] 痎疟：古代疟疾的统称。

[30] 颃颡：咽上部，鼻后的部分。

[31] 俛：俯。

[32] 狐疝：小肠坠入阴囊内，时上时下。

玉龙歌（杨氏注解）

扁鹊授我玉龙歌，玉龙一试绝沉疴[1]，玉龙之歌真罕得，流传千载无差讹。我今歌此玉龙诀，玉龙一百二十穴，医者行针殊[2]妙绝，但恐时人自差别。补泻分明指下施，金针一刺显明医，伛[3]者立伸偻[4]者起，从此名扬天下知。

凡患伛者，补曲池，泻人中；患偻者，补风池，泻绝骨。

中风不语最难医，发际顶门穴要知，更向百会明补泻，即时苏醒免灾危。

顶门即囟会也，禁针，灸五壮。百会先补后泻，灸七壮，艾如麦大。

鼻流清涕名鼻渊[5]，先泻后补疾可痊，若是头风并眼痛，上星穴内刺无偏。

上星穴流涕并不闻香臭者，泻俱得气补。

头风呕吐眼昏花，穴取神庭始不差，孩子慢惊何可治，印堂刺入艾还加。

神庭入三分，先补后泻。印堂入一分，沿皮透左右攒竹，大哭效，不哭难。急惊泻，慢惊补。

头项强痛难回顾，牙疼并作一般看，先向承浆明补泻，后针风府即时安。

承浆宜泻，风府针不可深。

偏正头风痛难医，丝竹金针亦可施，沿皮向后透率谷，一针两穴世间稀。

偏正头风有两般，有无痰饮细推观，若然痰饮风池刺，偏[6]无痰饮合谷安。

风池刺一寸半，透风府穴，此必横刺方透也，宜先补后泻，灸十一壮。合谷穴针至劳宫，灸二七壮。

口眼㖞[7]斜最可嗟，地仓妙穴连颊车，㖞左泻右依师正，㖞右泻左莫令斜。

灸地仓之艾，如绿豆，针向颊车，颊车之针，向透地仓。

不闻香臭从何治？迎香两穴可堪攻，先补后泻分明效，一针未出气先通。

耳聋气闭痛难言，须刺翳风穴始痊，亦治项上生瘰疬[8]，下针泻动即安然。

耳聋之症不闻声，痛痒蝉鸣不快情，红肿生疮须用泻，宜从听会用针行。

偶尔失音言语难，哑门一穴两筋间，若知浅针莫深刺，言语音和照旧安。

眉间疼痛苦难当，攒竹沿皮刺不妨，若是眼昏皆可治，更针头维即安康。

攒竹宜泻，头维入一分，沿皮透两额角，疼泻，眩晕补。

两睛红肿痛难熬，怕日羞明心自焦，只刺睛明、鱼尾穴，太阳出血自然消。

睛明针五分，后略向鼻中，鱼尾针透鱼腰，即童子髎，俱禁灸。如虚肿不宜去血。

眼痛忽然血贯睛，羞明更涩最难睁，须得太阳针血出，不用金刀疾自平。

心血炎上两眼红，迎香穴内刺为通，若将毒血搐出后，目内清凉始见功。

内迎香二穴，在鼻孔中，用芦叶或竹叶，搐入鼻内，出血为妙，不愈再针合谷。

强痛脊背泻人中，挫闪腰痠亦可攻，更有委中之一穴，腰间诸疾任君攻。

委中禁灸，四畔紫脉上皆可出血，弱者慎之。

肾弱腰疼不可当，施为行止甚非常，若知肾俞二穴处，艾火频加体自康。

环跳能治腿股风，居髎二穴认真攻，委中毒血更出尽，愈见医科神圣功。

居髎灸则筋缩。

腿膝无力身立难，原因风湿致伤残，倘知二市穴能灸，步履悠然渐自安。

俱先补后泻，二市者，风市、阴市也。

髋骨能医两腿疼，膝头红肿不能行，必针膝眼、膝关穴，功效须臾[9]病不生。

膝关在膝盖下，犊鼻内，横针透膝眼。

寒湿脚气不可熬，先针三里与阴交，再将绝骨穴兼刺，肿痛登时立见消。

即三阴交也。

肿红腿足草鞋风[10]，须把昆仑二穴攻，申脉、太溪如再刺，神医妙诀起疲癃[11]。

外昆针透内吕。

脚背疼起丘墟穴，斜针出血实时轻，解溪再与商丘识，补泻行针要辨明。

行步艰难疾转加，太冲二穴效堪夸，更针三里、中封穴，去病如同用手爪。

膝盖红肿鹤膝风[12]，阳陵二穴亦堪攻，阴陵针透尤收效，红肿全消见异功。

腕中无力痛艰难，握物难移体不安，腕骨一针虽见效，莫将补泻等闲看。

急痛两臂气攻胸，肩井分明穴可攻，此穴元来真气聚，补多泻少应其中。

此二穴针二寸效，乃五脏真气所聚之处，倘或体弱针晕，补足三里。

肩背风气连臂疼，背缝二穴用针明，五枢亦治腰间痛，得穴方知病顿轻。

背缝二穴，在背肩端骨下，直腋缝尖，针二寸，灸七壮。

两肘拘挛筋骨连，艰难动作欠安然，只将曲池针泻动，尺泽兼行见圣传。

尺泽宜泻不灸。

肩端红肿痛难当，寒湿相争气血旺，若向肩髃明补泻，管君多灸自安康。

筋急不开手难伸，尺泽从来要认真，头面纵有诸样症，一针合谷效通神。

腹中气块痛难当，穴法宜向内关防，八法有名阴维穴，腹中之疾永安康。

先补后泻，不灸。如大便不通，泻之即通。

腹中疼痛亦难当，大陵外关可消详，若是胁痛并闭结，支沟奇妙效非常。

脾家之症最可怜，有寒有热两相煎，间使二穴针泻动，热泻寒补病俱痊。

间使透针支沟，如脾寒可灸。

九种心痛[13]及脾疼，上脘穴内用神针，若还脾败[14]中脘补，两针神效免灾侵。

痔漏之疾亦可憎，表里急重最难禁，或痛或痒或下血，二白穴在掌中寻。

二白四穴，在掌后，去横纹四寸，两穴相对，一穴在大筋内，一穴在大筋外，针五分，取穴用稻心从项后围至结喉，取草折齐，当掌中大指虎口纹，双围转两筋头。点到掌后臂草尽处是，即间使后一寸，郄门穴也。灸二七壮，针宜泻，如不愈，灸骑竹马。

三焦热气壅上焦，口苦舌干岂易调，针刺关冲出毒血，口生津液病俱消。

手臂红肿连腕疼，液门穴内用针明，更将一穴名中渚，多泻中间疾自轻。

液门沿皮针向后，透阳池。

中风之症症非轻，中冲二穴可安宁，先补后泻如无应，再刺人中立便轻。

中冲禁灸，惊风灸之。

胆寒心虚病如何？少冲二穴最功多，刺入三分不着艾，金针用后自和平。

时行疟疾最难禁，穴法由来未审明，若把后溪穴寻得，多加艾火即时轻。

热泻寒补。

牙疼阵阵苦相煎，穴在二间要得传，若患翻胃并吐食，中魁奇穴莫教偏。

乳鹅[15]之症少人医，必用金针疾始除，如若少商出血后，即时安稳免灾危。

三棱针刺之。

如今瘾疹[16]疾多般，好手医人治亦难，天井二穴多着艾，纵生瘰疬灸皆安。

宜泻七壮。

寒痰咳嗽更兼风，列缺二穴最可攻，先把太渊一穴泻，多加艾火即收功。

列缺刺透太渊，担穴也。

痴呆之症不堪亲，不识尊卑枉骂人，神门独治痴呆病，转手骨开得穴真。

宜泻灸。

连日虚烦面赤妆，心中惊悸亦难当，若教通里穴寻得，一用金针体便康。

惊恐补，虚烦泻，针五分，不灸。

风眩目烂最堪怜，泪出汪汪不可言，大、小骨空皆妙穴，多加艾火疾应痊。

大小骨空不针，俱灸七壮，吹之。

妇人吹乳[17]痛难消，吐血风痰稠似胶，少泽穴内明补泻，应时神效气能调。

刺沿皮向后三分。

满身发热痛为虚，盗汗淋淋渐损躯，须得百劳椎骨穴，金针一刺疾俱除。
忽然咳嗽腰背疼，身柱由来灸便轻，至阳亦治黄疸病，先补后泻效分明。
针俱沿皮三分，灸二七壮。
肾败腰虚小便频，夜间起止苦劳神，命门若得金针助，肾俞艾灸起遭迍[18]。
多灸不泻。
九般痔漏最伤人，必刺承山效若神，更有长强一穴是，呻吟大痛穴为真。
伤风不解嗽频频，久不医时劳便成，咳嗽须针肺俞穴，痰多宜向丰隆寻。
灸方效。
膏肓二穴治病强，此穴原来难度量，斯穴禁针多着艾，二十一壮亦无妨。
腠理[19]不密咳嗽频，鼻流清涕气昏沉，须知喷嚏风门穴，咳嗽宜加艾火深。
针沿皮向外。
胆寒由是怕惊心，遗精白浊[20]实难禁，夜梦鬼交心俞治，白环俞治一般针。
更加脐下气海两旁效。
肝家血少目昏花，宜补肝俞力便加，更把三里频泻动，还光益血自无差。
多补少泻，灸。
脾家之症有多般，致成番胃吐食难，黄疸亦须寻腕骨，金针必定夺中腕。
无汗伤寒泻复溜，汗多宜将合谷收，若然六脉皆微细，金针一补脉还浮。
针复溜入三，沿皮向骨下一寸。
大便闭结不能通，照海分明在足中，更把支沟来泻动，方知妙穴有神功。
小腹胀满气攻心，内庭二穴要先针，两足有水临泣泻，无水方能病不侵。
针口用油，不闭其孔。
七般疝气[21]取大敦，穴法由来指侧间，诸经具载三毛处，不遇师傅隔万山。
传尸痨[22]病最难医，涌泉出血免灾危，痰多须向丰隆泻，气喘丹田亦可施。
浑身疼痛疾非常，不定穴中细审详，有筋有骨须浅刺，灼艾临时要度量。
不定穴即痛处。
劳宫穴在掌中寻，满手生疮痛不禁，心胸之病大陵泻，气攻胸腹一般针。
哮喘之症最难当，夜间不睡气遑遑[23]，天突妙穴宜寻得，膻中着艾便宜康。
鸠尾独治五般痫，此穴须当仔细观，若然着艾宜七壮，多则伤人针亦难。
非高手毋轻下针。
气喘急急不可眠，何当日夜苦忧煎，若得璇玑针泻动，更取气海自然安。
气海先补后泻。
肾强疝气[24]发甚频，气上攻心似死人，关元兼刺大敦穴，此法亲传始得真。
水病之疾最难熬，腹满虚胀不肯消，先灸水分并水道，后针三道及阴交。
肾气冲心得几时，须用金针疾自除，若得关元并带脉，四海谁不仰明医。
赤白妇人带下难，只因虚败不能安，中极补多宜泻少，灼艾还须着意看。
赤泻，白补。
吼喘之症嗽痰多，若用金针疾自和，俞府、乳根一样刺，气喘风痰渐渐磨。
伤寒过经犹未解，须向期门穴上针，忽然气喘攻胸膈，三里泻多须用心。
期门先补后泻。

脾泄之症别无他，天枢二穴刺休差，此是五脏脾虚疾，艾火多添病不加。

多灸宜补。

口臭之疾最可憎，劳心只为苦多情，大陵穴内人中泻，心得清凉气自平。

穴法深浅在指中，治病须臾显妙功，劝君要治诸般疾，何不当初记玉龙。

注释

[1] 沉疴：久治不愈的病。

[2] 殊：特别。

[3] 伛：驼背。

[4] 偻：脊柱弯曲。

[5] 鼻渊：病名。鼻孔中常流黄色腥臭浊涕。久则鼻塞不通，嗅觉减退，甚或头目眩晕。《素问·气厥论》："鼻渊者，浊涕下不止也。"

[6] 倘：假如。

[7] 喎：嘴歪。

[8] 瘰疬：病名。颈项或腋窝的淋巴结结核，患处发生硬块，成片溃烂后流脓，不易愈合，俗称"鼠疮脖子"。

[9] 须臾：一会儿，片刻。

[10] 草鞋风：又名脱根风。此证多属肾经受损，初见足跟及两胯下生水泡，泡破则生小疮，或生肿茧，既痛又痒，久则创面扩展，泡破则可以延伸至足底。

[11] 疲癃：曲腰高背之疾。泛指年老多病或年老多病之人。

[12] 鹤膝风：患者膝关节肿大，像鹤的膝部。

[13] 九种心痛：胸脘部的9种疼痛证候，多为胃痛。

[14] 脾败：即脾气衰虚，健运失调。

[15] 乳鹅：病名，即乳蛾。相当于扁桃体炎。

[16] 瘾疹：荨麻疹。

[17] 吹乳：分内吹和外吹，即乳痈，相当于急性乳腺炎。

[18] 遭迍：行走困难。

[19] 腠理：指皮肤的纹理和皮下肌肉之间的空隙。

[20] 白浊：尿呈乳白色。

[21] 七般疝气：七疝，《素问》中有冲疝、狐疝、癫疝、厥疝、瘕疝、溃疝、癃疝。

[22] 传尸痨：即指结核病。

[23] 遑遑：惊慌不安的样子。

[24] 肾强疝气：此为肾气失常发为疝气。

胜玉歌（杨氏）

胜玉歌兮不虚言，此是杨家真秘传，或针或灸依法语，补泻迎随随手拈。头痛眩晕百会好，心疼脾痛上脘先，后溪鸠尾及神门，治疗五痫[1]立便痊。

鸠尾穴禁灸，针三分，家传灸七壮。

髀[2]疼要针肩井穴，耳闭听会莫迟延。

针一寸半，不宜停。经言禁灸，家传灸七壮。

胃冷下脘却为良，眼痛须觅清冷渊。霍乱心痛吐痰涎，巨阙着艾便安然，脾疼背痛中诸泻，头风眼痛上星专。

头项强急承浆保，牙腮疼紧大迎全，行间可治膝肿病，尺泽能医筋拘挛。

若人行步苦艰难，中封、太冲针便痊，脚背痛时商丘刺，瘰疬少海、天井边。筋疼闭结支沟穴，颔肿喉闭少商前，脾心痛急寻公孙，委中驱疗脚风[3]缠。

泻却人中及颊车，治疗中风口吐沫，五痫[4]寒多热更多，间使、大杼真妙穴；经年或变劳怯者，痞满脐旁章门决。噫气吞酸食不投，膻中七壮除膈热，目内红肿苦皱眉，丝竹、攒竹亦堪医。若是痰涎并咳嗽，论治须当灸肺俞，更有天突与筋缩，小儿吼闭自然疏，两手酸痛难执物，曲池、合谷共肩髃，臂痛背痛针三里，头风头痛灸风池，肠鸣大便时泄泻，脐旁两寸灸天枢。诸般气症从何治，气海针之灸亦宜，小肠气痛归来治，腰痛中空穴最奇。

中空穴，从肾俞穴量下三寸，各开三寸是穴，灸十四壮，向外针一寸半，此即膀胱经之中髎也。

腿股转酸难移步，妙穴说与后人知，环跳、风市及阴市，泻却金针病自除。

阴市虽云禁灸，家传亦灸七壮。

热疮臁内年年发，血海寻来可治之，两膝无端肿如斗，膝眼、三里艾当施。两股转筋承山刺，脚气复溜不须疑，踝跟骨痛灸昆仑，更有绝骨共丘墟，灸罢大敦除疝气，阴交针入下胎衣。

遗精白浊心俞治，心热口臭大陵驱，腹胀水分多得力，黄疸至阳便能离。肝血盛兮肝俞泻，痔疾肠风[5]长强欺，肾败[6]腰疼小便频，督脉两旁肾俞除，六十六穴施应验，故成歌诀显针奇。

注释

[1] 五痫：按五脏分属命名，出自《小儿药证直诀》，又名五脏痫，即肝痫、心痫、脾痫、肺痫、肾痫。

[2] 髀：大腿。

[3] 脚风：足病起于风者。

[4] 五疟：泛指各种不同类型的疟疾。

[5] 肠风：以便血为主证的疾病。该证由风从经脉而入，客于肠胃所致。

[6] 肾败：肾气虚弱。

杂病穴法歌[1]（医学入门）

杂病随症选杂穴，仍兼原合[2]与八法[3]，经络原会[4]别论详，脏腑俞募[5]当谨始，根结[6]标本[7]理玄微，四关[8]三部[9]识其处。

伤寒一日刺风府，阴阳分经次第取。

伤寒，一日太阳风府，二日阳明之荥，三日少阳之俞，四日太阴之井，五日少阴之俞，六日厥阴之经[10]。在表刺三阳经穴，在里刺三阴经穴，六日过经未汗，刺期门、三里，古法也。惟阳症灸关元穴为妙。

汗、吐、下法非有他，合谷、内关、阴交杵[11]。

汗，针合谷入二分，行九九数，搓数十次，男左搓，女右搓[12]，得汗行泻法，汗止身温出针。如汗不止，针阴市，补合谷。吐，针内关，入三分，先补六次，泻三次，行子午捣臼法[13]三次，提气上行，又推战一次，病人多呼几次，即吐；如吐不止，补九阳数，调匀呼吸，三十六度，吐止，徐出针，急扪[14]穴；吐不止，补足三里。下，针三阴交，入三分，男左女右，以针盘旋，右转六阴数毕，用口鼻闭气，吞鼓腹中。将泻插一下，其人即泄，鼻吸手泻三十六遍，方开口鼻之气，插针即泄；如泄不止，针合谷，升九阳数。凡汗、吐、下，仍分阴阳补泻，就流注穴行之尤妙。

一切风寒暑湿邪，头痛发热外关起，头面耳目口鼻病，曲池、合谷为之主。偏正头疼针左右（左痛针右），列缺、太渊不用补，头风目眩项捩强[15]，申脉、金门、手三里。赤眼迎香出血奇，临泣、太冲合谷侣（眼肿血烂，泻足临泣），耳聋临泣（补足）与金门，合谷（俱泻）针后听人语，鼻塞鼻痔[16]及鼻渊[17]，合谷、太冲（俱泻）随手取，口噤㖞斜流涎多，地仓、颊车仍可举。口舌生疮舌下窍，三棱刺血非粗卤（舌下两旁紫筋），舌裂出血寻内关，太冲阴交走上部，舌上生胎合谷当，手三里治舌风舞[18]，牙风[19]面肿颊车神，合谷（泻足）临泣泻不数。二陵二跻与二交[20]，头项手足互相与，两井两商二三间[21]，手上诸风得其所，手指连肩相引疼，合谷、太冲能救苦，手三里治肩连脐，脊间心后称中渚。冷嗽只宜补合谷，三阴交泻实时住，霍乱中脘可入深，三里、内庭泻几许，心痛翻胃刺劳宫（热），寒者少泽细手指（补），心痛手战少海求，若要除根阴市睹，太渊、列缺穴相连，能祛气痛刺两乳[22]。胁痛只须阳陵泉，腹痛公孙、内关尔，疟疾素问分各经，危氏刺指舌红紫。

足太阳疟，先寒后热，汗出不已，刺金门。足少阳疟，寒热心惕汗多，刺侠溪。足阳明疟，寒久乃热，汗出，喜见火光，刺冲阳。足太阴疟，寒热善呕，呕已乃衰，刺公孙，足少阴疟，呕吐甚欲闭户，刺大钟。足厥阴疟，小腹满，小便不利，刺太冲。心疟刺神门，肝疟中封，脾疟商丘，肺疟列缺，肾疟太溪，胃疟厉兑，危氏[23]刺手十指及舌下紫肿筋出血。

痢疾合谷、三里宜，甚者必须兼中膂（白痢合谷，赤痢小肠俞，赤白足三里、中膂），心胸痞满阴陵泉，针到承山饮食美，泄泻肚腹诸般疾（足），三里内庭功无比，水肿水分与复溜，胀满中脘三里揣。

俱泻。水分先用小针，次用大针，以鸡翎管透，水出浊者死，清者生，急服紧皮丸敛之。如乡村无药，粗人体实者针之；若高人则禁针。取血法：先用针补入地部，少停泻出人部，少停复补入地部，少停泻出针，其瘀血自出。虚者只有黄水出，若脚上肿大，欲放水者，仍用此法，于复溜穴上取之。

《内经》针腹，以布缠缴，针家另有盘法，先针入二寸五分，退出二寸，只留五分在内盘之。如要取上焦包络之病，用针头迎向上刺入二分补之，使气攻上；若脐下有病，针头向下，退出二分泻之。此特备古法，初学不可轻用。

腰痛环跳、委中神，若连背痛昆仑武。腰连腿疼腕骨升，三里降下随拜跪（补腕骨，泻足三里）。腰连脚痛怎生医（补）？环跳（泻）、行间与风市。脚膝诸痛羡行间，三里、申脉、金门侈，脚若转筋眼发花，然谷、承山法自古。两足难移先悬钟，条口后针能步履，两足痿麻补太溪，仆参、内庭盘跟楚（脚盘痛泻内庭，脚跟痛泻仆参）。

脚连胁腋痛难当，环跳、阳陵泉内杵，冷风湿痹针环跳，阳陵、三里烧针尾（烧三五壮，知痛即止）。七疝大敦与太冲，五淋血海通男妇[24]，大便虚秘补支沟，泻足三里效可拟，热秘气秘先长强，大敦阳陵堪调护[25]。小便不通阴陵泉，三里泻下溺[26]如注，内伤食积针三里（手足），璇玑相应块[27]亦消，脾病气血先合谷，后刺三阴针用烧，一切内伤内关穴，痰火积块退烦潮，吐血尺泽动无比，衄血上星与禾髎。喘急列缺、足三里，呕噎[28]阴交不可饶，劳宫能治五般病[29]，更治涌泉疾若挑，神门专治心痴呆，人中、间使去癫[30]妖，尸厥[31]百会一穴美，更针隐白效昭昭（外用笔管吹耳），妇人通经泻合谷，三里、至阴催孕妊（虚补合谷），死胎阴交不可缓，胞衣照海内关寻（俱泻）。小儿惊风少商穴，人中、涌泉泻莫深，痈疽初起审其穴，只刺阳经不刺阴。

　　阳经谓痈从背出者，当从太阳经至阴、通谷、束骨、昆仑、委中五穴选用。从鬓出者，当从少阳经窍阴、侠溪、临泣、阳辅、阳陵泉五穴选用。从髭[32]出者，当从阳明经厉兑、内庭、陷谷、冲阳、解溪，五穴选用。从胸出者，则以绝骨一穴治之。凡痈疽已破，尻神朔望[33]不忌。

　　伤寒流注分手足，太冲、内庭可浮沉，熟此筌蹄[34]手要活，得后方可度金针，又有一言真秘诀，上补下泻值千金。

注释

[1] 本篇首载于《医学入门》。

[2] 原合：原穴和合穴。

[3] 八法：包括针之八法、身之八法和下手八法，详见卷四。

[4] 原会：原穴和交会穴。

[5] 俞募：俞穴和募穴。

[6] 根结：又称"四根三结"，十二经脉以四肢为"根"，以头、胸、腹三部为"结"，指经气的所发与所止。

[7] 标本：指经脉腧穴分布部位的上下对应关系。"标"原意是树梢，引申为上部，与人体头面胸背的位置相应；"本"是树根，引申为下部，与人体四肢下端相应。

[8] 四关：此处指四肢的肘膝关节。

[9] 三部：头、胸、腹三部。

[10] "伤寒……六日厥阴之经"：文中的井、荥、输、经属于五输穴，是十二经脉各经分布于肘膝关节以下的5个重要腧穴。

[11] 杵：古代兵器，比喻针具。

[12] 男左搓，女右搓：即向左向右捻转，此处不是补泻手法。

[13] 子午捣臼：针刺手法之一，出自《金针赋》。其法进针得气后，先紧按慢提，左转9次，再紧提慢按，右转6次。如此反复多次，能导引阴阳之气，治疗水肿、气胀等症。

[14] 扪：按。

[15] 项捩强：颈项强痛。

[16] 鼻痔：鼻内所生息肉之类。初生形如石榴子，渐大下垂，色紫微硬，撑塞鼻孔，碍人气息难通。

[17] 鼻渊：是指鼻流浊涕，如泉下渗，量多不止为主要特征的鼻病。常伴头痛、鼻塞、嗅觉减退，鼻窦区疼痛，久则虚眩不已，也有"脑漏""脑砂""脑崩""脑渊"之称，相当于西医的鼻窦炎。

[18] 舌风舞：舌头颤动不止，多由肝风内动所致。

[19] 牙风：泛指牙痛。

[20] 二陵二跷与二交：阳陵泉、阴陵泉、申脉、照海、三阴交和阳交。

[21] 两井两商二三间：肩井、天井、少商、商阳、二间和三间。

[22] 乳：乳根穴。

[23] 危氏：指《世医得效方》的作者危亦林。

[24] 七疝大敦与太冲，五淋血海通男妇：七疝、五淋指各种疝气和淋证。

[25] "大便虚秘补支沟，泻足三里效可拟，热秘气秘先长强，大敦阳陵堪调护"：虚秘指因为虚导致的便秘，包括阴虚和阳虚，热秘、气秘分别是由热邪损伤阴液和气机闭塞导致的便秘。

[26] 溺：小便。

[27] 块：心中肿块异物感。

[28] 噎：吞咽时有梗塞的感觉。

[29] 五般痫：根据患者跌倒时口中发出的声音接近猪、牛、羊、马、鸡叫声，把癫痫分成5类。

[30] 癫：神情淡漠，言语错乱。

[31] 尸厥：突然晕倒，不省人事，四肢厥冷，状如死人。

[32] 髭：嘴上边的胡子。

[33] 朔望：指新月和满月。

[34] 筌蹄：《庄子·外物》："荃者所以在鱼，得鱼而忘荃；蹄者所以在兔，得兔而忘蹄。"荃，捕鱼竹器；蹄，捕兔网。后以"筌蹄"比喻达到目的的手段或工具。

杂病十一穴歌 [1]（《聚英》）

攒竹丝空 [2] 主头疼，偏正皆宜向此针，更去大都除泻动，风池针刺三分深，曲池合谷先针泻，永与除痾 [3] 病不侵，依此下针无不应，管教随手便安宁。头风头痛与牙疼，合谷三间两穴寻，更向大都针眼痛，太渊穴内用针行，牙痛三分针吕细 [4]，齿痛依前指上明，更推大都左之右 [5]，交互相迎仔细穷。听会兼之与听宫，七分针泻耳中聋，耳门又泻三分许，更加七壮灸听宫，大肠经内将针泻，曲池合谷七分中，医者若能明此理，针下之时便见功。肩背并和肩膊疼，曲池合谷七分深，未愈尺泽加一寸，更于三间次第行，各入七分于穴内，少风二府 [6] 刺心经，穴内浅深依法用，当时蠲疾 [7] 两之轻。咽喉以下至于脐，胃脘之中百病危，心气痛时胸结硬，伤寒呕哕 [8] 闷涩 [9] 随，列缺下针三分许，三分针泻到风池，二指三间并三里，中冲还刺五分依。汗出难来到腕骨，五分针泻要君知，鱼际经渠并通里，一分针泻汗淋漓，二指三间及三里 [10]，大指各刺五分宜，汗至如若通遍体，有人明此是良医。四肢无力中邪风，眼涩难开百病攻，精神昏倦多不语，风池合谷用针通，两手三间随后泻，三里兼之与太冲，各入五分于穴内，迎随 [11] 得法有奇功。风池手足指诸间 [12]，右瘫偏风左曰瘫 [13]，各刺五分随后泻，更灸七壮便身安，三里阴交行气泻，一寸三分量病看，每穴又加三七壮，自然瘫痪即时安。肘痛将针刺曲池，经渠合谷共相宜，五分针刺于二穴，疟病缠身便得离，未愈更加三间刺，五分深刺莫忧疑，又兼气痛憎寒热 [14]，间使行针莫用迟。腿胯腰疼痞气 [15] 攻，髋骨 [16] 穴内七分穷，更针风市兼三里，一寸三分补泻同，又去阴交泻一寸，行间仍刺五分中，刚柔进退随呼吸，去疾除根捻指功。肘膝疼时刺曲池，进针一寸是相宜，左病针右右针左，依此三分泻气奇，膝痛二寸针犊鼻，三里阴交要七次 [17]，但能仔细寻其理，劫病之功在片时。

注释

[1] 首载于《针灸聚英》。

[2] 丝空：丝竹空穴。

[3] 疴：小病。

[4] 吕细：太溪穴。

[5] 左之右：左右交叉取穴。

[6] 少风二府：少府、风府。

[7] 蠲疾：蠲，去除，蠲疾指病愈。

[8] 呕哕：中医称有物有声为呕，有物无声为吐，有声无物为哕，皆属胃气上逆使然，此处泛指胃气上逆引起的呃逆等症状。

[9] 闷涩：头痛头晕，头汗淋漓，欲吐不吐，欲泄不泄，伴有流涎。

[10] 二指三间及三里：食指向上的三间和手三里。

[11] 迎随：指顺着或者逆着经脉循行的方向针刺。

[12] 指诸间：八邪、八风穴。

[13] 右瘫偏风左曰瘫：偏风指一侧肢体不遂。古代认为，在左者为瘫，是因为血虚；右者为瘫，是因为气虚；双侧瘫瘫，是因为气血两虚。

[14] 气痛憎寒热：气滞疼痛兼见寒热往来。

[15] 痞气：胃脘胀满有肿块。

[16] 髋骨：经外奇穴，又称髋市，位于膝盖上 2 寸，梁丘穴外开 1 寸凹陷中，亦谓梁丘穴左右各开 1 寸处。主治腿痛脚肿、鹤膝风等症。

[17] 七吹：灸七壮。

长桑君 [1] 天星 [2] 秘诀歌 [3]（乾坤生意）

天星秘诀少人知，此法专分前后施，若是胃中停宿食，后寻三里起璇玑，
脾病血气 [4] 先合谷，后刺三阴交莫迟，如中鬼邪 [5] 先间使，手臂挛痹取肩髃，
脚若转筋并眼花，先针承山次内踝 [6]，脚气 [7] 酸疼肩井先，次寻三里阳陵泉。
如是小肠连脐痛，先刺阴陵后涌泉，耳鸣腰痛先五会 [8]，次针耳门三里内，
小肠气痛先长强，后刺大敦不要忙，足缓难行先绝骨，次寻条口及冲阳。
牙疼头痛及喉痹，先刺二间后三里，胸膈痞满先阴交，针到承山饮食喜，
肚腹浮肿胀膨膨，先针水分泻建里，伤寒过经不出汗，期门通里先后看。
寒疟面肿及肠鸣，先取合谷后内庭，冷风湿痹 [9] 针何处，先取环跳次阳陵，
指痛挛急少商好，依法施之无不灵，此是桑君真口诀，时医莫作等闲轻。

注释

[1] 长桑君：战国时的神医。传说扁鹊与之交往甚密。长桑君曾把禁方传于扁鹊，又出药使扁鹊饮服，忽然不见。于是扁鹊视病尽见五脏症结，遂以精通医术闻名当世（见《史记·扁鹊仓公列传》）。

[2] 天星：《灵枢》以 9 种自然事物与 9 种针具相类比，其中以"星"比喻毫针，天星意指疗效卓著的穴位。

[3] 秘诀歌：首载于《乾坤生意》。

[4] 脾病血气：脾的疾病会导致气血的异常。

[5] 鬼邪：指精神类疾患。

[6] 内踝：即内踝尖，奇穴。

[7] 脚气：以下肢水肿、肌肉乏力为主要表现，即现代医学的脚气病，由缺乏维生素 B_1 所致。

[8] 五会：地五会穴。

[9] 湿痹：由于感受湿邪导致的以关节沉重疼痛为主要表现的疾病。

马丹阳 [1] 天星 [2] 十二穴治杂病歌 [3]

三里内庭穴，曲池合谷接，委中配承山，太冲昆仑穴，环跳与阳陵，通里并列缺。合担用法担，合截用法截 [4]，三百六十穴，不出十二诀，治病如神灵，浑如汤泼雪。北斗降真机，金锁教开彻 [5]，至人可传授，匪人莫浪说 [6]。

其一：三里膝眼下，三寸两筋间，能通心腹胀，善治胃中寒，肠鸣并泄泻，腿肿膝胻酸，伤寒羸瘦损，气蛊 [7] 及诸般，年过三旬后，针灸眼便宽，取穴当审的，八分三壮安。

其二：内庭次指外，本属足阳明，能治四肢厥，喜静恶闻声，瘾疹咽喉痛，数欠 [8] 及牙疼，疟疾不能食，针着便惺惺 [9]。（针三分灸三壮）。

其三：曲池拱手取，屈肘骨边求，善治肘中痛，偏风手不收，挽弓开不得，筋缓莫梳头，喉闭 [10] 促欲死，发热更无休，遍身风癣癫，针着实时瘳（针五分灸三壮）。

其四：合谷在虎口，两指歧骨间，头疼并面肿，疟病热还寒，齿龋鼻衄血，口噤不开言，针入五分深，令人即便安（灸三壮）。

其五：委中曲𣩁 [11] 里，横纹脉中央，腰痛不能举，沉沉引脊梁，酸疼筋莫展，风痹复无常，膝头难伸屈，针入即安康（针五分禁灸）。

其六：承山名鱼腹，腨肠 [12] 分肉间，善治腰疼痛，痔疾大便难，脚气并膝肿，辗转战疼酸，霍乱及转筋 [13]，穴中刺便安（针七分灸五壮）。

其七：太冲足大趾，节后二寸中，动脉知生死，能医惊痫风，咽喉并心胀，两足不能行，七疝 [14] 偏坠肿，眼目似云朦，亦能疗腰痛，针下有神功（针三分灸三壮）。

其八：昆仑足外踝，跟骨上边寻，转筋腰尻 [15] 痛，暴喘满中心，举步行不得，一动即呻吟，若欲求安乐，须于此穴针（针五分灸三壮）。

其九：环跳在髀枢，侧卧屈足取，折腰莫能顾，冷风并湿痹，腿胯连腨痛，转侧重欷歔，若人针灸后，顷刻病消除（针二寸灸五壮）。

其十：阳陵居膝下，外臁 [16] 一寸中，膝肿并麻木，冷痹及偏风，举足不能起，坐卧是衰翁，针入六分止，神功妙不同（灸三壮）。

其十一：通里腕侧后，去腕一寸中，欲言声不出，懊侬 [17] 及怔忡 [18]，实则四肢重，头腮面颊红，虚则不能食，暴瘖 [19] 面无容，毫针微微刺，方信有神功（针三分灸五壮）。

其十二：列缺腕侧上，次指手交叉 [20]，善疗偏头患，遍身风痹麻，痰涎频壅上，口噤不开牙，若能明补泻，应手即如拿（针三分灸七壮）。

注释

[1] 马丹阳：即马钰，号丹阳子，世称马丹阳。全真道第二任掌教。在道教历史和信仰中，他与王重阳另外六位弟子合称为"北七真"。

[2] 天星：《灵枢》以9种自然事物与9种针具相类比，其中以"星"比喻毫针，天星意指疗效卓著的穴位。

[3] 本歌首载于《扁鹊神应针灸玉龙经》。

[4] 合担用法担，合截用法截：此句有多种解释。其一，见《针灸问对》："截者，截穴，用一穴；担者，两穴，或手足二穴，或两手足各一穴也。"其二，见《针灸歌赋选解》："某经两端取穴为担，从中取穴为

截。"其三,见《针灸歌赋校释》:"担者,挑也,指病在中而上下取穴,使上下两穴相互呼应;截者,切断也,独取中间一穴以阻断病势。"其四,见《针灸问对》:"一说,右手提引谓之担,左手推按谓之截。担则气来,截则气去。"其五,见《针灸大成》:"补针之法……再进一豆,谓之按,为截,为随也。""凡泻针之法……退针一豆,谓之提,为担,为迎也。"另有现代学者认为,担指缓和的治疗方法,截指峻猛的治疗方法。

[5] 北斗降真机,金锁教开彻:道家认为北斗七星是仙人魂魄所化,主管人间生死,金锁指下文的重要性,此句意思是,这是上天所赐的宝物,治疗效果就像用钥匙开锁一样灵验。

[6] 至人可传授,匪人莫浪说:至人和匪人分别代表可以传授医学知识的人和不适宜传授医学知识的人。

[7] 气蛊:气机郁滞导致的胸腹胀满。

[8] 数欠:频频打哈欠。

[9] 惺惺:指康复。

[10] 喉闭:指咽喉肿起、喉道闭阻的病证,多由肝肺火盛,复感风寒或过食膏粱厚味而成。

[11] 曲瞅:指膝关节。

[12] 腨肠:指腓肠肌。

[13] 转筋:肌肉痉挛抽搐。

[14] 七疝:7种疝病之合称,出自《素问·骨空论》,但7种疝所包括的具体病名,历代医家记述不同,现多认为指"狐疝、㿗疝、寒疝、气疝、水疝、筋疝、血疝",出自张子和《儒门事亲》。

[15] 尻:臀部。

[16] 外臁:小腿外侧。

[17] 懊侬:烦躁、郁闷、不愉快。

[18] 怔忡:怔忡是以阵发性或持续发作为特点,病人自觉心中剧烈跳动的一种急性病证。甚于惊悸,发则心动悸跃不能自主。

[19] 暴瘖:突然不能言语。

[20] 手交叉:指列缺穴的简便取法。两手虎口自然交叉,一手食指按在另一手的桡骨茎突上,当食指尖到达之凹陷处取穴。

四总穴歌[1]

肚腹三里留,腰背委中求,头项寻列缺,面口合谷收。

注释

[1] 此歌首载于朱权的《乾坤生意》,四总穴是依据《灵枢·终始》篇:"从腰以上者,手太阴阳明皆主之;从腰以下者,足太阴阳明皆主之。"演变而来的,四总穴同时也是远道取穴的典范。

肘后歌[1](《聚英》)

头面之疾针至阴,腿脚有疾风府寻,心胸有病少府泻,脐腹有病曲泉针,肩背诸疾中渚下,腰膝强痛交信凭,胁肋腿叉后溪妙,股膝肿起泻太冲。阴核[2]发来如升大,百会妙穴真可骇,顶心头痛眼不开,涌泉下针定安泰,鹤膝[3]肿劳难移步,尺泽能舒筋骨疼,更有一穴曲池妙,根寻源流可调停。其患若要便安愈,加以风府可用针,更有手臂拘挛急,尺泽刺深去不仁,腰背若患挛急风,曲池一寸五分攻,五痔[4]原因热血作,承山须下病无踪。哮喘发来寝不得,丰隆刺入三分深,狂言盗汗如见鬼,惺惺间使便下针,骨寒髓冷火来烧,灵道妙穴分明记，疟疾寒热真可畏，须知虚实可用意，间使宜透支沟中，大椎七壮合圣治，连日频频发不休，金门刺深七分是。疟疾三日得一发，先寒后热无他语。寒多热少取复溜，热多寒少用间使，或患伤寒热未收，牙关风壅药难投，项强反张目直视，金针用意列缺求，伤寒四肢厥逆冷，脉气无时仔细寻。神奇妙穴真有二，复溜半寸顺骨行，四肢回还脉气浮，须晓阴阳倒换求[5]，寒则须补绝骨是，热则绝骨泻无忧，脉若浮洪当泻解，沉细之时补便瘥。百合[6]伤寒最难治，妙法神针用意推，口噤[7]眼合药不下，合谷一针效甚奇，狐惑[8]伤寒满口疮，须下黄连犀角汤，虫在脏腑食肌肉，须要神针刺地仓。伤寒腹痛虫寻食，吐蚘[9]乌梅可难攻，十日九日必定死，中脘回还胃气通，伤寒痞[10]气结胸中，两目昏黄汗不通，涌泉妙穴三分许，速使周身汗自通。伤寒痞结胁积痛，宜用期门见深功，当汗不汗合谷泻，自汗发黄复溜凭，飞虎[11]一穴通痞气，祛风引气使安宁，刚柔二痉[12]最乖张，口噤眼合面红妆。热血流入心肺腑，须要金针刺少商，中满如何去得根，阴包如刺效如神，不论老幼依法用，须教患者便抬身，打扑伤损破伤风，先于痛处下针攻。后向承山立作效，甄权[13]留下意无穷，腰腿疼痛十年春，应针不了便惺惺，大都引气[14]探根本，服药寻方枉费金，脚膝经年痛不休，内外踝边[15]用意求，穴号昆仑并吕细[16]，应时消散即时瘥。风痹痿厥如何治，大杼曲泉真是妙，两足两胁满难伸，飞虎神针七分到，腰软如何去得根，神妙委中立见效。

注释

[1] 此歌首载于《针灸聚英》。

[2] 阴核：有不同说法，一说认为是瘿瘤等造成的颈部肿大，一说认为是阴道中的赘生物，与阴挺病机相似。此处当指前者。

[3] 鹤膝：鹤膝风在西医指结核性关节炎。患者膝关节肿大，像仙鹤的膝部。以膝关节肿大疼痛，而股胫的肌肉消瘦为特征，形如鹤膝，故名鹤膝风。

[4] 五痔：5种类型痔疮之合称。《备急千金要方》卷二十三："夫五痔者，一曰牡痔，二曰牝痔，三曰脉痔，四曰肠痔，五曰血痔。"

[5] 四肢回还脉气浮，须晓阴阳倒换求：伤寒在三阴经所致的证候，经过适当的治疗，邪气衰退，阳气渐复，就会回还到肢暖脉浮，里证转表，使三阴经病转变成为三阳经病。

[6] 百合：以神志恍惚、精神不定为主要表现的情志病。

[7] 口噤：口不能开。

[8] 狐惑：因感染虫毒，湿热不化而致的以目赤眦黑、口腔咽喉及前后阴腐蚀溃疡为特征的疾患，其症状与西医的白塞氏病类似。

[9] 蚘：蛔虫。

[10] 痞：胸腹间气机阻塞不舒的一种自觉症状，有的仅有胀满的感觉，称为痞块、痞积。

[11] 飞虎：支沟穴。

[12] 刚柔二痉：刚痉为外感痉证，属寒邪偏盛，项背强直，恶寒较重，发热无汗。柔痉，痉病而见有汗者。一说柔痉，症见身热汗出，颈项强急，头摇口噤，手足抽搐，甚则角弓反张，脉沉迟。

[13] 甄权：唐代医家，传说享年102岁。因母亲患病，开始学医，专习方书，为当时名医。甄权于针灸术造诣尤深，绘有《明堂人形图》一卷，撰有《针经钞》三卷、《针方》《脉诀赋》各一卷，《药性论》四卷。

[14] 引气：从（调）气的方面治疗。

[15] 内外踝边：指下文的昆仑、太溪两个穴位。

[16]吕细：太溪穴。

回阳九针[1]歌

哑门劳宫三阴交，涌泉太溪中脘接，环跳三里合谷并，此是回阳九针穴。

注释

[1]回阳九针：意思是以上9个穴位是回阳救急的重要穴位，当患者出现阳气不相顺接等危急症状的时候可以给予针刺。

针内障[1]秘歌（杨氏）

内障由来十八[2]般，精医明哲用心看，分明一一知形状，下手行针自入玄。察他冷热虚和实，多惊先服镇心丸[3]，弱翳[4]细针粗拨老，针形不可一般般。病虚新瘥[5]怀妊月，针后应知将息难，不雨不风兼吉日，清斋三日在针前。安心定志存真气，念佛亲姻莫杂喧，患者向明盘膝坐，医师全要静心田。有血莫惊须住手，裹封如旧勿频看，若然头痛不能忍，热茶和服草乌烟[6]。七月解封方视物，花生水动莫开言，还睛圆散[7]坚心服，百日冰轮[8]彻九渊。

注释

[1]内障：病名，首见于《太平圣惠方》，系发生于瞳神及眼内各组织的疾病。多因脏腑内损、气血两亏、目失濡养所致，尤以肝肾不足为常见，症见眼前蚊蝇飞舞、黑花飘荡、观灯火如彩虹环绕、视物昏蒙、夜盲等，眼外观可无变化，也可见瞳孔之大小、形状、颜色等改变。

[2]十八：此处为虚数，指内障的类型很多。

[3]镇心丸：属重镇安神剂，有多个版本，但成分中都含有龙骨、牡蛎、朱砂等重镇之品。

[4]弱翳：翳，一般指外障眼病，为黑睛混浊或溃陷后遗留的瘢痕。在此则是指内障而言。弱翳即内障之轻者，老则为内障成熟者。

[5]瘥：病愈。

[6]草乌烟：草乌，有止痛的作用，有大毒故使用前多经炮制。草乌烟指用火烘之后的草乌。

[7]还睛圆散：出自《太平惠民和剂局方》，组成为白术、菟丝子、青葙子、甘草、羌活、白蒺藜、密蒙花、木贼等，治风毒上攻、眼目赤肿、怕日羞明、多饶眵泪、隐涩难开、眶痒赤痛、睑眦红烂、瘀肉侵睛、暴赤眼、睛疼不可忍等。

[8]冰轮：指月亮，引申为明亮。此指除障之后，视物明亮。

针内障要歌

内障金针针了时，医师治法要精微。绵包黑豆如毬[1]子，眼上安排慢熨之。头边镇枕须平稳，仰卧三朝莫厌迟。封后或然微有痛，脑风[2]牵动莫狐疑。或针或熨依前法，痛极仍将火熨宜。盐白梅[3]含止咽吐，大小便起与扶持。高声叫唤私人欲，惊动睛轮见雪飞。三七不须汤洗面，针痕湿着痛微微。五辛[4]酒面周年慎，出户升堂缓步移。双眸了了康宁日，狂客嗔[5]余泄圣机。

注释

[1]毬：泛指球形物。

[2]脑风：见《素问·风论》，症见项背寒，脑户极冷，痛不可忍，多因风邪入脑所致。

[3] 盐白梅：用盐水浸泡过的青梅，晚上浸泡白天晒干，连续 10 天而成。

[4] 五辛：指葱、蒜、韭、蓼、蒿、芥诸菜，性辛温，多食损目。

[5] 嗔：发怒。

补泻雪心[1]歌（《聚英》）

行针补泻分寒热，泻寒补热须分别。拈指向外泻之方，拈指向内补之诀。泻左须当大指前，泻右大指当后拽。补左次指向前搓，补右大指往上拽。如何补泻有两般，盖是经从两边发。补泻又要识迎随，随则为补迎为泻。古人补泻左右分，今人乃为男女别。男女经脉一般生，昼夜循环无暂歇。两手阳经上走头，阴经胸走手指辍[2]。两足阳经头走足，阴经上走腹中结。随则针头随经行，迎则针头迎经夺。更为补泻定吸呼，吸泻呼补真奇绝。补则呼出却入针，要知针用三飞法。气至出针吸气入，疾而一退急扪穴。泻则吸气方入针，要知阻气[3]通身达。气至出针呼气出，徐而三退穴开禁。此诀出自梓桑君[4]，我今授汝心已雪。正是补泻玄中玄，莫向人前轻易说。

注释

[1] 雪心：使心如雪，指内心晶明透彻，此处说明掌握此歌后对补泻之法就一清二楚了。

[2] 辍：停止。

[3] 阻气：阻，有阻隔、阻滞之意。阻气，指因经络闭塞以致气机阻滞不畅。

[4] 梓桑君：即针灸名家席弘。

行针总要歌

黄帝金针法最奇，短长肥瘦在临时，但将他手横纹处，分寸寻求审用之。身体心胸或是短，身体心胸或是长，求穴看纹还有理，医工此理要推详。定穴行针须细认，瘦肥短小岂同群，肥人针入三分半，瘦体须当用二分。不肥不瘦不相同，如此之人但着中，只在二三分内取，用之无失且收功。大饥大饱宜避忌，大风大雨亦须容，饥伤荣气饱伤腑，更看人神[1]俱避之。妙针之法世间稀，多少医工不得知，寸寸人身皆是穴，但开筋骨莫狐疑。有筋有骨傍针去，无骨无筋须透之，见病行针须仔细，必明升降合开[2]时，邪入五脏须早遏，崇侵六脉浪翻飞，乌乌稷稷空中堕，静意冥冥起发机[3]。先补真阳元气足，次泻余邪九度嘘，同身逐穴歌中取，捷法昭然径不迷。百会三阳顶之中，五会天满名相同，前顶之上寸五取，百病能祛理中风，灸后火燥冲双目，四畔刺血令宣通，井泉[4]要洗原针穴，针刺无如灸有功。

前顶寸五三阳前，甄权[5]曾云一寸言，棱针出血头风愈，盐油楷根[6]病自痊。顖会顶前寸五深，八岁儿童不可针，囟门未合那堪灸，二者须当记在心。上星会前一寸斟，神庭星前发际寻，诸风灸庭为最妙，庭星宜灸不宜针。印堂穴并两眉攒，素髎面正鼻柱端，动脉之中定禁灸，若燃此穴鼻鼾酸。水沟鼻下名人中，兑端张口上唇宫，龈交二龈中间取，承浆下唇宛内踪。炷艾分半悬浆灸，大则阳明脉不隆，廉泉宛上定结喉，一名舌本立重楼[7]，同身捷法须当记，他日声名播九州。

注释

[1] 人神：针刺时间禁忌的一种。

[2] 升降合开：指子午流注理论中营卫二气的运行和穴位的开闭。

[3] 乌乌稷稷空中堕，静意冥冥起发机：句中的"乌乌、稷稷、冥冥、发机"出自《灵枢·九针十二原》，形容针刺得气的感觉。

[4] 井泉：井水或者泉水。

[5] 甄权：唐代著名针灸家。

[6] 盐油楷根：治疗头风，针刺之后再用盐油抹于穴上。

[7] 重楼：指悬雍垂。

行针指要歌

或针风[1]，先向风府百会中。或针水[2]，水分侠脐上边取。

或针结，针着大肠泄水穴。或针劳，须向膏肓及百劳。

或针虚，气海丹田[3]委中奇。或针气[4]，膻中一穴分明记。

或针嗽，肺俞风门须用灸。或针痰[5]，先针中脘三里间。

或针吐，中脘气海膻中补。翻胃吐食一般医，针中有妙少人知。

注释

[1] 风：《内经》有"伤于风者，上先受之"的说法。头为诸阳之会，督脉总督诸阳，所以不论内风外风均宜取百会、风府以治之。

[2] 水：此指水湿之邪。取水分主治一切水肿病，治疗以灸为主。凡患水肿，无论其为腰以上以下，均可取之。

[3] 丹田：道教称人体有三丹田：在两眉间者为上丹田，在心下者为中丹田，在脐下者为下丹田。此处应指关元穴，位于脐下 3 寸。

[4] 气：指脏腑、情志失常引起的气机紊乱。膻中为八会中之"气会"，故上症均可以此穴治之。

[5] 痰：包括有形之痰与无形之痰，二者均与肺脾二脏有关。中脘为八会中之腑会，又是胃募，三里则为胃的下合穴，二者同用可奏和胃化痰之功。

刺法启玄歌（六言）

十二阴阳气血，凝滞全凭针焫[1]，细推十干五行，谨按四时八节[2]。

出入要知先后，开合慎毋妄别，左手按穴分明，右手持针亲切。

刺荣无伤卫气，刺卫无伤荣血，循扪引导之因，呼吸调和寒热。

补即慢慢出针，泻即徐徐闭穴，发明难素[3]玄微，俯仰岐黄秘诀。

若能劳心劳力，必定愈明愈哲，譬如闭户造车，端正出门合辙。

倘逢志士细推，不是知音莫说，了却个中规模，便是医中俊杰。

注释

[1] 焫：指利用燃烧草药熏灼治病的方法，此指灸法。

[2] 四时八节：四时即春、夏、秋、冬四季；八节指立春，立夏、立秋、立冬、春分、秋分，夏至、冬至等 8 个节气。

[3] 难素：指《难经》和《素问》。

针法歌

先说平针法[1]，含针口内温，按揉令气散，掐穴故教深。

持针安穴上，令他嗽一声，随嗽归天部，停针再至人。

再停归地部，待气候针沉，气若不来至，指甲切其经。

次提针向病，针退天地人，补必随经刺，令他吹气频。

随吹随左转，逐归天地人，待气停针久，三弹更熨温。

出针口吸气，急急闭其门，泻欲迎经取，吸则内其针。

吸时须右转，依次进天人，转针仍复吸，依法要停针。

出针吹口气，摇动大其门。

注释

[1] 平针法：即平补平泻的针法。

策（杨氏考卷）

诸家得失策[1]

问：人之一身，犹之天地，天地之气，不能以恒顺，而必待于范围之功[2]，人身之气，不能以恒平，而必待于调摄[3]之技。故其致病也，既有不同，而其治之，亦不容一律，故药与针灸不可缺一者也。然针灸之技，昔之专门者固各有方书，若《素问》《针灸图》《千金方》《外台秘要》，与夫补泻灸刺诸法，以示来世矣。其果何者而为之原欤？亦岂无得失去取于其间欤？诸生以是名家者，请详言之！

对曰：天地之道，阴阳而已矣。夫人之身，亦阴阳而已矣。阴阳者，造化之枢纽[4]，人类之根抵也，惟阴阳得其理则气和，气和则形亦以之和矣。如其拂[5]而戾[6]焉，则赞助调摄之功，自不容已矣。否则，在造化不能为天地立心，而化工以之而息；在夫人不能为生民立命，而何以臻寿考无疆之休哉。此固圣人赞化育之一端也，而可以医家者流而小之耶？

愚尝观之易曰：大哉乾[7]元，万物资始；至哉坤[8]元，万物资生。是一元之气，流行于天地之间，一阖一辟，往来不穷。行而为阴阳，布而为五行，流而为四时，而万物由之以化生，此则天地显仁藏用之常，固无庸以赞助为也。然阴阳之理也，不能以无愆[9]，而雨旸[10]寒暑，不能以时若，则范围之功，不能无待于圣人也。故易曰：后以裁成天地之道，辅相天地之宜，以左右民，此其所以人无夭札[11]，物无疵厉[12]，而以之收立命之功矣。然而吾人同得天地之理以为理，同得天地之气以为气，则其元气流行于一身之间，无异于一元之气流行于天地之间也。夫何喜怒哀乐心思嗜欲之汩于中，寒暑风雨温凉燥湿之侵于外，于是有疾在腠理者焉，有疾在血脉者焉，有疾在肠胃者焉。然而疾在肠胃，非药饵不能以济；在血脉，非针刺不能以及；在腠理，非熨焫[13]不能以达，是针灸药者，医家之不可缺一者也。夫何诸家之术惟以药，而于针灸则并而弃之，斯何以保其元气，以收圣人寿民之仁心哉？然是针与灸也，亦未易言也。孟子曰：离娄[14]之明，不以规矩[15]，不能成方圆；师旷[16]之聪，不以六律[17]，不能正五音[18]。若古之方书，固离娄之规矩，师旷之六律也。故不溯其源，则无以得古人立法之意，不穷其流，则何以知后世变法之弊。今以古之方书言之，有《素问》《难经》焉，有《灵枢》《铜人图》焉，有《千金方》、有《外台秘要》焉，有《金兰循经》、有《针灸杂集》焉。然《灵枢》之图，或议其太繁而杂；于《金兰循经》，或嫌其太简而略；于《千金方》，或诋[19]其不尽伤寒之数[20]；于《外台秘要》，或议其为医之蔽；于《针灸杂集》，或论其未尽针灸之妙。溯而言之，则惟素、难为最要。盖素、难者，医家之鼻祖，济生之心法，垂之万世而无弊者也。夫既由素、难以溯其源，又由诸家以穷其流，探脉络，索荣卫，诊表里，虚则补之，实则泻之，热则凉之，寒则温之，或通其气血，或维其真元，以律天时，则春夏刺浅，秋冬刺深也。以袭水土则湿致高原，热处风凉也。以取诸人，肥则刺深，瘠[21] 则刺浅也。又由是而施之以动摇进退，搓弹摄按之法，示之以喜怒忧惧，思劳醉饱之忌，穷之以井荥俞经合之源，究之以主客标本之道，迎随开阖之机。夫然后阴阳和，五气顺，荣卫固，脉络绥[22]，而凡腠理血脉，四体百骸，一气流行，而无壅滞痿痹之患矣。不犹圣人之裁成辅相，而一元之气，周流于天地之间乎？先儒曰：吾之心正，则天地之心亦正，吾之气顺，则天地之气亦顺。此固赞化育之极功也，而愚于医之灸刺也亦云。

注释

[1] 策：古代考试官令应试者作答，谓之策问，简称为策。

[2] 范围之功：自然界四时变化规律。

[3] 调摄：调护与养生。

[4] 造化之枢纽：自然界物质变化规律。

[5] 拂：违反，违背。

[6] 戾：猛烈，严重，此指乖戾，异常。

[7] 乾：《周易》卦名，可引申为天。

[8] 坤：《周易》卦名，可引申为地。

[9] 愆：失误，过失。

[10] 旸：晴天。

[11] 夭札：夭，灾害、短命也；札，停止，在此引申为生命停止。

[12] 疵厉：疾病，灾害。《列子》："人无夭恶，物无疵厉。"

[13] 焫：燃烧草药。熨焫泛指温热疗法。

[14] 离娄：相传为黄帝时人，也叫离朱，眼力极强。赵岐注："离娄者，古之明目者……能视于百步之外，见秋毫之末。"

[15] 规矩：校正圆形和方形的两种工具。

[16] 师旷：人名，是春秋时期晋国的一位知名乐师。

[17] 六律：古代的律制。

[18] 五音：古代 5 个音阶，即宫、商、角、徵、羽。

[19] 诋：毁谤、诬蔑之意。

[20] 数：道理，要旨。

[21] 瘠：瘦弱。

[22] 绥：安抚。

头不多灸策

问：灸穴须按经取穴，其气易连而其病易除，然人身三百六十五络，皆归于头，头可多灸欤？灸良已，间有不发者，当用何法发之？

尝谓穴之在人身也，有不一之名，而灸之在吾人也，有至一之会。盖不知其名，则昏谬无措，无以得其周身之理，不观其会，则散漫靡[1]要，何以达其贯通之原。故名也者，所以尽乎周身之穴也，固不失之太繁；会也者，所以贯乎周身之穴也，亦不失之太简。人而知乎此焉，则执简可以御繁，观会可以得要，而按经治疾之余，尚何疾之有不愈，而不足以仁寿斯民也哉。

执事[2]发策，而以求穴在乎按经，首阳不可多灸及所以发灸之术，下询承学，是诚究心于民瘼[3]者。愚虽不敏，敢不掇述所闻以对。尝观吾人一身之气，周流于百骸之间，而统之则有其宗，犹化工一元之气，磅礴于乾坤之内，而会之则有其要。故仰观于天，其星辰之奠丽[4]，不知其几也，而求其要，则惟以七宿[5]为经，二十四曜[6]为纬；俯察于地，其山川之流峙，不知其几也，而求其要则惟以五岳[7]为宗，四渎[8]为委，而其他咸弗之求也。天地且然，而况人之一身？内而五脏六腑，外而四体百形，表里相应，脉络相通，其所以生息不穷，而肖形于天地者，宁无所网维统纪于其间耶！故三百六十五络，所以言其烦也，而非要也；十二经穴，所以言其法也，而非会也。总而会之，则人身之气有阴阳，而阴阳之运有经络，循其经而按之，则气有连属，而穴无不正，疾无不除。譬之庖丁解牛，会则其凑，通则其虚，无假斤斫[9]之劳，而顷刻无全牛焉。何也？彼固得其要也。故不得其要，虽取穴之多，亦无以济人；苟得其要，则虽会通之简，亦足以成功，惟在善灸者加之意焉耳。自今观之，如灸风而取诸风池、百会，灸劳而取诸膏肓、百劳；灸气而取诸气海；灸水而取诸水分；欲去腹中之病，则灸三里；欲治头目之疾，则灸合谷；欲愈腰腿，则取环跳、风市；欲拯手臂，则取肩髃、曲池。其他病以人殊，治以疾异，所以得之心而应之手者，罔不昭然[10]有经络在焉。而得之则为良医，失之则为粗工，凡以辨诸此也。至于首为诸阳之会，百脉之宗，人之受病固多，而吾之施灸宜别，若不察其机而多灸之，其能免夫头目旋眩、还视不明之咎乎？不审其地而并灸之，其能免夫气血滞绝、肌肉单薄之忌乎？是百脉之皆归于头，而头之不可多灸，尤按经取穴者之所当究心也。若夫灸之宜发，或发之有速而有迟，固虽系于人之强弱不同，而吾所以治之者，可不为之所耶？观东垣灸三里七壮不发，而复灸以五壮即发，秋夫灸中脘九壮不发，而溃以露水，熨以热履，熁[11]以赤葱，即万无不发之理，此其见之《图经》《玉枢》诸书，盖班班具载可考而知者。吾能按经以求其原，而又多方以致其发，自无患乎气之不连，疾之不疗，而于灼艾之理，斯过半矣。抑愚又有说焉，按经者法也，而所以神明之者心也。苏子有言：一人饮食起居，无异于常人，而愀然不乐，问其所苦，且不能自言，此庸医之所谓无足忧，而扁鹊、仓公之所望而惊焉者。彼惊之者何也？病无显情，而心有默识，诚非常人思虑所能测者。今之人徒曰：吾能按经，吾能取穴。而不于心焉求之，譬诸刻舟而求剑，胶柱而鼓瑟，其疗人之所不能疗者，吾见亦罕矣。然则善灸者奈何？静养以虚此心，观变以运此心，旁求博采以旷此心，使吾心与造化相通，而于病之隐显，昭然无遁情焉。则由是而求孔穴之开合，由是而察气候之疾徐，由是而明呼吸补泻之宜，由是而达迎随出入之机，由是而酌从卫取气，从荣置气之要，不将从手应心，得鱼兔而忘筌蹄也哉！此又岐黄之秘术，所谓百尺竿头进一步者，不识执事以为何如？

注释

[1]靡：无，没有。《诗·大雅·荡》："靡不有初，鲜克有终。"

[2]执事：在书信或书面回答中，对对方的一种尊称。

[3]瘼：疾苦。

[4]星辰之奠丽：奠，安置，停放。本句是形容天上的星辰把夜空装点得绚丽多彩。

[5]七宿：古代天文学名词。

[6] 二十四曜：古代天文学名词。

[7] 五岳：五大名山的总称。东岳泰山，南岳衡山，西岳华山，北岳恒山，中岳嵩山。

[8] 四渎：古称长江、黄河、淮河、济水为四渎。

[9] 斸：大锄，引申为砍，斩。

[10] 罔不昭然：没有不显现的。

[11] 爍：烧。

穴有奇正策

问：九针之法，始于岐伯，其数必有取矣。而灸法独无数焉，乃至定穴，均一审慎，所谓奇穴[1]，又皆不可不知也。试言以考术业之专工。

尝谓针灸之疗疾也，有数有法，而惟精于数法之原者，斯足以窥先圣之心。圣人之定穴也，有奇有正[2]，而惟通于奇正之外者，斯足以神济世之术，何也？法者，针灸所立之规，而数也者，所以纪其法，以运用于不穷者也。穴者，针灸所定之方，而奇也者，所以翊[3]夫正以旁通于不测者也。数法肇于圣人，固精蕴之所寓，而定穴兼夫奇正，尤智巧之所存。善业医者，果能因法以详其数，缘正以通其奇，而于圣神心学之要，所以默蕴于数法奇正之中者，又皆神而明之焉，尚何术之有不精，而不足以康济斯民也哉？

执事发策，而以针灸之数法奇穴，下询承学，盖以术业之专工者望诸生也。而愚岂其人哉？虽然，一介[4]之士，苟存心于爱物，于人必有所济，愚固非工于医业者，而一念济物之心，特惓惓[5]焉。矧[6]以明问所及，敢无一言以对。夫针灸之法，果何所昉[7]乎？粤稽[8]上古之民，太朴[9]未散，元醇[10]未漓[11]，与草木蓁蓁[12]然，与鹿豕狉狉[13]然，方将相忘于浑噩[14]之天，而何有于疾，又何有于针灸之施也。自羲[15]、农[16]以还，人渐流于不古，而朴者散，醇者漓，内焉伤于七情之动，外焉感于六气之侵，而众疾胥[17]此乎交作矣。岐伯氏有忧之，于是量其虚实，视其寒温，酌其补泻，而制之以针刺之法焉，继之以灸火之方焉。至于定穴，则自正穴之外，又益之以奇穴焉。非故为此纷纷也，民之受疾不同，故所施之术或异，而要之非得已也，势也，势之所趋，虽圣人亦不能不为之所也已。然针固有法矣，而数必取于九者，何也？盖天地之数，阳主生，阴主杀，而九为老阳之数，则期以生人，而不至于杀人者，固圣人取数之意也。今以九针言之，燥热侵头身，则法乎天，以为镵针，头大而末锐焉。气满于肉分，则法乎地，以为圆针，身圆而末锋焉。锋如黍米之锐者为锓针，主按脉取气法乎人也。刃有三隅之象者为锋针，主泻导痼血，法四时也。铍针以法音[18]，而末如剑锋者，非所以破痈脓乎？利针以法律[19]，而支似毫毛者，非所以调阴阳乎？法乎星[20]则为毫针，尖如蚊虻，可以和经络，却诸疾也。法乎风[21]则为长针，形体锋利，可以去深邪，疗痹痿也。至于燔针之刺，则其尖如挺，而所以主取大气不出关节者，要亦取法于野[22]而已矣。所谓九针之数，此非其可考者耶！然灸亦有法矣，而独不详其数者，何也？盖人之肌肤，有厚薄，有深浅，而火不可以概施，则随时变化而不泥于成数者，固圣人望人之心也。今以灸法言之，有手太阴之少商焉，灸不可过多，多则不免有肌肉单薄之忌。有足厥阴之章门焉，灸不可不及，不及则不免有气血壅滞之嫌。至于任之承浆也，督之脊中也，手之少冲，足之涌泉也，是皆犹之少商焉，而灸之过多，则致伤矣。脊背之膏肓也，腹中之中脘也，足之三里，手之曲池也，是皆犹之章门焉，而灸之愈多，则愈善矣。所谓灸法之数，此非其仿佛者耶！夫有针灸，则必有会数法之全，有数法则必有所定之穴，而奇穴者，则又旁通于正穴之外，以随时疗症者也。而其数维何？吾尝考之《图经》，而知其七十有九焉，以鼻孔则有迎香，以鼻柱则有鼻准，以耳上则有耳尖，以舌下则有金津、玉液，以眉间则有鱼腰，以眉后则有太阳，以手大指则有骨空，以手中指则有中魁；至于八邪、八风之穴，十宣、五虎之处，二白、肘尖、独阴、囊底、鬼眼、髋骨、四缝、中泉、四关，凡此皆奇穴之所在。而九针之所刺者，刺以此也。灸法之所施者，施以此也。苟能即此以审慎之，而临症定穴之余，有不各得其当者乎？虽然，此皆迹也，而非所以论于数法奇正之外也。圣人之情，因数以示，而非数之所能拘，因法以显，而非法之所能泥，用定穴以垂教，而非奇正之所能尽，神而明之，亦存乎其人焉耳。故善业医者，苟能旁通其数法之原，冥会其奇正之奥，时可以针而针，时可以灸而灸，时可以补而补，时可以泻而泻，或针灸可并举，则并举之，或补泻可并行，则并行之，治法因乎人，不因乎数，变通随乎症，不随乎法，定穴主乎心，不主乎奇正之陈迹。譬如老将用兵，运筹攻守，坐作进退，皆运一心之神以为之。而凡鸟占云祲[23]、金版六韬[24]之书，其所具载方略，咸有所不拘焉。则兵惟不动，动必克敌；医惟不施，施必疗疾。如是虽谓之无法可也，无数可也，无奇无正亦可也，而有不足以称神医于天下也哉！管见如斯，惟执事进而教之！

注释

[1] 奇穴：经外奇穴。

[2] 正：经穴。

[3] 翊：辅助，帮助。

[4] 一介：谦称，含有渺小、微贱之意。

[5] 惓惓：诚恳、深切之意。

[6] 矧：况且。

[7] 昉：曙光初现，引申为开始。

[8] 粤稽：粤，语助词；稽，查考。

[9] 太朴：指人在蒙昧时代，质朴原始的生活方式。

[10] 元醇：元，开始；醇，诚厚。元醇意同太朴。

[11] 漓：薄。陆游《何君墓表》："一卷之诗有淳漓。"

[12] 蓁蓁：形容草木旺盛的样子。

[13] 狉狉：形容群兽蠢动之状。

[14] 浑噩：混沌无知。

[15] 羲：伏羲。

[16] 农：神农。

[17] 胥：皆，都。

[18] 音：五音，指古代5个音阶，即宫、商、角、徵、羽。《灵枢·邪客》："天有五音，人有五脏。"

[19] 律：六律。两种含义，一为阴阳十二律；又为专指阳律，即：黄钟、太蔟、姑洗、蕤宾、夷则、无射。《灵枢·邪客》："天有六律，人有六府。"

[20] 星：七星。

[21] 风：即八风，指大弱风、谋风、刚风、折风、大刚风、凶风、婴儿风、弱风。见于《灵枢·九宫八风》。

[22] 野：九野，九州之野。《素问·六节藏象论》："分为九野，九野为九脏。"

[23] 鸟占云祲：鸟占，亦称鸟卜；云祲，观测云气以辨吉凶，水旱之灾。两种方式均为古时占卜之术。

[24] 金版六韬：古代兵书。

针有深浅策

问：病有先寒后热者，先热后寒者，然病固有不同，而针刺之法，其亦有异乎？请试言之！

对曰：病之在天人[1]也，有寒热先后之殊，而治之在吾人也，有同异后先之辨。盖不究夫寒热之先后，则谬焉无措，而何以得其受病之源；不知同异之后先，则漫焉无要，而何以达其因病之治。此寒热之症，得之有先后者，感于不正之气，而适投于腠理之中，治寒热之症，得之有后先者，乘其所致之由，而随加以补泻之法，此则以寒不失之惨，以热则不过于灼，而疾以之而愈矣。是于人也，宁不有济矣乎？请以一得之愚，以对扬明问之万一，何如？盖尝求夫人物之所以生也，本之于太极，分之为二气，其静而阴也，而复有阳以藏于其中；其动而阳也，而复有阴以根于其内，惟阴而根乎阳也，则往来不穷，而化生有体；惟阳而根乎阴也，则显藏有本，而化生有用。然而气之运行也，不能无愆和之异，而人之罹之也，不能无寒热之殊，是故有先寒后热者，有先热后寒者。先寒后热者，是阳隐于阴也，苟徒以阴治之，则偏于阴，而热以之益炽矣。其先热后寒者，是阴隐于阳也，使一以阳治之，则偏于阳，而寒以之益惨矣。夫热而益炽，则变而为三阳之症，未可知也。夫寒而益惨，则传而为三阴之症，未可知也。而治之法，当何如哉？吾尝考之《图经》，受之父师，而先寒后热者，须施以阳中隐阴之法焉。于用针之时，先入五分，使行九阳之数，如觉稍热，更进针令入一寸，方行六阴之数，以得气为应。夫如是，则先寒后热之病可除矣。其先热后寒者，用以阴中隐阳之法焉。于用针之时，先入一寸，使行六阴之数，如觉微凉，即退针，渐出五分，却行九阳之数，亦以得气为应。夫如是，则先热后寒之疾瘳矣。夫曰先曰后者，而所中有荣有卫之殊；曰寒曰热者，而所感有阳经阴经之异。使先热后寒者，不行阴中隐阳之法，则失夫病之由来矣。是何以得其先后之宜乎？如先寒后热者，不行阳中隐阴之法，则不达夫疾之所致矣。其何以得夫化裁之妙乎？抑论寒热之原，非天之伤人，乃人之自伤耳。经曰：邪之所凑，其气必虚。自人之荡真[2]于情窦也，而真者危；丧志于外华也，而醇者漓；眩心于物牵也，而萃者涣；汨情于食色也，而完者缺；劳神于形役也，而坚者瑕。元阳丧，正气亡，寒毒之气，乘虚而袭。苟能养灵泉于山下，出泉之时，契妙道于日落，万川之中，嗜欲浅而天机深，太极自然之体立矣。寒热之毒虽威，将无隙之可投也。譬如墙壁固，贼人乌得而肆其虐哉？故先贤有言曰：夫人与其治病于已病之后，孰若治病于未病之先，其寒热之谓欤？

注释

[1] 天人：与下文中吾人相对应，指客观因素。

[2] 荡真：纵欲。

卷四

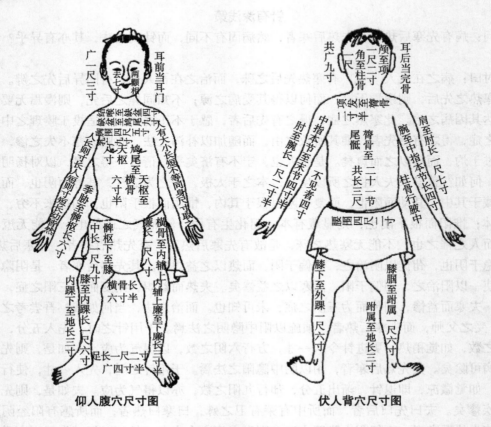

仰人腹穴尺寸图   伏人背穴尺寸图

背部俞穴歌 [1] （医统）

二节大椎，风门肺俞，厥阴心督，肝膈胆脾，胃俞三焦，肾俞气海，大肠关元，小肠膀俞，中膂白环，上次中下，膏肓患门 [2]，四花 [3] 六穴，腰俞命门，穴皆可彻。

注释

[1] 首载于明代徐春甫的《古今医统大全》。

[2] 患门：经外奇穴，位于背部。取穴时，先以绳量取足大趾端经足跟至腘横纹的长度，然后此绳一端从鼻尖沿头正中线向后量至背脊，尽端作点标记，再从此点旁开以鼻柱底至口角端距离处；一说在心俞穴上 0.5 寸。主治五劳七伤、骨蒸痨热、面黄肌瘦、咳嗽、遗精、盗汗、胸痛引背等。首见于《医学入门》。

[3] 四花：经外奇穴，又称崔氏四花，经门四花。现代针灸医籍记载为膈俞与胆俞两穴的合称，是治疗骨蒸劳瘵之著名穴位之一。

腹部中穴歌

天突璇玑，华盖紫宫，玉堂膻中，中庭鸠尾，巨阙上脘，中脘建里，下脘水分，神阙交海，石门关元，中极曲骨，膀门二寸，侠脐天枢，期章二门，不可不知。

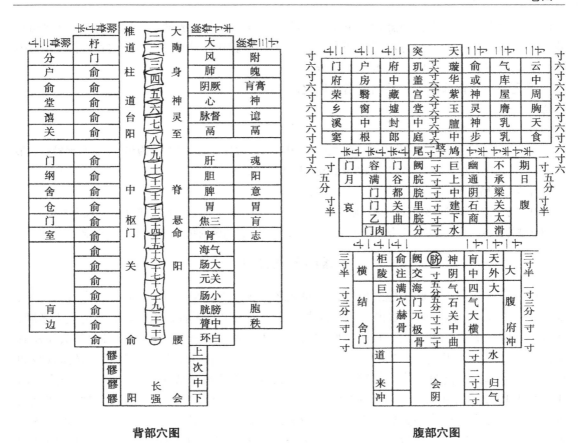

背部穴图　　　　　　　　　腹部穴图

中指取寸

头部

前发际至后发际，折作十二节，为一尺二寸。前发际不明者，取眉心直上行三寸。后发际不明者，取大椎上行三寸。前后俱不明者，折作一尺八寸。头部直寸，并依此法取。眼内眦角至外眦角为一寸，头部横穴，并依此穴寸法取。

神庭穴至曲差穴、曲差穴至本神穴、本神穴至头维穴各一寸半，自神庭至头维共四寸半。

背部

大椎穴至尾骶骨穴[1]，共计二十一椎，通作三尺，故谓人为三尺之躯者，此也。

上七椎，每椎一寸四分一厘，共九寸八分七厘。中七椎，每椎一寸六分一厘，共一尺一寸二分七厘。下七椎，每椎一寸二分六厘，共八寸八分二厘。

第二行，侠脊各一寸半[2]，除脊一寸，共折作四寸，分两旁。

第三行，侠脊各三寸，除脊一寸，共折作七寸，分两旁。

腹部

膺部腹部横寸，并用对乳间横折作八寸。膺腹横寸取穴，悉依

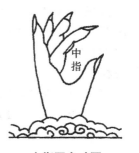

中指同身寸图

113

上法。直寸取穴，依中行心蔽骨[3]下至脐，共折八寸[4]。人无蔽骨者，取歧骨[5]下至脐心，共折九寸取之。脐下至毛际横骨，折作五寸。天突至膻中，折作八寸，下行一寸六分为中庭，上取天突，下至中庭，共折九寸六分。

　　手足部、并背部横寸，并用中指寸取之。

注释

[1] 尾骶骨穴：腰俞穴。

[2] 一寸半：这里定位与现代不同，脊柱宽度算作一寸，脊柱外缘距正中线为半寸，膀胱经第一、第二侧线都是从脊柱外缘算起，所以两条线皆比现代取法外开半寸。

[3] 蔽骨：鸠尾穴。

[4] 八寸：现代胸骨剑突下鸠尾穴至脐中无明确尺寸，一说7寸下文歧骨下至脐心，现代为8寸。

[5] 歧骨：指两骨末端互相交合的部分，状如分支，故名。此指胸剑联合处，两肋弓交合部。

《素问》九针论

　　岐伯曰：圣人[1]之起天地之数也，一而九之，故以立九野[2]，九而九之，九九八十一，以起黄钟[3]数焉。以针应九数也。何以言之？一者，天也。天者，阳也。五脏之应天者肺，肺者，五脏六腑之华盖[4]也，皮者，肺之合也，人之阳也，故为之治针，必大其头而锐其末，令毋得深入而阳气出。二者，地也。人之所以应土者肉也。故为之治针，必筒其身而圆其末，令毋得伤肉分，伤则气得竭。三者，人也。人之所以成生者，血脉也。故为之治针，必大其身而圆其末，令可以按脉勿陷，以致其气，令邪气独出。四者，时也。时者，四时八风[5]之客于经络中为瘤病[6]者也。故为之治针，必筒其身而锋其末，令可以泻热出血而瘤病竭。五者，音[7]也。音者，冬夏之分，分于子午，阴与阳别，寒与热争，两气相搏，合为痈脓者也。故为之治针，必令其末如剑锋，可以取大脓。六者，律[8]也。律者，调阴阳四时而合十二经脉，虚邪客于经络，而为暴痹者也。故为之治针，必令尖如氂[9]，且圆且锐，中身微大，以取暴气。七者，星也。星者，人之七窍，邪之所客[10]于经而为痛痹，舍于经络者也。故为之治针，令尖如蚊虻喙[11]，静以徐往，微以久留，正气因之，真邪俱往，出针而养者也。八者，风也。风者，人之股肱八节也。八正之虚风，八风伤人，内舍于骨解腰脊节腠之间为深痹也。故为之治针，必长其身，锋其末，可以取深邪远痹。九者，野也。野者，人之节解皮肤之间也。淫邪流溢于身，如风水之状而溜，不能过于机关大节者也。故为之治针，令尖如挺，其锋微圆，以取大气之不能过于关节者也。一天、二地、三人、四时、五音、六律、七星、八风、九野，身形亦应之。针有所宜，故曰九针。人皮应天，人肉应地，人脉应人，人筋应时，人声应音，人阴阳合气应律，人齿面目应星，人出入气应风，人九窍三百六十五节应野。故一针皮，二针肉，三针脉，四针五脏筋，五针骨，六针调阴阳，七针应精，八针除风，九针通九窍，除三百六十五节气，此之谓有所主也。

注释

[1] 圣人：在中国传统文化中，"圣人"指知行完备的至善之人，此处指上古圣明的君主帝王。

[2] 九野：九州的土地。

[3] 黄钟：古之打击乐器，多为庙堂所用。《吕氏春秋·适音》："黄钟之宫，音之本也，清浊之衷也。"陈奇猷校释："黄钟即今所谓标准音，故是音之本。在宫、商、角、徵、羽五音之中，宫属于中央黄钟，

五音十二律由此而分。张景岳曰："自一至九，九九八十一而黄钟之数起焉，黄钟为万事之本，故针数亦应之而用变无穷也。"

[4] 华盖：帝王或贵官车上的伞盖。

[5] 八风：东、西、南、北、东南、东北、西南、西北八方之风，另有一说谓"八节（立春、立夏、立秋、立冬、春分、夏至、秋分、冬至 8 个节气）之风谓之八风"。

[6] 痼病：积久难治的病，如《汉书·王子侯表上》："痼病不任朝，免。"

[7] 音：指五音。五音就是按五度的相生顺序，从宫音开始到羽音，依次为：宫—商—角—徵—羽。中国古代经常从"音""律""声"等不同角度讨论乐理问题。

[8] 律：古代定音器，阴阳各六，共有 12 个，有固定的音高和名称。黄钟一、大吕二、太簇三、夹钟四、姑洗五、中吕六、蕤宾七、林钟八、夷则九、南吕十、无射十一、应钟十二，合称十二律。区分开来，奇数（阳）称六律，偶数（阴）称六吕，合称律吕。由于律吕的发音，阴阳相生，左右旋转，能发出许多声音，周而复始，循环无端，所以用六律来比拟十二经脉在周身循环的统一性。如《灵枢·经别》："六律建阴阳诸经，而合之十二月、十二辰、十二节、十二经水、十二时、十二经脉。"

[9] 氂：同"牦"，指牛、马等的尾毛。

[10] 客：侵入。

[11] 蚊虻喙：蚊、虻等的嘴。

九针式

帝曰："针之长短有数乎？"岐伯对曰："一曰镵针，取法于巾针[1]，头大末锐，去末半寸卒锐之，长一寸六分。二曰圆针，取法于絮针，筒其身而卵其锋，针如卵形，圆其末，长一寸六分。三曰鍉针（鍉音低），取法于黍粟[2]之锐，长三寸半。四曰锋针，取法于絮针，筒其身锋其末，刃三隅，长一寸六分。五曰铍针，取法于剑，锋末如剑，广二寸分半，长四寸。六曰圆利针，取法于氂针，且圆且锐，微大其末，反小其身，又曰中身微大，长一寸六分。七曰毫针，取法于毫毛，尖如蚊虻喙，长三寸六分。八曰长针，取法于綦针[3]，锋利身薄，长七寸。九曰大针，取法于锋针，尖如挺，其锋微圆，长四寸。此九针之长短也。"

九针图

镵针平半寸，长一寸六分，头大末锐，病在皮肤，刺热者用此，今之名箭头针是也。

圆针其身圆，锋如卵形，长一寸六分。揩摩分肉用此。

鍉针其锋如黍粟之锐，长三寸五分，脉气虚少用此。

锋针其刃三隅，长一寸六分，发痼疾刺大者用此，今之所谓三棱针是也。

铒针一名铍针。末如剑锋，广二寸半，长四寸，破痈肿出浓，今名剑针是也。

圆利针尖如牦氂，且圆且利，其末微大，长一寸六分，取暴痹刺小者用此。

毫针法像毫，尖如蚊虻喙，长三寸六分，取痛痹刺寒者用此。

长针锋如利，长七寸，痹深居骨解腰脊节腠之间者用此，今之名跳针是也。

大针一名燔针，长四寸，风虚肿毒，解肌排毒用此。

注释

[1] 巾针：古代缝纫用的针。

[2] 黍粟：黍，一年生草本植物，叶线形，子实淡黄色，去皮后称黄米，比小米稍大，煮熟后有黏性；粟，小米，又称稷，脱壳制成的粮食，因其粒小，直径 2 毫米左右，故名。原产于黄河流域，是中国古代

的主要粮食作物。

　　[3] 綦针：古代缝制衣帛的长针。

制针法

　　《本草》[1] 云："马衔铁 [2] 无毒。"《日华子》[3] 云："古旧铤 [4] 者好，或作医工针。"

　　按：本草柔铁即熟铁，有毒，故用马衔则无毒。以马属午，属火，火克金，解铁毒，故用以作针。古曰："金针者，贵之也。"又金为总名，铜铁金银之属，皆是也。若用金针更佳。

注释

　　[1] 本草：此处指宋代的《经史证类备急本草》，系统地集录了自《神农本草经》以下唐宋各家医药名著，还收辑了《经史传记》《佛书道藏》等书中有关药物的资料，编为 30 卷，载药 1558 种，附方 3000 余首，有图和炮制方法，是集宋以前本草学之大成。

　　[2] 马衔铁：是放置在马嘴里的金属条状物，俗称马嚼子。

　　[3]《日华子》：指唐代的《日华子诸家本草》，是结合诸家本草和当时常用的药物编纂而成，对每药的性状、功用叙述比较全面，已佚，但其内容还可从《经史证类备急本草》《本草纲目》中见到。

　　[4] 铤：箭头装入箭杆部分。

煮针法

　　先将铁丝于火中煅红，次截之，或二寸，或三寸，或五寸，长短不拘。次以蟾酥涂针上，仍入火中微煅，不可令红，取起，照前涂酥煅二次，至第三次，乘热插入腊肉皮之里、肉之外，将后药先以水三碗煎沸，次入针肉在内，煮至水干，倾于水中，待冷，将针取出。于黄土中插百余下，色明方佳，以去火毒，次以铜丝缠上，其针尖要磨圆，不可用尖刃。

　　麝香五分，胆矾、石斛各一钱，穿山甲、当归尾、朱砂、没药、郁金、川芎、细辛各三钱，甘草节、沉香各五钱，磁石一两能引诸药入铁内。

　　又法：用乌头、巴豆各一两，硫黄、麻黄各五钱，木鳖子、乌梅各 10 个，同针入水，用磁罐内煮一日，洗择之，再用止痛没药、乳香、当归、花乳石各半两，又如前水煮一日，取出，用皂角水洗，再于犬肉内煮一日，仍用瓦屑打磨净端直，用松子油涂之，常近人气为妙。

暖　针

　　《素问》遗篇注云：用圆利针、长针，未刺之时，先口内温针，暖而用之。又曰：毫针于人近体，暖针至温方刺。

　　按：口体温针，欲针入经络，气得温而易行也。今或投针于热汤中，亦此意耳。口温与体温微有不同，口温者针头虽热，而柄尚寒，不若着身温之，则针通身皆热矣。

火　针

　　火针即焠针，频以麻油蘸 [1] 其针，灯上烧令通红，用方有功。若不红，不能祛病，反损于人。烧时令针头低下，恐油热伤手，先令他人烧针，医者临时用之，以免手热。先以墨点记穴道，使针时无差。火针甚难，须有临阵之将心，方可行针。先以左手按穴，右手用针，切忌太深，恐伤经络，太浅，不能祛病，惟消息 [2] 取中耳。凡行火针，必先安慰病人，令勿惊惧，较之与灸一般，灸则疼久，针则所疼不久，一针之后，速便出针，不可久留，即以左手速按针孔，则能止疼。人身诸处皆可行火针，惟面上忌之。火针不宜针脚气，反加肿痛，宜破痈疽发背，溃脓在内，外面皮无头者，但按毒上软处以溃脓，其阔大者，按头尾及中以墨点记，宜下三针，决破出脓，一针肿上，不可按之，即以手指从两旁捺[3]之。令脓随手而出，或肿大脓多，针时须侧身回避，恐脓射出污身也。

注释

[1] 蘸：在液体、粉末或糊状的东西里蘸一下就拿出来。

[2] 消息：消，减少；息，增加，消息指酌情加减。

[3] 捺：按压。

温　针

王节斋[1]曰：近有为温针者，乃楚[2]人之法。其法针穴上，以香白芷作圆饼，套针上，以艾灸之，多以取效。然古者针则不灸，灸则不针。夫针而加灸，灸而且针，此后人俗法。此法行于山野贫贱之人，经络受风寒致病者，或有效，只是温针通气而已。于血宜衍[3]，于疾无与也。古针法最妙，但今无传，恐不得精高之人，误用之则危拙出于顷刻。惟灸得穴，有益无害，允宜行之。近见衰弱之人，针灸并用，亦无妨。

注释

[1] 王节斋：王纶，字汝言，号节斋。明代成化年间人。任礼部郎中，广东参政，湖广、广西布政使，副都御史等。因父病而研究医学，继承"阴常不足，阳常有余"的观点，力主填精血，以敛相火；还重视东垣"脾胃升降"之说。所著《明医杂著》《本草集要》《医论问答》《节斋小儿医书》《胎产医案》等，对其前的中医药理论，在学术上有很多发挥。

[2] 楚：今湖南、湖北一带。

[3] 衍：本义是水循河道流汇于海，此处指血液的流动。

治折针法

一用磁石（即吸铁石）引其肉中，针即出。

一用象牙屑碾细，水和涂上即出。

一用车脂[1]成膏子，摊纸上如钱大，日换三五次，即出。

一用鸟翎三五枝，火炙焦为末，好醋调成膏，涂上，纸盖一二次，其针自出。

一用腊姑脑子，捣烂涂上即出。

一用硫黄研细，调涂上，以纸花贴定，觉痒时，针即出。

一用双杏仁捣烂，以鲜脂调匀，贴针疮上，针自出。倘经络有伤，脓血不止，用黄芪、当归、肉桂、木香、乳香、沉香，别研绿豆粉糊丸，每五十丸，热水服之。

注释

[1] 车脂：药名，车轴上的油垢。首载于宋《开宝本草》，味辛，无毒。《本草纲目》记载其主治为：卒心痛，中恶气，以热酒服之。中风发狂，取膏如鸡子大，热醋搅消服。又主妇人妒乳、乳痈，取熬热涂之，并和热酒服（《开宝本草》）。祛鬼气，温酒烊热服（藏器）。治霍乱、中蛊、妊娠诸腹痛，催生，定惊，除疟，消肿毒诸疮（时珍）。

《内经》补泻

帝曰："余闻刺法，有余者泻之，不足者补之。"

岐伯曰："百病之生，皆有虚实，而补泻行焉。泻虚补实，神去其室，致邪失正，真不可定，粗[1]之所败，谓之夭命[2]。补虚泻实，神归其室，久塞其空，谓之良工。"

凡用针者，随 [3] 而济之，迎 [4] 而夺之，虚则实之，满则泻之，菀 [5] 陈则除之，邪盛则虚之。徐而疾则实，疾而徐则虚。言实与虚，若有若无。察后与先，若存若亡。为虚与实，若得若失。虚实之要，九针最妙。补泻之时，以针为之。泻曰迎之，必持内之，放而出之，排阳得针 [6]，邪气得泄。按而引针 [7]，是谓内温 [8]，血不得散，气不得出也。补曰随之，随之意若忘 [9] 之。若行若按，如蚊虻止，如留如还，去如弦绝，令左属右，其气故止。外门已闭，中气乃实，必无留血，急取诛之。

刺之而气不至，无问其数，刺之而气至，乃去之，勿复针。

针有悬布 [10] 天下者五：一曰治神，二曰知养身，三曰知毒药，四曰制砭石大小，五曰知腑脏血气之诊。五法俱立，各有所先。今末世 [11] 之刺也，虚者实之，满者泄之，此皆众工所共知也。若夫法天则地，随应而动，和之者若响，随之者若影，道无鬼神，独来独往。"

帝曰："愿闻其道？"

岐伯曰："凡刺之真，必先治神，五脏已定，九候已备，后乃存针。众脉不见，众凶弗闻，外内相得，无以形先，可玩往来，乃施于人；人有虚实，五虚 [12] 勿近，五实 [13] 勿远。至其当发，间不容瞬 [14]。手动若务，针耀而匀，静意视义，观适之变，是谓冥冥 [15]，莫知其形。见其乌乌 [16]，见其稷稷 [17]，从见其飞，不知其谁？伏如横弩，起如发机 [18]。"

刺虚者须其实，刺实者须其虚，经气已至，慎守勿失，浅深在志，远近若一，如临深渊，手如握虎，神无营于众物，义无邪下，必正其神。

小针 [19] 之要，易陈而难入。粗守形，上守神，神乎，神客在门。未睹其疾，恶知其原？刺之微，在速迟。粗守关，上守机，机之动，不离其空 [20]。空中之机，清净而微。其来不可逢，其往不可追。知机之道者，不可挂以发。不知机道，扣之不发。知其往来，要与之期。粗之暗乎。妙哉，工独有之。往者为逆，来者为顺，明知逆顺，正行无问，迎而夺之，恶得无虚？随而济之，恶得无实？迎之随之，以意和之，针道毕矣。

凡用针者，虚则实之，满则泄之，菀陈则除之，邪盛则虚之。大要 [21] 曰：持针之道，坚者为实 [22]。正指直刺，无针左右。神在秋毫，属意病者。审视血脉，刺之无殆。方刺之时，必在悬阳 [23]，及与两卫 [24]。神属勿去，知病存亡。血脉者在腧横居，视之独澄，切之独坚。

刺虚则实之者，针下热也，气实乃热也。满则泄之者，针下寒也。菀陈则除之者，出恶血也。邪盛则虚之者，出针勿按也。徐而疾则实者，徐出针而疾按之也。疾而徐则虚者，疾出针而徐按之也。言实与虚者，察血气多少也。若有若无者，疾不可知也。察后与先者，知病先后也。若存若亡者，脉时有无也。为虚与实者，工勿失其法也。若得若失者，离其法也。虚实之要，九针最妙者，谓其各有所宜也。补泻之时者，与气开阖相合也。九针之名各有不同形者，针穷其所当补泻也。刺实须其虚者，留针阴气隆至，乃去针也。刺虚须其实者，阳气隆至，针下热，乃去针也。经气已至慎守勿失者，勿变更也。浅深在志者，知病之内外也。远近如一者，浅深其候等也。如临深渊者，不敢堕也。手如握虎者，欲其壮也。神无营于众物者，静志观病人，无左右视也。义无邪下者，欲端以正也。必正其神者，欲瞻病人，自制其神，令气易行也。

所谓易陈者，易言也。难入者，难著于人也。粗守形者，守刺法也。上守神者，守人之血气有余不足，可补泻也。神客者，正邪共会也。神者，正气也。客者，邪气也。在门者，邪循正气之所出入也。未睹其疾者，先知邪正何经之疾也。恶知其原者，先知何经之病，所取之处也。刺之微在速迟者，徐疾之意也。粗守关者，守四肢而不知血气正邪之往来也。上守机者，知守气也。机之动不离其空中者，知气之虚实，用针之徐疾。空中之机清净而微者，针以得气，密意守气勿失也。其来不可逢者，气盛不可补也。其往不可追者，气虚不可泻也。不可挂以发者，言气易失也。扣之不发者，言不知补泻之意也。血气已尽，而气不下也。知其往来者，知气之逆顺盛虚也。要与之期者，知气之可取之时也。粗之暗者，冥冥不知气之微密也。妙哉，工独有之者，尽知针意也。往者为逆者，言气之虚而小，小者逆也。来者为顺者，言形气之平，平者顺也。明知逆顺正行无问者，言知所取之处也。逆而夺之者，泻也。随而济之者，补也。所谓虚则实之者，气口虚而当补之也。满则泄之者，气口盛而当泻之也。菀陈则除之者，去血脉也。邪盛则虚之者，言诸经有盛者，皆泻其邪也。徐而疾则实者，言徐内而疾出也。疾而徐则虚者，言疾内而徐出也。言实与虚，若有若无者，言实者有气，虚者无气也。察后与先，若存若亡者，言气之虚实，补泻之先后，察其气之已下与常存也。为虚与实，若得若失者，言补者，佖[25]然若有所得也，泻者，恍然若有所失也。

是故工之用针也，知气之所在，而守其门户，明于调气补泻所在，徐疾之意，所取之处。泻必用圆[26]，切而转之，其气乃行，疾而徐出，邪气乃出，伸而逆之，摇大其穴，气出乃疾。补必用方[27]，外引其皮，令当其门，左引其枢，右推其肤，微旋而徐推之，必端以正，安以静，坚心无解，欲微以留气，气下而疾出之，推其皮，盖其外门，神气乃存，用针之要，无忘其神。

泻必用方者，以气方盛也，以月方满也，以日方温也，以身方定也，以息方吸而内针；乃复候其方吸而转针，乃复候其方呼而徐引针，故曰泻必用方，其气而行焉。补必用圆者，圆者行也；行者移也。刺必中其荣，复以吸排针也，故圆与方非针也。

泻实者，气盛乃内针，针与气俱内，以开其门，如利其户，针与气俱出，精气不伤，邪气乃下，外门不闭，以出其实，摇大其道，如利其路，是谓大泻。必切而出，大气[28]乃出，持针勿置，以定其意，候呼内针，气出针入，针孔四塞，精无从出，方实而疾出针，气入针出，热不得还，闭塞其门，邪气布散，精气乃得存，动气候时，近气不失，远气乃来，是谓追之。

吸则内针，无令气忤[29]，静以久留，无令邪布。吸则转针，以得气为故，候呼引针，呼尽乃去，大气皆出，故命曰泻。扪而循之，切而散之，推而按之，弹而努之，爪而下之，通而取之，外引其门，以闭其神。呼尽内针，静以久留，以气至为故，如待所贵，不知日暮，其气已至，适而自护，候吸引针，气不得出，各在所处，推阖其门，令神气存，大气留止，故命曰补。

补泻弗失，与天地一。经气已至，慎守勿失，浅深在志，远近如一，如临深渊，手如握虎，神无营于众物。

持针之道，欲端以正，安以静，先知虚实，而行疾徐，左手执骨，右手循之，无与肉裹[30]。泻欲端以正，补必闭肤，辅针导气，邪得淫泆[31]，真气得居。

帝曰："扞[32]皮开腠理奈何？"

岐伯曰："因其分肉，左别其肤，微内而徐端之，适神不散，邪气得去。"

知其气所在，先得其道，稀而疏之[33]，稍深以留，故能徐入之。大热在上，推而下之，从上下者引而去之，视先痛者常先取之。大寒在外，留而补之。入于中者，从合[34]泻之。上气不足，推而扬之。下气不足，积而从之。寒入于中，推而行之。

夫实者，气入也。虚者，气出也。气实者，热也。气虚者，寒也。入实者，左手开针孔也。入虚者，右手闭针孔也。

形气[35]不足，病气[36]有余，是邪盛也，急泻之。形气有余，病气不足，此阴阳俱不足也，不可刺；刺之则重不足，重不足则阴阳俱竭，血气皆尽，五脏空虚，筋骨髓枯，老者绝灭[37]，壮者不复矣。形气有余，病气有余，此谓阴阳俱有余也，急泻其邪，调其虚实。故曰有余者泻之，不足者补之，此之谓也。故曰刺不知逆顺，真邪相搏，满而补之，则阴阳四溢，肠胃充郭[38]，肝肺内膜[39]，阴阳相错；虚而泻之，则经脉空虚，血气竭枯，肠胃儋辟[40]，皮肤薄著，毛腠夭焦，予知死期。

凡用针之类，在于调气。气积于胃，以通荣卫，各行其道，宗气留于海[41]。其下者，注于气冲，其直者，走于息道。故厥在于足，宗气不下，脉中之血，凝而留止，弗之火[42]调，弗能取之。

散气可收，聚气可布，深居静处，占神往来[43]，闭户塞牖，魂魄不散，专意一神，精气之分，毋闻人声，以收其精，必一其神，令志在针。浅而留之，微而浮之，以移其神，气至乃休。男内女外[44]，坚拒勿出，谨守勿内，是谓得气。

刺之而气不至，无问其数，刺之而气至，乃去之，勿复针。针各有所宜，各不同形，各任其所。为刺之要，气至而有效，效之信，若风之吹云明乎若见苍天，刺之道毕矣。

用针者，必先察其经络之虚实，切而循之，按而弹之，视其应动者，乃复取之而下之。六经调者谓之不病，虽病谓之自已，一经上实下虚而不通者，此必有横络盛加于大经，令之不通，视而泻之，此所谓解结也。上寒下热，先刺其项太阳久留之，已刺即熨项与肩胛令热下合乃止，此所谓推而上之者也。上热下寒，视其脉虚而陷之于经络者取之，气下乃止，此所谓引而下之者也。大热遍身，狂而妄见、妄闻、妄语，视足阳明及大络取之，虚者补之，血而实者泻之。因其偃卧[45]，居其头前，以两手四指侠按颈动脉，久持之，卷而切推，下至缺盆中而复止如前，热去乃止，此所谓推而散之者也。

帝曰："余闻刺法言曰：'有余者泻之，不足者补之。'何谓有余？何谓不足？"

岐伯曰："有余有五，不足亦有五，帝欲何问？"

帝曰："愿尽闻之。"

岐伯曰："神有有余，有不足，气有有余有不足，血有有余有不足，形有有余有不足，志有有余有不足，凡此十者，其气不等也。"

帝曰："人有精气津液，四肢九窍，五脏十六部，三百六十五节，乃生百病，百病之生，皆有虚实。今夫子乃言有余有五，不足亦有五，何以生之乎？"

岐伯曰："皆生于五脏也。夫心藏神，肺藏气，肝藏血，脾藏肉，肾藏志，而此成形。志意[46]通，内连骨髓而成形五脏。五脏之道，皆出于经隧，以行血气。血气不和，百病乃变化而生，是故守经隧焉。"

帝曰："神有余不足何如？"

岐伯曰："神有余则笑不休，神不足则悲。血气未并，五脏安定，邪客于形，洒淅[47]起于毫毛，未入于经络也。故命曰神之微。"

帝曰："补泻奈何？"

岐伯曰："神有余则泻其小络之穴出血，勿之深斥[48]，无中其大经，神气乃平。神不足者，视其虚络，按而致之，刺而利之，无出其血，无泄其气，以通其经，神气乃平。"

帝曰："刺微奈何？"

岐伯曰："按摩勿释，着针勿斥，移气于不足，神气乃得复。"

帝曰："气有余不足奈何？"

岐伯曰："气有余则喘咳上气，不足则息利少气，血气未并，五脏安定，皮肤微病，命曰白气[49]微泄。"

帝曰："补泻奈何？"

岐伯曰："气有余则泻其经隧，无伤其经，无出其血，无泄其气。不足则补其经隧，无出其气。"

帝曰："刺微奈何？"

岐伯曰："按摩勿释，出针视之，曰：我将深之。适人必革，精气自伏，邪气散乱，无所休息，气泄腠理，真气乃相得。"

帝曰："血有余不足奈何？"

岐伯曰："血有余则怒，不足则恐，血气未并，五脏安定，孙络水溢，则经有留血。"

帝曰："补泻奈何？"

岐伯曰："血有余则泻其盛经，出其血；不足则补其虚经，内针其脉中，久留而视，脉大疾出其针，无令血泄。"

帝曰："刺留血奈何？"

岐伯曰："视其血络，刺出其血，无令恶血得入于经，以成其疾。"

帝曰："形有余不足奈何？"

岐伯曰："形有余则腹胀，泾溲[50]不利；不足则四肢不用，血气未并，五脏安定，肌肉蠕动，命曰微风。"

帝曰："补泻奈何？"

岐伯曰："形有余则泻其阳经，不足则补其阳络。"

帝曰："刺微奈何？"

岐伯曰："取分肉间，无中其经，无伤其络，卫气得复，邪气乃索[51]。"

帝曰："志有余不足奈何？"

岐伯曰："志有余则腹胀飧泄[52]，不足则厥，血气未并，五脏安定，骨节有动。"

帝曰："补泻奈何？"

岐伯曰："志有余则泻然骨之前出血，不足则补其复溜。"

帝曰："刺未并奈何？"

岐伯曰："即取之，无中其经，邪乃立虚。"血清气滑，疾泻之则气易竭；血浊气涩，疾泻之则经可通。

注释

[1] 粗：即粗工，指水平低劣的医生。

[2] 夭命：短命。如《论衡·气寿》："物有为实，枯死而堕。人有为儿，夭命而伤。"此处指因误治而造成病人死亡。

[3] 随：顺着经脉循行的方向。

[4] 迎：逆着经脉循行的方向。

[5] 菀：通"蕴"，指郁结的意思。

[6] 排阳得针：出针后摇大针孔。

[7] 按而引针：按压针孔出针。

[8] 温：通"蕴"，指郁结的意思。

[9] 忘：无心，此处指不放在心上，不用心。

[10] 悬布：公布。

[11] 末世：古人多厚古薄今，故称当代为末世。

[12] 五虚：指脉来细弱，四肢冷，饮食不下，泄泻和小便清长。

[13] 五实：脉来洪盛，皮肤灼热，腹胀，大小便不通，精神昏乱。

[14] 睫：通"瞬"，眨眼，形容时间短。

[15] 冥冥：幽深、微妙的样子。

[16] 乌乌：形容鸟在远处飞行，若隐若现。

[17] 稷稷：繁茂的样子。

[18] 发机：扣动扳机。

[19] 小针：毫针。

[20] 空：通"孔"，指穴位。

[21] 大要：上古医书，已佚。

[22] 坚者为实：实，《素问》注作宝。

[23] 悬阳：杨继洲认为是"腠理之间朝针之气"，见本卷《经络迎随设为问答》，另有鼻、心、目等其他说法。

[24] 两卫：杨继洲认为是"迎随呼吸出入之气"，见本卷《经络迎随设为问答》，另有"卫气、脾气"等多种说法。

[25] 佖：满满的样子。

[26] 圆：象征天。

[27] 方：象征地。

[28] 大气：亢盛的邪气。

[29] 气忤：忤，交错。气忤指气机混乱。

[30] 裹：指滞针。

[31] 淫泆：肆无忌惮地放纵。

[32] 扞：张开。

[33] 稀而疏之：指减少取穴的数量。

[34] 合：指合穴。

[35] 形气：人体正气的外在表现。

[36] 病气：病邪盛衰的外在表现。

[37] 绝灭：死亡。

[38] 郭：城外围着城的墙。充郭，形容胀满的样子。

[39] 膜：胀满。

[40] 僻辟：松弛而有皱纹。

[41] 海：指气海，意为膻中穴附近。

[42] 火：艾灸等用火治疗的方法。

[43] 占神往来：占卜诸神来去的时间。

[44] 男内女外：男女分别指阳气和阴气，内外指部位的表里。

[45] 偃卧：仰卧。

[46] 志意：泛指"神气"。

[47] 洒淅：寒战貌。

[48] 斥：开拓，此处引申为深刺。

[49] 白气：肺气，因为按照五行配属，肺和白色都属于金。

[50] 泾溲：泾，大便；溲，小便。

[51] 索：消散。

[52] 飧泄：临床表现有大便泄泻清稀，并有不消化的食物残渣，肠鸣腹痛，脉弦缓。

《难经》补泻

经言："虚者补之，实者泻之，不虚不实，以经取之，何谓也？"

然，虚者补其母[1]，实者泻其子，当先补之，然后泻之。不虚不实，以经取之者，是正经自生病，不中他邪也，当自取其经，故言以经取之。

经言："春夏刺浅，秋冬刺深者，何谓也？"然，春夏者，阳气在上，人气亦在上，故当浅取之。秋冬者，阳气在下，人气亦在下，故当深取之。春夏各致一阴，秋冬各致一阳者，何谓也？然，春夏温，必致一阴者，初下针，沉之至肾肝之部，得气引持之阴也。秋冬寒，必致一阳者，初内针，浅而浮之，至心肺之部，得气推内之阳也。是谓春夏必致一阴，秋冬必致一阳。

经言："刺荣无伤卫，刺卫无伤荣，何谓也？"

然，刺阳者，卧针而刺之；刺阴者，先以左手摄按所针荣俞之处，气散乃内针，是谓刺荣无伤卫，刺卫无伤荣也。

经言："能知迎随之气，可令调之，调气之方，必在阴阳，何谓也？"

然，所谓迎随者，知荣卫之流行，经脉之往来也，随其逆顺而取之，故曰迎随。调气之方，必在阴阳者，知其内外表里，随其阴阳而调之，故曰调气之方，必在阴阳。

诸井者，肌肉浅薄，气少不足使也。刺之奈何？

然，诸井者木也[2]，荥者火也。火者木之子，当刺井者，以荥泻之。故经言补者，不可以为泻；泻者，不可以为补。此之谓也。

经言："东方实，西方虚，泻南方，补北方，何谓也？"

然，金木水火土，当更相平。东方木也，西方金也，木欲实，金当平之；火欲实，水当平之；土欲实，木当平之；金欲实，火当平之；水欲实，土当平之。东方肝也，则知肝实。西方肺也，则知肺虚。泻南方火，补北方水，南方火，火者木之子也。北方水，水者木之母也。水胜火，子能令母实，母能令子虚，故泻火补水，欲令金不得平木也。经曰："不能治其虚，何问其余。"此之谓也。

金不得，"不"字疑衍。谓泻火以抑木、补水以济金，欲令金得平木。一云："泻火补水，而旁治之，不得径以金平木。"

火者木之子，子能令母实，谓子有余，则不食于母。今泻南方者，夺子之气，使之食其母也。金者水之母，母能令子虚，谓母不足则不能荫其子。今补北方者，益子之气，则不至食其母也。此与《八十一难》义正相发。其曰："不能治其虚，安问其余，则隐然实实虚虚之意也。"

经言："上工治未病，中工治已病，何谓也？"

然，所谓治未病者，见肝之病，则知肝当传之于脾，故先实其脾气，无令得受肝之邪，故曰治未病焉。中工见肝之病，不晓相传，但一心治肝，故曰治已病。

心病传肺，肺传肝，肝传脾，脾传肾，肾传心，心复传肺，七传者死，谓传其所胜也。

心病传脾，脾传肺，肺传肾，肾传肝，肝传心，间脏者生，谓传其子也。

何谓补泻？当补之时，何所取气？当泻之时，何所置气？

然，当补之时，从卫取气，当泻之时，从荣置气。其阳气不足，阴气有余，当先补其阳，而后泻其阴。阴气不足，阳气有余，当先补其阴，而后泻其阳。荣卫通行，此其要也。

针有补泻，何谓也？

然，补泻之法，非必呼吸出内 [3] 针也。知为针者信其左，不知为针者信其右。当刺之时，必先以左手压按所针荣俞之处，弹而努之，爪而下之 [4]，其气之来，如动脉之状，顺针而刺之，得气因推而内之 [5] 是谓补。动而伸之 [6] 是谓泻。不得气，乃与男外女内，不得气，是谓十死不治也。

信其左，谓善针者，信用左手，不知针法者，自右手起也。

经言："迎而夺之，恶得无虚？随而济之，恶得无实？虚之与实，若得若失。实之与虚，若有若无，何谓也？"

然，迎而夺之者，泻其子也。随而济之者，补其母也。假令心病泻手心主 [7] 俞，是谓迎而夺之者也。补手心主井，是谓随而济之者也。所谓实之与虚者，牢濡 [8] 之意也。气来实牢者为得，濡虚者为失，故曰若得若失也。

经言："有见如入，有见如出者，何谓也？"

然，所谓有见如 [9] 入者，谓左手见气来至，乃内针；针入见气尽乃出针，是谓有见如入，有见如出也。

经言："无实实虚虚，损不足而益有余。是寸口脉耶？将病自有虚实耶？其损益奈何？"

然，是病非谓寸口脉也，谓病自有虚实也。假令肝实而肺虚，肝者木也，肺者金也，金木当更相平，当知金平木，假令肺实而肝虚微少气，用针不补其肝，而反重实其肺，故曰实实虚虚，损不足而益有余，此者中工之所害也。

注释

[1] 母：按照五行相生的规律，生我者为母，我生者为子。比如水生木，则水为木之母，木为水之子。

[2] 诸井者木也：经脉的五输穴有自己的五行配属，其中阴经的井、荥、输、经、合分别对应木、火、

补水泻火之图

五脏传病之图

土、金、水。

[3] 内：通"纳"，指进针。

[4] 弹而努之，爪而下之：用手指弹皮肤，使局部皮肤的气血充盛；左手提捏起穴位的皮肤右手进针。

[5] 推而内之：指更加深刺。

[6] 动而伸之：进行提插捻转等手法之后出针。

[7] 手心主：手厥阴心包经。

[8] 牢濡：牢脉表现为脉来实大弦长，浮取、中取不应，沉取始得，坚牢不移。牢是居于内，坚固牢实的意思。濡脉表现为脉象浮而细软，轻按可得，重按反不明显。

[9] 如：此处用法同"而"，为连词。

《神应经》补泻

泻诀直说

宏纲陈氏[1]曰："取穴既正，左手大指掐其穴，右手置针于穴上，令患人咳嗽一声，随咳内针至分寸，候数穴针毕，停少时，用右手大指及食指持针，细细动摇，进退搓捻其针，如手颤之状，谓之催气。约行五六次，觉针下气紧，却用泻法如针左边，用右手大指、食指持针，以大指向前，食指向后，以针头轻提往左转。如有数针，俱依此法。俱转毕，仍用右手大指、食指持针，却用食指连搓三下（谓之飞）。仍轻提往左转，略退针半分许，谓之三飞一退。依此法行至五六次，觉针下沉紧，是气至极矣。再轻提往左转一二次，如针右边，以左手大指、食指持针，以大指向前，食指向后，依前法连搓三下，轻提针头向右转，是针右边泻法。欲出针时，令病人咳嗽一声，随咳出针，此之谓泻法也。"

补诀直说

凡人有疾，皆邪气所凑，虽病人瘦弱，不可专行补法。经曰："邪之所凑，其气必虚。"如患赤白等疾，明见其为邪热所致，可专行泻法。其余诸疾，只宜平补平泻，须先泻后补，谓之先泻邪气，后补真气，此乃先师不传之秘诀也。如人有疾，依前用手法催气取气，泻之既毕，却行补法，令病人吸气一口，随吸转针。如针左边，捻针头转向右边，以我之右手大指、食指持针，以食指向前，大指向后，仍捻针深入一二分，使真气深入肌肉之分。如针右边，捻针头转向左边，以我之左手大指、食指持针，以食指向前，大指向后，仍捻针深入一二分。如有数穴，依此法行之。既毕，停少时，却用手指于针头上，轻弹三下，如此三次，仍用我左手大指、食指持针，以大指连搓三下（谓之飞）。将针深进一二分，以针头向左边，谓之一进三飞。依此法行至五六次，觉针下沉紧，或针下气热，是气至足矣。令病人吸气一口，随吸出针，急以手按其穴，此谓之补法也。

凡针背腹两边穴，分阴阳经补泻。针男子背上中行[2]，左转为补，右转为泻。腹上中行[3]，右转为补，左转为泻。女人背中行，右转为补，左转为泻。腹中行，左转为补，右转为泻。盖男子背阳腹阴，女子背阴腹阳，故也。

注释

[1] 宏纲陈氏：陈氏指陈会，明代著名针灸家，是南宋针灸家席弘第十代孙的弟子，著有《广爱书》，后被其弟子刘瑾选编为《神应经》。

[2] 背上中行：指背部督脉与膀胱经第一侧线。下背中行亦指此。

[3] 腹上中行：指腹部任脉与胃经穴位。下腹中行亦指此。

南丰李氏[1]补泻

《图注难经》[2]云："手三阳，从手至头，针芒[3]从外，往上为随，针芒从内，往下为迎。足三阳，从头至足，针芒从内，往下为随，针芒从外，往上为迎。足三阴，从足至腹，针芒从外，往上为随，针芒从内，往下为迎。手三阴，从胸至手，针芒从内，往下为随，针芒从外，往上为迎。大要以子午为主，左为阳（从子至午，左行为补），右为阴（从午至子，右行为泻，阳主进，阴主退），手为阳（左手为纯阳），足为阴（右足为纯阴）。左手阳经，为阳中之阳，左手阴经，为阳中之阴。右手阳经，为阴中之阳，右手阴经，为阴中之阴。右足阴经，为阴中之阴，右足阳经，为阴中之阳。左足阴经，为阳中之阴，左足阳经，为阴中之阳。今细分之，病者左手阳经，以医者右手大指进前（食指退后），呼之为随（午后又以大指退后为随，进前即经之从外，退后即经之从内），退后吸之为迎。病者左手阴经，以医者右手大指退后，吸之为随，进前呼之为迎。病者右手阳经，以医者右手大指退后，吸之为随，进前呼之为迎。病人右手阴经，以医者右手大指进前，呼之为随，退后吸之为迎。病者右足阳经，以医者右手大指进前，呼之为随，退后吸之为迎。病者右足阴经，以医者右手大指退后，吸之为随，进前呼之为迎。病者左足阳经，以医者右手大指退后，吸之为随，进前呼之为迎。病者左足阴经，以医者右手大指进前，呼之为随，退后吸之为迎。男子午前皆然，午后与女人反之。"

手上阳进阴退，足上阳退阴进，合六经起止故也。凡针起穴，针芒向上，气顺行之道。凡针止穴，针芒向下，气所止之处。左外右内，令气上行，右外左内，令气下行。或问午前补泻，与午后相反，男子补泻，与女人相反。盖以男子之气，早在上而晚在下，女人之气，早在下而晚在上，男女上下，平腰分之故也。至于呼吸，男女人我皆同，何亦有阴阳之分耶？盖有自然之呼吸，有使然之呼吸[4]，入针出针，使然之呼吸也。转针如待贵人，如握虎尾，候其自然呼吸。若左手足候其呼而先转，则右手足，必候其吸而后转之；若右手足候其吸而先转，则左手足必候其呼而后转之，真阴阳一升一降之消息[5]也。故男子阳经午前以呼为补，吸为泻。阴经以吸为补，呼为泻，午后反之。女人阳经午前以吸为补，呼为泻，阴经以呼为补，吸为泻，午后亦反之。或者又曰：补泻必资[6]呼吸，假令尸厥[7]中风，不能使之呼吸者，奈何？曰：候其自然之呼吸而转针，若当吸不转，令人以手掩其口鼻，鼓动其气可也。噫！补泻提插，分男女早晚，其理深微，原为奇经，不拘十二经常度，故参互错综如是。若流注穴，但分左右阴阳可也。尝爱《雪心歌》[8]云：如何补泻有两般，盖是经从两边发，古人补泻左右分，今人乃为男女别。男女经脉一般生，昼夜循环无暂歇，此诀出自梓桑君[9]，我今授汝心已雪。此子午兼八法[10]而后全也。

然补泻之法，非必呼吸出内针也。有以浅深言者，经言：春夏宜浅，秋冬宜深。

有以荣卫言者，经言：从卫取气，从荣置气。补则从卫取气，宜轻浅而针，从其卫气随之于后，而济益其虚也。泻则从荣，弃置其气，宜重深而刺，取其荣气迎之于前，而泻夺其实也。然补之不可使太实，泻之不可使反虚，皆欲以平为期耳。又男子轻按其穴，而浅刺之，以候卫气之分。女子重按其穴，而深刺之，以候荣气之分。

有以虚实言者，经言：虚则补其母，实则泻其子。此迎随之概也。

凡针逆而迎夺，即泻其子也。如心之热病，必泻于脾胃之分，针顺而随济，即补其母也。如心之虚病，必补于肝胆之分。

飞经走气[11]，亦不外于子午迎随。凡言九者，即子阳也。六者，即午阴也。但九六数有多少不同，补泻提插皆然。言初九数者，即一九也，少停又行一九，少停又行一九，三次共二十七数，或四九三十六数。言少阳数者，七七四十九数，亦每次七数，略停。老阳数者，九九八十一数，每次二十七数，少停，共行三次。言初六数者，即一六也，少停又行一六，少停又行一六，三次共一十八数。言少阴数者，六六三十六数，每次一十八数，略停再行一次。言老阴数者，八八六十四数，经言：知为针者信其左，不知为针者信其右。

先将同身寸法比穴，以墨点记，后令患人饮食端坐，或偃卧[12]，缓病必待天气温晴，则气易行。急病如遇大雷雨，亦不敢针。夜晚非急病，亦不敢针，若空心立针必晕。

当刺之时，必先以左手压按所针荥俞之处。

阳穴，以骨侧陷处，按之酸麻者为真。阴穴，按之有动脉应手者为真。

切而散之，爪而下之。切者，以手爪掐按其所针之穴，上下四旁，令气血散。爪者，先以左手大指爪，重掐穴上，亦令气血散耳。然后用右手盐指顶住针尾，以中指、大指紧执针腰，以无名指略扶针头，却令患人咳嗽一声，随咳下针，刺入皮内，撒手停针十息，号曰天才。少时再进针，刺入肉内，停针十息，号曰人才。少时再进针至筋骨之间，停针十息，号曰地才。此为极处，再停良久，却令患人吸气一口，随吸退至人部，审其气至未，如针下沉重紧满者，为气已至。若患人觉痛则为实，觉酸则为虚。如针下轻浮虚活者，气犹未至，后用弹努循扪引之，引之气犹不至，针如插豆腐者死。凡除寒热病，宜于天部行气。经络病，宜于人部行气。麻痹疼痛，宜于地部行气。

弹而努之，扪而循之、弹者补也，以大指与次指爪，相交而迭，病在上，大指爪轻弹向上；病在下，次指爪轻弹向下，使气速行，则气易至也。努者，以大指次指拈针，连搓三下，如手颤之状，谓之飞。补者入针飞之，令患人闭气一口，着力努之；泻者提针飞之，令患人呼之，不必着力，一法二用，气自至者，不必用此弹努。扪者，摩也，如痛处未除，即于痛处扪摩，使痛散也。复以飞针引之，除其痛也。又起针之时，以手按其穴，亦曰扪。循者，用手于所针部分，随经络上下循按之，使气往来，推之则行，引之则至是也。

动而伸之，推而按之；动者转动也，推者推转也，凡转针太急则痛，太慢则不去疾，所谓推动，即分阴阳左转右转之法也。伸者，提也，按者插也，如补泻不觉气行，将针提起空如豆许，或再弹二三下以补之。紧战者，连用飞法三下，如觉针下紧满，其气易行，即用通法。若邪盛气滞，却用提插，先去病邪，而后通其真气。提者自地部提至人部天部，插者自天部插至人部地部。病轻提插初九数，病重者或少阳数、老阳数，愈多愈好。或问：治病全在提插，既云急提慢按如冰冷，慢提急按火烧身。又云：男子午前提针为热，插针为寒；午后提针为寒，插针为热。女人反之，其故何耶？盖提插补泻，无非顺阴阳也。午前顺阳性，提至天部则热；午后顺阴性，插至地部则热。《奇效良方》[13]，有诗最明。

补泻提插活法：凡补针先浅入而后深入，泻针先深入而后浅。凡提插急提慢按如冰冷，泻也；慢提急按火烧身，补也，或先提插而后补泻，或先补泻而后提插，可也。或补泻提插同用亦可也。如治久患瘫痪，顽麻冷痹，遍身走痛及癞风[14]寒疟[15]，一切冷症，先浅入针，而后渐深入针，俱补老阳数，气行针下紧满，其身觉热带补，慢提急按老阳数，或三九而二十七数，即用通法，扳倒针头，令患人吸气五口，使气上行，阳回阴退，名曰进气法，又曰烧山火。

治风痰壅盛，中风喉风，癫狂，疟疾单热，一切热症，先深入针，而后渐浅退针，俱泻少阴数，得气觉凉带泻，急提慢按初六数，或三六一十八数，再泻再提，即用通法，徐徐提之，病除乃止，名曰透天凉。

治疟疾先寒后热，一切上盛下虚等症，先浅入针，行四九三十六数，气行觉热，深入行三六一十八数。如疟疾先热后寒，一切半虚半实等症，先深入针，行六阴数，气行觉凉渐退，针行九阳数，此龙虎交战法，俾[16]阳中有阴，阴中有阳也。盖邪气常随正气而行，不交战，则邪不退而正不胜，其病复起。

治痃癖[17]癥瘕[18]气块，先针入七分，行老阳数，气行便深入一寸，微伸提之，却退至原处，不得气，依前法再施，名曰留气法。

治水蛊[19]膈气[20]胀满，落穴之后，补泻调气均匀，针行上下，九入六出，左右转之，千遭自平，名曰子午捣臼。

治损逆[21]赤眼，痈肿初起，先以大指进前捻入左，后以大指退后退捻入右，一左一右，三九二十七数，得气向前，推转内入，以大指弹其针尾，引其阳气，按而提之，其气自行，未应再施，此龙虎交腾法也。

杂病单针一穴，即于得气后行之，起针际行之亦可。

通而取之。通者通其气也，提插之后用之。如病人左手阳经，以医者右手大指进前九数，却扳倒针头，带补以大指努力，针嘴[22]朝向病处，或上或下，或左或右，执住，直待病人觉热方停。若气又不通，以龙虎龟凤[23]、飞经接气之法，驱而运之。如病人左手阴经，以医者右手大指退后九数，却扳倒针头，带补以大指努力，针嘴朝病，执住，直待病人觉热方停。右手阳经，与左手阴经同法。右手阴经，与左手阳经同法。左足阳经，与右手阳经同法。左足阴经，与右手阴经同法。右足阳经，与左手阳经同法。右足阴经，与左手阴经同法。如退潮，每一次先补六，后泻九，不拘次数，直待潮退为度。止痛同此法。痒麻虚补，疼痛实泻，此皆先正推衍《内经》通气之法，更有取气[24]、斗气[25]、接气[26]之法。取者，左取右，右取左，手取足，足取头，头取手足三阳，胸腹取手足三阴，以不病者为主，病者为应[27]。如两手踡挛[28]，则以两足为应；两足踡挛，则以两手为应。先下主针，后下应针，主针气已行，而后针应针，左边左手，左足同手法，右边亦然。先斗气、接气，而后取气，手补足泻，足补手泻，如搓索然。久患偏枯[29]，踡挛甚者，必用此法于提插之后。徐氏[30]曰：通气、按气之法，已有定息[31]寸数，手足三阳，上九而下十四，过经四寸。手足三阴，上七而下十二，过经五寸。在乎摇动出纳，呼吸同法，上下通接，立时见功。所谓定息寸数者，手三阴经，从胸走手，长三尺五寸；手三阳经，从手走头，长五尺；足三阳经，从头走足，长八尺；足三阴经，从足走腹，长六尺五寸；阴阳两跷，从足走目，长七尺五寸；督脉长四尺五寸；任脉长四尺五寸，人一呼，气行三寸，一吸气行三寸，一呼一吸，谓之一息。针下随其经脉长短，以息计之，取其气到病所为度。

一曰青龙摆尾：以两指扳倒针头朝病，如扶舡舵，执之不转，一左一右，慢慢拨动九数或三九二十七数，其气遍体交流。

二曰白虎摇头：以两指扶起针尾，以肉内针头轻转，如下水舡中之橹[32]，振摇六数或三六一十八数，如欲气前行，按之在后，欲气后行，按之在前，二法轻病亦可行之，摆动血气。盖龙为气，虎为血，阳日先行龙而后虎，阴日先行虎而后龙。

三曰苍龟探穴：以两指扳倒针头，一退三进，向上钻剔一下，向下钻剔一下，向左钻剔一下，向右钻剔一下，先上而下，自左而右，如入土之象。

四曰赤凤迎源：以两指扶起针，插入地部，复提至天部，候针自摇，复进至人部，上下左右，四围飞旋，如展翅之状。病在上，吸而退之；病在下，呼而进之。又将大指爪从针尾刮至针腰，此刮法也。能移不忍痛，可散积年风，午后又从针腰刮至针尾。又云：病在上刮向上，病在下刮向下。有挛急者，频宜刮切、循摄二法，须连行三五次，气血各循经络，飞走之妙，全在此处，病邪从此退矣。放针停半时辰久，扶起针头，审看针下十分沉紧，则泻九补六；如不甚紧，则泻六补九，补泻后针活，即摇而出之。摄者，用大指随经络上下切之，其气自得通行。

摇而出之，外引其门，以闭其神。

摇者，退也。以两指拿针尾，向上下左右各摇振五七下，提二七[33]下，能散诸风，出针直待微松，方可出针豆许。如病邪吸针，正气未复，再须补泻停待；如再难，频加刮切，刮后连泻三下；次用搜法[34]，不论数横搜，如龙虎交腾，一左一右，但手更快耳，直搜一上一下，如捻法而不转，泻刮同前；次用盘法[35]，左转九次，右转六次，泻刮同前；次用子午捣臼，子[36]后慢提，午后略快些，缓缓提插，摇出应针，次出主针，补者吸之，急出其针，便以左手大指，按其针穴，及穴外之皮，令针穴门户不开，神气内守，亦不致出血也。泻者呼之，慢出其针，勿令气泄，不用按穴。凡针起速，及针不停久待暮者，其病即复。

一、凡针晕者，神气虚也，不可起针，急以别针补之，用袖掩病人口鼻回气，内与热汤[37]饮之，即苏，良久再针。甚者，针手膊上侧，筋骨陷中，即虾蟆肉[38]上惺惺穴[39]，或足三里穴，即苏。若起针，坏人。

二、凡针痛者，只是手粗，宜以左手扶住针腰，右手从容补泻。如又痛者，不可起针，令病人吸气一口，随吸将针捻活，伸起一豆即不痛，如伸起又痛，再伸起又痛，须索[40]入针，便住痛。

三、凡断针者，再将原针穴边复下一针，补之即出，或用磁石引针出，或用药涂之。

嗟夫！神针肇[41]自上古，在昔岐伯已叹失其传矣，况后世乎？尚赖窦、徐二氏[42]，能因遗文，以究其意，俾来学有所悟，而识其梗概，括为四段，聊为初学开关救危之用，尚期四方智者裁之（此补泻一段，其杂病穴法一段，见卷三。十四经穴歌一段，见卷六、卷七。治病要穴一段，见卷七）。

补泻一段，乃庐陵欧阳之后所授，与今时师不同。但考《素问》，不曰针法，而曰针道，言针当顺气血往来之道也。又曰：凡刺者，必别阴阳。再考《难经图注》及徐氏云：左与右不同，胸与背有异。然后知其源流有自。盖左为阳，为升、为呼、为出、为提、为午前、为男子之背；右为阴，为降、为吸、为入、为插、为午后、为男子之腹。所以女人反此者，女属阴，男属阳，女人背阴腹阳，男子背阳腹阴，天地男女阴阳之妙，自然如此。

注释

[1] 南丰李氏：指明代医家李梴，著有《医学入门》，本篇就选自该书的第一卷，系《内经》和《难经》的摘录以及李梴的注解。

[2]《图注难经》：全名为《图注八十一难经》，明代张世贤著。张氏感到《难经》一书文义隐奥，之前各注本附图解较少，仍显晦涩，故增绘图表，每难一图，以帮助读者理解文义。

[3] 针芒：针尖。

[4] 使然之呼吸：指主动地进行呼吸运动。

[5] 消息：增减。

[6] 资：借助。

[7] 尸厥：突然昏倒不省人事，呼吸微弱，脉象微细，状如昏死。

[8]《雪心歌》：全名《补泻雪心歌》，详见本书卷三。

[9] 梓桑君：指席弘。席弘，字弘远，号梓桑君，江西临川人，宋元时期针灸家。

[10] 子午兼八法：子午流注针法和灵龟八法的合称。

[11] 飞经走气：指催行经气的一些针刺手法。

[12] 偃卧：仰卧。

[13]《奇效良方》：明代，董宿原著。本书将临床各科方剂按不同的病证分为64门，先论后方，共载7000余方。

[14] 癞风：麻风病之一种，出自隋代巢元方的《诸病源候论》。巢氏认为："虚风因湿和合生虫，便即作患……食人五脏、骨髓，及于皮肉筋节，久久皆令坏散，名曰癞风。"有时也称风癞。表现为麻木性皮肤损害，损害处毳毛脱落，神经粗大等症状。

[15] 寒疟：因寒气内伏，再感风邪而诱发的一种疟疾。临床表现为寒多热少，日发一次，或间日发作，发时头痛，无汗或微汗，脉弦紧有力等。

[16] 俾：使。

[17] 痃癖：脐腹偏侧或胁肋部时有筋脉急痛的病证。《外台秘要》卷十二认为是"因气血不和，经络阻滞，食积寒凝所致"。《太平圣惠方》卷四十九记载："夫痃癖者，本因邪冷之气积聚而生也。痃者，在腹内近脐左右，各有一条筋脉急痛，大者如臂，次者如指，因气而成，如弦之状，名曰痃气也；癖者，侧在两肋间，有时而僻，故曰癖。夫痃之与癖，名号虽殊，针石汤丸主疗无别。此皆阴阳不和，经络否隔，饮食停滞，不得宣疏，邪冷之气，搏结不散，故曰痃癖也。"

[18] 癥瘕：坚硬不移动，痛有定处为"癥"；聚散无常，痛无定处为"瘕"。多因脏腑失调，气血阻滞，瘀血内结引起，气聚为瘕，血瘀为癥。证候以气滞、血瘀、痰湿、湿热等四型多见。

[19] 水蛊：隋代巢元方《诸病源候论·水蛊候》云："此由水毒气结聚于内，令腹渐大……名水蛊也。"初期可见发热恶寒、咳嗽、胸痛等；日久则见胁下癥块、臌胀腹水等。相当于现代的血吸虫病，多因皮肤接触有血吸虫幼虫的疫水而感染。

[20] 膈气：也作鬲气，即噎膈。《圣济总录》卷六十："人之胸膈，升降出入，无所滞碍，命曰平人。若寒温失节，忧患不时，饮食乖宜，思虑不已，则阴阳拒隔，胸脘痞塞，故名膈气。"表现为饮食不下或食入即吐，多见于现代医学的食管癌、贲门癌、贲门痉挛、食道憩室、食道神经官能症及食道炎症。

[21] 损逆：泛指气血阴阳的虚损逆乱。

[22] 针嘴：针尖。

[23] 龙虎龟凤：即下文的青龙摆尾、白虎摇头、苍龟探穴、赤凤迎源四法。

[24] 取气：为达到得气的效果而采取的各种手法。

[25] 斗气：聚气。

[26] 接气：接通相交接的两条经脉的气。

[27] 应：此处是次要、辅助的意思。

[28] 踡挛：拘挛而难伸。

[29] 偏枯：半身不遂。

[30] 徐氏：指《针灸大全》的作者徐凤。

[31] 定息：均匀协调的呼吸。

[32] 舡中之艖：舡同"船"，本义为工程用船；艖同"橹"，古代发明的仿生鱼尾，安装在船尾，左右摆动可使舟船像鱼儿摆尾那样前进。

[33] 二七下：十四下。

[34] 搜法：针刺入穴位后，再向不同的方向针刺，以搜寻病邪。

[35] 盘法：针刺入穴位后，扳倒针身，做360°盘转。

[36] 子：子时。

[37] 热汤：热水。

[38] 虾蟆肉：肱二头肌。

[39] 惺惺穴：上肢奇穴，位于上臂桡侧，肩峰与肘横纹桡侧端连线的中点，肱二头肌中，又叫"虾蟆穴""夺命穴"。功效：苏厥开窍，通络止痛，清热解毒。

[40] 须索：必须。

[41] 肇：开始。

[42] 窦、徐二氏：指窦汉卿和徐凤。

四明高氏补泻

《素问》补肾俞注云："用圆利针，临刺时，呪[1]曰：五帝[2]上真[3]，六甲[4]玄灵[5]，气符[6]至阴，百邪闭理。念三遍，先刺二分，留六呼，次入针至三分，动气至而徐徐出针，以手扪之，令患人咽气三次，又可定神魂。"泻脾俞注云："欲下针时，呪曰：帝扶天形[7]，护命神灵。诵三遍，刺三分，留七呼，动气至而急出针。"

按：呪法非《素问》意，但针工念呪，则一心在针。

《拔萃[8]》云："泻法先以左手揣按得穴，以右手置针于穴上，令病人咳嗽一声，拈针入腠理，令病人吸气一口，针至六分，觉针沉涩，复退至三分，再觉沉涩，更退针一豆许，仰手[9]转针头向病所，以手循经络，扪循至病所，以合手[10]回针，引气直过针所三寸，随呼徐徐出针，勿闭其穴，命之曰泻。补法先以左手揣按得穴，以右手置针于穴上，令病人咳嗽一声，拈针入腠理，令病人呼气一口，纳针至八分，觉针沉紧，复退一分，更觉沉紧，仰手转针头向病所，依前循扪其病所，气至病已，随吸而走出针，速按其穴，命之曰补。"

《明堂》注云："寒热补泻，假令补冷，先令病人咳嗽一声，得入腠理，复令吹气一口，随吹下针至六七分，渐进肾肝之部，停针徐徐，良久复退针一豆许，乃捻针问病人觉热否？然后针至三四分，及心肺之部，又令病人吸气，先内捻针，使气下行至病所，却外捻针，使气上行，直过所针穴一二寸，乃吸而外捻针出，以手速按其穴，此为补。"

病热者，治之以寒，何如？须其寒者，先刺入阳之分，候得气推内至阴之分，后令病人地气入而天气出，谨按生成之息数足，其病人自觉清凉矣。

病恶寒者，治之以热，何如？须其热者，先刺入阴之分，候得气，徐引针至阳之分，后令病人天气入而地气出，亦谨按生成之息数足，其病人自觉和暖矣。

呼 吸

《素问》注云:"按经之旨,先补真气,乃泻其邪也,何以言之?补法呼则内针,静以久留。泻法吸则内针,又静以久留。然呼则次其吸,吸则不兼呼,内针之候既同,久留之理复一,先补之义,昭然可知。"

《拔萃》云:"呼不过三,吸不过五。"

《明堂》云:"当补之时,候气至病所,更用生成之息数[11],令病人鼻中吸气,口中呼气,内自觉热矣。当泻之时,使气至病所,更用生成之息数,令病人鼻中出气,口中吸气,按所病脏腑之处,内自觉清凉矣。"

注释

[1] 咒:同"咒"。

[2] 五帝:指五方上帝,即中央上帝黄帝、东方上帝青帝(伏羲)、南方上帝赤帝(炎帝)、西方上帝白帝(少昊)、北方上帝黑帝(世称玄帝,即颛顼)。

[3] 上真:即真仙。如陶弘景《冥通记》卷二载有:"枉蒙上真赐降,腐秽欣惧交心,无以自厝。"

[4] 六甲:道教的神仙,是供天帝驱使的阳神;道士可用符箓召请以祈禳驱鬼。《宋史·律历志四》有:"六甲,天之使,行风雹,筴鬼神。"白炎《游仙》诗之一:"六甲灵飞驱虎豹,五辛珍脯擘麒麟。"

[5] 玄灵:即神灵。

[6] 气符:通过各种方法而被赋予不同类型"气"的符文。

[7] 天形:天赋的形体,即身体。

[8] 拔萃:指《济生拔萃》,元代医学丛书。杜思敬辑,择要辑录金元时期医著19种,包括:《针经节要》《云岐子论经络迎随补泻法》《窦太师流注指要赋》《针经摘英集》《云岐子七表八里九道脉诀论并治法》《珍珠囊》《医学发明》《脾胃论》《洁古家珍》《此事难知》《医垒元戎》《阴证略例》《云岐子保命集论类要》《癍论萃英》《田氏保婴集》《兰室秘藏》《活法机要》《卫生宝鉴》和《杂类名方》。其中《杂类名方》为杜氏所撰集。

[9] 仰手:指将手心朝向上,形容把针拉倒的动作,以使针尖朝向病位。

[10] 合手:和仰手相对而言,即将手心向下,针尖朝向另一方向。

[11] 生成之息数:不足为生,太过为成,针时手足阴阳各有自己的息数。

神针八法

心无内慕,如待贵宾,心为神也。医者之心,病者之心,与针相随上下,先虑针损,次将针尖含在口内,而令其温,又以左手按摩受疾之穴,如握虎之状,右手拈针,如持无力之刃,是用针之一法也。左拈九而右拈六,此乃住痛之二法也。进针之时,令病人咳嗽而针进,进针之三法也。针沉良久,待内不胀,气不行,照前施之,如气来裹针不下,乃实也,宜左捻而泻其实,如不散,令病人呼气三口,医者用手抓针自散;如针进无滞无胀,乃气虚也,令病人吸气,针宜右捻而补其虚,此补泻之四法也。其泻者有凤凰展翅:用右手大指、食指捻针头,如飞腾之象,一捻一放,此泻之五法也。其补者有饿马摇铃:用右手大指、食指捻针头,如饿马无力之状,缓缓前进则长,后退则短,此补之六法也。如病人晕针,用袖掩之,热汤饮之即醒,补之七法也。如针至深处,而进不能,退不能,其皮上四围起皱纹,其针如生在内,此气实之极也,有苍蝇丛咬之状,四围飞延,用右手食指,向皱纹皮处,离针不远四围前进三下,后退其一,乃泻之八法也。出针时,即扪其穴,此补之要诀。

三衢杨氏[1] 补泻（十二字分次第手法及歌）

一爪切者

凡下针，用左手大指爪甲，重切其针之穴，令气血宣散，然后下针，不伤于荣卫也。

　　　　取穴先将爪切深，须教毋外慕其心，

　　　　致令荣卫无伤碍，医者方堪入妙针。

二指持者

凡下针，以右手持针，于穴上着力旋插，直至腠理，吸气三口，提于天部，依前口气，徐徐而用。正谓持针者手如握虎，势若擒龙，心无他慕，若待贵人之说也。

　　　　持针之士要心雄，势如握虎与擒龙，

　　　　欲识机关三部奥，须将此理再推穷。

三口温者

凡下针，入口中必须温热，方可与刺，使血气调和，冷热不相争斗也。

　　　　温针一理最为良，口内调和纳穴场，

　　　　毋令冷热相争搏，荣卫宣通始得祥。

四进针者

凡下针，要病人神气定，息数匀，医者亦如之，切不可太忙。又须审穴在何部分，如在阳部，必取筋骨之间陷下为真；如在阴分，郄[2] 腘[3] 之内，动脉相应，以爪重切经络，少待方可下手。

　　　　进针理法取关机，失经失穴岂堪施，

　　　　阳经取陷阴经脉，三思已定再思之。

五指循者

凡下针，若气不至，用指于所属部分经络之路，上下左右循之，使气血往来，上下均匀，针下自然气至沉紧，得气即泻之故也。

　　　　循其部分理何明，只为针头不紧沉，

　　　　推则行之引则止，调和血气两来临。

六爪摄者

凡下针，如针下邪气滞涩不行者，随经络上下，用大指爪甲切之，其气自通行也。

　　　　摄法应知气滞经，须令爪切勿交轻，

　　　　上下通行随经络，故教学者要穷精。

七针退者

凡退针，必在六阴之数，分明三部之用，斟酌不可不诚心着意，混乱差讹，以泻为补，以补为泻，欲退之际，一部一部以针缓缓而退也。

　　　　退针手法理谁知，三才诀内总玄机，

　　　　一部六阴三气吸，须臾疾病愈如飞。

八指搓者

凡转针如搓线之状，勿转太紧，随其气而用之。若转太紧，令人肉缠针，则有大痛之患。若气滞涩，即以第六摄法切之，方可施也。

　　　　搓针泄气最为奇，气至针缠莫急移，

浑如搓线攸攸转，急转缠针肉不离。

九指捻者

凡下针之际，治上大指向外捻，治下大指向内捻。外捻者，令气向上而治病；内捻者，令气至下而治病。如出至人部，内捻者为之补，转针头向病所，令取真气以至病所。如出至人部，外捻者为之泻，转针头向病所，令侠邪气退至针下出也。此乃针中之秘旨也。

> 捻针指法不相同，一般在手两般穷，
> 内外转移行上下，邪气逢之疾岂容。

十指留者

如出针至于天部之际，须在皮肤之间留一豆许，少时方出针也。

> 留针取气候沉浮，出容一豆入容侔[4]，
> 致令荣卫纵横散，巧妙玄机在指头。

十一针摇者

凡出针三部，欲泻之际，每一部摇二次，计六摇而已。以指捻针，如扶人头摇之状，庶使孔穴开大也。

> 摇针三部六摇之，依次推排指上施，
> 孔穴大开无窒碍，致令邪气出如飞。

十二指拔者

凡持针欲出之时，待针下气缓不沉紧，便觉轻滑，用指捻针，如拔虎尾之状也。

> 拔针一法最为良，浮沉涩滑任推详，
> 势犹取虎身中尾，此诀谁知蕴锦囊。

总歌曰

> 针法玄机口诀多，手法虽多亦不过，
> 切穴持针温口内，进针循摄退针搓，
> 指捻泻气针留豆，摇令穴大拔如梭，
> 医师穴法叮咛说，记此便为十二歌。

口诀 烧山火，能除寒，三进一退热涌涌，鼻吸气一口，呵五口。

> 烧山之火能除寒，一退三飞病自安，
> 始是五分终一寸，三番出入慢提看。

凡用针之时，须拈运入五分之中，行九阳之数，其一寸者，即先浅后深也。若得气，便行运针之道。运者男左女右，渐渐运入一寸之内，三出三入，慢提紧按，若觉针头沉紧，其针插之时，热气复生，冷气自除；未效，依前再施也。

> 四肢似水最难禁，憎寒不住便来临，
> 医师运起烧山火，患人时下得安宁。

口诀 透天凉，能除热，三退一进冷冰冰，口吸气一口，鼻出五口。

凡用针时，进一寸内，行六阴之数，其五分者，即先深后浅也。若得气，便退而伸之，退至五分之中，三入三出，紧提慢按，觉针头沉紧，徐徐举之，则凉气自生，热病自除；如不效，依前法再施。

> 一身浑似火来烧，不住之时热上潮，
> 若能加入清凉法，须臾热毒自然消。

口诀 阳中隐阴，能治先寒后热，浅而深。

> 阳中隐个阴，先寒后热人，
> 五分阳九数，一寸六阴行。

凡用针之时，先运入五分，乃行九阳之数，如觉微热，便运一寸之内，却行六阴之数，以得气，此乃阳中隐阴，可治先寒后热之症，先补后泻也。

> 先寒后热身如疟，医师不晓实和弱，
> 叮咛针要阴阳刺，祛除寒热免灾恶。

口诀 阴中隐阳，能治先热后寒，深而浅。

凡用针之时，先运一寸，乃行六阴之数，如觉病微凉，即退至五分之中，却行九阳之数，以得气，此乃阴中隐阳，可治先热后寒之症，先泻后补也。

> 先热后寒如疟疾，先阴后阳号通天，
> 针师运起云雨泽，荣卫调和病自痊。

补者直须热至，泻者直待寒侵，犹如搓线，慢慢转针，法在浅则当浅，法在深则当深，二者不可兼而紊乱也。

口诀 留气法，能破气，伸九提六。

> 留气运针先七分，纯阴得气十分深，
> 伸时用九提时六，癥瘕消溶气块匀。

凡用针之时，先运入七分之中，行纯阳之数[4]，若得气，便深刺一寸中，微伸提之，却退至原处；若未得气，依前法再行，可治癥瘕气块之疾。

> 痃癖癥瘕疾宜休，却在医师志意求，
> 指头手法为留气，身除疾痛再无忧。

口诀 运气法，能泻，先直后卧。

> 运气用纯阴，气来便倒针，
> 令人吸五口，疼痛病除根。

凡用针之时，先行纯阴之数，若觉针下气满，便倒其针，令患人吸气五口，使针力至病所，此乃运气之法，可治疼痛之病。

> 运气行针好用工，遍身疼痛忽无踪，
> 此法密传堪济世，论金宜值万千钟[5]。

口诀 提气法，提气从阴微拈提，冷麻之症一时除。

凡用针之时，先从阴数，以觉气至，微拈轻提其针，使针下经络气聚，可治冷麻之症。

> 提气从阴六数同，堪除顽痹[6]有奇功，
> 欲知奥妙先师诀，取次机关一掌中。

口诀 中气法，能除积，先直后卧，泻之。

凡用针之时，先行运气之法，或阳或阴，便卧其针，向外至痛疼，立起其针，不与内气回[7]也。

> 中气须知运气同，一般造化两般功，
> 手中运气叮咛使，妙理玄机起痿癃[8]。

若关节阻涩，气不通者，以龙虎大段之法，通经接气，驱而运之，仍以循摄切摩，无不应矣。又按扪摩屈伸，导引之法而行。

口诀　苍龙摆尾手法，补。

苍龙摆尾行关节，回拨将针慢慢扶，

一似江中舡上舵，周身遍体气流普。

或用补法而就得气，则纯补；补法而未得气，则用泻，此亦人之活变也。凡欲下针之时，飞气至关节去处，便使回拨者，将针慢慢扶之，如舡之舵，左右随其气而拨之，其气自然交感，左右慢慢拨动，周身遍体，夺流不失其所矣。

苍龙摆尾气交流，气血夺来遍体周，

任君体有千般症，一插须教疾病休。

口诀　赤凤摇头手法，泻。

凡下针得气，如要使之上，须关其下，要下须关其上，连连进针，从辰至巳，退针，从巳至午，拨左而左点，拨右而右点，其实只在左右动，似手摇铃，退方进圆[9]，兼之左右摇而振之。

针似舡中之橹，犹如赤凤摇头，

辨别迎随逆顺，不可违理胡求。

口诀　龙虎交战手法，三部俱一补一泻。

龙虎交争战，虎龙左右施，

阴阳互相隐，九六住疼时。

凡用针时，先行左龙则左拈，凡得九数，阳奇零也。却行右虎则右拈，凡得六数，阴偶对也。乃先龙后虎而战之，以得气补之，故阳中隐阴，阴中隐阳，左捻九而右捻六，是亦住痛之针，乃得返复之道，号曰龙虎交战，以得邪尽，方知其所，此乃进退阴阳也。

青龙左转九阳宫，白虎右旋六阴通，

返复玄机随法取，消息阴阳九六中。

口诀　龙虎升降手法。

凡用针之法，先以右手大指向前拈之，入穴后，以左手大指向前捻，经络得气行，转其针向左向右，引起阳气，按而提之，其气自行，如气未满，更依前法再施。

龙虎升腾捻妙法，气行上下合交迁，

依师口诀分明说，目下教君疾病痊。

口诀　五脏交经。

五脏交经须气溢，候他气血散宣时，

苍龙摆尾东西拨，定穴五行君记之。

凡下针之时，气行至溢，须要候气血宣散，乃施苍龙左右拨之可也。

五行定穴分经络，如船解缆自通亨，

必在针头分造化，须交气血自纵横。

口诀　通关[10]交经。通关交经、苍龙摆尾、赤凤摇头，补泻得理。

先用苍龙摆尾，后用赤凤摇头，运入关节之中，后以补则用补中手法，泻则用泻中手法，使气于其经便交。

先用苍龙来摆尾，后用赤凤以摇头，

再行上下八指法[11]，关节宣通气自流。

口诀　膈角交经。膈角交经，相克相生。

凡用针之时，欲得气相生相克者，或先补后泻，或先泻后补，随其疾之虚实，病之寒热，其邪气自泻除，真气自补生。

> 膈角要相生，水火在君能，
> 有症直任取，无病手中行，
> 仰卧须停稳，法得气调均，
> 飞经疗人角，便是一提[12]金。

口诀　关节交经。关节交经，气至关节，立起针来，施中气法。

凡下针之时，走气至关节去处，立起针，与施中气法纳之可也。

> 关节交经莫大功，必令气走纳经中，
> 手法运之三五度，须知其气自然通。

子午补泻总歌。

> 补则须弹针，爪甲切宜轻，
> 泻时甚切忌，休交[13]疾再侵。

凡用针者，若刺针时，先用口温针，次用左手压穴，其下针之处，弹而努之，爪而下之，扪而循之，通而取之，却令病人咳嗽一声，右手持针而刺之，春夏二十四息，秋冬三十六息，徐出徐入，气来如动脉之状，针下微紧，留待气至后，宜用补泻之法若前也。

> 动与摇一例，其中不一般，
> 动为补之气，摇为泻即安。

子午捣臼法，水蛊膈气。

> 子午捣臼，上下针行，
> 九入六出，左右不停。

且如下针之时，调气得均，以针行上下，九入六出，左右转之不已，必按阴阳之道，其症即愈。

> 子午捣臼是神机，九入六出会者稀，
> 万病自然合大数，要教患者笑嘻嘻。

子午前后交经换气歌

> 子后要知寒与热，左转为补右为泻，
> 提针为热插针寒，女人反此要分别；
> 午后要知寒与热，右转为补左为泻，
> 顺则为左逆为右，此是神仙真妙诀。

子午补泻歌

> 每日午前皮上揭，有似滚汤煎冷雪，
> 若要寒时皮内寻，不枉教君皮破裂。
> 阴阳返复怎生知？虚实辨别临时诀，
> 针头如弩似发机，等闲休与非人[14]说。

子午倾针

> 子午倾针，要识脉经，

病在何脏，补泻法行。

凡欲下针之时，先取六指之诀[15]，须知经络，病在何脏，用针依前补泻，出入内外，如有不应者何也？答曰："一日之内，有阴有阳，有阳中隐阴，有阴中隐阳，有日为阳，夜为阴，子一刻一阳生，午一刻一阴生，从子至午，故曰：子午之法也。"

左转为男补之气，右转却为泻之记，

女人反此不为真，此是阴阳补泻义。

热病不瘥泻之须，冷病缠身补是奇，

哮吼气来为补泻，气不至时莫急施。

补：随其经脉纳而按之，左手闭针穴，徐出针而疾按之。泻：迎其经脉动而伸之，左手开针穴，疾出针而徐入之。经曰："随而济之，是为之补。迎而夺之，是为之泻。"《素问》云："刺实须其虚者，留针待阴气至，乃去针也。刺虚须其实者，留针待阳气备，乃去针也。"

十二经络之病，欲针之时，实则泻之，虚则补之，热则疾之，寒则留之，陷则灸之，不虚不实，以经取之。经云："虚则补其母而不足，实则泻其子而有余，当先补而后泻。"假令人气在足太阳膀胱经，虚则补其阳，所出为井，属金，下针得气，随而济之，右手取针，徐出而疾扪之，是谓补也。实则泻其阳所注为俞，属木，下针得气，迎而夺之，左手开针穴，疾出针而徐扪之，是谓之泻也。

脏腑阴阳，呼吸内外，捻针补泻手法：

外拈随呼补脏虚，吸来里转泻实肥，六腑病加颠倒用，但依呼吸病还除。

女人补虚呵内转，吸来外转泻实肥，依经三度调病气，但令呼吸莫令疏。

　　　⟲（男子补虚呵外转）（女人吸来外转泻实肥）
　　　⟲（男子吸来内转泻实肥）（女人补虚呵内转）

进火：补。初进针一分，呼气一口，退三退，进三进，令病人鼻中吸气，口中呼气三次，把针摇动，自然热矣。如不应，依前导引。

进水：泻。初进针一分，吸气一口，进三进，退三退，令病人鼻中出气，口中吸气三次，把针摇动，自然冷矣。如不应，依前导引之；再不应，依生成息数，按所病脏腑之数，自觉冷热应手。

下手八法口诀

揣

揣而寻之。凡点穴，以手揣摸其处，在阳部筋骨之侧，陷者为真。在阴部郄腘之间，动脉相应。其肉厚薄，或伸或屈，或平或直，以法取之，按而正之，以大指爪切掐其穴，于中庶得进退，方有准也。《难经》曰："刺荣毋伤卫，刺卫毋伤荣。"又曰："刺荣无伤卫者，乃掐按其穴，令气散，以针而刺，是不伤其卫气也。刺卫无伤荣者，乃撮起其穴，以针卧而刺之，是不伤其荣血也。"此乃阴阳补泻之大法也。

爪

爪而下之，此则《针赋》曰："左手重而切按，欲令气血得以宣散，是不伤于荣卫也。右手轻而徐入，欲不痛之因，此乃下针之秘法也。"

搓

搓而转者，如搓线之貌，勿转太紧，转者左补右泻，以大指次指相合，大指往上，进为之左，大指往下，退为之右，此则迎随之法也。故经曰："迎夺右而泻凉，随济左而补暖。"此则左右补泻之大法也。

弹

弹而努之，此则先弹针头，待气至，却退一豆许，先浅而后深，自外推内，补针之法也。

摇

摇而伸之，此乃先摇动针头，待气至，却退一豆许，乃先深而后浅，自内引外，泻针之法也。故曰："针头补泻。"

扪

扪而闭之。经曰："凡补必扪而出之。"故补欲出针时，就扪闭其穴，不令气出，使血气不泄，乃为真补。

循

循而通之。经曰："凡泻针，必以手指于穴上四旁循之，使令气血宣散，方可下针，故出针时，不闭其穴，乃为真泻。"此提按补泻之法，男女补泻，左右反用。

捻

捻者，治上大指向外捻，治下大指向内捻。外捻者令气向上而治病，内捻者令气向下而治病。如出针，内捻者令气行至病所，外捻者令邪气至针下而出也。此下手八法口诀也。

生成数 [16] (《聚英》)

天一生水，地六成之。
地二生火，天七成之。
天三生木，地八成之。
地四生金，天九成之。
天五生土，地十成之。

经络迎随设为问答 （杨氏）

问："经脉有奇经八脉。"

《难经》云："脉有奇经八脉者，不拘于十二经，何谓也？然，有阳维、有阴维、有阳跷、有阴跷、有冲、有任、有督、有带之脉，凡此八脉，皆不拘于经，故曰：奇经八脉也。经有十二，络有十五，凡二十七，气相随上下，何独不拘于经也？然，圣人图 [17] 设沟渠，通利水道，以备不然，天雨降下，沟渠溢满，当此之时，霶霈 [18] 妄行，圣人不能复图也。此络脉满溢，诸经不能复拘也。"

问："迎随之法。"

经曰："随而济之是为补，迎而夺之是为泻。"夫行针者，当刺之时，用皮钱 [19] 擦热针，复以口温针热，先以左手爪，按其所刺荣俞之穴，弹而努之，爪而下之，扪而循之，通而取之，令病人咳嗽一声，右手持针而刺。春夏二十四息，先深后浅，秋冬三十六息，先浅后深，徐徐而入，气来如动脉之状，针下轻滑。未得气者，若鱼之未吞钩，既吞得气，宜用补泻。补，随其经脉，推而按内之，停针一二时，稍久，凡起针，左手闭针穴，徐出针而疾按之。泻，迎其经脉，提而动伸之，停针稍久，凡起针，左手开针穴，疾出针而徐按之。补针左转，大指努出 [20]；泻针右转，大指收入。补者先呼后吸，泻者先吸后呼。疼痛即泻，痒麻即补。

其浅深之故，注《标幽赋》内。

问："补针之要法。"

答曰：补针之法，左手重切十字缝纹，右手持针于穴上，次令病人咳嗽一声，随咳进针，长呼气一口，刺入皮三分。针手经络者，效春夏停二十四息。针足经络者，效秋冬停三十六息。催气针沉，行九阳之数，捻九撅九，号曰天才。少停呼气二口，徐徐刺入肉三分，如前息数足，又觉针沉紧，以生数行之，号曰人才。少停呼气三口，徐徐又插至筋骨之间三分，又如前息数足，复觉针下沉涩，再以生数行之，号曰地才。再推进一豆，谓之按，为截、为随也。此为极处，静以久留，却须退针至人部，又待气沉紧时，转针头向病所，自觉针下热，虚羸痒麻，病势各散，针下微沉后，转针头向上，插进针一豆许，动而停之，吸之乃去，徐入徐出，其穴急扪之。岐伯曰："下针贵迟，太急伤血，出针贵缓，太急伤气。"正谓针之不伤于荣卫也。是则进退往来，飞经走气，尽于斯矣。

问："泻针之要法。"

凡泻针之法，左手重切十字纵纹三次，右手持针于穴上，次令病人咳嗽一声，随咳进针，插入三分，刺入天部，少停直入地部，提退一豆，得气沉紧，搓拈不动，如前息数尽，行六阴之数，捻六撅六，吸气三口回针，提出至人部，号曰地才。又待气至针沉，如前息数足，以成数行之，吸气二口回针，提出至天部，号曰人才。又待气至针沉，如前息数足，以成数行之，吸气回针，提出至皮间，号曰天才。退针一豆，谓之提，为担、为迎也。此为极处，静以久留，仍推进人部，待针沉紧气至，转针头向病所，自觉针下冷，寒热痛痒，病势各退，针下微松，提针一豆许，摇而停之，呼之乃去，疾入徐出，其穴不闭也。

问："经络。"

答曰：经脉十二，络脉十五，外布一身，为血气之道路也。其源内根于肾，乃生命之本也。根在内而布散于外，犹树木之有根本，若伤其根本，则枝叶亦病矣。苟邪气自外侵之，伤其枝叶，则亦累其根本矣。或病发内生，则其势必然，故言五脏之道，皆出经隧，以行血气，经为正经，络为支络，血气不和，百病乃生。但一经精气不足，便不和矣。故经曰："邪中于阳，则溜于经，自面与颈，则下阳明，自项与背，则下太阳，自颊与胁，则下少阳。邪中于阴，则溜于腑，自四末臂胻[21]始，而入三阴，脏气实而不能容，故还之于腑。腑者，谓胆、胃、膀胱、大小肠也，故刺各有其道焉。"针下察其邪正虚实以补泻之，随其经脉荣卫以迎随之，其道皆不有违也。凡中外之病，始自皮肤，血脉相传，内连腑脏，则四肢九窍，壅塞不通，内因之病，令气盛衰，外连经络，则荣卫倾移，上下左右，虚实生矣。经云："风寒伤形，忧恐忿怒伤气，气伤脏，乃病脏，寒伤形，乃应形，风伤筋，乃应筋，此形气内外之相应也。"

外具阴阳：筋骨为阴，皮肤为阳。内具阴阳：五脏为阴，六腑为阳。

问："子午补泻。"

答曰：此乃宣行荣卫之法也。故左转从子，能外行诸阳，右转从午，能内行诸阴，人身则阳气受于四末，阴气受于五脏，亦外阳而内阴也。左转从外则像天，右转从内则像地，中提从中则像人，一左一右一提，则能使阴阳内外之气，出入与上下相参往来，而荣卫自流通矣。男子生于寅[22]，寅，阳也，以阳为主，故左转顺阳为之补，右转逆阳为之泻。女子生于申[23]，申，阴也，以阴为主，故右转顺阴为之补，左转逆阴为之泻，此常法也。然病有阴阳寒热之不同，则转针取用出入，当适其所宜。假令病热，则刺阳之经，以右为泻，以左为补；病寒则刺阴之经，以右为补，左为泻。此盖用阴和阳，用阳和阴，通变之法也。大凡转针逆顺之道，当明于斯。

子（合）穴：尺盛补之，顺其入也。午（荥）穴：寸盛泻之，顺其出也。

问："针头补泻何如？"

答曰：此乃补泻之常法也。非呼吸而在手指，当刺之时，必先以左手压按其所针荥俞之处，弹而努之，爪而下之，其气之来，如动脉之状，顺针而刺之，得气推而内之，是谓补。动而伸之，是谓泻。夫实者气入也，虚者气出也。以阳生于外故入，阴生于内故出，此乃阴阳水火出入之气所不同也，宜详察之。

此外有补针导气之法，所谓扪而循之者，是于所刺经络部分，上下循之，故令气血舒缓，易得往来也。切而散之者，是用大指爪甲，左右于穴切之，腠理开舒，然后针之。推而按之者，是用右指捻针按住，近气不失，则远气乃来也。弹而努之者，是用指甲弹针，令脉气膜满，而得疾行至于病所也。爪而下之者，是用左手指爪连甲，按定针穴，乃使气散而刺荥，使血散而刺卫，则置针各有准也。通而取之者，是持针进退，或转或停，以使血气往来，远近相通，而后病可取也。外引其门以闭其神者，是先用左指收合针孔，乃放针，则经气不泄也。故曰："知为针者信其左。"

问："候气之法何如？"

答曰："用针之法，候气为先，须用左指，闭其穴门，心无内慕，如待贵人，伏如横弩，起若发机；若气不至，或虽至如慢，然后转针取之。转针之法，令患人吸气，先左转针，不至，左右一提也。更不至者，用男内女外之法，男即轻手按穴，谨守勿内；女即重手按穴，坚拒勿出，所以然者，持针居内是阴部，持针居外是阳部，浅深不同，左手按穴，是要分明。只以得气为度，如此而终不至者，不可治也。若针下气至，当察其邪正，分其虚实。"经言："邪气来者紧而疾，谷气来者徐而和，但濡虚者即是虚，但牢实者即是实。"此其诀也。

问："呼吸之理。"

答曰：此乃调和阴阳法也。故经言："呼者因阳出，吸者随阴入。"虽此呼吸分阴阳，实由一气而为体，其气内历于五脏，外随于三焦，周布一身，循环经络，流注孔穴，顺其形气之方圆，然后为用不同耳。是故五脏之出入，以应四时。三焦之升降，而为荥卫。经脉之循环，以合天度。然则呼吸出入，乃造化之枢纽，人身之关键，针家所必用也。诸阳浅在经络，诸阴深在脏腑，补泻皆取呼吸，出内其针。盖呼则出其气，吸则入其气。欲补之时，气出针入，气入针出。欲泻之时，气入入针，气出出针。呼而不过三口，是外随三焦之阳。吸而不过五口，是内迎五脏之阴。先呼而后吸者，为阳中之阴；先吸而后呼者，为阴中之阳，乃各随其病气，阴阳寒热而用之，是为活法，不可误用也。

三阴之经：先吸后呼。三阳之经：先呼后吸。

问："迎随之理何如？"

答曰：此乃针下予夺之机也。

第一要知荥卫之流行。所谓诸阳之经，行于脉外；诸阳之络，行于脉内；诸阴之经，行于脉内；诸阴之络，行于脉外，各有浅深。立针以一分为荥，二分为卫，交互停针，以候其气，见气方至，速便退针引之，即是迎。见气已过，然后进针追之，即是随。故《刺法》[24]云："动退空歇，迎夺右而泻凉，推内进搓，随济左而补暖。"

第二要知经脉之往来。所谓足之三阳，从头走足；足之三阴，从足走腹；手之三阴，从胸走手；手之三阳，从手走头。得气以针头逆其经脉之所来，动而伸之即是迎。以针头顺其经脉之所往，推而内之即是随。故经云："实者，绝而止之；虚者，引而起之。"

凡下针之法，先用左手，揣穴爪按，令血气开舒，乃可内针。若欲出血，勿以爪按。右手持针于穴上，令患人咳嗽一声，拈之，一左一右，透入于腠理，此即是阳部奇分。《刺要》云："一分为荣。"又云："方刺之时，必在悬阳，然后用其呼吸，徐徐推之，至于肌肉，以及分寸，此二者，即是阴部偶分。"

《刺要》又云："二分为卫，方刺之时，必在悬阳，及与两卫，神属勿去，知病存亡。"却以左手按穴令定，像地而不动；右手持针，法天之运转。若得其气，左手按穴可重五两以来，右手存意捻针，而行补泻。惟血脉在俞横居，视之独澄，切之独坚，凡刺脉者，随其顺逆，不出血，则发针疾按之。凡刺浅深，惊针则止。凡行补泻谷气而已。

问："疾徐之理。"

答曰：此乃持针出入之法也。故经言："刺虚实者，徐而疾则实，疾而徐则虚。"然此经有两解：所谓徐而疾者，一作徐内而疾出；一作徐出针而疾按之。所谓疾而徐者，一作疾内而徐出；一作疾出针而徐按之（两说皆通）。盖疾徐二字，一解作缓急之义，一解作久速之义，若夫不虚不实，出针入针之法，则亦不疾不徐，配乎其中可也。

问："补泻得宜。"

答曰：大略补泻无逾三法。

一则诊其脉之动静。假令脉急者，深内而久留之；脉缓者，浅内而疾发针；脉大者，微出其气；脉滑者，疾发针而浅内之；脉涩者，必得其脉，随其逆顺久留之，必先按而循之，已发针疾按其穴，勿出其血；脉小者，饮之以药。

二则随其病之寒热。假令恶寒者，先令得阳气入阴之分，次乃转针退到阳分，令患人鼻吸口呼，谨按生成气息数足，阴气隆至，针下觉寒，其人自清凉矣。又有病道远者，必先使气直到病所，寒即进针少许，热即退针少许，然后却用生成息数治之。

三则随其诊之虚实。假令形有肥有瘦，身有痛有麻痒，病作有盛有衰，穴下有牢有濡，皆虚实之诊也。若在病所，用别法取之，转针向上气自上，转针向下气自下，转针向左气自左，转针向右气自右，徐推其针气自往，微引其针气自来，所谓推之则前，引之则止，徐往微来以除之，是皆欲攻其邪气而已矣。

问："自取其经。"

答曰：刺虚刺实，当用迎随，补其母而泻其子，若不虚不实者，则当以经取，谓其正经自得病，不中他邪，故自取其经也。其法右手存意持针，左手候其穴中之气，若气来至如动脉状，乃内针，要续续而入，徐徐而撞，入荣至卫，至若得气如鲔鱼食钩，即是病之气也，则随本经气血多少，酌量取之，略待少许，见气尽乃出针；如未尽，留针在门，然后出针。经曰："有见如入，有见如出。"此之谓也。

问："补者从卫取气，泻者从荣置气。"

答曰：十二经脉，皆以荣为根本，卫为枝叶，故欲治经脉，须调荣卫，欲调荣卫，须假呼吸。经曰："卫者阳也，荣者阴也。呼者阳也，吸者阴也。"呼尽内针，静以久留，以气至为故者，即是取气于卫。吸则内针，以得气为故者，即是置气于荣也。

问："皮肉筋骨脉病。"

答曰：百病所起，皆始于荣卫，然后淫于皮肉筋脉，故经言："是动脉者，气也。所生病者，血也。先为是动，而后所生病也。"由此推之，则知皮肉经脉，亦是后所生之病耳。是以刺法中但举荣卫，盖取荣卫逆顺，则皮骨肉筋之治在其中矣。以此思之，至于部分有浅深之不同，却要下针无过不及为妙也。

一曰皮肤，二曰肌肉，三曰筋骨。

问："刺有久速。"

答曰：此乃量病轻重而行，轻者一补一泻足矣，重者至再至三也。假令得病气而补泻之，其病未尽，仍复停针，候气再至，又行补泻。经言："刺虚须其实，刺实须其虚也。"

问："诸家刺齐[25]异同。"

答曰：《灵枢》所言："始刺浅之，以逐邪气，而来血气。后刺深之，以致阴气之邪。最后取刺极深之，以下谷气。"此其旨也。余读《难经》，常见针师丁德用[26]所注，乃言人之肌肉，皆有厚薄之处，但皮肤之上，为心肺之部，阳气所行；肌肉之下，为肝肾之部，阴气所行也。是说所以发挥《灵枢》之旨，却甚详明。至于孙氏[27]《千金方》所言：针入一分，则知天地之气。针入二分，则知呼吸出入，上下水火之气。针入三分，则知四时五行，五脏六腑逆顺之气。《玄珠密语》[28]言："入皮三分，心肺之部，阳气所行。入皮五分，肾肝之部，阴气所行。"此说可谓详明矣。及夫后贤所著，则又有自一分，而累至于十分之说，此法益详且密矣。大抵博约不同，其理无异，互相发明，皆不必废。

问："阴阳居易之理。"

答曰：此则阴阳相乘之意也。以其阳入阴分，阴出阳分，相易而居，成其病也。推原所由，或因荣气衰少，而卫气内伐；或因卫气衰少，而荣气外溢。故令血气不守其位，一方气聚，则为一方实，一方气散，则为一方虚。其实者为痛，其虚者为痒。痛者阴也，痛而以手按之不得者，亦阴也，法当深刺之。痒则阳也，法当浅刺之。病在上者阳也，在下者阴也。病先起于阴者，法当先治其阴，而后治其阳也。病先起于阳者，法当先治其阳，而后治其阴也。

问："顺逆相反之由。"

答曰：此谓卫气独不得循于常道也，其名曰厥[29]，为病不同，刺法当别。故经言："刺热厥者，若留针反为寒。刺寒厥者，若留针反为热。"盖被逆气使然。由是言之，刺热厥者，宜三刺阴，一刺阳。刺寒厥者，宜三刺阳，一刺阴。惟其久病之人，则邪气入深，却当深入而久留，须间日而复刺之，必先调其左右，去其血脉。

问："虚实寒热之治。"

答曰：先诊人迎气口[30]，以知阴阳有余不足，以审上下经络，循其部分之寒热，切其九候之变易，按其经络之所动，视其血脉之色状，无过则同，有过则异，脉急以行，脉大以弱，则欲要静，筋力无劳。凡气有余于上者，导而下之。不足于上者，推而扬之。经云："稽留不到者，因而迎之。气不足者，积而从之。大热在上者，推而下之。从下止者，引而去之。大寒在外者，留而补之。入于中者，从而泻之。上寒下热者，推而上之。上热下寒者，引而下之。寒与热争者，导而行之。菀陈而血结者，刺而去之。"

问："补者从卫取气，泻者从荣置气。"

卫气者，浮气也，专主于表。荣气者，精气也，专主于里。故经言："荣者水谷之精也，血气调和于五脏，洒陈于六腑，乃能入脉，循上下，贯五脏，络六腑也。卫者水谷之生也，悍疾滑利，不能入脉，故循皮肤之中，分肉之间，熏于肓膜[31]，散于胸腹，逆其气则病，从其气则愈。"如是则荣卫为中外之主，不亦大乎！安得不求其补泻焉。

问："刺阳者卧针而刺之，刺阴者按令阳散乃内针。"

答曰：刺阳部者，从其浅也，系属心肺之分。刺阴部者，从其深也，系属肾肝之分。凡欲行阳，浅卧下针，循而扪之，令舒缓，弹而努之，令气隆盛而后转针，其气自张布矣，以阳部主动故也。凡欲行阴，必先按爪，令阳气散，直深内针，得气则伸提之，其气自调畅矣，以阴部主静故也。

问："能知迎随之气，可令调之。"

答曰：迎随之法，因其中外上下、病道遥远而设也。是故当知荣卫内外之出入，经脉上下之往来，乃可行之。夫荣卫者阴阳也，经言："阳受气于四末，阴受气于五脏。"故泻者先深而后浅，从内引持而出之。补者先浅而后深，从外推内而入之。乃是因其阴阳内外而进退针耳。至于经脉为流行之道，手三阳经，从手上头；手三阴经，从胸至手；足三阳经，从头下足；足三阴经，从足入腹。故手三阳泻者，针芒望外，逆而迎之；补者针芒望内，顺而追之，余皆仿此。乃是因其气血往来，而顺逆行针也。大率言荣卫者，是内外之气出入。言经脉者，是上下之气往来。各随所在顺逆而为刺也。故曰迎随耳。

问："补泻之时，与气开阖相应否？"

答曰：此法非止推于十干之穴，但凡针入皮肤间，当阳气舒发之分谓之开。针至肉分间，当阴气封固之分谓之阖。然开中有阖，阖中有开，一开一阖之机，不离孔中，交互停针，察其气以为补泻。故《千金》言："卫外为阳部，荣内为阴部。"

问："方刺之时，必在悬阳，及与两卫，神属勿去，知病存亡。"

答曰：悬阳，谓当腠理间朝针之气也。两卫，谓迎随呼吸出入之气也。神属勿去，知病存亡，谓左手占候，以为补泻也。此古人立法，言多妙处。

问："容针空豆许。"

此法正为迎随而设也。是以气至针下，必先提退空歇，容豆许，候气至然后迎之、随之。经言："近气不失，远气乃来。"

问："刺有大小。"

答曰：有平补平泻，谓其阴阳不平而后平也。阳下之曰补，阴上之曰泻。但得内外之气调则已。有大补大泻，惟其阴阳俱有盛衰，内针于天地部内，俱补俱泻，必使经气内外相通，上下相接，盛气乃衰，此名"调阴换阳"，一名"接气通经"，一名"从本引末"。审按其道以予之，徐往徐来以去之，其实一义也。

问："穴在骨所[32]。"

答曰：初下针入腠理，得穴之时，随吸内针，乃可深知之。不然，气与针忤[33]，不能进。又凡肥人内虚，要先补后泻；瘦人内实，要先泻后补。

问："补泻得宜。"

答曰：凡病在一方，中外相袭，用子午法补泻，左右转针是也。病在三阴三阳，用流注法补泻，荣俞呼吸出纳是也。二者不同。至于弹爪提按之类，无不同者，要明气血何如耳。

问："迎夺随济，固言补泻，其义何如？"

答曰：迎者，迎其气之方来，如寅时气来注于肺，卯时气来注于大肠，此时肺大肠气方盛，而夺泻之也。随者，随其气之方去，如卯时气去注大肠，辰时气去注于胃，肺与大肠，此时正虚，而济补之也。余仿此。

问："针入几分，留几呼？"

答曰：不如是之相拘。盖肌肉有浅深，病去有迟速，若肌肉厚实处，则可深；浅薄处，则宜浅。病去则速出针，病滞则久留针为可耳。

问："补泻有不在井荥俞经合者多如何？"

答曰：如晴明、瞳子髎治目疼，听宫、丝竹空、听会治耳聋，迎香治鼻，地仓治口喎，风池、头维治头项，古人亦有不系井荥俞经合者如此。盖以其病在上，取之上也。

问："经穴流注，按时补泻，今病有各经络，按时能去病否？"

答曰：病著[34]于经，其经自有虚实耳。补虚泻实，亦自中病也。病有一针而愈，有数针始愈。盖病有新痼浅深，而新浅者，一针可愈，若深痼者，必屡针可除。丹溪[35]、东垣[36]有一剂愈者，有至数十剂而愈者，今人用一针不愈，则不再针矣。且病非独出于一经一络者，其发必有六气[37]之兼感，标本之差殊，或一针以愈其标，而本未尽除；或独取其本，而标复尚作，必数针方绝其病之邻也。

问："针形至微何能补泻？"

答曰：如气球然，方其未有气也，则㤯[38]塌不堪蹴[39]踢，及从窍吹之，则气满起胖，此虚则补之之义也。去其窍之所塞，则气从窍出，复㤯塌矣，此实则泻之之义也。

问："《内经》治病，汤药少而针灸多，何也？"

答曰：《内经》，上古书也。上古之人，劳不至倦，逸不至流，食不肥鲜，以戕[40]其内，衣不蕴[41]热，以伤其外，起居有节，寒暑知避，恬澹[42]虚无，精神内守，病安从生？虽有贼风虚邪，莫能深入，不过凑[43]于皮肤，经滞气郁而已。以针行气，以灸散郁，则病随已，何待于汤液耶？当今之世，道德日衰，以酒为浆，以妄[44]为常，纵欲以竭其精，多虑以散其真，不知持满，不解御神，务快其心，过于逸乐，起居无节，寒暑不避，故病多从内生，外邪亦易中也。经曰："针刺治其外，汤液治其内，病既属内，非汤液又不能济也。"此和缓[45]以后，方药盛行，而针灸兼用，固由世不古，若人非昔比，亦业针法之不精，传授之不得其诀耳。非古用针灸之多，今用针灸之少，亦非汤液之宜于今，而不宜于古耶。学者当究心焉。

问："八法流注之要诀何如？"

答曰：口诀固多，未能悉录，今先撮[46]其最要者而言之。

上古流传真口诀，八法原行只八穴。口吸生数热变寒，口呼成数寒变热。先呼后吸补自真，先吸后呼泻自捷。徐进疾退曰泻寒，疾进徐退曰补热。紧提慢按似冰寒，慢提紧按如火热。脉外阳行是卫气，脉内阴行是荣血。虚者徐而进之机，实者疾而退之说。补其母者随而济，泻其子者迎夺掣[47]。但分迎夺与济随，实泻虚补不妄说。天部皮肤肌肉人，地部筋骨分三截。卫气逆行荣顺转，夏浅冬深肥瘦别。毋伤筋膜用意求，行针犹当辨骨节。拇指前进左补虚，拇指后退右泻实。牢濡得失定浮沉，牢者为得濡为失。泻用方而补为圆，自然荣卫相交接。右泻先吸退针呼，左补先呼出针吸。莫将此法作寻常，弹努循扪指按切。分筋离骨陷中来，却将机关都漏泄。行人载道欲宣扬，湍水风林没休歇。感谢三皇万世恩，阐尽针经真口诀。

禁针穴歌

脑户、囟会及神庭，玉枕、络却到承灵，颅息、角孙、承泣穴，神道、灵台、膻中明。水分、神阙、会阴上，横骨、气冲针莫行，箕门、承筋、手五里，三阳络穴到青灵。孕妇不宜针合谷，三阴交内亦通论，石门针灸应须忌，女子终身孕不成。外有云门并鸠尾，缺盆主客深晕生，肩井深时亦晕倒，急补三里人还平。刺中五脏胆皆死，冲阳血出投幽冥，海泉、颧髎乳头上，脊间中髓伛偻形。手鱼腹陷阴股内，膝膑筋会及肾经，腋股之下各三寸，目眶关节皆通评。

禁灸穴歌

哑门、风府、天柱擎，承光、临泣、头维平，丝竹、攒竹、睛明穴，素髎、禾髎、迎香程。颧髎、下关、人迎去，天牖、天府、到周荣，渊液、乳中、鸠尾下，腹哀臂后寻肩贞。阳池、中冲、少商穴，鱼际、经渠一顺行，地五、阳关、脊中主，隐白、漏谷通阴陵。条口、犊鼻上阴市，伏兔、髀关、申脉迎，委中、殷门、承扶上，白环、心俞同一经。灸而勿针针勿灸，针经为此尝叮咛，庸医针灸一齐用，徒施患者炮烙[48]刑。

太乙[49]歌

其法：从冬至、立春数起，至立冬、中宫止，复从冬至起。

立春艮上起天留，戊寅巳丑左足求，春分左胁仓门震，乙卯日见定为仇。立夏戊辰巳巳巽，阴洛宫中左手愁，夏至上天丙午日，正直膺喉离首头。立秋玄委宫右手，戊申己未坤上游，秋分仓果西方兑，辛酉还从右胁谋。立冬右足加新洛，戊戌巳亥乾位收，冬至坎方临叶蛰，壬子腰尻下窍流。五脏六腑并脐腹，招摇戊巳在中州，溃治痈疽当须避，犯其天忌疾难瘳。

按《难经太乙九宫图》太乙日游，以冬至日居叶蛰宫，数所在从一处至九日复反，如是无已，终而复始。

尻神禁忌

九宫尻神禁忌歌

坤踝震腨指牙上，巽属头兮乳口中，面背目干手膊兑，项腰艮膝肋离从，坎肘脚肚轮流数，惟有肩尻在中宫。

此神农所制。其法一岁起坤，二岁起震，逐年顺飞九宫，周而复始，行年到处，所主伤体，切窍忌针灸；若误犯之，轻发痈疽，重则丧命，戒之戒之！

人神禁忌

九部人神禁忌歌

一脐二心三到肘，四咽五口六在首，七脊

太乙九宫图

八膝九在足，轮流顺数忌针灸。

此法：一岁起脐，二岁起心，周而复始，顺数。

十干人神

甲不治头，乙喉，丙肩，丁心，戊腹，己脾，庚腰，辛膝，壬肾，癸足。

十二支人神

子目，丑耳，寅胸，卯齿，辰腰，巳手，午心，未足，申头，酉膝，戌阴，亥颈。

十二部人神禁忌歌

一心二喉三到头，四肩五背六腰求，七腹八项九足（十）膝，十一阴（十二）股是一周。

其法：一岁起心，二岁起喉，周而复始，数之。

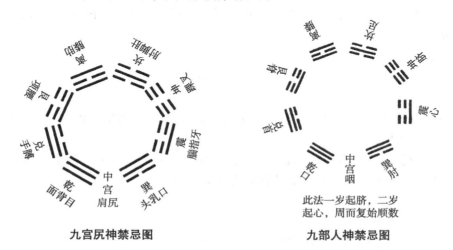

九宫尻神禁忌图

九部人神禁忌图

此法一岁起脐，二岁起心，周而复始顺数

其法一岁起心，二岁起喉，周而复始数之

十二部人神禁忌图

四季人神歌

春秋左右胁，冬夏在腰脐，四季人神处，针灸莫妄施。

逐日人神歌

初一十一廿一起，足拇鼻柱手小指；初二十二二十二，外踝发际外踝位；初三十三二十三，股内牙齿足及肝；初四十四廿四又，腰间胃脘阳明手；初五十五廿五并，口内遍身足阳明；初六十六廿六同，手掌胸前又在胸；初七十七二十七，内踝气冲及在膝；初八十八廿八辰，腕内股内又在阴；初九十九二十九，在尻在足膝胫后；初十二十三十日，腰背内踝足跗觅。

逐时人神

子时踝，丑时腰，寅时目，卯时面，辰时头，巳时手；午时胸，未时腹，申时心，酉时背，戌时项，亥时股。

逐月血忌歌

行针须要明血忌，正丑二寅三之未，四申五卯六酉宫，七辰八戌九居巳，十亥十一月午当，腊子更加逢日闭。

逐月血支歌

血支针灸仍须忌，正丑二寅三卯位，四辰五巳六午中，七未八申九酉部，十月在戌十一亥，十二月于子上议。

四季避忌日

春甲乙，夏丙丁，四季戊己，秋庚辛，冬壬癸。

男避忌日

壬辰、甲辰、乙巳、丙午、丁未、辛未，除日[50]戊日[51]。

女避忌日

甲寅、乙卯、乙酉、乙巳、丁巳、辛未，破日[52]亥日[53]。

针灸服药吉日

丁卯、庚午、甲戌、丙子、壬午、甲申、丁亥、辛卯、壬辰、丙申、戊戌、己亥、己未、庚子、辛丑、甲辰、乙巳、丙午、戊申、壬子、癸丑、乙卯、丙辰、壬戌、丙戌，开日天医要安。

针灸忌日

辛未乃扁鹊死日，白虎[54]、月厌[55]、月杀、月刑。

十干日不治病

甲不治头，乙不治喉，丙不治肩，丁不治心，戊己日不治腹，庚不治腰，辛不治膝，壬不治胫，癸不治足。

按以上避忌俱不合《素问》，乃后世术家之说。惟四季避忌与《素问》相同。惟避此及尻神、逐日人神，可耳。若急病，人尻神亦不必避也。

注释

[1] 三衢杨氏：即杨继洲。

[2] 郄：同"郗"，也作"隙"，此处指肌肉之间的缝隙深处。

[3] 腘：本意为膝盖后弯腿处，此处泛指各关节的屈侧。

[4] 纯阳之数：即九阳数。下文的纯阴为六阴数。

[5] 钟：本意为杯子，此处泛指容器。

[6] 顽痹：日久不愈的痹证。痹，指由风、寒、湿等引起的以肢体关节疼痛、麻木，活动不利为主要表现的病证。

[7] 内气回：指体内的气随针而出。

[8] 疲癃：曲腰高背之疾，古代也把身高较矮的成年男子称为疲癃。

[9] 退方进圆：向后拉针时按照方形的路线，先前推针时按照弧形的路线。

[10] 通关：通过关节。

[11] 八指法：指揣、爪、切、循、扪、弹、捻、摄、摇等法。

[12] 揎：一种舀取液体的用具。

[13] 交：通"教"，此处意为使。

[14] 非人：不适合学习针灸疗法的人。

[15] 六指之诀：指揣、爪、切、循、扪、摄。

[16] 生成数：选自《针灸聚英》。生成数是生数和成数的合称。生数是五行相生之数。《尚书·洪范》有"五行：一曰水，二曰火，三曰木，四曰金，五曰土。"孔子作传谓："皆其生数。"成数是生数加五所成，因为五行生成万物，古人有时把五作为一个基本单位，所以加五。有观点认为生成数的理论起源于河图。

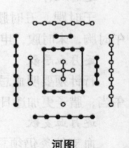

河图

[17] 图：规划。

[18] 霂霈：像下大雨的样子。

[19] 皮钱：用兽皮制作的铜钱样的皮块。

[20] 努出：此处指向前，下文的收入指向后。

[21] 四末臂胻：指前臂和小腿。

[22] 男子生于寅：寅为阳气之生，故称男子生于寅。

[23] 女子生于申：申为阴气之生，故称女子生于申。

[24] 刺法：此处的引文来自《标幽赋》。

[25] 齐：同"剂"，指剂量，此处指针刺的深度而言。

[26] 丁德用：宋代针灸家，山东济阳人。曾与石藏用合绘经穴图，又撰《难经补注》五卷。丁氏不满足于唐代杨玄操所注的《难经》，于宋嘉祐年间作《难经补注》，凡经文隐奥者均加绘图说明，对某些内容还附有图，全书共分 13 篇。另著有《伤寒慈济集》，惜皆失传。

[27] 孙氏：指唐代孙思邈，著名道士、医药学家，人称"药王"，京兆华原人，少时因病学医，博涉经史百家，著有《千金要方》《千金翼方》等。

[28] 玄珠密语：唐代王冰撰，又一说为后人托名之作。有部分医学内容，另有部分运气之说。

[29] 厥：指突然昏倒，同时伴有手足逆冷的病证，多由气血逆乱所致。

[30] 人迎气口：此处指脉象，《内经》有"左为人迎，右为气口"的说法。

[31] 肓膜：王冰认为是"五脏之间鬲中膜也。以其浮盛，故（卫气）能布散于胸腹之中，空虚之处，熏其肓膜，令气宣通也"。还有人认为是指心下膈上部位之脂膜或肠外之脂膜。

[32] 骨所：穴位较深，在骨附近。

[33] 忤：相逆。

[34] 著：附着。

[35] 丹溪：指朱震亨，号丹溪翁，婺州义乌人，金元四大家之一，养阴派的创始人，著有《格致余论》《局方发挥》《本草衍义补遗》等。

[36] 东垣：指李杲，号东垣老人，金元四大家之一，补土派的创始人，著有《内外伤辨惑论》《脾胃论》和《兰室秘藏》等。

[37] 六气：即风、寒、暑、湿、燥、火。

[38] 怄：精神不振的样子。

[39] 蹴：踢、踏。

[40] 戕：损伤。

[41] 蕴：蓄藏，包含。蕴在表示以上意思的时候多指的是暑气的郁积。

[42] 恬澹：安静的样子。如《论衡·自纪》："充性恬澹。"

[43] 凑：聚集。

[44] 妄：行为混乱。

[45] 和缓：指春秋时期秦国医家医和、医缓。

[46] 撮：选取。

[47] 挈：缺。

[48] 炮烙：一种酷刑。用炭火烧热铜柱，令犯人爬行柱上，犯人坠入火中而死。

[49] 太乙：也作大一、泰一、太乙，有多种含义，本是指构成世界本原的最原始的存在，此处指居于

北辰的天神。本歌的理论源于《九宫八风》，认为自然界的八方，各有其当令之风，八风会以一定的周期对人体不同部位产生影响，被影响之日，这个部位就应禁针。

[50] 除日：农历纪年的最后一天。

[51] 戌日：戌日不是一个特定的日子，因为有 5 个天干，所以戌日包括：甲戌、丙戌、戊戌、庚戌、壬戌。干支记日 60 天是一个周期，因此每年有 5~6 个相同的戌日。

[52] 破日：泛指一切不吉之日。

[53] 亥日：亥是地支的最后一位。亥日不是一个特定的日子，因为有 5 个天干，所以亥日包括：乙亥、丁亥、己亥、辛亥、癸亥。干支记日 60 天是一个周期，因此每年有 5~6 个相同的亥日。

[54] 白虎：白虎日指天干为庚辛的日子。

[55] 月厌：皇历中的一种大凶之日。计算方法为："正月戌、二月酉、三月申、四月未、五月午、六月巳、七月辰、八月卯、九月寅、十月丑、十一月子、十二月亥。相冲即对不可用。"下文的月杀、月刑也是大凶之日，算法不详。

卷五

十二经井穴（杨氏）

手太阴井

人病膨胀[1]，喘咳，缺盆痛，心烦，掌热，肩背疼，咽痛喉肿。斯乃以脉循上膈肺中，横过腋关，穿过尺泽入少商，故邪客于手太阴之络，而生是病。

可刺手太阴肺经井穴少商也，手大指侧。刺同身寸之一分，行六阴之数[2]各一痏[3]，左取右，右取左[4]，如食顷[5]已[6]。灸三壮。

手阳明井

人病气满，胸中紧痛，烦热，喘而不已息。斯乃以其脉自肩端入缺盆，络肺；其支别者从缺盆中直而上颈，故邪客于手阳明之络，而有是病。

可刺手阳明大肠井穴商阳也，在手大指次指爪甲角。刺入一分，行六阴之数，左取右，右取左，如食顷已。灸三壮。

足阳明井

人病腹心闷，恶人火，闻响心惕，鼻衄唇喎，疟狂，足痛，气蛊[7]，疮疥，齿寒。乃脉起于鼻交颏[8]中，下循鼻外，入上齿中，还出侠口环唇，下交承浆。却循颐[9]后下廉，出大迎，循颊车，上耳前，故邪客于足阳明之络，而有是病。

可刺足阳明胃经井厉兑，足次指爪甲上与肉交者韭许。刺一分，行六阴数，左取右，食顷已。

足太阴井

人病尸厥[10]暴死，脉犹如常人而动，然阴盛于上，则邪气重上，而邪气逆，阳气乱，五络闭塞，结而不通，故状若尸厥，身脉动，不知人事，邪客手足少阴、太阴、足阳明络，此五络，命所关。

可初刺足太阴脾隐白，二刺足少阴肾涌泉，三刺足阳明胃厉兑，四刺手太阴肺少商，五刺手少阴心少冲，五井穴各二分，左右皆六阴数。不愈，刺神门；不愈，以竹管吹两

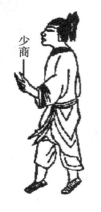 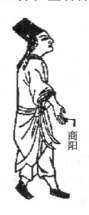 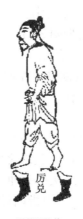 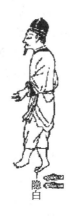

手太阴井　　　　手阳明井　　　　足阳明井　　　　足太阴井

耳，以指掩管口，勿泄气，必须极吹廒[11]，才脉络通，每极三度[12]。甚者灸维会[13]三壮。针前后各二分，泻二度，后再灸。

手少阴井

人病心痛烦渴，臂厥，胁肋疼，心中热闷，呆痴忘事，颠狂。斯乃以其脉起于心，支从心系侠喉咙，出向后腕骨之下，直从肺，行腋下臑内，循廉肘内通臂，循廉抵腕，直过神门脉，入少冲。

可刺手心经井少冲，手小指内侧交肉者如韭叶。刺一分，行六阴数，右取左。若灸三壮，如麦大，不已，复刺神门穴。

手太阳井

人病颔[14]肿，项强难顾，肩似拔，臑似折，肘臂疼，外廉痛。斯乃以其脉起小指，自少泽过前谷，上循臂内至肩入缺盆，向腋[15]，络心间，循咽下膈，抵胃；支从缺盆上颈颊，至目锐眦入耳，复循颊入鼻颈，斜贯于颧，故邪客于太阳络，生是病。

可刺手小肠井少泽，小指外侧与肉相交如韭叶。刺一分，六阴数各一痏，左病右取。若灸如小麦炷，三壮止。

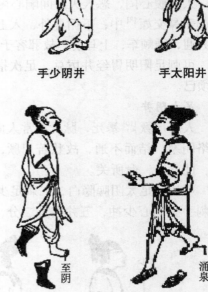

手少阴井　　手太阳井

足太阳井　　足少阴井

足太阳井

人病头项肩背腰目疼，脊痛，痔疟，颠狂，目黄泪出，鼻流血。斯乃经之正者，从脑出，别下项；支别者，从膊内左右别下，又其络从足上行，循背上额，故邪客于足太阳络，而有是病。

可刺足太阳膀胱井至阴，小指外侧韭叶。行六阴数，不已，刺金门五分，灸三壮；不已，刺申脉三分，如人行十里愈。有所坠，瘀血留腹内，满胀不得行，先以利药，次刺然谷前脉出血立已。不已，刺冲阳三分（胃之原）及大敦见血（肝之井）。

足少阴井

人病卒心痛，暴胀，胸胁支满。斯乃脉上贯肝膈，走于心内，故邪客于足少阴之络，而有是病。

可刺足少阴肾井涌泉，足心中。刺三分，行六阴数，见血出，令人立饥欲食，左取右，素有此病，新发，刺五日愈，灸三壮。

手厥阴井

人病卒然心痛，掌中热，胸满膨，手挛臂痛，不能伸屈，腋下肿平，面赤目黄，善笑，心胸热，耳聋响。斯乃以其包络之脉，循胁过腋下，通臑内，至间使入劳宫，循经直入中冲；支别从掌循小指，过次指关冲，故邪客于手厥阴络，生是病。

可刺手厥阴心包井中冲，中指内端去甲韭叶。刺一分，行六阴数，左取右，如食顷已。若灸可三壮，如小麦炷。

手少阳井

人病耳聾痛，浑浑[16]目疼，肘痛，脊间心后疼甚。斯乃以其脉上臂，贯臑外循肩上，交出少阳缺盆、膻中、膈内；支出颈项耳后，直入耳中，循遍目内眦，故邪气客于少阳之络，生是病。

可刺手少阳三焦井穴关冲也，手小指次指去爪甲与肉交者如韭叶许。刺一分，各一痏，右取左，如食顷已。如灸三壮不已，复刺少阳俞中渚穴。

足少阳井

人病胸胁足痛，面滞，头目疼，缺盆腋肿汗多，颈项瘿瘤强硬，疟生寒热。乃脉支别者，从目锐下大迎，合手少阳抵项，下颊车，下颈合缺盆以下胸，交中贯膈，络肝胆，循胁，故邪客于足少阳之络，而有是病。

可刺足少阳胆井窍阴，在次指与肉交者如韭叶许。刺一分，行六阴数，各一痏，左病右取，如食顷已。灸可三壮。

足厥阴井

人病卒疝暴痛[17]，及腹绕脐上下急痛。斯乃肝络去内踝上五寸，别走少阳；其支别者，循胫上睾，结于茎，故邪客于足厥阴之络，而有是病。

可刺足厥阴肝经井穴大敦，大指端。行六阴数，左取右，素有此病，再发，刺之三日已。若灸者，可五壮止。

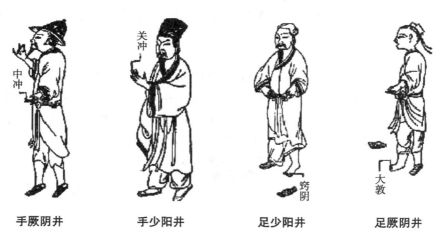

手厥阴井　　　　手少阳井　　　　足少阳井　　　　足厥阴井

注释

[1] 膨胀：肺病胀满，膨膨而喘咳。

[2] 六阴之数：九六补泻的一种方法，六阴数为泻法。

[3] 痏（wěi）：针刺的次数。《素问·刺腰痛》篇："刺之三痏。"

[4] 左取右，右取左：此指巨刺，是一种病左刺右，病右刺左，针刺穴位的方法。《灵枢·官针》："巨刺者，左取右，右取左。"而缪刺亦为针刺对侧，但是刺络放血。

[5] 如食顷：大概如吃一顿饭的时间。

[6] 已：这里作"症状消失"解。

[7] 气蛊：亦作"气臌"，指腹部肿胀的病证，俗称气臌胀。

[8] 颏：鼻梁。

[9] 颐：面颊，腮。

[10] 尸厥：症状为突然昏倒，不省人事。《金匮要略·杂疗方》："尸厥脉动而无气，气闭不通，故静而死也。"

[11] 蹙：紧迫，急促。

[12] 度：次。

[13] 维会：指百会穴。

[14] 颌：位于颈的前上方，相当于颏部的下方，结喉的上方。《素问·刺热》篇："热争则腰痛，不可用俯仰，腹满泄，两颌痛。"

[15] 向腋：向腋下方向。

[16] 浑浑：形容耳鸣。《灵枢》："三焦手少阳之脉……耳聋浑浑焞焞。"

[17] 卒疝暴痛：指疝气突然剧烈疼痛。

井荥俞原经合歌（《医经小学》）[1]

　　少商、鱼际、与太渊，经渠、尺泽肺相连，商阳、二三间、合谷，阳溪、曲池大肠牵。隐白、大都、太白脾，商丘、阴陵泉要知，厉兑、内庭、陷谷胃，冲阳、解溪、三里随。少冲、少府属于心，神门、灵道、少海寻，少泽、前谷、后溪腕，阳谷、小海小肠经。涌泉、然谷与太溪，复溜、阴谷肾所宜，至阴、通谷、束京骨，昆仑、委中膀胱知。中冲、劳宫心包络，大陵、间使传曲泽，关冲、液门、中渚焦，阳池、支沟、天井索。大敦、行间、太冲看，中封、曲泉属于肝，窍阴、侠溪、临泣胆，丘墟、阳辅、阳陵泉。

注释：

　　[1] 本歌诀列出了 66 个五输穴。五输穴是指十二经脉分布于肘膝关节以下的特定 5 种输穴。分别称为井、荥、俞、经、合穴，而每条阳经都多一个原穴，所以共 66 穴。五输穴都有其特定的治疗主证，《难经·六十七难》说："井主心下满，荥主身热，俞主体节重痛，经主喘咳寒热，合主逆气而泄。"五输穴也是子午流注选穴的基础，按子午流注配穴时，阴经没有原穴，则以输代原。

井荥俞原经合图 《聚英》

阴经五输穴表

经络名称	井木	荥火	俞土	经金	合水
手太阴肺经	少商	鱼际	太渊	经渠	尺泽
手厥阴心包经	中冲	劳宫	大陵	间使	曲泽
手少阳心经	少冲	少府	神门	灵道	少海
足太阴脾经	隐白	大都	太白	商丘	阴陵泉
足少阴肾经	涌泉	然谷	太溪	复溜	阴谷
足厥阴肝经	大敦	行间	太冲	中封	曲泉

阳经五输穴表

经络名称	井金	荥水	俞木	经火	合土
手阳明大肠经	商阳	二间	三间	阳溪	曲池
手少阳三焦经	关冲	液门	中渚	支沟	天井
手太阳小肠经	少泽	前谷	后溪	阳谷	小海
足阳明胃经	厉兑	内庭	陷谷	解溪	足三里
足少阳胆经	足窍阴	侠溪	足临泣	阳辅	阳陵泉
足太阳膀胱经	至阴	足通谷	束骨	昆仑	委中

项氏[1]曰：所出为井，井象水之泉。所溜[2]为荥，荥象水之陂[3]。所注[4]为俞，俞象水之窬[5]。所行为经，经象水之流。所入为合，合象水之归。皆取水义也。

又曰：春刺井，井者东方春也，万物之始生，故言井。冬刺合，合者北方冬也，阳气入藏，故言合。举始终而言，荥、俞、经在其中矣。又曰：诸井肌肉浅薄，泻井当泻荥。滑氏[6]曰：补井当补合。

岐伯曰：春刺井者，邪在肝。夏刺荥者，邪在心。季夏刺俞者，邪在脾。秋刺经者，邪在肺。冬刺合者，邪在肾，故也。帝曰：五脏而系于四时，何以知之？岐伯曰：五脏一病，辄[7]有五验，假如肝病，色青者肝也，臊臭者肝也，喜酸者肝也，喜呼者肝也，喜泣者肝也。其病象多，不可尽言也。四脏有验，并系于四时者也，针之要妙，在于秋毫[8]。

四明陈氏[9]曰：春气在毛，夏气在皮，秋气在分肉，冬气在骨髓，是浅深之应也。

注释

[1] 项氏：据《难经本义》汇考引用诸家姓名载，指"平菴先生"。

[2] 溜：顺房檐滴下来的水，房顶上流下的水，形容小水流的汇集。

[3] 陂：池塘。

[4] 注：灌也。

[5] 窬：从穴从俞。"俞"意为"捷径""通道"。"穴"和"俞"联合起来表示"一个捷径孔道"。

[6] 滑氏：元代医学家，滑寿，字伯仁，著有《十四经发挥》和《难经本义》。

[7] 辄：总是，就。

[8] 秋毫：秋季鸟兽的毫毛。形容极小的事。

[9] 四明陈氏：考正应为元代陈瑞孙、陈宅父子。著有《小儿按摩经》，又名《保婴神术》。

徐氏子午流注逐日按时定穴歌 [1]

甲日戌时胆窍阴，丙子时中前谷荥，戊寅陷谷阳明俞，返本[2]丘墟木在寅，庚辰经注阳溪穴，壬午膀胱委中寻，甲申时纳三焦水，荥合天干取液门。

乙日酉时肝大敦，丁亥时荥少府心，己丑太白、太冲穴，辛卯经渠是肺经，癸巳肾宫阴谷合，乙未劳宫火穴荥。

丙日申时少泽当，戊戌内庭治胀康，庚子时在三间俞，本原腕骨可祛黄，壬寅经火昆仑上，甲辰阳陵泉合长，丙午时受三焦木，中渚之中仔细详。

丁日未时心少冲，己酉大都脾土逢，辛亥太渊、神门穴，癸丑复溜肾水通，乙卯肝经曲泉合，丁巳包络大陵中。

戊日午时厉兑先，庚申荥穴二间迁，壬戌膀胱寻束骨，冲阳土穴必还原，甲子胆经阳辅是，丙寅小海穴安然，戊辰气纳三焦[3]脉，经穴支沟刺必痊。

己日巳时隐白始，辛未时中鱼际取，癸酉太溪、太白原，乙亥中封内踝比，丁丑时合少海心，己卯间使包络[4]止。

庚日辰时商阳居，壬午膀胱通谷之，甲申临泣为俞木，合谷金原返本归，丙戌小肠阳谷火，戊子时居三里宜，庚寅气纳三焦合，天井之中不用疑。

辛日卯时少商本，癸巳然谷何须忖，乙未太冲原太渊，丁酉心经灵道引，己亥脾合阴陵泉，辛丑曲泽包络准。

壬日寅时起至阴，甲辰胆脉侠溪荥，丙午小肠后溪俞，返求京骨本原寻，三焦寄有阳池穴，返本还原似的亲[5]，戊申时注解溪胃，大肠庚戌曲池真，壬子气纳三焦寄，井穴关冲一片金，关冲属金壬属水，子母相生恩义深。

癸日亥时井涌泉，乙丑行间穴必然，丁卯俞穴神门是，本寻肾水太溪原，包络大陵原并过，己巳商丘内踝边，辛未肺经合尺泽，癸酉中冲包络连，子午截时安定穴，留传后学莫忘言。

注释

[1] 指徐氏子午流注纳甲法，是根据天干配脏腑，阳日阳时开阳经穴和阴日阴时开阴经穴的规律，再配以十二经脉五行相生克的关系来确定所开五输穴的方法。其中有"返本还源""气纳三焦"和"血纳包络"几个原则。

[2] 返本：即返本还原，与下文中"还原""原返本归""本寻"是同一个意思。"本"是指本日值日经。"原"是指值日经的原穴。原穴是脏腑之原气输注、经过的部位，原气是人体活动的原动力。所以每逢开输穴时，必须同时开值日经所属原穴，阳经逢输过原，阴经以输代原。

[3] 气纳三焦：《子午流注针经》："十经血气，皆出于井，入于合，各注井、荥、俞、经、合无休矣。或曰：脉有十二经，又因何只言十经，其余二经不言者何故？答曰：其二经者，三焦是阳气之父，心包络是阴血之母也。此二经尊重，不系五行所摄，主受纳十经血气养育，故只言十经。阴阳二脉逐日各注井、荥、俞、经、合各五时辰毕，则归其本。此二经亦各注井、荥、俞、经、合五定，亦知十二经遍行也。"认为三焦是阳气之父，心包络为阴血之母。在六十个时辰中，每十二个时辰必有一个阳干和一个阴干重复出现，称为"日干重现"，阳干遇阳干称为"阳干合处"，阴干遇阴干称为"阴干合处"。徐氏认为每遇阳干合处，则"气纳三焦"开生我的穴。"我"指值日经，开三焦经上五行生值日经五行属性的穴位。

[4] 包络：即"血纳包络"。指阴干合处时，血纳包络，开我生的穴。"我"指值日经，开心包经上五行被值日经五行属性相生的穴位。

[5] 返本还原似的亲：因为天干为十，经脉为十二，阳气之父三焦寄于壬，阴血之母心包寄于癸，所以壬日膀胱经值日的丙午时，除了开值日经的原穴京骨外，还要开三焦经的原穴阳池。同理，癸日肾经值日丁卯时，除了开值日经的原穴太溪外，同时还要开心包经的原穴大陵。

十二经纳天干支歌[1]

甲胆乙肝丙小肠，丁心戊胃己脾乡，庚属大肠辛属肺，壬属膀胱癸肾藏，三焦亦向壬中寄，包络同归入癸方。

十二经纳地支歌[2]

肺寅大卯胃辰宫，脾巳心午小未中，申胱酉肾心包戌，亥焦子胆丑肝通。

脚不过膝手不过肘歌

阳日阳时气在前[3]，血在后兮脉在边，阴日阴时血在前，气在后兮脉归原，阳日阳时针左转[4]，先取阳经腑病看，阴日阴时针右转，行属阴经脏腑痊。

注释

[1] 本歌诀介绍了天干与脏腑相配的关系。其中三焦和膀胱都属壬，心包络和肾都属癸。

[2] 本歌诀介绍了地支与脏腑相配的关系。

[3] 气在前：阐述了阴阳气血流注规律。《医学入门》："阳日六腑值日者引气，阴中六脏值日者引血。"

[4] 针左转：是一种行针手法。本书卷四中有："问：子午补泻。答曰：此乃宣行荣卫之法也。故左转从子，能外行诸阳；右转从午，能内行诸阴。"

流注图[1]

足少阳胆之经，甲主，与巳合，胆引气行。

甲日：甲戌时开胆为井金。

丙子时，小肠荥水。

戊寅时，胃俞木，并过胆原丘墟，木原在寅。

庚辰时，大肠经火。

壬午时，膀胱合土。

甲申时，气纳三焦之荥水，甲属木，是以水生木，子母相生。

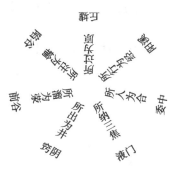

足少阳胆之经　甲主

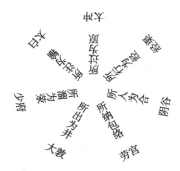

足厥阴肝之经　乙主

足厥阴肝之经，乙主，与庚合，肝引血行。

乙日：乙酉时开肝为井木。

丁亥时，心荥火。

己丑时，脾俞土，并过肝原。

辛卯时，肺，经金。

癸巳时，肾，合水。

乙未时，血纳包络之荥火，乙属木，是以木生火也。

手太阳小肠经，丙主，与辛合，小肠引气行。

丙日：丙申时开小肠井金。

戊戌时，胃荥水。

庚子时，大肠俞木，并过小肠原。

壬寅时，膀胱经火。

甲辰时，胆合土。

丙午时，气纳三焦之俞木，丙属火，是以木生火也。

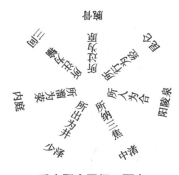

手太阳小肠经　丙主

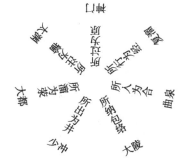

手少阴心之经　丁主

手少阴心之经，丁主，与壬合，心引血行。

丁日：丁未时开心为井木。

己酉时，脾荥火。

辛亥时，肺俞土，并过心原。

癸丑时，肾经金。

乙卯时，肝合水。

丁巳时，血纳包络之俞土，丁属火，是以火生土也。

足阳明胃之经，戊主，与癸合，胃引气行。

戊日：戊午时开胃为井金。

庚申时，大肠荥水。

壬戌时，膀胱俞木，并过胃原。

甲子时，胆经火。

丙寅时，小肠合土。

戊辰时，气纳三焦之经火，戊属土，是以火生土也。

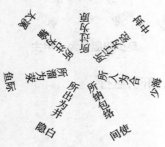

足太阴脾之经　己主

足太阴脾之经，己主，与甲合，脾引血行。

己日： 己巳时开脾为井木。

辛未时，肺荥火。

癸酉时，肾俞土，并过脾原。

乙亥时，肝经金。

丁丑时，心合水。

己卯时，血纳包络之经金，己属土，是以土生金也。

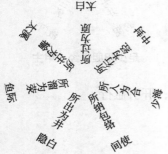

足阳明胃之经　戊主

手阳明大肠经，庚主，与乙合，大肠引气行。

庚日： 庚辰时开大肠井金。

壬午时，膀胱荥水。

甲申时，胆俞木，并过大肠原。

丙戌时，小肠经火。

戊子时，胃合土。

庚寅时，气纳三焦之合土，庚属金，是以土生金也。

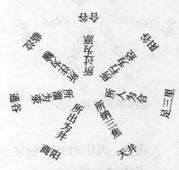

手阳明大肠经　庚主

手太阴肺之经，辛主，与丙合，肺引血行。

辛日： 辛卯时开肺为井木。

癸巳时，肾荥火。

乙未时，肝俞土，并过肺原。

丁酉时，心经金。

己亥时，脾合水。

辛丑时，血纳包络之合水，辛属金，是以金生水也。

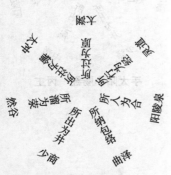

手太阴肺之经　辛主

足太阳膀胱经，壬主，与丁合，膀胱引气行。

壬日： 壬寅时开膀胱井金。

甲辰时，胆荥水。

丙午时，小肠俞木，所过本原京骨木原在午，水入火乡，故壬丙子午相交也，兼过三焦之原阳池。

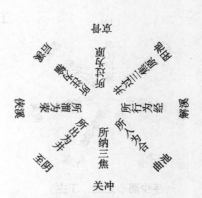

足太阳膀胱经　壬主

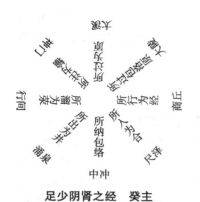

足少阴肾之经　癸主

戊申时，胃经火。

庚戌时，大肠合土。

壬子时，气纳三焦井金。

足少阴肾之经，癸主，与戊合，肾引血行。

癸日：癸亥时开肾为井木。

乙丑时，肝荥火。

丁卯时，心俞土，并过肾原太溪，又过包络原大陵。

己巳时，脾经金。

辛未时，肺合水。

癸酉时，血纳包络之井木，谓水生木也。

注释

[1] 此篇流注图主要是对前篇《徐氏子午流注逐日按时定穴歌》的注解，除了说明逐日何时定何穴外，还补充了五行属性及气引血引等性质。还按照"气纳三焦"和"血纳包络"的原则，对"他生我""我生他"的推演做了说明。

论子午流注法（徐氏）

子午流注[1]者，谓刚柔相配，阴阳相合，气血循环，时穴开阖也。何以子午言之？曰：子时一刻，乃一阳之生；至午时一刻，乃一阴之生，故以子午分之而得乎中也。流者，往也。注者，住也。天干有十，经有十二：甲胆、乙肝、丙小肠、丁心、戊胃、己脾、庚大肠、辛肺、壬膀胱、癸肾，余两经，三焦、包络也。三焦乃阳气之父，包络乃阴血之母，此二经虽寄于壬癸，亦分派于十干。每经之中，有井、荥、俞、经、合，以配金、水、木、火、土，是故阴井木而阳井金[2]，阴荥火而阳荥水，阴俞土而阳俞木，阴经金而阳经火，阴合水而阳合土。经中有返本还元[3]者，乃十二经出入之门也。阳经有原，遇输穴并过之，阴经无原，以输穴即代之。是以甲出丘墟，乙太冲之例。又按《千金》云：六阴经亦有原穴，乙中都，丁通里，己公孙，辛列缺，癸水泉，包络内关是也。故阳日气先行，而血后随也。阴日血先行，而气后随也。得时为之开，失时为之阖，阳干注腑，甲、丙、戊、庚、壬而重见者气纳于三焦；阴干注脏，乙、丁、己、辛、癸而重见者，血纳包络。如甲日甲戌时，以开胆井，至戊寅时正当胃俞，而又并过胆原。重见甲申时，气纳三焦，荥穴属水，甲属木，是以水生木，谓甲合还元化本。又如乙日乙酉时，以开肝井，至己丑时当脾之俞，并过肝原。重见乙未时，血纳包络荥穴属火，乙属木，是以木生火也。余仿此。俱以子午相生，阴阳相济也。阳日无阴时，阴日无阳时，故甲与己合，乙与庚合，丙与辛合，丁与壬合，戊与癸合也。何谓甲与己合？曰：中央戊己属土，畏东方甲乙之木所克，戊乃阳为兄，己属阴为妹。戊兄遂将己妹，嫁与木家，与甲为妻，庶得阴阳和合，而不相伤，所以甲与己合。余皆然。子午之法，尽于此矣。

注释

[1] 子午流注："子午"指时间。"流注"指气血流注。子午流注是指人体的气血流转随时间变化的规律。

[2] 阴井木而阳井金：是指十二经的五输穴的五行属性，意为阴经的井穴属木，而阳经的井穴属金。

[3] 返本还元：本是指本日值日经，元是指值日经的原穴。原穴是脏腑之原气输注、经过的部位，原气是人体活动的原动力。所以每逢开输穴时，必须同时开值日经所属原穴，阳经逢输过原，阴经以俞代原。

流注开阖（《医学入门》）

人每日一身周流六十六穴，每时周流五穴（除六原穴，乃过经之所）[1]。相生[2]相合[3]者为开，则刺之。相克[4]者为阖，则不刺。阳生阴死，阴生阳死。如甲木死于午，生于亥。乙木死于亥，生于午。丙火生于寅，死于酉。丁火生于酉，死于寅。戊土生于寅，死于酉。己土生于酉，死于寅。庚金生于巳，死于子。辛金生于子，死于巳。壬水生于申，死于卯。癸水生于卯，死于申。凡值生我我生，及相合者，乃气血生旺之时，故可辨虚实刺之。克我我克，及阖闭时穴，气血正直衰绝，非气行未至，则气行已过，误刺妄引邪气，坏乱真气，实实虚虚[5]，其害非小。

注释

[1] 人每日一身周流66穴，每时周流5穴：人体的气血循环每一日即12个时辰周流全身一周，十二经有66个五输穴，阴经无原穴，以俞代原，阳经有6个原穴，是经过的部位但不单独占用流注的时间。所以每个时辰周流5个穴位，12个时辰周流60个穴位，加上阳经的6个原穴，共66个穴。

[2] 相生：指子午流注的配穴规律，包括"我生"和"生我"，虚则补其母，实则泻其子。

[3] 相合：指子午流注的配穴规律，即配以子午流注所开经的本经腧穴。

[4] 相克：指子午流注的配穴规律，即子午流注所开经穴的相克腧穴。包括"我克"和"克我"。

[5] 实实虚虚：是指错误的治法，即实证补其母，虚证泻其子。

流注时日

阳日阳时阳穴，阴日阴时阴穴，阳以阴为阖，阴以阳为阖，阖者闭也。闭则以本时天干，与某穴相合者针之。

阳日遇阴时，阴日遇阳时，则前穴已闭，取其合穴针之。合者，甲与己合化土，乙与庚合化金，丙与辛合化水，丁与壬合化木，戊与癸合化火，五门十变，此之谓也。

其所以然者，阳日注腑，则气先至而后血行。阴日注脏，则血先至而气后行。顺阴阳者，所以顺气血也。

阳日六腑值日者引气，阴日六脏值日者引血。

或曰：阳日阳时已过，阴日阴时已过，遇有急疾奈何？曰：夫妻子母互用，必适其病为贵耳。

妻闭则针其夫，夫闭则针其妻；子闭针其母，母闭针其子。必穴与病相宜，乃可针也。

噫[1]！用穴则先主[2]而后客[3]，用时则弃主而从宾[4]。

假如甲日胆经为主，他穴为客，针必先主后客，其甲戌等时主穴不开，则针客穴。

按日起时，循经寻穴，时上有穴，穴上有时，分明实落，不必数上衍数[5]，此所以宁守子午，而舍尔灵龟也。

灵龟八法，专为奇经八穴而设。但子午法，其理易明，其穴亦肘膝内穴，岂能逃子午之流注哉！

注释

[1] 噫：感叹词。

[2] 主：指主穴，根据子午流注规律所开的腧穴称为主穴。

[3] 客：指客穴，根据疾病需要，配合子午流注规律所开的腧穴称为配穴。

[4] 宾：同客穴。

[5] 数上衍数：是指数字推演数字的一种开穴方法，即灵龟八法。

脏腑井荥输经合主治（《聚英》）

假令得弦脉，病人善洁（胆为清净之府故耳），面青善怒，此胆病也。若心下满，当刺窍阴（井），身热当刺侠溪（荥），体重节痛刺临泣（俞），喘嗽寒热刺阳辅（经），逆气而泄[1]刺阳陵泉（合），又总刺丘墟（原）。

假令得弦脉，病人淋溲，便难，转筋，四肢满闭，脐左有动气，此肝病也。若心下满刺大敦（井），身热刺行间（荥），体重节痛刺太冲（俞），喘嗽寒热刺中封（经），逆气而泄刺曲泉（合）。

假令得浮洪脉，病人面赤，口干喜笑，此小肠病也。若心下满刺少泽（井），身热刺前谷（荥），体重节痛刺后溪（俞），喘嗽寒热刺阳谷（经），逆气而泄刺小海（合），又总刺腕骨（原）。

假令得浮洪脉，病人烦心，心痛，掌中热而哕[2]，脐上有动气，此心病也。若心下满刺少冲（井），身热刺少府（荥），体重节痛刺神门（俞），喘嗽寒热刺灵道（经），逆气而泄刺少海（合）。

假令得浮缓脉，病人面黄，善噫[3]，善思，善咏[4]，此胃病也。若心下满刺厉兑（井），身热刺内庭（荥），体重节痛刺陷谷（俞），喘嗽寒热刺解溪（经），逆气而泄刺三里（合），又总刺冲阳（原）。

假令得浮缓脉，病人腹胀满，食不消，体重节痛，怠惰[5]嗜卧，四肢不收，当脐有动气，按之牢若痛，此脾病也。若心下满刺隐白（井），身热刺大都（荥），体重节痛刺太白（俞），喘嗽寒热刺商丘（经），逆气而泄刺阴陵泉（合）。

假令得浮脉，病人面白，善嚏，悲愁不乐欲哭，此大肠病也。若心下满刺商阳（井），身热刺二间（荥），体重节痛刺三间（俞），喘嗽寒热刺阳溪（经），逆气而泄刺曲池（合），又总刺合谷（原）。

假令得浮脉，病人喘嗽，洒淅[6]寒热，脐右有动气，按之牢痛[7]，此肺病也。若心下满刺少商（井），身热刺鱼际（荥），体重节痛刺太渊（俞），喘嗽寒热刺经渠（经），逆气而泄刺尺泽（合）。

假令得沉迟脉，病人面黑，善恐欠，此膀胱病也。若心下满刺至阴（井），身热刺通谷（荥），体重节痛刺束骨（俞），喘嗽寒热刺昆仑（经），逆气而泄刺委中（合），又总刺京骨（原）。

假令得沉迟脉，病人逆气，小腹急痛，泄如下重，足胫寒而逆，脐下有动气，按之牢若痛，此肾病也。若心下满刺涌泉（井），身热刺然谷（荥），体重节痛刺太溪（俞），喘嗽寒热刺复溜（经），逆气而泄刺阴谷（合）。

总论

纪氏[8]曰：井之所治，不以五脏六腑，皆主心下满。荥之所治，不以五脏六腑，皆主身热。俞之所治，不以五脏六腑，皆主体重节痛。经之所治，不以五脏六腑，皆主喘嗽寒热。合之所治，不以五脏六腑，皆主逆气而泄。

注释

[1] 逆气而泄：逆气指气逆上冲，肾气不足，伤于冲脉则气逆，肾主司二便，肾气不禁，故泄泻。

[2] 哕：同"哕"，干呕。

[3] 噫：即嗳气。

[4] 咏：抑扬顿挫地念诵。

[5] 惀：此处通惰。

[6] 洒淅：寒战貌。

[7] 牢痛：痛处按之固定不移。

[8] 纪氏：金代纪天锡，著有《难经集注》五卷。

十二经是动所生病补泻迎随（《聚英》）

《内经》曰：十二经病，盛则泻之，虚则补之，热则疾之，寒则留之，不盛不虚，以经取之。又曰：迎而夺之，随而济之。又曰：虚则补其母，实则泻其子。《难经》曰：经脉行血气，通阴阳，以荣于其身者也。其始（平旦）从中焦，注手太阴（肺寅）、阳明（大肠卯），阳明注足阳明（胃辰）、太阴（脾巳），太阴注手少阴（心午）、太阳（小肠未），太阳注足太阳（膀胱申）、少阴（肾酉），少阴注手厥阴（包络戌）、少阳（三焦亥），少阳注足少阳（胆子）、厥阴（肝丑），厥阴复注于手太阴（明日寅时），如环无端，转相灌溉。又曰：迎随者，知荣卫流行，经脉往来，随其顺逆而取之也。

十二经之原歌

甲[1]出丘墟乙太冲，丙居腕骨是原中，丁出神门原内过，戊胃冲阳气可通，己出太白庚合谷，辛原本出太渊同，壬归京骨、阳池穴，癸出太溪、大陵中。

三焦行于诸阳，故置一俞曰原。又曰：三焦者，水谷之道路，原气之别使也[2]。主通行三气，经历五脏六腑。原者三焦之尊号，故所止辄为原也。

按《难经》云：五脏六腑之有病者，皆取其原。王海藏[3]曰：假令补肝经，于本经原穴补一针（太冲穴是）；如泻肝经，于本经原穴亦泻一针。余仿此。

注释

[1] 甲：此处的甲乙丙相当于序号。

[2] 原气之别使也：脏腑原气通行别使的道路。

[3] 王海藏：即王好古，号海藏，元代医学家，曾经与李杲一起从师于张元素，但其年龄较李杲小20岁左右，后又从师于李杲，尽传李氏之学。

十二经病井荥俞经合补虚泻实

手太阴肺经，属辛金。起中府，终少商，多气少血，寅时注此。是动病（邪在气，气留而不行，为是动病）：肺胀满膨膨而喘咳，缺盆中痛，甚则交两手而瞀[1]，是谓臂厥。所生病（邪在血，血壅而不濡，为所生病）：咳嗽上气，喘渴烦心，胸满，臑臂内前廉痛厥，掌中热。气盛有余，则肩背痛，风寒（疑寒字衍）汗出中风，小便数而欠。寸口大三倍于人迎。虚则肩背痛寒，少气不足以息，溺色变，卒遗矢[2]无度，寸口反小于人迎也。

补（虚则补之）用卯时（随而济之），太渊，为俞土，土生金，为母。经曰：虚则补其母。

泻（盛则泻之）用寅时（迎而夺之），尺泽，为合水，金生水，为子，实则泻其子。

手阳明大肠经，为庚金。起商阳，终迎香，气血俱多，卯时气血注此。

是动病：齿痛，颈[3]肿。

是主津液所生病：目黄，口干，鼽衄[4]，喉痹[5]，肩前臑[6]痛，大指次指不用，气有余则当脉所过者热肿，人迎大三倍于寸口；虚则寒慄不复，人迎反小于寸口也。

补 用辰时，曲池，为合土。土生金，虚则补其母。

泻 用卯时，二间，为荥水，金生水，实则泻其子。

足阳明胃经，属戊土。起头维，终厉兑，气血俱多，辰时注此。

是动病：洒洒然振寒，善呻[7]数欠，颜黑。病至恶人与火，闻木音则惕然而惊，心欲动，独闭户牖[8]而处。甚则欲登高而歌，弃衣而走。贲响腹胀，是谓骭厥。

是主血所生病：狂疟温淫，汗出鼽衄，口㖞[9]唇胗[10]，颈肿[11]，喉痹，大腹水肿，膝膑肿痛。循膺乳、气街、伏兔、骭[12]外廉、足跗[13]上皆痛。中指不用。气盛则身以前皆热，其有余于胃，则消谷善饥，溺色黄。人迎大三倍于寸口。气不足，则身以前皆寒慄，胃中寒则胀满，人迎反小于寸口也。

补 用巳时，解溪，为经火。火生土，虚则补其母。

泻 用辰时，厉兑，为井金。土生金，实则泻其子。

足太阴脾经，属己土。起隐白，终大包，多气少血，巳时注此。

是动病：舌本[14]强，食则呕，胃脘痛，腹胀善噫，得后出与气[15]则快然如衰，身体皆重。是主脾所生病：舌本痛，体不能动摇，食不下，烦心，心下急痛，寒疟，溏瘕泄，水闭黄疸不能卧，强立股膝内肿、厥，足大趾不用。盛者，寸口大三倍于人迎。虚者，寸口反小于人迎也。

补 用午时，大都，为荥火。火生土，虚则补其母。

泻 用巳时，商丘，为经金。土生金，实则泻其子。

手少阴心经，属丁火。起极泉，终少冲。多气少血，午时注此。

是动病：咽干心痛，渴而欲饮，是为臂厥。

是主心所生病：目黄胁痛，臑臂内后廉痛、厥，掌中热痛。盛者，寸口大再倍于人迎。虚者，寸口反小于人迎也。

补 用未时，少冲，为井木。木生火，虚则补其母。

泻 用午时，神门，为俞土。火生土，实则泻其子。

手太阳小肠经，属丙火。起少泽，终听宫。多血少气，未时注此。

是动病：嗌痛，颔[16]肿，不可回顾，肩似拔，臑似折。

是主液所生病：耳聋目黄，颊肿，颈、颔、肩、臑、肘、臂外后廉痛。盛者，人迎大再倍于寸口。虚者，人迎反小于寸口也。

补 用申时，后溪，为俞木。木生火，虚则补其母。

泻　用未时，小海，为合土。火生土，实则泻其子。

足太阳膀胱经，属壬水。起睛明，终至阴。多血少气，申时注此。

是动病：头痛，目似脱，项似拔，脊痛，腰似折，髀不可以曲，腘如结，腨[17]似裂，是为踝厥。

是主筋所生病：痔，疟，狂，癫疾，头囟项痛，目黄，泪出，鼽衄，项、背、腰、尻、腘、腨、脚皆痛，小指不用。盛者，人迎大再倍于寸口。虚者，人迎反小于寸口也。

补　用酉时，至阴，为井金。金生水，虚则补其母。

泻　用申时，束骨，为俞木。水生木，实则泻其子。

足少阴肾经，属癸水。起涌泉，终俞府。多气少血，酉时注此。是动病：饥不欲食，面黑如炭色，咳唾则有血，喝喝而喘，坐而欲起，目脘脘然如无所见，心悬如饥状，气不足则善恐，心惕然如人将捕之，是谓骨厥。

是主肾所生病：口热，舌干，咽肿，上气，嗌干及痛，烦心，心痛，黄疸，肠澼[18]，脊、股内廉痛，痿厥嗜卧，足下热而痛。盛者，寸口大再倍于人迎。虚者，寸口反小于人迎也。

补　用戌时，复溜，为经金。金生水，虚则补其母。

泻　用酉时，涌泉，为井木。水生木，实则泻其子。

手厥阴心包络经，配肾，属相火。起天池，终中冲。多血少气，戌时注此。是动病：手心热，肘臂挛急，腋肿。甚则胸胁支满，心中澹澹[19]，或大动，面赤，目黄，喜笑不休。

是主脉所生病：烦心，心痛，掌中热。盛者，寸口大一倍于人迎。虚者，寸口反小于人迎也。

补　用亥时，中冲，为井木。木生火，虚则补其母。

泻　用戌时，大陵，为俞土。火生土，实则泻其子。

手少阳三焦经，配心包络，属相火。起关冲，终耳门，多气少血，亥时注此。

是动病：耳聋，浑浑焞焞[20]，咽肿喉痹。

是主气所生病：汗出，目锐眦痛，颊痛，耳后、肩、臑、肘、臂外皆痛，小指次指不用。盛者，人迎大一倍于寸口。虚者，人迎反小于寸口也。

补　用子时，中渚，为俞木。木生火，虚则补其母。

泻　用亥时，天井，为合土。火生土，实则泻其子。

足少阳胆经，属甲木。起瞳子髎，终窍阴。多气少血，子时注此。是动病：口苦，善太息，心胁痛，不能转侧，甚则面微有尘，体无膏泽，足外反热，是为阳厥。

是主骨所生病：头角颔痛，目锐眦痛，缺盆中肿痛，腋下肿，马刀侠瘿[21]，汗出振寒，疟，胸胁、肋、髀、膝外至胫绝骨、外踝前及诸节皆痛，小指次指不用。盛者，人迎大一倍于寸口。虚者，人迎反小于寸口也。

补　用丑时，侠溪，为荥水。水生木，虚则补其母。丘墟为原，皆取之。

泻　用子时，阳辅，为经火。木生火，实则泻其子。

足厥阴肝经，属乙木。起大敦，终期门。多血少气，丑时注此。

是动病：腰痛不可俯仰，丈夫癀疝[22]，妇人小腹肿，甚则咽干，面尘脱色。

是主肝所生病：胸满，呕逆，洞泄[23]，狐疝[24]，遗溺，癃闭。盛者，寸口脉大一倍于人迎，虚者，寸口脉反小于人迎也。

补　用寅时，曲泉，为合水。水生木，虚则补其母。

泻　用丑时，行间，为荥火。木生火，实则泻其子。

注释

[1] 瞀：昏乱；眩惑。

[2] 遗矢：大小便失禁。

[3] 頄：指眼眶下面的骨。相当于解剖学上的上颌骨与颧骨构成眼眶的下侧部分。如《灵枢·经脉》："三焦手少阳之脉……以屈下颊，至頄。"

[4] 衄蔑：衄，大量涕出；蔑，鼻出血。衄蔑即指鼻腔出血如衄的病证。《素问·金匮真言论》："春善病衄蔑。"王冰注："衄，谓鼻中水出。蔑，谓鼻中血出。"

[5] 喉痹：痹，同"闭"，喉痹指咽喉阻闭不通。《素问·阴阳别论》曰："一阴一阳结，谓之喉痹。"相当于现代医学中的咽炎。

[6] 臑：上臂。

[7] 呻：痛苦时口中发出的呻吟。

[8] 牖：古院落由外而内的次序是门、庭、堂、室。进了门是庭，庭后是堂，堂后是室。室的门叫"户"，室和堂之间有窗子叫"牖"，室的北面还有一个窗子叫"向"。上古的"窗"专指开在屋顶上的天窗，开在墙壁上的窗叫"牖"。现泛指窗。

[9] 喎：口不正，即嘴歪。

[10] 胗：肿，一说为唇疡。

[11] 腫：颈后的结骨。

[12] 骭：即胫骨。

[13] 足跗：脚背。

[14] 舌本：舌根。

[15] 后出与气：排便和矢气。

[16] 颔：颈上方、下颌下方的柔软部位。

[17] 腨：小腿后侧的肌肉群。

[18] 肠澼：此指痢疾。

[19] 澹澹：同"憺憺"，忐忑不安的意思。

[20] 浑浑焞焞：焞焞常用来形容耳聋而反应迟钝的样子，此处为叠用。

[21] 马刀侠瘿：生于颈部或肩腋部的坚硬肿块。形长者称为马刀，或生于耳下、颈项，至缺盆沿至腋下，或生肩上而下沿。生于颈部者称为"侠瘿"。《诸病源候论》认为是："风邪抟于皮肤，血气不和所生也。"相当于现代医学中的淋巴结核。

[22] 㿉疝：睾丸肿大坚硬、重坠、胀痛或麻木的病证。

[23] 洞泄：阴盛内寒所致的泄泻。《圣济总录》卷七十四："论曰内经谓长夏善病洞泄寒中。洞泄谓食已即泄。乃飧泄之甚者。此因春伤于风。邪气留连，至夏发为飧泄。至长夏发为洞泄。"

[24] 狐疝：小肠坠入阴囊，时上时下，平卧或用手推时肿物可缩入腹腔，站立时又坠入于阴囊，如狐之出入无常的病证。

十二经气血多少歌

多气多血经须记，大肠手经足经胃。少血多气有六经，三焦、胆、肾、心、脾、肺。多血少气心包络，膀胱、小肠、肝所异。

十二经治证主客原络（杨氏）

肺之主大肠客

太阴多气而少血，心胸气胀掌发热，喘咳缺盆痛莫禁，咽肿喉干身汗越，肩内前廉两乳疼，痰结膈中气如缺，所生病者何穴求，太渊、偏历与君说。

可刺手太阴肺经原（原者，太渊穴，肺脉所过为原。掌后内侧横纹头，动脉相应寸口是），复刺手阳明大肠络（络者，偏历穴，去腕三寸，别走太阴）。

大肠主肺之客

阳明大肠侠鼻孔，面痛齿疼腮颊肿，生疾目黄口亦干，鼻流清涕及血涌，喉痹肩前痛莫当，大指次指为一统，合谷、列缺取为奇，二穴针之居病总。

可刺手阳明大肠原（原者，合谷穴，大肠脉所过为原，歧骨间），复刺手太阴肺经络（络者，列缺穴，去腕侧上寸半，交叉盐指尽是，别走阳明）。

脾主胃客

脾经为病舌本强，呕吐胃翻疼腹脏，阴气上冲噎难瘳，体重不摇心事妄，疟生振慄兼体羸，秘结疸黄手执杖，股膝内肿厥而疼，太白丰隆取为尚。

可刺足太阴脾经原（原者，太白穴，脾脉所过为原，足大趾内踝前，核骨下隐中），复刺足阳明胃经络（络者，丰隆穴，去踝八寸，别走太阴）。

胃主脾客

腹膜心闷意凄怆，恶人恶火恶灯光，耳闻响动心中惕，鼻衄唇喁疟又伤，弃衣骤步身中热，痰多足痛与疮疡，气蛊胸腿疼难止，冲阳、公孙一刺康。

可刺足阳明胃经原（原者，冲阳穴，胃脉所过为原，足跗上五寸，骨间动脉），复刺足太阴脾经络（络者，公孙穴，去足大趾本节后一寸，内踝前，别走阳明）。

真心主小肠客

少阴心痛并嗌干，渴欲饮兮为臂厥，生病目黄口亦干，胁臂疼兮掌发热，若人欲治勿差求，专在医人心审察，惊悸呕血及怔忡，神门、支正何堪缺。

可刺手少阴心经原（原者，神门穴，心脉所过为原，手掌后锐骨端陷中），复刺手太阳小肠络（络者，支正穴，腕上五寸，别走少阴）。

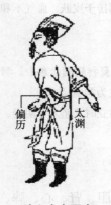
肺之主大肠客

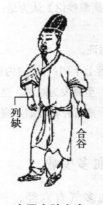
大肠主肺之客

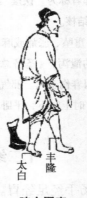
脾主胃客

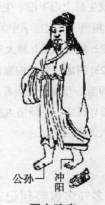
胃主脾客

小肠主真心客

小肠之病岂为良，颊肿肩疼两臂旁，项颈强疼难转侧，嗌颔肿痛甚非常，肩似拔兮臑似折，生病耳聋及目黄，臑肘臂外后廉痛，腕骨、通里取为详。

可刺手太阳小肠原（原者，腕骨穴，小肠脉所过为原，手外侧腕前起骨下陷中），复刺手少阴心经络（络者，通里穴，去腕一寸，别走太阳）。

肾之主膀胱客

脸黑嗜卧不欲粮，目不明兮发热狂，腰痛足疼步难履，若人捕获难躲藏，心胆战兢气不足，更兼胸结与身黄，若欲除之无更法，太溪、飞扬取最良。

可刺足少阴肾经原（原者，太溪穴，肾脉所过为原，内踝下后跟骨上，动脉陷中，屈五指乃得穴），复刺足太阳膀胱络（络者，飞扬穴，外踝上七寸，别走少阴）。

膀胱主肾之客

膀胱颈病目中疼，项腰足腿痛难行，痢疟狂颠心胆热，背弓反手额眉棱，鼻衄目黄筋骨缩，脱肛痔漏腹心膨，若要除之无别法，京骨、大钟任显能。

可刺足太阳膀胱原（原者，京骨穴，膀胱脉所过为原，足小趾大骨下，赤白肉际陷中），复刺足少阴肾经络（络者，大钟穴，当踝后绕跟，别走太阳）。

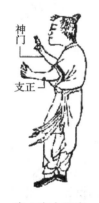 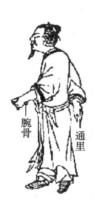 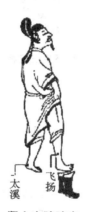 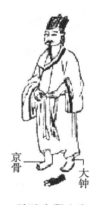

真心主小肠客　　　　小肠主真心客　　　　肾之主膀胱客　　　　膀胱主肾之客

三焦主包络客

三焦为病耳中聋，喉痹咽干目肿红，耳后肘疼并出汗，脊间心后痛相从，肩背风生连膊肘，大便坚闭及遗癃，前病治之何穴愈，阳池、内关法理同。

可刺手少阳三焦经原（原者，阳池穴，三焦脉所过为原，手表腕上横断处陷中），复刺手厥阴心包经络（络者，内关穴，去掌二寸两筋间，别走少阳）。

包络主三焦客

包络为病手挛急，臂不能伸痛如屈，胸膺胁满腋肿平，心中澹澹面色赤，目黄善笑不肯休，心烦心痛掌热极，良医达士细推详，大陵、外关病消释。

可刺手厥阴心包经原（原者，大陵穴，包络脉所过为原，掌后横纹中），复刺手少阳三焦经络（络者，外关穴，去腕二寸，别走厥阴）。

肝主胆客

气少血多肝之经，丈夫㿗疝苦腰疼，妇人腹膨小腹肿，甚则嗌干面脱尘。所生病者胸满呕，腹中泄泻痛无停，癃闭遗溺疝瘕痛，太、光二穴即安宁。

可刺足厥阴肝经原（原者，太冲穴，肝脉所过为原，足大趾节后二寸，动脉陷是），复刺足少阳胆经络（络者，光明穴，去外踝五寸，别走厥阴）。

胆主肝客

胆经之穴何病主？胸胁肋疼足不举，面体不泽头目疼，缺盆腋肿汗如雨，颈项瘰疬坚似铁，疟生寒热连骨髓，以上病证欲除之，须向丘墟、蠡沟取。

可刺足少阳胆经原（原者，丘墟穴，胆脉所过为原，足外踝下从前陷中，去临泣三寸），复刺足厥阴肝经络（络者，蠡沟穴，去内踝五寸，别走少阳）。

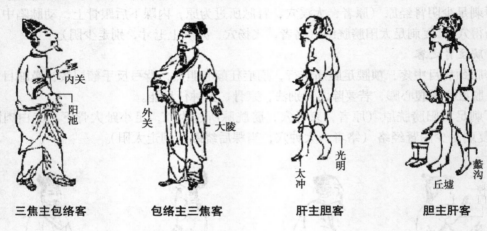

三焦主包络客　　包络主三焦客　　肝主胆客　　胆主肝客

九宫歌 [1]

戴 [2] 九履 [3] 一，左三右七，二四为肩，八六为足，五十居中，寄于坤局 [4]。

注释

[1] 本文叙述了九宫图中 9 个数字的具体位置。九宫图也叫洛书图，出自西汉《大戴礼》一书。书中载：夏禹治水时在河中发现一只灵龟，龟背上有图案，即九宫图。

[2] 戴：上。

[3] 履：下。

[4] 坤局：指八卦中的坤卦。

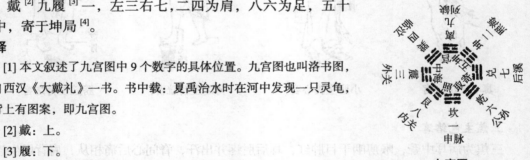

九宫图

八法歌 [1]

坎一联申脉，照海坤二五，震三属外关，巽四临泣数，乾六是公孙，兑七后溪府，艮八系内关，离九列缺主。

按灵龟飞腾图有二 [2]，人莫适从，今取其效验者录之耳。

注释：

[1] 本文叙述了八脉交会穴与八卦及九宫之间的相对应关系。

[2] 灵龟飞腾图有二：灵龟飞腾图也称河图洛书，共有两个图。《类经附翼》有载："伏羲氏王天下，龙马负图之河"及"大禹治水，神龟负图之洛。"

八法交会八脉 [1]

公孙二穴，父 [2]，通冲脉；内关二穴，母 [3]，通阴维脉。合于心、胸、胃。

后溪二穴，夫 [4]，通督脉；申脉二穴，妻 [4]，通阳跷脉。合于目内眦、颈项、耳、肩膊、小肠、膀胱。

临泣二穴，男 [5]，通带脉；外关二穴，女 [6]，通阳维脉。合于目锐眦、耳后、颊、颈、肩。

列缺二穴，主 [7]，通任脉；照海二穴，客 [7]，通阴跷脉。合于肺系、咽喉、胸膈。

注释

[1] 本文叙述了奇经八脉的交会关系及穴位。

[2] 父：比喻公孙穴的属性。在奇经八穴中，公孙穴在八卦属乾，乾为天阳，天阳为父，所以把公孙穴称为"父穴"。

[3] 母：比喻内关穴的属性。在奇经八穴中，内关穴为手厥阴心包经腧穴，心包经为阴血之母，所以把内关穴称为"母穴"。

[4] 夫、妻：比喻后溪穴和申脉穴的属性。在奇经八穴中，后溪穴为丙火小肠经腧穴，申脉穴为壬水膀胱经腧穴，水为阴，火为阳，水火相济，阴阳相合。所以将后溪、申脉比作夫妻关系。

[5] 男：比喻外关穴的属性。在奇经八穴中，外关穴在八卦属震，为阳，《周易》称震三男，所以称外关穴为男。

[6] 女：比喻足临泣穴的属性。在奇经八穴中，足临泣穴在八卦属巽，为阴，《周易》称巽为幼女，所以称足临泣穴称为女。

[7] 主、客：奇经八穴四组腧穴中，阳经为主穴，阴经为客穴。所以称列缺为主穴，照海为客穴。

八法交会歌 [1]

内关相应是公孙，外关、临泣总相同，列缺交经通照海，后溪、申脉亦相从。

注释

[1] 本篇概括了上篇"八法交会八脉"的内容，编纂成歌诀，便于记忆。

八法交会八穴歌 [1]

公孙冲脉胃心胸，内关阴维下总同，临泣胆经连带脉，阳维目锐外关逢，后溪督脉内眦颈，申脉阳跷络亦通，列缺任脉行肺系，阴跷照海膈喉咙。

注释

[1] 本篇概括了上篇"八法交会八脉"的内容，编纂成歌诀，便于记忆。

八脉配八卦歌 [1]

乾属公孙艮内关，巽临震位外关还，离居列缺坤照海，后溪兑坎申脉联。补泻浮沉 [2] 分逆顺 [3]，随时 [4] 呼吸 [5] 不为难，仙传秘诀神针法，万病如拈立便安。

注释

[1] 前一部分叙述了八脉交会穴与八卦之间相对应的关系。

[2] 浮沉：根据人体经气的浮沉来确定针刺的深浅。

[3] 逆顺：指迎随补泻。逆是指迎着经脉循行的方向进行针刺为泻，顺是指随着经脉循行的方向进行

针刺为补。

[4] 随时：根据时间的不同，而采取不同的针刺方法或穴位。

[5] 呼吸：指呼吸补泻。患者呼气时进针，吸气时出针为补，吸气时进针，呼气时出针为泻。

八穴配合歌

公孙偏与内关合，列缺能消照海疴[1]，临泣、外关分主客[2]，后溪、申脉正相和。左针右病[3]知高下，以意通经广按摩，补泻迎随分逆顺，五门八法[4]是真科。

注释

[1] 疴：疾病。

[2] 主客：这里指奇经八穴在治疗中相互配合应用的一种配穴方法，即先针主穴再针配穴。

[3] 左针右病：即右病左取，属于巨刺法。

[4] 五门八法："五门"即指子午流注，"八法"即指灵龟八法。

刺法启玄歌（五言）

八法神针妙，飞腾法最奇，砭针行内外，水火就中推。上下交经走，疾如应手驱，往来依进退，补泻逐迎随。用似船推舵[1]，应如弩发机[2]。气聚时间散，身疼指下移。这般玄妙诀，料得少人知。

注释

[1] 用似船推舵：形容手法操作时，如船推舵，左右交替，慢慢拨动。

[2] 应如弩发机：比喻在准确认证后，迅速施针，必能收到捷效。

八法五虎建元日时歌[1]

甲己之辰起丙寅，乙庚之日戊寅行，丙辛便起庚寅始，丁卯壬寅亦顺寻，戊癸甲寅定时候，五门得合[2]是元因。

注释

[1] 本篇介绍了从日干支推算时干支的方法，具体指出了每日寅时的干支。以用于灵龟八法的取穴。

[2] 五门得合：《标幽赋》中有："五门者，天干配合，分于五也。甲与己合，乙与庚合之类是也。"

八法逐日干支歌[1]

甲己辰戌丑未十，乙庚申酉九为期，丁壬寅卯八成数，戊癸巳午七相宜，丙辛亥子亦七数，逐日支干即得知。

注释

[1] 本篇具体介绍了每日天干和地支所代表的数值，用于灵龟八法开穴的计算。

八法临时干支歌[1]

甲己子午九宜用，乙庚丑未八无疑，丙辛寅申七作数，丁壬卯酉六顺知，戊癸辰戌各有五，巳亥单加四共齐，阳日除九阴除六，不及零余穴下推。

其法如甲丙戊庚壬为阳日，乙丁己辛癸为阴日，以日时干支算计何数，阳日除九数，阴日除六数，阳日多，或一九、二九、三九、四九；阴日多，或二六、三六、四六、五六，剩下若干，同配卦数日时，得何卦，即知何穴开矣。

假如甲子日、戊辰时，以日上甲得十数，子得七数，以时上戊得五数，辰得五数，共成二十七数，此是阳日。以九除去，二九一十八，余有九数，合离卦，即列缺穴开也。假如乙丑日、壬午时，以日上乙为九，丑为十，以时上壬为六，午为九，共成三十四数。此是阴日，以六除去，五六三十数，零下四数，合巽四，即临泣穴开也。余仿此。

注释

[1] 前一部分介绍了临时天干和地支所代表的数值，用于灵龟八法开穴的计算。后一部分具体举例说明了如何计算。

推定六十甲子日时穴开图例

图一

甲子日	丙寅临卯照 戊辰列巳外 庚午后未照 壬申照酉申	乙丑日	戊寅申卯临 庚辰照巳公 壬午临未照 甲申照酉外	丙寅日	庚寅外卯申 壬辰内巳公 甲午公未临 丙申照酉列	丁卯日	壬寅照卯外 甲辰公巳临 丙午照未公 戊申临酉申
戊辰日	甲寅公卯临 丙辰照巳列 戊午临未后 庚申照酉外	己巳日	丙寅申卯照 戊辰外巳公 庚午临未照 壬申公酉临	庚午日	戊寅申卯临 庚辰照巳列 壬午临未照 甲申照酉外	辛未日	庚寅照卯公 壬辰临巳照 甲午照未外 丙申申酉照
壬申日	壬寅外卯申 甲辰临巳照 丙午公未临 戊申照酉照	癸酉日	甲寅照卯公 丙辰临巳照 戊午公未外 庚申申酉照	甲戌日	丙寅后卯照 戊辰外巳公 庚午申未内 壬申公酉临	乙亥日	戊寅临卯申 庚辰照巳外 壬午申未照 甲申照酉公

图二

丙子日	庚寅照卯列 壬辰后巳照 甲午照未外 丙申申酉内	丁丑日	壬寅申卯照 甲辰照巳公 丙午临未照 戊申公酉外	戊寅日	甲寅临卯照 丙辰列巳后 戊午照未照 庚申外酉申	己卯日	丙寅照卯公 戊辰临巳申 庚午照未外 壬申申酉照
庚辰日	戊寅临卯后 庚辰照巳外 壬午后未照 甲申内酉公	辛巳日	庚寅照卯外 壬辰巳巳照 甲午临未公 丙申照酉照	壬午日	壬寅申卯内 甲辰照巳列 丙午临未照 戊申列酉外	癸未日	甲寅外卯照 丙辰照巳外 戊午申未临 庚申照酉公
甲申日	丙寅公卯临 戊辰照巳照 庚午列未后 壬申照酉外	乙酉日	戊寅公卯外 庚辰申巳照 壬午外未申 甲申临酉照	丙戌日	庚寅照卯外 壬辰申巳后 甲午内未公 丙申临酉照	丁亥日	壬寅临卯照 甲辰照巳外 丙午申未照 戊申外酉公

图三

戊子日	甲寅外卯申 丙辰内巳公 戊午申未临 庚申照酉列	己丑日	丙寅临卯照 戊辰公巳照 庚午申未照 壬申外酉申	庚寅日	戊寅照卯照 庚辰外巳公 壬午照未照 甲申公酉临	辛卯日	庚寅公卯临 壬辰照巳公 甲午外未照 丙申照酉外
壬辰日	壬寅临卯照 甲辰照巳外 丙午后未照 戊申申酉公	癸巳日	甲寅公卯临 丙辰照巳公 戊午临未照 庚申照酉外	甲午日	丙寅临卯照 戊辰列巳外 庚午照未照 壬申外酉申	乙未日	戊寅申卯临 庚辰照巳公 壬午临未照 甲申照酉外
丙申日	庚寅临卯照 壬辰列巳后 甲午后未照 丙申外酉申	丁酉日	壬寅公卯临 甲辰照巳照 丙午外未申 戊申照酉照	戊戌日	甲寅公卯临 丙辰照巳列 戊午临未后 庚申照酉外	己亥日	丙寅申卯照 戊辰外巳公 庚午临未照 壬申公酉临

图四

庚子日	戊寅申卯临 庚辰巳列 壬午临未照 甲申照酉外	辛丑日	庚寅照卯公 壬辰临巳照 甲午照未外 丙申申酉照	壬寅日	壬寅照卯列 甲辰外巳申 丙午照未外 戊申申酉临	癸卯日	甲寅申卯照 丙辰外巳申 戊午照未照 庚申公酉临
甲辰日	丙寅后卯照 戊辰外巳公 庚午申未内 壬申公酉临	乙巳日	戊寅临卯申 庚辰照巳外 壬午申未照 甲申照酉公	丙午日	庚寅照卯列 壬辰后巳照 甲午照未外 丙申申酉内	丁未日	壬寅申卯照 甲辰照巳公 丙午临未照 戊申公酉外
戊申日	甲寅照卯外 丙辰申巳内 戊午外未公 庚申临酉照	己酉日	丙寅外卯申 戊辰照巳照 庚午公未临 壬申照酉公	庚戌日	戊寅临卯后 庚辰照巳外 壬午后未照 甲申内酉公	辛亥日	庚寅照卯外 壬辰照巳照 甲午照未公 丙申临酉照

图五

壬子日	壬寅申内卯 甲辰照巳列 丙午临未照 戊申列酉外	癸丑日	甲寅外卯申 丙辰照巳外 戊午申未临 庚申照酉公	甲寅日	丙寅照卯外 戊辰申巳临 庚午内未公 壬申临酉照	乙卯日	戊寅照卯照 庚辰公巳照 壬午照未公 甲申外酉申
丙辰日	庚寅照卯外 壬辰申巳内 甲午内未公 丙申临酉照	丁巳日	壬寅临卯照 甲辰照巳外 丙午申未照 戊申外酉公	戊午日	甲寅外卯申 丙辰内巳公 戊午申未临 庚申照酉列	己未日	丙寅临卯照 戊辰公巳外 庚午后未照 壬申外酉申
庚申日	戊寅外卯公 庚辰临巳照 壬午公未照 甲申后酉照	辛酉日	庚寅申卯照 壬辰外巳申 甲午临未照 丙申公酉临	壬戌日	壬寅临卯照 甲辰照巳外 丙午后未照 戊申外酉公	癸亥日	申寅公卯临 丙辰照巳公 戊午临未照 庚申照酉外

上图乃预先推定六十甲子，逐日逐时某穴所开，以便用针，庶临时仓卒之际，不致有差讹之失也。

八脉图并治症穴

冲脉

考穴

公孙二穴，脾经。足大趾内侧，本节后一寸陷中，举足，两足掌相对取之。针一寸，主心腹五脏病，与内关主客相应。

治病

〔西江月[1]〕九种心疼[2]延闷，结胸[3]番胃难停，酒食积聚胃肠鸣，水食气疾膈病。脐痛腹疼胁胀，肠风[4]疟疾[5]心疼，胎衣[6]不下血迷心，泄泻公孙立应。

凡治后症，必先取公孙为主，次取各穴应之（徐氏）：

九种心疼，一切冷气[7]：大陵、中脘、隐白。

痰膈涎闷，胸中隐痛：劳宫、膻中、间使。

气膈五噎[8]，饮食不下：膻中、三里、太白。

脐腹胀满，食不消化：天枢、水分、内庭。

胁肋下痛，起止艰难：支沟、章门、阳陵泉。

泄泻不止，里急后重：下脘、天枢、照海。

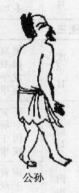

公孙

冲脉

胸中刺痛，隐隐不乐：内关、大陵、彧中。

两胁胀满，气攻疼痛：绝骨、章门、阳陵泉。

中满[9]不快，翻胃吐食：中脘、太白、中魁。

胃脘停痰，口吐清水：巨阙、中脘、厉兑。

胃脘停食，疼刺不已：中脘、三里、解溪。

呕吐痰涎，眩晕不已：膻中、中魁、丰隆。

心疟[10]，令人心内怔忡[11]：神门、心俞、百劳。

脾疟[12]，令人怕寒腹痛：商丘、脾俞、三里。

肝疟[13]，令人气色苍，恶寒发热：中封、肝俞、绝骨。

肺疟[14]，令人心寒怕惊：列缺、肺俞、合谷。

肾疟[15]，令人洒热[16]，腰脊强痛：大钟、肾俞、申脉。

疟疾大热不退：间使、百劳、绝骨。

疟疾先寒后热：后溪、曲池、劳宫。

疟疾先热后寒：曲池、百劳、绝骨。

疟疾心胸疼痛：内关、上脘、大陵。

疟疾头痛眩晕，吐痰不已：合谷、中脘、列缺。

疟疾骨节酸痛：魄户、百劳、然谷。

疟疾口渴不已：关冲、人中、间使。

胃疟[17]，令人善饥，不能食：厉兑、胃俞、大都。

胆疟，令人恶寒怕惊，睡卧不安：临泣、胆俞、期门。

黄疸，四肢俱肿，汗出染衣：至阳、百劳、腕骨、中脘、三里。

黄疸，遍身皮肤、面目、小便俱黄：脾俞、隐白、百劳、至阳、三里、腕骨。

谷疸[18]，食毕则心眩，心中拂郁，遍体发黄：胃俞、内庭、至阳、三里、腕骨、阴谷。

酒疸[19]，身目俱黄，心中痛，面发赤斑，小便赤黄：胆俞、至阳、委中、腕骨。

女痨疸[20]，身目俱黄，发热恶寒，小便不利：关元、肾俞、至阳、然谷。

杨氏治症

月事不调：关元、气海、天枢、三阴交。

胸中满痛：劳宫、通里、大陵、膻中。

痰热结胸：列缺、大陵、涌泉。

四肢风痛：曲池、风市、外关、阳陵泉、三阴交、手三里。

咽喉闭塞：少商、风池、照海、颊车。

注释

[1] 西江月：本为唐代教坊曲名，后用为词牌，又名"步虚词""白苹香"，双调五十字。

[2] 九种心疼：一种说法指虫痛、风痛、悸痛、注痛、食痛、饮痛、热痛、冷痛和去来痛，另一种说法指气痛、血痛、痓痛、虫痛、食痛、饮痛、热痛、冷痛和悸痛。现多认为是胃痛。

[3] 结胸：指邪气郁结于胸中的病证。《医宗金鉴·伤寒心法要诀·结胸》："按之满硬不痛痞，硬而满痛为结胸。大结从心至少腹，小结心下按方痛。"

[4] 肠风：以便血为主证的疾病。

[5] 疟疾：以疟蚊为媒介，由疟原虫引起的周期性发作的急性传染病。《礼记·月令》："（孟秋之月）寒热不节，民多疟疾。"

[6] 胎衣：中医把胎盘和胎膜统称为胎衣，用作中药时叫紫河车，是治疗劳伤和虚弱的滋补剂。明代李时珍《本草纲目·人·人胞》："胞衣、胎衣、紫河车……人胞，包人如衣。方家讳之，别立诸名焉。"

[7] 冷气：脏腑之气与寒冷相搏所致的疾患。《诸病源候论·冷气候》："夫藏气虚，则内生寒也。气常行府藏，府藏受寒冷，即气为寒冷所并，故为冷气。其状或腹胀，或腹痛，甚则气逆上而面青手足冷。"

[8] 五噎：气噎、忧噎、食噎、劳噎、思噎5种噎塞不通之病。隋代巢元方《诸病源候论·五噎病诸候》："夫五噎……虽有五名，皆由阴阳不和，三焦隔绝，津液不行，忧恚嗔怒所生，谓之五噎。"明代张子和《儒门事亲·斥十膈五噎浪分支派疏》："后世强分为五噎，谓气、忧、食、思、劳也。"

[9] 中满：脘腹胀满，甚则可见有块坚硬疼痛之症。《医林绳墨·臌胀》："中满之症，中气满闷，当胸之下，胃口之上，一掌之横，按之坚石，有形作痛，此名中满者也。由其忿怒太甚，不能发越，郁结中州，痰涎停住，乃成满也。"

[10] 心疟：五脏疟之一。症见心烦饮冷、反寒多而不甚热。出自《素问·刺疟》篇："心疟者，令人烦心甚，欲得清水，反寒多，不甚热，刺手少阴。"

[11] 怔忡：指心跳并有恐惧不安感。《赤水玄珠》卷六："怔忡者，心中惕惕然动不安也。"

[12] 脾疟：五脏疟之一。《素问·刺疟》篇："脾疟者，令人寒，腹中痛，热则肠中鸣，鸣已汗出，刺足太阴。"

[13] 肝疟：五脏疟之一。疟疾而见面青、太息，其状若死。《素问·刺疟》篇："肝疟者，令人色苍苍然，太息，其状若死者，刺足厥阴见血。"

[14] 肺疟：五脏疟之一。《素问·刺疟》篇："肺疟者，令人心寒，寒甚热，热间善惊，如有所见者，刺手太阴、阳明。"

[15] 肾疟：五脏疟之一。《素问·刺疟》篇："肾疟者，令人洒洒然，腰脊痛宛转；大便难，目眴眴然，手足寒，刺足太阳少阴。"

[16] 洒热：发热伴有寒栗的症状。

[17] 胃疟：亦称食疟。《素问·刺疟》篇："胃疟者，令人且病也，善饥而不能食，食而支满腹大。"

[18] 谷疸：五疸之一。因饥饱失宜，湿热熏蒸所致黄疸症。《金匮要略·黄疸病脉证并治》："谷疸之为病，寒热不食，食即头眩，心胸不安，久久发黄。"

[19] 酒疸：五疸之一，亦称酒黄疸。因饮酒过度，湿热郁蒸，胆热液泄所致的黄疸。《寓意草·论钱小鲁嗜酒积热之证》谓饮酒过度，热淫内炽，"故胆之热汁，满而溢出于外，以渐渗于经络，则身目俱黄，为酒疸之病。"

[20] 女痨疸：《金匮要略·黄疸病脉证》："额上黑，微汗出，手足中热，薄暮即发，膀胱急，小便自利，名曰女痨疸。"

阴维脉

考穴：内关二穴，心包经。去掌二寸两筋间，紧握拳取之。针一寸二分，主心胆脾胃之病，与公孙二穴，主客相应。

治病：〔西江月〕中满心胸痞胀，肠鸣泄泻脱肛，食难下膈酒来伤，积块坚横胁抢[1]。妇女胁疼心痛，结胸里急难当，伤寒不解结胸膛，疟疾内关独当。

凡治后症，必先取内关为主，次取各穴应之（徐氏）：

中满不快，胃脘伤寒：中脘、大陵、三里、膻中。

中焦痞满，两胁刺痛：支沟、章门、膻中。

脾胃虚冷，呕吐不已：内庭、中脘、气海、公孙。

脾胃气虚，心腹胀满：太白、三里、气海、水分。

胁肋下疼，心脘刺痛：气海、行间、阳陵泉。

痞块不散，心中闷痛：大陵、中脘、三阴交。

食症[2]不散，人渐羸瘦：腕骨、脾俞、公孙。

食积[3]血瘕[4]，腹中隐痛：胃俞、行间、气海。

五积[5]气块，血积[6]血澼[7]：膈俞、肝俞、大敦、照海。

脏腑虚冷，两胁痛疼：支沟、通里、章门、阳陵泉。

风壅气滞，心腹刺痛：风门、膻中、劳宫、三里。

大肠虚冷，脱肛不收：百会、命门、长强、承山。

大便艰难，用力脱肛：照海、百会、支沟。

脏毒肿痛，便血不止：承山、肝俞、膈俞、长强。

五种痔疾，攻痛不已：合阳、长强、承山。

五痫[8]等症，口中吐沫：后溪、神门、心俞、鬼眼[9]。

心性呆痴，悲泣不已：通里、后溪、神门、大钟。

心惊发狂，不识亲疏：少冲、心俞、中脘、十宣。

健忘易失，言语不纪：心俞、通里、少冲。

心气虚损，或歌或笑：灵道、心俞、通里。

心中惊悸，言语错乱：少海、少府、心俞、后溪。

心中虚惕，神思不安：乳根、通里、胆俞、心俞。

心惊中风，不省人事：中冲、百会、大敦。

心脏诸虚，怔忡惊悸：阴郄、心俞、通里。

心虚胆寒，四体颤掉：胆俞、通里、临泣。

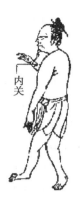

内关

阴维脉

注释

[1] 抢（qiāng）：同"戗"，逆，反方向。

[2] 食症（zhēng）：症同"癥"，食积成癥。因脾胃虚弱食入难以消化的食物，并与气血相搏，日久积聚成疾，腹部肿块日渐增大，位置固定不移。

[3] 食积：九积之一。食滞不消，日久成积者。《儒门事亲》卷三："食积，酸心腹满，大黄、牵牛之类，甚者礞石、巴豆。"

[4] 血瘕：因瘀血聚积所生的有形肿块。为八瘕之一。出自《素问·阴阳类论》："阴阳并绝，浮为血瘕，沉为脓肺。"

[5] 五积：五脏积证之总称。《难经·五十六难》载五脏之积：肝之积名曰肥气，心之积名曰伏梁，脾之积名曰痞气，肺之积名曰息贲，肾之积名曰贲豚。后世称为五积。

[6] 血积：瘀血凝结成积。九积之一，见《儒门事亲》卷三。

[7] 澼（pì）：见《黄帝内经》：肠澼为痔。意为：肠间水。

[8] 五痫：按五脏分属命名。出《小儿药证直诀》。又名五脏痫。即肝痫、心痫、脾痫、肺痫、肾痫。

[9] 鬼眼：经外穴名。又名鬼哭、四鬼哭。约位于少商穴和隐白穴处。共4穴。

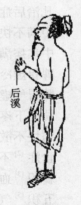

后溪

督脉

督 脉

考穴：后溪二穴，小肠经。小指本节后外侧骨缝中，紧握拳尖上。针一寸，主头面项颈病，与申脉主客相应。

治病：〔西江月〕手足拘挛战掉[1]，中风不语痫癫，头疼眼肿泪涟涟，腿膝背腰痛遍。项强伤寒不解，牙齿腮肿喉咽，手麻足麻破伤牵，盗汗后溪先砭[2]。

凡治后症，必先取后溪为主，次取各穴应之（徐氏）：

手足挛急，屈伸艰难：三里、曲池、尺泽、合谷、行间、阳陵泉。

手足俱颤，不能行步握物：阳溪、曲池、腕骨、太冲、绝骨、公孙、阳陵泉。

颈项强痛，不能回顾：承浆、风池、风府。

两腮颊痛红肿：大迎、颊车、合谷。

咽喉闭塞，水粒不下：天突、商阳、照海、十宣。

双蛾风[3]，喉闭不通：少商、金津、玉液、十宣。

单蛾风[4]，喉中肿痛：关冲、天突、合谷。

偏正头风[5]及两额角痛：列缺、合谷、太阳紫脉、头临泣、丝竹空。

两眉角痛不已：攒竹、阳白、印堂、合谷、头维。

头目昏沉，太阳痛：合谷、太阳紫脉、头维。

头项拘急，引肩背痛：承浆、百会、肩井、中渚。

醉头风[6]，呕吐不止、恶闻人言：涌泉、列缺、百劳、合谷。

眼赤肿，冲风泪下不已：攒竹、合谷、小骨空、临泣。

破伤风，因他事搐发、浑身发热颠强：大敦、合谷、行间、十宣、太阳紫脉（宜锋针出血）。

杨氏治症

咳嗽寒痰：列缺、涌泉、申脉、肺俞、天突、丝竹空。

头目眩晕：风池、命门、合谷。

头项强硬：承浆、风府、风池、合谷。

牙齿疼痛：列缺、人中、颊车、吕细、太渊、合谷。

耳不闻声：听会、商阳、少冲、中冲。

破伤风[7]症：承浆、合谷、八邪、后溪、外关 四关。

注释

[1] 战掉：战，指发抖；掉，抖动，"诸风掉眩，皆属于肝"，合而指震颤抖动。

[2] 砭：用石针扎皮肉治病，引申为针刺。

[3] 双蛾风：即双乳蛾，系指两侧喉核肿起，色红疼痛。《疮疡经验全书》卷一：此症喉间两侧渐肿起，两边如豆大且疼痛。《奇效良方》卷六十一："双蛾风，生两个在喉关两边，亦圆如小箸头大。"

[4] 单蛾风：即单乳蛾，系指咽喉关上一侧生乳蛾，其形圆似小筋头的病证，见《奇效良方》卷六十一。

[5] 偏正头风：头风，经久难愈之头痛。《医林绳墨·头痛》："浅而近者，名曰头痛；深而远者，名

曰头风。"其中一侧头痛叫偏头风，头顶痛叫正头风。

[6] 醉头风：痰饮眩晕。《循经考穴编·足少阳之经》："痰饮头晕，呕吐不已，恶闻人声，名曰醉头风。"

[7] 破伤风：因外伤跌仆，以及金刃竹木刺伤等疾患，风邪从创伤直袭经络，致发生牙关紧闭、四肢抽搐、角弓反张、颈项强直、面现苦笑等危证。

阳跷脉

考穴：申脉二穴，膀胱经。足外踝下陷中，赤白肉际，直立取之。针一寸，主四肢风邪及痈毒病，与后溪主客相应。

治病：〔西江月〕腰背屈强腿肿，恶风自汗头疼，雷头 [1] 赤目痛眉棱，手足麻挛臂冷。吹乳 [2] 耳聋鼻衄，痫癫肢节烦憎，遍身肿满汗头淋，申脉先针有应。

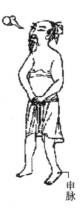

阳跷脉

凡治后症，必先取申脉为主，次取各穴应之（徐氏）：

腰背强不可俯仰：腰俞、膏肓、委中（刺紫脉出血）。

肢节烦痛、牵引腰脚疼：肩髃、曲池、昆仑、阳陵。

中风不省人事：中冲、百会、大敦、印堂、合谷。

中风不语：少商、前顶、人中、膻中、合谷、哑门。

中风半身瘫痪：手三里、腕骨、合谷、绝骨、行间、风市、三阴交。

中风偏枯 [3]，疼痛无时：绝骨、太渊、曲池、肩髃、三里、昆仑。

中风四肢麻痹不仁：肘髎、上廉、鱼际、风市、膝关、三阴交。

中风手足瘙痒，不能握物：臑会、腕骨、合谷、行间、风市、阳陵泉。

中风口眼喎斜，牵连不已：人中、合谷、太渊、十宣、瞳子髎、颊车（此穴针入一分，沿皮向下透地仓穴。左泻右，右泻左，灸可二七壮）。

中风角弓反张 [4]，眼目盲视：百会、百劳、合谷、曲池、行间、十宣、阳陵泉。

中风口噤不开，言语謇涩：地仓（宜针透）、颊车、人中、合谷。

腰脊项背疼痛：肾俞、人中、肩井、委中。

腰痛，起止艰难：然谷、膏肓、委中、肾俞。

足背生毒，名曰发背：内庭、侠溪、行间、委中。

手背生毒，名附筋发背：液门、中渚、合谷、外关。

手臂背生毒，名曰附骨疽：天府、曲池、委中。

杨氏治症

背胛生痈：委中、侠溪、十宣、曲池、液门、内关、外关。

遍体疼痛：太渊、三里、曲池。

鬓髭发毒 [5]：太阳、申脉、太溪、合谷、外关。

项脑攻疮：百劳、合谷、申脉、强间、委中。

头痛难低：申脉、金门、承浆。

颈项难转：后溪、合谷、承浆。

注释

[1] 雷头：指头痛兼有似雷鸣之响声，而头面则起核块的病证，由风邪袭于外，或内有痰热生风所致。《医碥》卷三："头痛而起核块，或头中如雷鸣。"是雷头风之常见症候。

[2] 吹乳：即乳痈，发于哺乳期称"内吹"，发于非哺乳期为"外吹"。

[3] 偏枯：指中风后遗症阶段一侧肢体不能活动，肌肉萎缩，如同树木遭受雷击而一侧如常，一侧枯萎。

[4] 中风角弓反张：此症由于风邪趁虚而入，诸阳经所引起，表现为腰背反折、挛急呈角弓形状的一种持续性项背痉挛状态。

[5] 鬓髭（bìn zī）发毒：鬓指耳际的头发，髭指口唇上方的胡须。本症由阳明经气虚，风毒上壅所引起，发生于鬓髭毛发部位的一种病证。

带 脉

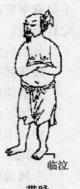

临泣

带脉

考穴：临泣二穴，胆经。足小趾次趾外侧，本节中筋骨缝内，去一寸是。针五分，放水随皮过一寸，主四肢病，与外关主客相应。

治病：〔西江月〕手足中风不举，痛麻发热拘挛，头风痛肿项腮连，眼肿赤疼头旋。齿痛耳聋咽肿，浮风搔痒筋牵，腿疼胁胀肋肢偏，临泣针时有验。

凡治后症，必先取临泣为主，次取各穴应之（徐氏）：

足跗肿痛，久不能消：行间、申脉。

手足麻痹，不知痒痛：太冲、曲池、大陵、合谷、三里、中渚。

两足颤掉，不能移步：太冲、昆仑、阳陵泉。

两手颤掉，不能握物：曲泽、腕骨、合谷、中渚。

足趾拘挛，筋紧不开：足十趾节，握拳指尖（小麦灸，灸五壮）、丘墟、公孙、阳陵泉。

手指拘挛，伸缩疼痛：手十指节，握拳指尖（小麦灸，灸五壮）、尺泽、阳溪、中渚、五虎[1]。

足底发热，名曰湿热：涌泉、京骨、合谷。

足外踝红肿，名曰穿踝风：昆仑、丘墟、照海。

足跗发热，五指节痛：冲阳、侠溪、足十宣。

两手发热，五指疼痛：阳池、液门、合谷。

两膝红肿疼痛，名曰鹤膝风：膝关、行间、风市、阳陵泉。

手腕起骨痛，名曰绕踝风：太渊、腕骨、大陵。

腰胯疼痛，名曰寒疝：五枢、委中、三阴交。

臂膊痛连肩背：肩井、曲池、中渚。

腿胯疼痛，名曰腿叉风：环跳、委中、阳陵泉。

白虎历节风疼痛[2]：肩井、三里、曲池、委中、合谷、行间、天应[3]（遇痛处针，强针出血）。

走注风[4]游走，四肢疼痛：天应、曲池、三里、委中。

浮风，浑身瘙痒：百会、百劳、命门、太阳紫脉、风市、绝骨、水分、气海、血海、委中、曲池。

头项红肿强痛：承浆、风池、肩井、风府。

肾虚腰痛，兴动艰难：肾俞、脊中、委中。

闪挫腰痛，起止艰难：脊中、腰俞、肾俞、委中。

虚损湿滞腰痛，行动无力：脊中、腰俞、肾俞、委中。

诸虚百损，四肢无力：百劳、心俞、三里、关元、膏肓。

胁下肝积[5]，气块刺痛：章门、支沟、中脘、大陵、阳陵泉。

杨氏治症：

手足拘挛：中渚、尺泽、绝骨、八邪、阳溪、阳陵泉。

四肢走注：三里、委中、命门、天应、曲池、外关。

膝胫酸痛：行间、绝骨、太冲、膝眼、三里、阳陵泉。

腿寒痹痛：四关、绝骨、风市、环跳、三阴交。

臂冷痹痛：肩井、曲池、外关、三里。

百节[6]酸痛：魂门、绝骨、命门、外关。

注释

[1] 五虎：经外穴名。《医经小学》："五虎四穴次指背，二节尖上七壮宜。"所述位置不详。《奇效良方》定在手指食指及无名指第二节骨尖。即在食指、无名指背侧，当第二、第三节骨关节横纹之中点处，握拳取穴。而《类经图翼》则定在手食指、无名指背间，本节前骨尖上各一穴。

[2] 白虎历节风疼：四肢关节走痛，痛不可忍，不得屈伸的疾患。简称白虎历节、历节。又名痛风。《丹溪心法》："痛风，四肢百节走痛是也。他方谓之白虎历节风证。"《张氏医通·痿痹门》："按痛风一证……《金匮要略》名曰历节，后世更名白虎历节。"现多指类风湿性关节炎。

[3] 天应：即阿是穴。《扁鹊神应针灸玉龙经》："不定穴，又名天应穴，但疼痛便针。"

[4] 走注风：为风痹的别名，属痹证的一种，症见关节疼痛，游走不定。

[5] 肝积：五积之一。以其聚于胁下，如覆杯突出，如肉肥盛之状，故名。《难经·五十四难》："肝之积名曰肥气。"症见两胁下痛，足肿寒，胁痛引少腹，男子积疝，女子瘕淋，身无膏泽，喜转筋，爪甲枯黑，脉弦细。多为现代医学中肝硬化。

[6] 百节：泛指全身关节。《素问·诊要经终论》："少阳终者，耳聋，百节皆纵。"

<h3 style="text-align:center">阳维脉</h3>

考穴：外关二穴，三焦经。掌背去腕二寸，骨缝两筋陷中，伏手取之。针一寸二分，主风寒经络皮肤病，与临泣主客相应。

治病：〔西江月〕肢节肿疼膝冷，四肢不遂头风，背胯内外骨筋攻，头项眉棱皆痛。手足热麻盗汗，破伤眼肿睛红，伤寒自汗表烘烘，独会外关为重。

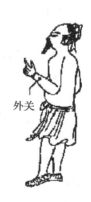

外关

阳维脉

凡治后症，必先取外关为主，次取各穴应之（徐氏）：

臂膊红肿，肢节疼痛：肘髎、肩髃、腕骨。

足内踝红肿痛，名曰绕踝风：太溪、丘墟、临泣、昆仑。

手指节痛，不能伸屈：阳谷、五虎、腕骨、合谷。

足趾节痛，不能行步：内庭、太冲、昆仑。

五脏结热，吐血不已，取五脏俞穴，并血会治之：心俞、肺俞、脾俞、肝俞、肾俞、膈俞。

六腑结热，血妄行不已，取六腑俞，并血会治之：胆俞、胃俞、小肠俞、大肠俞、膀胱俞、三焦俞、膈俞。

鼻衄不止，名血妄行：少泽、心俞、膈俞、涌泉。

吐血昏晕，不省人事：肝俞、膈俞、通里、大敦。

虚损气逆，吐血不已：膏肓、膈俞、丹田[1]、肝俞。

吐血衄血，阳乘于阴，血热妄行：中冲、肝俞、膈俞、三里、三阴交

血寒亦吐，阴乘于阳，名心肺二经呕血：少商、心俞、神门、肺俞、膈俞、三阴交。

舌强难言及生白苔：关冲、中冲、承浆、聚泉。

重舌肿胀，热极难言：十宣、海泉、金津、玉液。

口内生疮，名枯槽风：兑端、支沟、承浆、十宣。

舌吐不收，名曰阳强：涌泉、兑端、少冲、神门。

舌缩难言，名曰阴强：心俞、膻中、海泉。

唇吻裂破，血出干痛：承浆、少商、关冲。

项生瘰疬，绕颈起核，名曰蟠蛇疬：天井、风池、肘尖、缺盆、十宣。

瘰疬延生胸前，连腋下者，名曰瓜藤疬：肩井、膻中、大陵、支沟、阳陵泉。

左耳根肿核者，名曰惠袋疬：翳风、后溪、肘尖。

右耳根肿核者，名曰蜂窝疬：翳风、颊车、后溪、合谷。

耳根红肿痛：合谷、翳风、颊车。

颈项红肿不消，名曰项疽：风府、肩井、承浆。

目生翳膜，隐涩难开：睛明、合谷、肝俞、鱼尾[2]。

风沿烂眼，迎风冷泪：攒竹、丝竹、二间、小骨空。

目风肿痛，努肉攀睛：和髎、睛明、攒竹、肝俞、委中、合谷、肘尖、照海、列缺、十宣。

牙齿两颔肿痛：人中、合谷、吕细。

上片牙痛及牙关不开：太渊、颊车、合谷、吕细。

下片牙疼颊项红肿痛：阳溪、承浆、颊车、太溪。

耳聋，气痞疼痛：听会、肾俞、三里、翳风。

耳内或鸣，或痒，或痛：客主人[3]、合谷、听会。

雷头风[4]晕，呕吐痰涎：百会、中脘、太渊、风门。

肾虚头痛，头重不举：肾俞、百会、太溪、列缺。

痰厥[5]头晕，头目昏沉：大敦、肝俞、百会。

头顶痛，名曰正头风：上星、百会、脑空、涌泉、合谷。

目暴赤肿疼痛：攒竹、合谷、迎香。

杨氏治症

中风拘挛：中渚、阳池、曲池、八邪。

注释

[1] 丹田：经穴别名。其说有三：指气海穴（《普济本事方》）；指石门穴（《针灸甲乙经》）；指关元穴（《针灸资生经》）。

[2] 鱼尾：经外穴名。出自《银海精微》。在眼外眦横纹尽处。一说"在目上眉外尖"。

[3] 客主人：经穴别名，出自《素问·气府论》。《针灸甲乙经》作上关穴别名。

[4] 雷头风：指头痛兼有似雷鸣之响声，而头面则起核块的病证。见《素问病机气宜保命集·大头

论》。由风邪袭于外，或内有痰热生风所致。《医碥》卷三："头痛而起核块，或头中如雷鸣。"是雷头风之常见证候。

[5] 痰厥：厥证之一，指痰盛气闭引致之肢体厥冷、甚则昏厥的病证。见《丹溪心法·厥》。

任 脉

考穴：列缺二穴，肺经。手腕内侧一寸五分，手交叉盐指尽处骨间是。针八分，主心腹胁肋五脏病，与照海主客相应。

治病：〔西江月〕痔疟便肿泄痢[1]，唾红溺血[2]咳痰，牙疼喉肿小便难，心胸腹疼噎咽。产后发强不语，腰痛血疾脐寒，死胎不下膈中寒，列缺乳痈[3]多散。

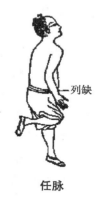

任脉

凡治后症，必先取列缺为主，次取各穴应之（徐氏）：

鼻流涕臭，名曰鼻渊[4]：曲差、上星、百会、风门、迎香。

鼻生息肉，闭塞不通：印堂、迎香、上星、风门。

伤风面赤，发热头痛：通里、曲池、绝骨、合谷。

伤风感寒，咳嗽咳满：膻中、风门、合谷、风府。

伤风，四肢烦热头痛：经渠、曲池、合谷、委中。

腹中肠痛，下利不已：内庭、天枢、三阴交。

赤白痢疾，腹中冷痛：水道、气海、外陵、天枢、三阴交、三里。

胸前两乳红肿痛：少泽、大陵、膻中。

乳痈肿痛，小儿吹乳：中府、膻中、少泽、大敦。

腹中寒痛，泄泻不止：天枢、中脘、关元、三阴交。

妇血积痛，败血不止：肝俞、肾俞、膈俞、三阴交。

咳嗽寒痰，胸膈闭痛：肺俞、膻中、三里。

久嗽不愈，咳唾血痰：风门、太渊、膻中。

哮喘气促，痰气壅盛：丰隆、俞府、膻中、三里。

吼喘胸膈急痛：彧中、天突、肺俞、三里。

吼喘气满，肺胀不得卧：俞府、风门、太渊、中府、三里、膻中。

鼻塞不知香臭：迎香、上星、风门。

鼻流清涕、腠理不密，喷嚏不止：神庭、肺俞、太渊、三里。

妇人血沥，乳汁不通：少泽、大陵、膻中、关冲。

乳头生疮，名曰妒乳：乳根、少泽、肩井、膻中。

胸中噎塞痛：大陵、内关、膻中、三里。

五瘿等症。项瘿之症有五：一曰石瘿，如石之硬；二曰气瘿，如绵之软；三曰血瘿，如赤脉细丝；四曰筋瘿，乃无骨；五曰肉瘿，如袋之状，此乃五瘿之形也。扶突、天突、天窗、缺盆、俞府、膺俞（喉上）、膻中、合谷、十宣（出血）。

口内生疮，臭秽不可近：十宣、人中、金津、玉液、承浆、合谷。

三焦极热，舌上生疮：关冲、外关、人中、迎香、金津、玉液、地仓。

口气[5]冲人，臭不可近：少冲、通里、人中、十宣、金津、玉液。

冒暑[6]大热，霍乱吐泻：委中、百劳、中脘、曲池、十宣、三里、合谷。

中暑自热，小便不利：阴谷、百劳、中脘、委中、气海、阴陵泉。

小儿急惊风 [7]，手足搐搦 [8]：印堂、百会、人中、中冲、大敦、太冲、合谷。

小儿慢脾风 [9]，目直视，手足搐，口吐沫：大敦、脾俞、百会、上星、人中。

消渴等症。三消 [10] 其症不同，消脾、消中、消肾。《素问》云：胃府虚，食斗不能充饥。肾脏渴，饮百杯不能止渴；及房劳不称心意，此为三消也。乃土燥承渴，不能克化，故成此病。人中、公孙、脾俞、中脘、关冲、照海（治饮不止渴）、太溪（治房不称心）、三里（治食不充饥）。

黑痧 [11]，腹痛头疼，发热恶寒，腰背强痛，不能睡卧：百劳、天府、委中、十宣。

白痧，腹痛吐泻，四肢厥冷，十指甲黑，不得睡卧：大陵、百劳、大敦、十宣。

黑白痧，头疼发汗，口渴，大肠泄泻，恶寒，四肢厥冷，不能睡卧，名曰绞肠痧。或肠鸣腹响：委中、膻中、百会、丹田、大敦、窍阴、十宣。

杨氏治症

血迷血晕：人中。

胸膈痞结：涌泉、少商、膻中、内关。

脐腹疼痛：膻中、大敦、中府、少泽、太渊、三阴交。

心中烦闷：阴陵、内关。

耳内蝉鸣：少冲、听会、中冲、商阳。

鼻流浊污：上星、内关、列缺、曲池、合谷。

伤寒发热：曲差、内关、列缺、经渠、合谷。

注释

[1] 泄痢：即泄泻。痢，通"利"。《局方发挥》："泄痢之病，水谷或化或不化，并无努责，惟觉困倦。"

[2] 溺（niào）：同"尿"。《素问·诊要经终论》："厥阴终者，中热嗌干，善溺心烦，甚则舌卷卵上缩而终矣"。

[3] 乳痈：痈肿之发于乳房者，指乳房红肿疼痛、乳汁排出不畅，以致结脓成痈的急性化脓性病证。《诸病源候论·妇人杂病》："亦有因乳汁蓄结，与血相搏，蕴积生热，结聚而成乳痈者"。

[4] 鼻渊：指鼻腔时流浊涕的病证。鼻渊以鼻流腥臭浊涕、鼻塞、嗅觉丧失等为主症，重者称"脑漏"。《素问·气厥论》："胆移热于脑，则辛頞鼻渊。鼻渊者，浊涕下不止也。"

[5] 口气：指口臭。宋代沈括《梦溪笔谈·药议》："《日华子》云'鸡舌香，治口气。'所以三省故事：郎官日含鸡舌香，欲其奏事对答，其气芬芳。此正谓丁香治口气。"

[6] 冒暑：感受暑热，传入肠胃而致的疾病，为中暑轻证。《医林绳墨》卷一："冒暑者，其人元气有余，但不辞劳苦，暑热冒于肌表，而复传入于里，以成暑病也。"

[7] 急惊风：病证名，为小儿常见病。该病以发病急为特征，突然高热惊厥，烦躁不安，面红唇赤，痰壅气促，牙关紧急，继而四肢抽搐，神识昏迷，头项强硬，甚则角弓反张，涕泪皆无。或时发时止，或持续不止。

[8] 搐搦（chù nuò）：指四肢抽搐。《医碥》卷四："抽搐者，手足频频收缩也。"或言抽搐者搦，谓十指频频开合，两拳紧捏也。

[9] 慢脾风：慢惊风的一种类型，见《仁斋小儿方论》，又名脾风、虚风。症见闭目摇头，面唇发青发黯，额上汗出，四肢厥冷，手足微搐，气弱神微，昏睡不语，舌短声哑，呕吐清水，指纹隐约。

[10]三消：即消渴。《素问·奇病论》："此人必数食甘美而多肥也，肥者令人内热，甘者令人中满，故其气上溢，转为消渴。"《太平圣惠方·三痟论》："夫三痟者，一名痟渴，二名痟中，三名痟肾。"后世医家分为上、中、下三消。此处三消有所不同。

[11]黑痧：痧证之一，又名满痧。何京《文堂集验方》："黑痧，俗名满痧。患者立时昏倒，微觉肚疼，面色黑胀，不呼不叫，甚者过两三时即不救。急用荞麦数合，焙燥研碎，去皮为末。每服三钱，温汤调服。重者再一服即愈。服药时，忌吃茶。"

阴跷脉

考穴：照海二穴，肾经。足内踝下陷中，令人稳坐，两足底相合取之。针一寸二分，主脏腑病，与列缺主客相应。

治病：〔西江月〕喉塞小便淋涩，膀胱气痛肠鸣，食黄酒积腹脐并，呕泻胃翻便紧。难产昏迷积块，肠风[1]下血常频，膈中快气气核侵，照海有功必定。

凡治后症，必先取照海为主，次取各穴应之（徐氏）：

小便淋涩不通：阴陵泉、三阴交、关冲、合谷。

小腹冷痛，小便频数：气海、关元、肾俞、三阴交。

膀胱七疝[2]、贲豚[3]等症：大敦、兰门[4]、丹田、三阴交、涌泉、章门、大陵。

偏坠水肾[5]，肿大如升：大敦、曲泉、然谷、三阴交、归来、兰门、膀胱俞、肾俞（横纹可灸七壮）。

乳弦疝气[6]，发时冲心痛：带脉、涌泉、太溪、大敦。

小便淋血不止，阴器痛：阴谷、涌泉、三阴交。

遗精白浊，小便频数：关元、白环俞、太溪、三阴交。

夜梦鬼交，遗精不禁：中极、膏肓、心俞、然谷、肾俞。

妇人难产，子掬母心不能下，胎衣不去：巨阙、合谷、三阴交、至阴（灸效）。

女人大便不通：申脉、阴陵泉、三阴交、太溪。

妇人产后脐腹痛，恶露不已：水分、关元、膏肓、三阴交。

妇人脾气[7]、血蛊[8]、水蛊、气蛊、石蛊：膻中、水分（治水）、关元、气海、三里、行间（治血）、公孙（治气）、内庭（治石）、支沟、三阴交。

女人血分单腹气喘：下脘、膻中、气海、三里、行间。

女人血气劳倦，五心烦热，肢体皆痛，头目昏沉：肾俞、百会、膏肓、曲池、合谷、绝骨。

老人虚损，手足转筋，不能举动：承山、阳陵泉、临泣、太冲、尺泽、合谷。

霍乱吐泻，手足转筋：京骨、三里、承山、曲池、腕骨、尺泽、阳陵泉。

寒湿脚气，发热大痛：太冲、委中、三阴交。

肾虚脚气红肿，大热不退：气冲、太溪、公孙、三阴交、血海、委中。

干脚气[9]，膝头并内踝及五指疼痛：膝关、昆仑、绝骨、委中、阳陵泉、三阴交。

浑身胀满，浮肿生水：气海、三里、曲池、合谷、内庭、行间、三阴交。

单腹蛊胀[10]，气喘不息：膻中、气海、水分、三里、行间、三阴交。

心腹胀大如盆：中脘、膻中、水分、三阴交。

四肢、面目浮肿大不退：人中、合谷、三里、临泣、曲池、三阴交。

照海

阴跷脉

妇人虚损形瘦，赤白带下：百劳、肾俞、关元、三阴交。

女人子宫久冷，不受胎孕：中极、三阴交、子宫。

女人经水正行，头晕，小腹痛：阳交、内庭、合谷。

室女 [11]，月水不调，脐腹痛疼：肾俞、三阴交、关元。

妇人产难，不能分娩：合谷、三阴交、独阴。

杨氏治症

气血两蛊：行间、关元、水分、公孙、气海、临泣。

五心烦热：内关、涌泉、十宣、大陵、合谷、四花 [12]。

气攻胸痛：通里、大陵。

心内怔忡：心俞、内关、神门。

咽喉闭塞：少商、风池、照海。

虚阳自脱：心俞、然谷、肾俞、中极、三阴交。

上八法，先刺主症之穴，随病左右上下所在，取诸应穴，仍循扪导引，按法祛除。如病未已，必求合穴，须要停针待气，使上下相接，快然无所苦，而后出针，或用艾灸亦可。在乎临时机变，不可专拘于针也。

注释

[1] 肠风：指大肠久积风冷所致的便血。《太平圣惠方》卷六十："大肠中久积风冷，中焦有虚热……风冷热毒，搏于大肠，大肠既虚，时时下血，故名肠风也。治用卷柏散、内补散等方。"

[2] 七疝：《诸病源候论》卷二十："七疝者，厥疝、癥疝、寒疝、气疝、盘疝、胕疝、狼疝，此名七疝也。"现泛指疝病。

[3] 贲豚：亦作奔豚、贲肫，又称奔豚气。其证从少腹上冲心下或咽喉，如豚之奔走，故名。《难经·五十四难》："肾之积，名贲豚，发于少腹，上至心下，若豚状，或上或下无时，久不已，令人喘逆，骨痿，少气。"

[4] 兰门：经外穴名。《针灸大成》："兰门二穴：在曲泉两旁各三寸脉中。治膀胱七疝，奔豚。"一说"兰"为"阑"，"曲泉"为"曲骨"之误。

[5] 偏坠水肾：指一侧阴囊肿大，内容为水，疼痛下坠，相当于现代的睾丸鞘膜积液。

[6] 疝气：凡体腔内容物向外突出，睾丸或阴囊肿胀疼痛，中医学称为疝气。发病多与任脉、足厥阴肝经有关。

[7] 脾气：此处当指木强侮土之情志不舒，脘腹胀闷。

[8] 血蛊：因跌仆坠堕后误用补涩所致腹胀膨满之证。《证治汇补》卷五："坠堕闭剉、气逆、气郁，误行补涩则瘀蓄于胃，心下胀满，食入即吐，名曰血逆；瘀蓄于脾，大腹膨胀，渐成鼓满，名曰血蛊。"

[9] 干脚气：脚气病之一，是维生素 B_1 缺乏引起的疾病，以神经系统表现为主；而湿性脚气病则以心力衰竭表现为主。指脚气之足膝不肿者。见《太平圣惠方》卷四十五。因素体阴虚内热，湿热、风毒之邪从热化，伤及营血，筋脉失养，症见足胫无力、麻木酸痛、挛急、脚不肿而日见枯瘦、饮食减少、小便热赤、舌红、脉弦数等。

[10] 单腹蛊胀：指单腹胀或者鼓胀，临床表现为腹部胀满，皮肤青筋显露，四肢不肿或者微肿。

[11] 室女：指未婚女子。宋代齐仲甫《女科百问》第十三问："室女者，乃未出闺门之女也。"

[12] 四花：为膈俞与胆俞两穴的合称，均属背俞穴。

八法手诀歌 （《聚英》）

春夏先深而后浅，秋冬先浅而后深 [1]，随处按之呼吸轻 [2]，迎而吸之 [3] 寻内关，补虚泻实公孙是，列缺次当照海深，临泣、外关和上下 [4]，后溪申脉用金针。先深后浅行阴数，前三后二却是阴，先浅后深阳数法 [5]，前二后三阳数定 [6]。临泣、公孙肠中病，脊头腰背申脉攻，照海咽喉并小腹，内关行处治心疼。后溪前上外肩背，列缺针时脉气通。急按慢提阴气升，急提慢按阳气降 [7]，取阳取阴皆六数，达人刺处有奇功。

注释

[1] 春夏先深而后浅，秋冬先浅而后深：源于《素问》四气调神大论篇的"春夏养阳，秋冬养阴"。首先深刺，得气后，再将针上提，以引导深部的肝肾之气上达至阳分，这就是先深后浅；若先浅刺，得气后再深刺，以便将浅部的心肺之阳气送至筋骨部位，这就是先浅后深。

[2] 随处按之呼吸轻：指呼吸和开阖相配合的一种补泻方法。补法时，呼气时进针，吸气时出针，出针后迅速按闭针孔；应用泻法是，要在吸气时进针，呼气时出针，出针后缓按或不按针孔。

[3] 迎而吸之：指呼吸时进出针而言。吸气时进针呼气时出针为迎，为泻；呼气时进针，吸气时出针，为随，为补。

[4] 和上下：八法交会，上下穴位相合。内关与公孙，外关与足临泣，列缺与照海，后溪与申脉。

[5] 先深后浅行阴……先浅后深阳数法：进针先刺至地部，得气后上提到人部，以引导一阴之气，行六阴数手法，为泻；进针后先刺到天部，得气后上提到地部，将天部的阳气送到地部，然后行九阳数手法，为补。

[6] 前二后三阳数定：这里指"飞法"。拇指向前飞针 3 次，向后两次为阴数；拇指向前两次再向后 3 次为阳数。

[7] 急按慢提阴气升，急提慢按阳气降：快进针、慢出针的手法，可引导阴气外出；慢进针、快出针的手法，可导致阳气内交。

卷六

五脏六腑 [1]

五脏：脏者，藏也。心藏神 [2]，肺藏魄 [3]，肝藏魂 [4]，脾藏意与智 [5]，肾藏精与志 [6]，故为五脏。

六腑：腑者，府也。胆、胃、大肠、小肠、三焦、膀胱，受五脏浊气，名传化之府 [7]，故为六腑。

五脏藏精而不泻，故满而不实 [8]。六腑输泻而不藏，故实而不满 [9]。如水谷入口，则胃实而肠虚，食下，则肠实而胃虚。故曰：实而不满。

肺重三斤三两 [10]，六叶两耳 [11]，四垂如盖，附脊第三椎，中有二十四孔，行列，分布诸脏清浊之气，为五脏华盖 [12] 云。

心重十二两 [13]，七孔三毛，形如未敷 [14] 莲花，居肺下膈上，附脊第五椎 [15]。

心包络，在心下横膜之上，竖膜之下，与横膜相粘而黄脂慢裹者，心也。外有细筋膜如丝，与心肺相连者，包络也。

三焦 [16] 者，水谷之道路，气之所终始也。上焦在心下、胃

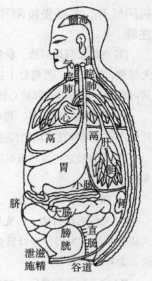

脏腑之图

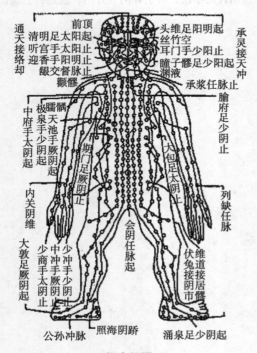

仰人经图

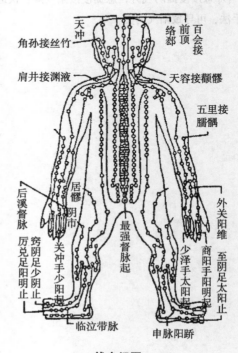

伏人经图

上，其治[17]在膻中，直两乳间陷中者。中焦在胃中脘，当脐上四寸，其治在脐旁。下焦当膀胱上际，其治在脐下一寸。

肝重二斤四两[18]，左三叶，右四叶[19]，其治在左，其脏在右胁、右肾之前，并胃，附脊第九椎。

胆在肝之短叶间，重三两三铢，包精汁三合[20]。

膈膜前齐鸠尾，后齐十一椎[21]，周围着脊，以遮隔浊气，不使上熏心肺也。

脾重二斤三两，广三寸，长五寸，掩乎太仓[22]，附脊十一椎。

胃重二斤一两，大一尺五寸，径五寸，纡曲屈伸[23]，长二尺六寸。

小肠重二斤十四两，长三丈二尺，左回迭积十六曲。小肠上口，即胃之下口，在脐上二寸；复下一寸水分穴，为小肠下口，至是而泌别清浊[24]，水液入膀胱，滓秽入大肠。

大肠重二斤十二两，长二丈一尺，广四寸，右回迭十六曲，当脐中心，大肠上口，即小肠下口也。

肾有两枚，重一斤一两[25]；状如石卵，色黄紫，当胃下两旁，入脊膂，附脊十四椎，前与脐平。

膀胱重九两二铢[26]，广九寸，居肾下之前，大肠之侧，膀胱上际，即小肠下口，水液由是渗入焉。

脊骨二十一节[27]，取穴之法，以平肩为大椎，即百劳穴[28]也。

注释

[1] 本文主要论述了五脏六腑的功能、生理特点以及重量、形状、位置等。

[2] 神：有广义与狭义之分。广义之神指一切生命活动的外在表现；狭义之神指人的精神、意识以及思维活动。《重广补注黄帝内经素问》王冰注："精气之化成也。《灵枢经》曰：'两精相薄谓之神。'"或参之。

[3] 魄：《重广补注黄帝内经素问》王冰注："精气之匡佐也。《灵枢经》曰：'并精而出入者谓之魄。'"

[4] 魂：《重广补注黄帝内经素问》王冰注："神气之辅弼也。《灵枢经》曰：'随神而往来者谓之魂。'"

[5] 意与智：意，《重广补注黄帝内经素问》王冰注："记而不忘者也。《灵枢经》曰：'心有所忆谓之意。'"智，《灵枢》曰："心有所忆谓之意，意之所存谓之志，因志而存变谓之思，因思而远谋谓之虑，因虑而处物谓之智。"

[6] 志：《重广补注黄帝内经素问》王冰注："专意而不移者也。《灵枢经》曰：'意之所存谓之志。'"

[7] 传化之府：传化，即传泻诸化之物。《重广补注黄帝内经素问》王冰注："言水谷入已，糟粕变化而泄出，不能久久留住于中，但当化已输写令去而已，传写诸化，故曰传化之府也。"写，即泻。

[8] 五脏藏精而不泻，故满而不实：藏精气为满，受纳传化输泻水谷为实，五脏只藏精气而不输泻水谷，故曰满而不实。《重广补注黄帝内经素问》王冰注："精气为满，水谷为实，但藏精气，故满而不能实。"

[9] 六腑输泻而不藏，故实而不满：六腑只受纳传化输泻水谷而不藏精气，故曰实而不满。《重广补注黄帝内经素问》王冰注："以不藏精气，但受水谷故也。"

[10] 肺重三斤三两：《灵枢·经水》有云："若夫八尺之士，皮肉在此，外可度量切循而得之，其死可解剖而视之，其脏之坚脆，腑之大小，谷之多少，脉之长短，血之清浊，气之多少，十二经之多血少气，

与其少血多气，与气皆多血气，皆有大数。"说明中国古代解剖学是很发达的。但至西汉时期"罢黜百家，独尊儒术"，认为"身体发肤，授之父母，不敢毁伤，"以后历代没有革命性的发展，因而内脏解剖之论述多与现代解剖有较大差异，应以现代解剖为准。现代解剖认为，成人肺重约等于本人体重的1/50，男性平均为1000~1300克，女性平均为800~1000克。

[11] 六叶两耳：《难经校释》四十二难解释："垂下为叶，旁出为耳。"现代解剖认为，左肺分上下两叶，右肺分上中下三叶。

[12] 五脏华盖：华盖，古代帝王或贵族官僚车上的伞盖。肺居五脏六腑之上，位置最高，故曰五脏之华盖。

[13] 心重十二两：现代解剖认为，国人成年男性正常心重（284±50）克，女性（258±49）克。

[14] 敷：铺开，展开，此处指花朵开放。

[15] 附脊第五椎：未知其出处，或据心之功能推出其位置，因心俞、神堂皆位于第五胸椎旁，主治心之疾患，上文言肺"附脊第三椎"及下文诸脏位置或亦因此。然现代解剖描述，心尖搏动处位于左侧第五肋间隙锁骨中线内侧1~2厘米。

[16] 三焦：六腑之一，因无脏与之相应，又名"孤府"，分上中下三焦，有通行元气、疏通水道，运行水谷的作用。张景岳《类经·脏象类》："三焦者，确有一腑，盖脏腑之外，躯壳之内，包罗诸脏，一腔之大腑也。"其形态学术上争议较大。

[17] 其治：即其病之治，下同。

[18] 肝重二斤四两：现代解剖认为，我国成年人肝重男性1230~1450克，女性1100~1300克，占体重的1/50~1/40。

[19] 左三叶，右四叶：现代解剖认为，肝分左右两叶。

[20] 胆在肝之短叶间，重三两三铢，包精汁三合：铢、合均为古之计量单位，一铢为一两的1/24，一合为一升的1/10。精汁即胆汁。现代解剖认为，胆位于肝右叶下面的胆囊窝内，为贮存和浓缩胆汁的囊状器官，长8~12厘米，宽3~5厘米，容量40~60毫升。

[21] 膈膜前齐鸠尾，后齐十一椎：鸠尾，即胸骨剑突，如鸠之尾，因而得名。现代解剖认为，膈肌胸骨部起自剑突后面，腰部以左右两个膈脚起自上2~3个腰椎。

[22] 太仓：即胃。

[23] 纡曲屈伸：言胃形态迁曲，屈伸度大。现代解剖认为，胃的形态受其充盈状态的影响，在完全空虚时略呈管状，在高度充盈时可呈球囊形。

[24] 泌别清浊：泌，即分泌，别，即分别。小肠将食物消化后，可分别为清之水谷精微和浊之食物残渣，精微小肠可吸收，水液归于膀胱，食物残渣被输送至大肠。

[25] 肾有两枚，重一斤一两：现代解剖中，肾也有两个，重134~148克。

[26] 膀胱重九两二铢：现代解剖中，膀胱为储存尿液的肌性囊状器官，其形态随其充盈度而变化较大，正常成年人容量平均为350~500毫升。

[27] 脊骨二十一节：应为胸椎十二节，腰椎五节，至第四骶后孔，古人认为二十一节。

[28] 百劳穴：此指大椎穴，与今之颈百劳穴（大椎直上2寸，后正中线旁开1寸）不同。

十四经脉长短尺寸 [1]

手之六阳经脉 [2]，从手至头，长五尺，共计五六合三丈 [3]。

手之六阴经脉，从胸走手，长三尺五寸，共计三六一丈八尺，五六合三尺，合二丈一尺。

足之六阳经脉，从头走至足，长八尺，共计六八四丈八尺。

足之六阴经脉，从足走入腹中，长六尺五寸，共计六六三十六，五六当三尺，合三丈九尺。

督脉、任脉，各长四尺五寸，共合九尺。

两跷脉，从足至目，各长七尺五寸，共合一丈五尺。

十四脉部，合一十六丈二尺，此气之大经隧[4]也。

注释

[1] 本文出于《灵枢·脉度》，主要论述了十四经脉的长短尺寸。

[2] 手之六阳经脉：一侧上肢有3条手阳经，两侧6条。

[3] 五六合三丈：每条阳经长五尺，十尺为一丈，故六条阳经共计长三丈。

[4] 大经隧：大，即主要的。隧，即隧道，此指通道。

脏腑十二经穴起止歌[1]

手肺少商中府起，大肠商阳迎香二，足胃头维厉兑三[2]，脾部隐白大包四，手心极泉少冲来，小肠少泽、听宫去，膀胱睛明、至阴间，肾经涌泉俞府位，心包天池中冲随，三焦关冲耳门继，胆家瞳子髎窍阴，厥肝大敦期门至，十二经穴始终歌，学者铭于肺腑记。

注释

[1] 本文主要论述了十二经脉的起止穴位。

[2] 足胃头维厉兑三：按今之记载，足阳明胃经应起自承泣穴。

手太阴肺经

手太阴肺经穴主治[1]

《内经》曰：肺者，相傅之官，治节出焉[2]。

肺者，气之本，魄之处也。其华在毛，其充在皮，为阴中之少阴[3]，通于秋气。

西方白色，入通于肺，开窍于鼻[4]，藏精与肺，故病在背[5]。其味辛，其类金，其畜马，其谷稻，其应四时，上为太白星[6]，是以知病之在皮毛也[7]。其音商[8]，其数九[9]，其臭腥[10]，其液涕。

西方生燥，燥生金，金生辛，辛生肺，肺生皮毛，皮毛生肾[11]。肺主鼻，其在天为燥，在地为金，在体为皮毛[12]，在脏为肺，在声为哭，为变动为咳[13]，在志为忧，忧伤肺，喜胜忧，热伤皮毛[14]，寒胜热，辛伤皮毛，苦胜辛。

注释

[1] 本文出自《黄帝内经·素问》之"金匮真言论第四""阴阳应象大论第五""灵兰秘典论第八""六节藏象论第九""宣明五气第二十三"部分内容，主要论述了肺生理、病理特点。

[2] 相傅之官，治节出焉：肺位居五脏六腑之最高，心为君主之官，故肺为宰相之官，主治理调节一身之气。《重广补注黄帝内经素问》王冰注："位高非君，故官为相傅。主行荣卫，故治节由之。"

[3] 为阴中之少阴：《重广补注黄帝内经素问》王冰注："《汉书》卷二十一上《律历志第一上》：'以阴阳言之：太阴者，北方。太阳者，南方。少阴者，西方。少阳者，东方。中央者，阴阳之内，四方之

中，经纬通达，乃能端直，于时为四季。'按：肝心于时应春夏，位居东南，为阳，而肝为阳中之少阳，心为阳中之太阳；肺肾于时应秋冬，位居西北，为阴，而肺为阴中之少阴，肾为阴中之太阴……则应据《灵枢·阴阳系日月篇第四十一》及本篇校为'阴中之少阴，肺也……阳中之太阳，心也……阳中之少阳，肝也……阴中之至阴，脾也……阴中之太阴，肾也。'"

[4] 开窍于鼻：《重广补注黄帝内经素问》王冰注："金精之气，其神魄。肺藏气，鼻通息，故开窍于鼻。"

[5] 故病在背：《重广补注黄帝内经素问》王冰注："以肺在胸中，背为胸中之府也。"

[6] 太白星：即古之金星。《重广补注黄帝内经素问》王冰注："金之精气上为太白星，三百六十五日一周天。"

[7] 是以知病之在皮毛也：肺属金，皮毛坚硬致密与金相类。《重广补注黄帝内经素问》王冰注："金之坚密类皮毛也。"

[8] 其音商：商，古代五音之一，属金。《重广补注黄帝内经素问》王冰注："商，谓金声，轻而劲也。《乐记》曰：'商乱则陂，其官坏。'"

[9] 其数九：属古之生数与成数理论，木的生数为三，成数为八；火的生数为二，成数为七；土的生数为五，成数为十；金的生数为四，成数为九；水的生数为一，成数为六。《尚书·洪范注疏》："天一生水，地二生火，天三生木，地四生金，天五生土，此其生数也。如此，则阳无匹、阴无偶。故地六成水，天七成火，地八成木，天九成金，地十成土。于是阴阳各有匹偶，而物得生焉。固谓之成数也。"

[10] 其臭腥：此处臭泛指气味。《重广补注黄帝内经素问》王冰注："凡气因金变，则为腥膻之气也。"

[11] 西方生燥……皮毛生肾：《重广补注黄帝内经素问》王冰注："天气急切，故生燥。金燥有声，则生金也。凡物之味辛者，皆金气之所生也。……凡味之辛者，皆先生长于肺。肺之精气生养皮毛。阴阳书曰：金生水。然肺金之气养皮毛已，乃生肾水。"

[12] 其在天为燥，在地为金，在体为皮毛：《重广补注黄帝内经素问》王冰注："轻急劲强，燥之用也。坚劲从革，金之性也。包藏肤腠，扞其邪也。"

[13] 咳：《重广补注黄帝内经素问》王冰注："咳，谓咳嗽，所以利咽喉也。"

[14] 热伤皮毛：热极生火，伤津耗液，皮毛失养。《重广补注黄帝内经素问》王冰注："热从火生，耗津液故。"

手太阴肺经穴歌 [1]（《医学入门》）

手太阴肺十一穴，中府云门天府诀，侠白尺泽孔最存，列缺经渠太渊涉，鱼际少商如韭叶（左右二十二穴）。

此一经起于中府，终始少商，取少商、鱼际、太渊、经渠、尺泽与井荥俞经合 [2] 也。

脉起中焦，下络大肠，还循胃口，上膈属肺。从肺系 [3] 横出腋下，循臑内行少阴心主之前，下肘中，循臂内上骨下廉 [4]，入寸口，上鱼，循鱼际出大指端。其支者，从腕后列缺穴，直出次指内廉出其端，交手阳明也。多气少血，寅时注此。

辛金之脏 [5]，脉居右寸，实则脉实，上热气粗兼鼻壅，泻必辛凉。虚则脉虚，少气不足息低微，补须酸热。橘甘下痰气之神方，姜陈去气嗽之圣药。七情郁结因而喘，沉香乌药参槟；胸痞喘急彻而痛，半夏瓜蒌桔梗。鼻塞不通，丸荆穗澄茄薄荷；鼻渊 [6] 不止，末龙脑苍芷辛夷。百花却去红痰，二母偏除热嗽。黄连赤茯阿胶，抑心火而清肺脏；诃子杏仁通草，利久嗽以出喉音。流注 [7] 疼痛因痰饮，半夏倍于朴硝；瘾疹 [8] 痒痛为风热，苦参少于皂荚。哮嗽齁齁[9]，兜铃蝉蜕杏（除尖）砒霜（少入），热壅咽喉，鸡苏[10]荆芥桔防风。参牛甘草消酒疸[11]，轻粉硫黄去鼻痔[12]。白矾甘遂白砒霜性情实重，入豆豉偏治呴喘；百草霜气味虽轻，和海盐却消舌肿。甜葶苈良治肺痈，苦熊胆寒涂肠痔[13]。琼玉膏[14]理嗽调元，流金丹清痰降火。人参非大剂不补，少则凝滞，大则流通；黄芩非枯薄不泻[15]，细则凉肠，枯则清金，升麻白芷，东垣曾云报使[16]；葱白麻黄，仲景常用引经[17]。紫菀五味能补敛，桑白防风实开通。寒热温凉，名方选辨，轻重缓急，指下详明。更参一字之秘，价值千金之重，会得其中旨，草木总皆空。

《导引本经》：肺为五脏之华盖，声音之所从出，皮肤赖之而润泽者也。人惟内伤七情，外感六淫，而呼吸出入不定，肺金于是乎不清矣。然欲清金，必先调息[18]，息调则动患不生，而心火自静，一者下着安心，二者宽中体，三者想气遍毛孔出入，通用无障，而细其心，令息微微，此为真息也。盖息从心起，心静气调，息息归根，金丹之母。《心印经》曰：回风混合，百日通灵。《内经》曰：秋三月，此谓容平[19]，天气以急，地气以明[20]，早卧早起[21]，与鸡俱兴，使志安宁，以缓秋刑，收敛神气，使秋气平[22]。无外其志，使肺气清。逆之则伤肺，若过食瓜果，宜微利一行，静息二日，以薤白粥加羊肾空心补之；如无羊肾，以猪腰代之，胜服补剂。秋当温足凉头，其时清肃之气，与体收敛也。自夏至以来，阴气渐旺，当薄衽席[23]，以培寿基[24]。其或夏伤于暑，至秋发为痎疟[25]，阳上阴下，交争为寒，阳下阴上，交争为热，寒热交争，皆肺之受病。如二少阳脉微弦，即是夏食生冷，积滞留中，至秋变为痢疾[26]。如足阳明、太阴微弦濡而紧，乃反时之脉，病恐危急。然秋脉当如毫毛，治法详后与前也。《素问》云：秋伤于湿，冬生咳嗽，纯阳归空。《秘法》云：行住坐卧常噤口，呼吸调息定音声，甘津玉液频频咽，无非润肺，使邪火下降，而清肺金也。

注释

[1] 本文主要论述了肺经的基本穴位、肺经循行、治疗肺病的常用药物以及如何清肺调息等内容。

[2] 井荥俞经合：即五输穴，是十二经脉在肘膝关节以下的5个腧穴。《灵枢·九针十二原》记载："所出为井、所溜为荥、所注为输、所行为经、所入为合。"

[3] 肺系：指与肺相联系的气管、咽喉等。

[4] 臂内上骨下廉：臂内上骨，指桡骨。廉，指边缘。

[5] 辛金之脏：肺脏在天干与辛对应，五行属金，故曰辛金之脏。

[6] 鼻渊：以鼻流浊涕、量多不止为主要表现，相当于西医之化脓性鼻窦炎等鼻病。

[7] 流注：因毒邪流走不定、注无定处而发生于较深部组织的一类化脓性疾病，相当于西医之肌肉深部脓肿等疾病。

[8] 瘾疹：以皮肤突然出现红色或苍白色风团、瘙痒异常、时隐时现、消退后不留任何痕迹为主要表现，相当于今之荨麻疹。

[9] 齁齁：本指鼾声，此指哮鸣音。

[10] 鸡苏：又名龙脑薄荷、水苏，功同紫苏，然偏于理血。

[11] 酒疸：黄疸的一种证型。《金匮要略·黄疸病》："心中懊恼而热，不能食，时欲吐，名曰酒疸。"

[12] 鼻痔：痔通峙，原意两山相对，古泛指孔道有物突出类病证，鼻痔相当于西医鼻息肉一类的鼻病。

[13] 肠痔：肛门部有物突出，相当于西医之痔疮。

[14] 琼玉膏：源于《洪氏集验方》，由人参、生地、白茯苓、白蜜制成，有滋阴润肺、益气补脾功效。

[15] 黄芩非枯薄不泻：黄芩之老根断面中央呈暗棕色或棕黑色朽片状，颜色深，质坚实，称"枯黄芩"或"枯芩"，清泻效果好。陶弘景："黄芩，今第一出彭城，郁州亦有之。圆者名子芩为胜，破者名宿芩。其腹中皆烂，故名腐肠。惟取深色坚实者为好。"

[16] 报使：即方剂中君、臣、佐、使中的使药。

[17] 引经：即引经药，葱白、麻黄可作为辛温解表的引经药。

[18] 调息：气功四大要旨之一。主要是运用意识，通过调整呼吸使意气相合，以后天之气换取、培养先天之气。

[19] 容平：《重广补注黄帝内经素问》王冰注："万物夏长，华实已成，荣状至秋，平而定也。"

[20] 天气以急，地气以明：以，渐也。《重广补注黄帝内经素问》王冰注："天气以急，风声切也。地气以明，物色变也。"

[21] 早卧早起：天气渐寒，早卧可使人远离在外之寒邪，早起可使人头脑清醒。《重广补注黄帝内经素问》王冰注："惧中寒露，故早卧。欲使安宁，故早起。"

[22] 收敛神气，使秋气平：《重广补注黄帝内经素问》王冰注："神荡，则欲炽；欲炽，则伤和气；和气既伤，则秋气不平调也。故收敛神气，使秋气平也。"

[23] 薄衽席：薄，减少。衽席，本意为卧席，此处借指男女之房事。《新唐书·高宗纪赞》："高宗溺爱衽席，不戒履霜之渐，而毒流天下，贻祸邦家。"

[24] 寿基：长寿的基础，此处应指肾气。

[25] 痎疟：疟疾的通称，马莳《素问注证发微》："痎，音皆……'痎疟'者，疟之总称也。"

[26] 痢疾：为急性肠道传染病之一，以发热、腹痛、大便脓血、里急后重为主要表现。

考正穴法

中府（一名膺俞）：云门下一寸六分[1]，乳上三肋间，动脉[2]应手陷中，去胸中行各六寸[3]。肺之募[4]（募犹结募也，言经气聚此），手足太阴二脉之会。针三分，留五呼[5]，灸五壮[6]。

主腹胀，四肢肿，食不下，喘气胸满，肩背痛，呕哕，咳逆上气，肺系急，肺寒热，胸悚悚[7]，胆热呕逆，咳唾浊涕，风汗出，皮痛面肿，少气不得卧，伤寒胸中热，飞尸遁疰[8]，瘿瘤[9]。

云门：巨骨[10]下，侠气户旁二寸陷中，动脉应手，举臂取之，去胸中行各六寸。《素注》针七分，《铜人》针三分，灸五壮。

主伤寒四肢热不已，咳逆，喘不得息，胸胁短气，气上冲心，胸中烦满，胁彻背痛，喉痹，肩痛臂不举，瘿气[11]。

天府：腋下三寸，肘腕上五寸[12]，动脉中，用鼻尖点墨，到处是穴。禁灸[13]，针四分，留七呼。

主暴痹[14]，口鼻衄血，中风邪，泣出[15]，喜忘，飞尸恶疰，鬼语[16]，喘息，寒热疟，目眩，远视眈眈，瘿气。

侠白：天府下，去肘五寸动脉中。针三分，灸五壮。

主心痛，短气，干呕逆，烦满。

尺泽：肘中约纹上，动脉中，屈肘横纹，筋骨罅[17]陷中。手太阴肺脉所入为合水[18]，肺实泻之[19]。针三分，留三呼，灸五壮。

主肩臂痛，汗出中风，小便数，善嚏，悲哭，寒热风痹，臑肘挛，手臂不举，喉痹，上气呕吐，口干，咳嗽唾浊，痎疟，四肢暴肿，心疼臂寒，短气，肺膨胀[20]，心烦闷，少气，劳热[21]，喘满，腰脊强痛，小儿慢惊风[22]。

孔最：去腕上七寸，侧取之。灸五壮，针三分。

主热病汗不出，咳逆，肘臂厥[23]痛屈伸难，手不及头，指不握，吐血，失音[24]，咽肿头痛。

列缺：手太阴络，别走阳明。去腕侧上一寸五分，以两手交叉，食指尽处，两筋骨罅中。针二分，留五呼，泻五吸[25]，灸七壮。

主偏风口面㖞斜[26]，手腕无力，半身不遂，掌中热，口噤不开，寒热疟，呕沫，咳嗽，善笑[27]，纵唇口，健忘，溺血精出，阴茎痛，小便热，痫惊妄见，面目四肢臃肿，肩痹，胸背寒栗，少气不足以息，尸厥[28]寒热，交两手而瞀[29]。实则胸背热，汗出，四肢暴肿。虚则胸背寒慄，少气不足以息。

《素问》曰：实则手锐掌[30]热，泻之。虚则欠㰦[31]，则便遗数，补之。直行者谓之经，旁出者谓之络，手太阴之支，从腕后直出次指内廉出其端，是列缺为太阴别走阳明之络。人或有寸、关、尺三部脉不见，自列缺至阳溪脉见者，俗谓之反关脉[32]。此经脉虚而络脉满，《千金翼》谓阳脉逆，反大于寸口三倍，惜叔和尚未之及，而况高阳生[33]哉。

经渠：寸口动脉陷中。肺脉所行为经金[34]。针入二分，留三呼，禁灸，灸伤神明。

主疟寒热，胸背拘急，胸满膨，喉痹，掌中热，咳逆上气，伤寒，热病汗不出，暴痹喘促，心痛呕吐。

太渊（一名太泉，避唐祖讳[35]）：掌后内侧横纹头，动脉中。肺脉所注为俞土[36]，肺虚补之[37]。《难经》曰：脉会太渊。疏[38]曰：脉病治此。平旦寅时[39]，气血从此始，故曰寸口者，脉之大要会，手太阴之动脉也。灸三壮，针二分，留三呼。

主胸痹[40]逆气，善哕[41]，呕饮食，咳嗽，烦闷不得眠，肺胀膨，臂内廉痛，目生白翳[42]，眼痛赤，乍寒乍热，缺盆中引痛[43]，掌中热，数欠，肩背痛寒，喘不得息，噫气上逆，心痛，脉涩，咳血呕血，振寒，咽干，狂言口僻[44]，溺色变，卒遗矢无度[45]。

鱼际：大指本节[46]后，内侧白肉际陷中。又云：散脉[47]中。肺脉所溜为荥火[48]。针二分，留二呼，禁灸。

主酒病[49]，恶风寒，虚热，舌上黄[50]，身热头痛，咳嗽哕，伤寒汗不出，痹走胸背痛不得息，目眩，心烦少气，腹痛不下食，肘挛肢满[51]，喉中干燥，寒慄鼓颔[52]，咳引尻痛，溺血呕血，心痹悲恐，乳痈[53]。东垣曰：胃气下溜[54]，五脏气皆乱，在于肺者，取之手太阴鱼际，足少阴俞。

少商：大指内侧，去爪甲角如韭叶。肺脉所出为井木[55]。宜以三棱针刺之，微出血，泄诸脏热，凑不宜灸。

主颔肿喉闭，烦心善哕，心下满，汗出而寒，咳逆，痎疟振寒，腹满，唾沫，唇干引饮，食不下，膨膨，手挛指痛，掌热，寒慄鼓颔，喉中鸣[56]，小儿乳鹅[57]。

唐刺史成君绰，忽颔肿，大如升，喉中闭塞，水粒不下三日。甄权[58]以三棱针刺之，微出血，立愈。泻脏热也。《素注》留一呼，《明堂》灸三壮，《甲乙》灸一壮。

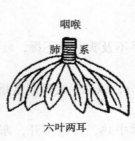

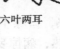

咽喉

肺系

六叶两耳

肺脏图

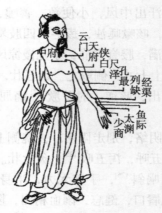

手太阴肺经

注释

[1] 一寸六分：胸部定位，两肋间相距1.6寸。

[2] 动脉：此处泛指动脉搏动，现代解剖证实中府穴深层有胸肩峰动脉。

[3] 去胸中行各六寸：中行，即正中线。各，中府穴左右各一。

[4] 募：即募穴，为脏腑之气结聚于胸腹部的腧穴。

[5] 五呼：即五次呼吸所用时间，古代用正常人呼吸次数作为留针时间的计数单位。

[6] 壮：艾炷的计数单位，一个艾炷为一壮。

[7] 悚悚：害怕的样子，此指因为胸部疼痛而不敢用力呼吸。

[8] 飞尸遁疰：恶性传染病，又称传尸、痨瘵等，飞、遁形容其来去无影踪，下文飞尸恶疰亦然。

[9] 瘿瘤：瘿和瘤的总称，或偏指瘿，指长在皮肤、肌肉、筋骨等处的肿块。瘿多长在颈部，相当于西医甲状腺疾病的统称，瘤可长在全身各处，相当于西医之肿瘤。根据发病情况，古代有五瘿（气瘿、血瘿、肉瘿、筋瘿、石瘿），六瘤（气瘤、血瘤、肉瘤、筋瘤、骨瘤、脂瘤）的记载。

[10] 巨骨：此处应指锁骨，非巨骨穴。

[11] 瘿气：应为古代五瘿之气瘿。

[12] 五寸：按今之骨度分寸，腋前纹头至肘横纹为9寸，故天府穴应在肘横纹上6寸。

[13] 禁灸：古之记载为禁灸穴，今尚未有相关证据证实。

[14] 暴痹：指突然发生的痹证。《灵枢·九针论第七十八》："虚邪客于经络而为暴痹者也。"

[15] 泣出：流泪。

[16] 鬼语：如鬼一样言语，此指胡言乱语一类的精神疾病。

[17] 罅：缝隙，裂缝。

[18] 合水：合，五输穴中的合穴。水，手、足阴经合穴五行属水。

[19] 肺实泻之：肺脏属金，尺泽属水，《难经·六十九难》："虚者补其母，实者泻其子。"水为金之子，故肺脏实证应泻尺泽。

[20] 肺膨胀：即肺胀，相当于西医之慢性阻塞性肺部疾患。

[21] 劳热：五劳七伤等导致的虚热。

[22] 小儿慢惊风：由于大病久病、暴吐暴泻等，小儿出现面色苍白，嗜睡无神，抽搐无力，时作时止，或两手颤动，筋惕肉瞤，脉细无力等症。

[23] 厥：此处指气机逆乱，阴阳之气不相顺接导致手足逆冷。

[24] 失音：又称"暴喑"，因邪毒侵犯喉部而引起声音嘶哑，甚则不能发出声音。

[25] 泻五吸：呼吸补泻中，在患者吸气时进针为泻法。此处应指行呼吸泻法五次。或作行泻法的时间为 5 次呼吸所用时间。

[26] 偏风口面㖞斜：指中风面瘫，嘴㖞而眼睛无症状。

[27] 善笑：此处应指喃喃自语，静而多喜之癫证。

[28] 尸厥：指厥证，又称"暴厥""卒厥"，临床表现为突然昏倒，不省人事，四肢逆冷，状如尸体。

[29] 交两手而瞀：瞀，指心胸闷乱，视力模糊。《灵枢·经脉第十》："是动则病肺胀满，膨膨而喘咳，缺盆中痛，甚则交两手而瞀，此为臂厥。"

[30] 手锐掌：锐，指锐骨（豌豆骨）。此处应指手掌小鱼际处。

[31] 欠欹：指呵欠。

[32] 反关脉：一种生理性变异的脉象，桡动脉不行于寸口，而行于寸口背侧，多在列缺至阳溪之间切到。

[33] 高阳生：相传为六朝人，托王叔和之名作《王叔和脉诀》。

[34] 经金：五输穴中的经穴。金，手、足阴经经穴五行属金。

[35] 避唐祖讳：唐高祖名李渊，古代对于君主或尊长不能直书其名，多用意义相同或相近的字来代替，故为避"渊"而书"泉"。

[36] 俞土：五输穴中的输穴。土，手、足阴经输穴五行属土。

[37] 肺虚补之：肺脏属金，太渊属土，《难经·六十九难》："虚者补其母，实者泻其子。"土为金之母，故肺脏虚证应补太渊。

[38] 疏：古籍注释体例之一。

[39] 平旦寅时：平旦，古代将一天分为十二时，太阳露出地平线之前，天刚亮的一段时间称为"平旦"，用十二地支表示为寅时，即早上 3—5 点。

[40] 胸痹：胸痛，相当于西医之冠心病。

[41] 哕：呕吐。

[42] 白翳：古人将黑睛和晶珠的病变统称为翳，影响视力，有新翳和宿翳的区别，新翳初起色灰白，故称白翳。

[43] 缺盆中引痛：缺盆，指锁骨上窝。缺盆中，指两侧缺盆之间，约为天突穴处，其深部为喉咙。

[44] 口㖞：即面瘫。

[45] 遗矢无度：矢，同屎。大便失禁。

[46] 大指本节：第一掌指关节。

[47] 散脉：脉之散行者。此处应指局部浅表静脉。

[48] 荥火：五输穴中的荥穴。火，手、足阴经荥穴五行属火。

[49] 酒病：亦称病酒，因饮酒过量而生病。唐代姚合《寄华州李中丞》诗："养生非酒病，难隐题诗名。"

[50] 舌上黄：即苔黄，主热证，鱼际为肺经荥穴，可以泻热。

[51] 肢满：肢体肿胀而饱满。

[52] 寒慄鼓颔：颔，颈上、下颌下的柔软处。此处指因寒而战栗、牙齿叩击之状。

[53] 乳痈：发生于乳房部的急性化脓性疾病。

[54] 胃气下溜：此指中气下陷。

[55] 井木：井，五输穴中的井穴。木，手、足阴经井穴五行属木。

[56] 喉中鸣：喉中有声，此指哮鸣。

[57] 乳鹅：即乳蛾，指咽喉两侧腭扁桃体处红肿疼痛，重者表面可有黄白脓样物，形似乳头，状如蚕蛾，故名。

[58] 甄权：唐代医家，尤善针灸，著有《明堂人形图》《针方》等书。

手阳明大肠经

手阳明大肠经穴主治

《内经》曰：大肠者，传道之官，变化出焉。又云：大肠为白肠。

手阳明大肠经穴歌 [1]

手阳明穴起商阳、二间、三间、合谷藏，阳溪、偏历、温溜长，下廉、上廉、手三里，曲池、肘髎、五里近，臂臑、肩髃、巨骨当，天鼎、扶突、禾髎接，鼻旁五分号迎香 [2]（左右四十六穴）。

此一经起于商阳，终于迎香，取商阳、二间、三间、合谷、阳溪、曲池，与井荥俞原 [3] 经合也。

其脉起于大指次指 [4] 之端，循指上廉 [5] 出合谷两骨之间 [6]，上入两筋之中 [7]，循臂上廉，入肘外廉 [8]，上循臑外前廉，上肩，出髃骨 [9] 之前廉，上出柱骨之会 [10] 上，下入缺盆，络肺，下膈，属大肠；其支者，从缺盆上颈贯颊，入下齿中，还出挟口，交人中 [11]—左之右，右之左—上挟鼻孔，循禾髎、迎香而终，以交于足阳明也。是经气血俱多，卯时气血注此，受手太阴之交 [12]。

庚金之腑 [13]，脉详右寸。实则脉实，伤热而肠满不通，辛温可泻。虚则脉虚，伤寒而肠鸣泄痛，补必酸凉。蒸黄连而解酒毒，炒厚朴而止便红。肠风 [14] 妙川乌荆芥，脏毒 [15] 寄卷柏黄芪。痢中六神丸 [16]，宜调则调；带下百中散 [17]，可止则止。润肠通秘，麻仁丸 [18] 果有神效，行滞推坚，六磨汤 [19] 岂无奇功。痔疮热痛，脑麝研入蜗牛 [20]，胆冰磨敷井水；痢疾腹痛，姜茶煎 [21] 治出坡仙 [22]，梅蜜饮 [23] 方书登父。肠内生痈，返魂汤 [24] 而加减随宜，十宣散 [25] 去增适可。尝闻食石饮水，可作充肠之馔；饵松食柏，亦成清腑之方。是以疗饥者不在珍馐，调肠者何烦异术，能穷针里阴阳，自获殊常效验。

注释

[1] 本文主要论述了大肠经的基本穴位、经络循行等。

[2] 介绍了手阳明大肠经左右共40个穴位。

[3] 原：即原穴，是脏腑原气留止的部位，十二经脉在腕、踝关节附近各有一个穴位。《灵枢·九针十二原》记载："五脏有疾，当取之十二原。"阴经五脏之原穴与五输穴之输穴为同一穴，阳经原穴另立一穴。

[4] 大指次指：大指旁的次指，即食指。

[5] 指上廉：即食指桡侧。屈肘立腕取穴，食指桡侧即上廉。

[6] 合谷两骨之间：即第一、第二掌骨之间。

[7] 两筋之中：指拇长伸肌腱与拇短伸肌腱之间的凹陷，约当阳溪穴处。

[8] 肘外廉：肘横纹外侧，约当曲池穴处。

[9] 髃骨：指肩胛骨肩峰端。

[10] 柱骨之会：柱骨，指锁骨，或指颈椎。《医宗金鉴》："柱骨者，膺上缺盆之外，俗称锁子骨也。内接横骨，外接肩解也。"会，此应指大椎穴。

[11] 交人中：在人中沟处左右交叉。

[12] 受手太阴之交：十二经脉流注顺序为：手太阴肺—手阳明大肠—足阳明胃—足太阴脾—手少阴心—手太阳小肠—足太阳膀胱—足少阴肾—手厥阴心包—手少阳三焦—足少阳胆—足厥阴肝—手太阴肺。

[13] 庚金之腑：大肠在天干与庚对应，五行属金，故曰庚金之腑。

[14] 肠风：病名，以便血为主症，多由风热或湿热之邪客于肠道所致。

[15] 脏毒：病名，以便血为主症，然血色多暗，多由邪毒久居肠道所致。《医学入门》卷五："自内伤得者曰脏毒，积久乃来，所以色黯，多在粪后，自小肠血分来也。"

[16] 六神丸：古之记载六神丸分杨氏六神丸（由当归、没药、水蛭、附子、川乌、草乌组成）、吉氏六神丸（由丁香、木香、肉豆蔻、诃子、使君子、芦荟组成）、良方六神丸（由神曲、麦芽、茯苓、枳壳、木香、黄连组成）、雷氏六神丸（由牛黄、雄黄、珍珠、麝香、冰片、蟾酥组成）。此处应指良方六神丸，首见于《景岳全书·古方八阵·寒阵》，具有消食和胃、治痢止痛之功。

[17] 百中散：古之记载百中散文献较多：《幼幼新书》卷二十四 [黄葵花二分，白芷二分，延胡索二分，槟榔十分，郁金四分，蚯蚓一条，黄盐六分，虾蟆少许，白米一勺，牛肉脯二分，蜘蛛（灰）一个]，《济阳纲目》卷二十二 [罂粟壳（用姜汁浸 1 宿，炒干）]。此处应指含罂粟壳等中药的收敛止涩之剂。

[18] 麻仁丸：即麻子仁丸，由麻子仁、芍药、枳实、大黄、厚朴、杏仁组成，主治胃热津伤脾失输布之脾约证，首见于《伤寒论》。

[19] 六磨汤：又称六磨饮子，由槟榔、沉香、木香、乌药、枳实、大黄组成，有顺气导滞之功效，主治气滞便秘，首见于《世医得效方》卷六。

[20] 蜗牛：《名医别录》："味咸，寒。"具有清热解毒消肿之功效。

[21] 姜茶煎：原为姜茶饮，由苏轼所创，清代雷少逸《时病论》记载："此方乃东坡居士所创，虽平淡无奇，然用意颇妙。生姜味辛而温，能解表也；茶叶甘苦微寒，能清里也……考姜、茶之功，并能消痰消食，故治疟兼治痢也。"

[22] 坡仙：宋代文学家苏轼，文才盖世，仰慕者称之为"坡仙"。

[23] 梅蜜饮：由陈白梅、陈细茶等组成，主要治疗热痢，出自《痢疟纂要》卷十。

[24] 返魂汤：古之记载返魂汤文献较多，有《简明医毂》《幼幼集成》、《医学入门》等。此处应指《医学入门》的返魂汤（赤芍五分，木通五分，白芷五分，何首乌五分，枳壳五分，小茴香五分，乌药五分，当归五分，甘草五分）。具有调和荣卫、顺气调血的功效。

[25] 十宣散：古之记载十宣散文献较多，有《痘疹全书》《普济方》《证治准绳》等。此处应指《证治准绳》之十宣散，《证治准绳·幼科》：[人参、当归（酒浸）、黄芪（盐水润透，蒸焙）各二两，苦桔梗、肉桂（另研）、厚朴（姜汁炙）、防风、川芎、白芷、生甘草各一两。为细末，每服三至六钱，无灰酒或木香煎汤调下，日夜各数服。] 具有补养气血，消肿溃脓功效，用于治痈疽气血两虚，尚未成脓或已成脓者；亦治痘疮里虚。

考正穴法

商阳（一名绝阳）：手大指次指内侧，去爪甲角如韭叶 [1]。手阳明大肠脉所出为井金 [2]。《铜人》灸三壮，针一分，留一呼。

主胸中气满，喘咳支肿，热病汗不出，耳鸣聋，寒热痎疟，口干颐[3]颔肿，齿痛，恶寒，肩背急相引缺盆中痛，目青盲[4]。灸三壮，左取右，右取左，如食顷[5]立已。

二间（一名间谷）：食指本节前内侧陷中。手阳明大肠脉所溜为荥水[6]。大肠实泻之。《铜人》针三分，留六呼，灸三壮。

主喉痹，颔肿，肩背痛，振寒，鼻衄[7]衄血，多惊，齿痛，目黄，口干口喎[8]，急食不通，伤寒水结[9]。

三间（一名少谷）：食指本节后内侧陷中。手阳明大肠脉所注为俞木[10]。《铜人》针三分，留三呼，灸三壮。

主喉痹，咽中如梗，下齿龋痛[11]，嗜卧，胸腹满，肠鸣洞泄[12]，寒热疟，唇焦口干，气喘，目眦急痛，吐舌[13]，戾颈[14]，喜惊多唾，急食不通，伤寒气热，身寒结水。

东垣曰：气在于臂足取之，先去血脉[15]，后深取手阳明之荥俞二间、三间。

合谷（一名虎口）：手大指次指歧骨[16]间陷中。手阳明大肠脉所过为原，虚实皆拔[17]之。《铜人》针三分，留六呼，灸三壮。

主伤寒大渴，脉浮在表，发热恶寒，头痛脊强，无汗，寒热疟，鼻衄不止，热病汗不出，目视不明，生白翳，下齿龋，耳聋，喉痹，面肿，唇吻不收[18]，瘖不能言，口噤不开，偏风[19]，风疹[20]，疥疥[21]，偏正头痛，腰脊内引痛，小儿单乳鹅。

按：合谷，妇人妊娠可泻不可补[22]，补即堕胎，详见足太阴脾经三阴交下。

阳溪（一名中魁）：腕中上侧两筋间陷中。手阳明大肠脉所行为经火[23]。《铜人》针三分，留七呼，灸三壮。

主狂言喜笑见鬼[24]，热病烦心，目风[25]赤烂有翳，厥逆头痛[26]，胸满不得息，寒热疟疾，寒嗽呕沫，喉痹，耳鸣，耳聋，惊掣[27]肘臂不举，疥疥。

偏历：腕中后三寸。手阳明络脉，别走太阴。《铜人》针三分，留七呼，灸三壮。《明下》灸五壮。

主肩膊肘腕痠疼，睇[28]目䀮䀮，齿痛，鼻衄，寒热疟，癫疾多言，咽喉干，喉痹，耳鸣，风汗不出[29]，利小便。实则龋聋，泻之；虚则齿寒痹膈[30]，补之。

温溜（一名逆注，一名池头）：腕后大士[31]五寸，小士六寸。《明堂》在腕后五寸、六寸间。《铜人》针三分，灸三壮。

主肠鸣腹痛，伤寒哕逆噫[32]，膈中气闭，寒热头痛，喜笑狂言见鬼，吐涎沫，风逆[33]四肢肿，吐舌口舌痛，喉痹。

下廉：辅骨[34]下，去上廉一寸，辅脱肉分外[35]。《铜人》斜针五分，留五呼，灸三壮。

主飧泄[36]，劳瘵[37]，小腹满，小便黄，便血，狂言，偏风热风[38]，冷痹[39]不遂，风湿痹，小肠气不足，面无颜色，痃癖[40]，腹痛若刀刺不可忍，腹胁痛满，狂走，侠脐痛，食不化，喘息不能行，唇干涎出，乳痈[41]。

上廉：三里下一寸，其分独抵阳明之会外。《铜人》斜针五分，灸五壮。

主小便难、黄赤，肠鸣，胸痛，偏风半身不遂，骨髓冷，手足不仁，喘息，大肠气，脑风[42]头痛。

三里（一名手三里）：曲池下二寸，按之肉起，锐肉之端。《铜人》灸三壮，针二分。

主霍乱[43]遗矢，失音气[44]，齿痛，颊颔肿，瘰疬[45]，手臂不仁，肘挛不伸，中风[46]口喎，手足不随。

曲池：肘外辅骨 [47]，屈肘横纹头陷中，以手拱胸 [48] 取之。手阳明大肠脉所入为合土 [49]。《素注》针五分，留七呼。《铜人》针七分，得气先泻后补，灸三壮。《明堂》日灸七壮，至二百壮，且停十余日，更灸止二百壮。

主绕踝风 [50]，手臂红肿，肘中痛，偏风半身不遂，恶风邪气，泣出喜忘，风瘾疹 [51]，喉痹不能言，胸中烦满，臂膊疼痛，筋缓捉物不得，挽弓不开，屈伸难，风痹，肘细无力，伤寒余热不尽，皮肤干燥，瘰疬 [52] 癫疾，举体痛痒如虫啮，皮脱作疮，皮肤痂疥，妇人经脉不通。

肘髎：肘大骨 [53] 外廉陷中。《铜人》灸三壮，针三分。

主风劳 [54] 嗜卧，肘节风痹，臂痛不举，屈伸挛急，麻木不仁。

五里：肘上三寸，行向里大脉中央。《铜人》灸十壮。《素问》大禁针。

主风劳惊恐，吐血咳嗽，肘臂痛，嗜卧，四肢不得动，心下胀满，上气 [55]，身黄，时有微热，瘰疬，目视䀮䀮，疟疾。

臂臑：肘上七寸，腘 [56] 肉端，肩髃下一寸 [57]，两筋两骨罅陷宛宛 [58] 中，举臂取之。手阳明络，手足太阳、阳维之会。《铜人》灸三壮，针三分。《明堂》宜灸不宜针，日灸七壮，至二百壮。若针，不得过三五分。

主寒热臂痛，不得举，瘰疬，颈项拘急。

肩髃（一名中肩井，一名偏肩）：膊骨 [59] 头肩端上，两骨罅间陷者宛宛中，举臂取之有空。手阳明、阳跷之会。《铜人》灸七壮，至二七壮，以瘥 [60] 为度。若灸偏风，灸七七壮，不宜多，恐手臂细。若风病，筋骨无力，久不瘥，灸不畏细。刺即泄肩臂热气。《明堂》针八分，留三呼，泻五吸，灸不及针。以平手取其穴，灸七壮，增至二七壮。《素注》针一寸，灸五壮。又云：针六分，留六呼。

主中风手足不随，偏风，风痪 [61]，风痿，风病，半身不遂，热风肩中热，头不可回顾，肩臂疼痛臂无力，手不能向头，挛急，风热瘾疹，颜色枯焦，劳气泄精 [62]，伤寒热不已，四肢热，诸瘿气。

唐鲁州刺史库狄嵚风痹，不能挽弓，甄权针肩髃，针进即可射。

巨骨：肩尖端上行，两叉骨 [63] 罅间陷中。手阳明、阳跷之会。《铜人》灸五壮，针一寸半。《明堂》灸三壮至七壮。《素注》禁针。针则倒悬 [64]，一食顷，乃得下针，针四分，泻之勿补，针出始得正卧。《明堂》灸三壮。

主惊痫，破心吐血 [65]，臂膊痛，胸中有瘀血，肩臂不得屈伸。

天鼎：颈缺盆上，直扶突后一寸。《素注》针四分。《铜人》灸三壮，针三分，《明堂》灸七壮。

主暴瘖气哽 [66]，喉痹嗌 [67] 肿，不得息，饮食不下，喉中鸣。

扶突（一名水穴）：气舍上一寸五分，在颈当曲颊 [68] 下一寸，人迎后一寸五分，仰而取之。《铜人》灸三壮，针三分。《素注》针四分。

主咳嗽多唾，上气，咽引喘息，喉中如水鸡声 [69]，暴瘖气哽。

禾髎（一名长频 [70]）：鼻孔下，挟水沟旁五分。手阳明脉气所发。《铜人》针三分，禁灸。

主尸厥及口不可开，鼻疮息肉 [71]，鼻塞不闻香臭，衄衊不止。

迎香：禾髎上一寸，鼻下孔旁五分。手足阳明之会。针三分，留三呼，禁灸。

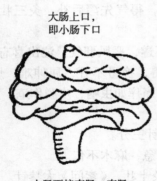

大肠上口，
即小肠下口

大肠下接直肠，直肠
下接肛门，谷道也

大肠腑图

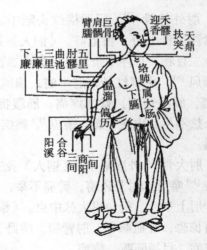

臀肩巨
臑髃骨
迎禾
香髎
扶天
突鼎
下上三曲肘五
廉廉里池髎里
络肺
属大
肠
下
膈
温
溜
偏
历
阳
溪
合
谷
三商二
间阳间

手阳明大肠经

　　主鼻塞不闻香臭，偏风口喝，面痒浮肿，风动叶落，状如虫行，唇肿痛，喘息不利，鼻喝多涕，䪼䪼骨疮[72]，鼻有息肉。

注释

[1] 如韭叶：像韭菜叶一样宽的距离，约0.1寸。

[2] 井金：井，五输穴中的井穴。金，手、足阳经井穴五行属金。

[3] 颐：面颊，腮。

[4] 青盲：指眼外观正常，视盘色淡，而视力逐渐下降，甚至失明的慢性内障眼病，相当于西医视神经萎缩等眼病。

[5] 食顷：指吃一顿饭的时间，形容大致时间长度。

[6] 荥水：荥，五输穴中的荥穴。水，手、足阳经荥穴五行属水。

[7] 鼻鼽：指以突然和反复发作的鼻痒、打喷嚏、流清涕、鼻塞等为主要特征的鼻病。《素问玄机原病式·卷一》记载："鼽者，鼻出清涕也。"约相当于西医学的过敏性鼻炎。

[8] 口喝：即面瘫，以口角向一侧歪斜为主要临床表现。

[9] 伤寒水结：即伤寒水结胸证，是无形之寒热与有形的痰水相结，以胸胁脘腹部疼痛拒按为主症。

[10] 俞木：俞，五输穴中的输穴。木，手、足阳经输穴五行属木。

[11] 龋痛：即龋齿导致牙痛。龋，即龋齿，俗称蛀牙，是牙体被破坏，形成龋洞的一种牙病。

[12] 洞泄：指大便直倾而下，泻下完谷不化。《圣济总录·卷七十四》记载："洞泄谓食已即泄。"多由脾虚日久，湿邪较盛导致。

[13] 吐舌：又称吐弄舌，舌伸出口外久不能回缩者为吐舌；舌微露出口，旋即收回，或反复舔口唇，称为弄舌，多由内热引起，多见于小儿。

[14] 戾颈：戾，弯曲，指颈项强硬，活动受限。

[15] 去血脉：即点刺放血疗法以疏通经脉。

[16] 歧骨：两骨末端互相交合的部分，状如分枝，故名。此处指第一、第二掌骨间。

[17] 拔：此处作"取"讲。

[18] 唇吻不收：唇吻，即口、嘴，指口角松弛。

[19] 偏风：即中风，半身不遂。《素问·风论》："风中五脏六府之俞，亦为藏府之风，各入其门户，

所中则为偏风。"

[20] 风疹：又称瘾疹，俗称风疹块，是一种皮肤出现红色或苍白风团，时隐时现的瘙痒性、过敏性皮肤病。本病以皮肤上出现瘙痒性风团，发无定处，骤起骤退，消退后不留任何痕迹为临床特征。相当于现代医学的荨麻疹。

[21] 痂疥：疥疮。《证治准绳·疡医》记载："严子礼云：夫痂疥之为病，虽苦不害人，然而至难可者多矣……夫痂疥者，皆由风热而生，遍体瘙痒，搔之皮起，或血出或水出，结作干痂，其中有虫，人往往以针头挑出，状如水内虫，此盖由肌肉之间，深受风邪热气之所致也。"

[22] 妇人妊娠可泻不可补：《铜人》："妇人妊娠不可刺之，损胎气。"现代研究认为，针刺合谷穴可增强宫缩，延长宫缩时间，缩短产程。故孕妇慎刺。

[23] 经火：经，五输穴中的经穴。火，手、足阳经经穴五行属火。

[24] 狂言喜笑见鬼：指癫狂等精神类疾病。

[25] 目风：泛指因风邪所致之目疾。

[26] 厥逆头痛：指寒邪所伤，气机上逆不顺导致的头痛。《素问·奇病论》记载："当有所犯大寒，内至骨髓，髓者，以脑为主。脑逆，故令头痛，齿亦痛。病名曰厥逆。"

[27] 惊掣：掣，通"瘛"，手脚痉挛，此指因惊吓导致痉挛抽搐。

[28] 瞑：通"眯"，指眼皮微微合拢。

[29] 风汗不出：感受风邪不出汗。

[30] 痹膈：痹即闭，指膈下闭塞不通。

[31] 大士：指身材高大者。下文小士指身材矮小者。

[32] 哕逆噫：哕，呕吐，气逆；逆，气上逆；噫，即嗳气，俗称"打饱嗝"，指胃中气体上出咽喉而发出的长而缓的声音，因胃气失和而上逆所致。

[33] 风逆：指外感风邪，厥气内逆的病证。《灵枢·癫狂》："风逆，暴四肢肿，身漯漯，唏然时寒，饥则烦，饱则善变。"

[34] 辅骨：辅助主干的骨骼，此指桡骨。

[35] 辅脱肉分外：指附着桡骨的肌肉隆起的外侧。辅，即桡骨；脱肉，应作锐肉，即肌肉隆起。

[36] 飧泄：指大便泄泻清稀，并有不消化的食物残渣，多由肝郁脾虚，清气不升所致。《时病论》记载："推飧泄致病之因，乃风邪也，木胜也，寒气也，脾虚也，伏气也。"

[37] 劳瘵：即痨病之有传染性者。又作痨瘵，又名传尸劳、劳极、尸注、殗殜、鬼注等。《济生方·劳瘵》："夫劳瘵一证，为人之大患。凡受此病者，传变不一，积年染疰，甚至灭门。"

[38] 热风：风邪挟热所致的一种病。

[39] 冷痹：即寒痹，痹证偏于寒邪重者。症见脚膝酸疼、行履艰难、身体俱痛等。

[40] 疝癖：脐腹一侧或胁肋部时有筋脉攻撑急痛的病证。因气血不和，经络阻滞，食积寒凝所致。《太平圣惠方》卷四十九："夫疝癖者，本因邪冷之气积聚而生也。疝者，在腹内近脐左右，各有一条筋脉急痛，大者如臂，次者如指，因气而成，如弦之状，名曰疝气也；癖者，侧在两肋间，有时而僻，故曰癖。夫疝之与癖，名号虽殊，针石汤丸主疗无别。此皆阴阳不和，经络否隔，饮食停滞，不得宣疏，邪冷之气，搏结不散，故曰疝癖也。"

[41] 乳痈：由热毒侵入乳房而引起的急性化脓性疾病，临床表现为乳房局部结块、红肿热痛，或伴有恶寒发热等全身症状，相当于西医的急性化脓性乳腺炎。

[42] 脑风：指风邪侵入于脑所引起的病证。症见项背恶寒、脑户穴局部冷感（见《圣济总录》卷

十五)、恶风、头部剧痛、痛连齿颊。《素问·风论第四十二》记载："风气循风府而上，则为脑风。"

[43] 霍乱：泛指具有剧烈吐泻、腹痛等症状的肠胃疾病。分为两类：一是因其能将胃肠中病理性内容物吐泻而出的，叫"湿霍乱"；二是腹胀绞痛、烦躁闷乱，想吐吐不出，欲泻又泻不下的，叫"干霍乱"，或称"绞肠痧"。《素问·六元正纪大论》："太阴所至，为中满，霍乱吐下。"

[44] 气：《针灸聚英·卷一》无此字，或参之。

[45] 瘰疬：发生于颈部的慢性化脓性疾病，因其结核多枚，累累如串珠状，故名瘰疬，其中小者称瘰，大者称疬，统称瘰疬，俗称"疬子颈""老鼠疮"。相当于西医的颈部淋巴结结核。

[46] 中风：以猝然昏倒、不省人事、半身不遂、口舌㖞斜、语言不利为主要症状的一类疾病。相当于西医的脑血管疾病。

[47] 肘外辅骨：指肱骨外上髁。

[48] 以手拱胸：即屈肘的动作。

[49] 合土：合，五输穴中的合穴。土，手、足阳经合穴五行属土。

[50] 绕踝风：指踝关节周围红肿胀痛时作时止的一种病，又名"草鞋风"。《医宗金鉴·外科卷下·刺灸心法要诀》记载："足内踝红肿，名绕踝风也。足外踝红肿，名穿踝风也。"

[51] 风瘾疹：即瘾疹，是一种皮肤出现红色或苍白风团，时隐时现的瘙痒性、过敏性皮肤病。相当于西医之荨麻疹。《医宗金鉴·外科心法要诀》云："此证俗名鬼饭疙瘩，由汗出受风，或露卧乘凉，风邪多中表虚之人。"

[52] 瘈疭：泛指手足抽搐，亦指惊风、痫病。段玉裁注："《急就篇》亦云瘈疭。师古云：即今痫病。按，今小儿惊病也。瘈之言掣也，疭之言纵也。"

[53] 肘大骨：即肱骨。

[54] 风劳：虚劳病复受风邪所致，以肌骨蒸热，寒热往来，痰嗽盗汗，黄瘦毛焦，口臭等为主要表现。《金匮翼·风劳》记载："风劳之证，肌骨蒸热，寒热往来，痰嗽，盗汗，黄瘦，毛焦，口臭，或成疳利。由风邪淹滞经络，瘀郁而然。其病多著于肝，亦名肝劳。"治宜秦艽鳖甲散等方。

[55] 上气：指肺气上逆，气喘。

[56] 臑：此处应指三角肌。

[57] 寸：人民卫生出版社1963年版作"夫"。

[58] 宛：本意为曲折，此处应指凹陷。

[59] 膊骨：应指肱骨。

[60] 瘥：疾病痊愈。

[61] 风痪：泛指风邪所致的瘫痪。下文风痿即泛指风邪所致的痿证。

[62] 劳气泄精：肾气虚损导致的滑精。隋代巢元方《诸病源候论·虚劳失精候》记载："肾气虚损，不能藏精，故精漏失。"

[63] 叉骨：此处指锁骨肩峰端与肩胛冈形成的歧骨。

[64] 倒悬：把人头朝下、脚朝上悬挂着，此应为古人防止刺入肺脏的安全进针方法。

[65] 破心吐血：形容吐血量大，就像心都破了似的。

[66] 暴瘖气哽：指突然声音嘶哑，说不出话。暴瘖，即起病急骤之喉喑，以突然声音嘶哑为主要症状，相当于西医之喉部急性炎症性疾病、喉肌无力、声带麻痹等。

[67] 嗌：即咽喉。《释名》："咽，又谓之嗌，气所流通，厄要之处也。"

[68] 曲颊：颊，即面的两旁，因其屈而向前，故称曲颊，相当于下颌角的部位。

[69] 喉中如水鸡声：即喉中哮鸣有声。水鸡，即青蛙，《金匮要略校注》言："水鸡即田鸡，蛙也。水鸡声是形容喉间痰鸣声连连不绝，犹如水鸡之声。"

[70] 颏：指颐下须，即下巴上的胡须。

[71] 鼻疮息肉：鼻疮，指鼻中生疮，干燥疼痛，甚则鼻外色红痛似火炙。《医宗金鉴·卷六五》记载："由肺经壅热，上攻鼻窍，聚而不散，致成此疮。"息肉，即鼻息肉，指鼻内光滑柔软、状如葡萄或荔枝样的赘生物。

[72] 骨疮：即独骨疮，指生于下颏部的湿疮，多见于小儿，多由于口涎下流，浸渍日久，患处湿烂，浸淫成疮。相当于西医之口周围湿疹。

足阳明胃经

足阳明胃经穴主治

《内经》曰：胃者，仓廪之官，五味出焉[1]。又曰：胃为黄肠[2]。

五味入口藏于胃，以养五脏气。胃者，水谷之海，六腑之大原[3]也。是以五脏六腑之气味[4]，皆出于胃。

注释

[1] 仓廪之官，五味出焉：仓廪，储存粮食的地方。五味，酸、苦、甘、辛、咸，此处五味指五谷化生水谷精微。

[2] 黄肠：胃在五色中与黄色相对应，故曰黄肠。

[3] 大原：原，《说文》："原，水泉本也。"俗字作"源"，即本源，源泉之意。此言胃可受纳腐熟水谷，化生水谷精微，以养六腑五脏，故曰主要源泉。

[4] 五脏六腑之气味：此指供应五脏六腑之水谷精微。

足阳明胃经穴歌[1]

四十五穴足阳明，头维、下关、颊车停，承泣、四白、巨髎经，地仓、大迎对人迎。水突、气舍、连缺盆，气户、库房、屋翳屯，膺窗、乳中延乳根，不容、承满、梁门起，关门、太乙、滑肉门，天枢、外陵、大巨存，水道、归来、气冲次，髀关、伏兔走阴市，梁丘、犊鼻、足三里，上巨虚连条口位，下巨虚跳上丰隆，解溪、冲阳陷谷中，内庭、厉兑经穴终[2]（左右九十穴）。

此一经起于头维[3]，终于厉兑，取厉兑、内庭、陷谷、冲阳、解溪、三里，与井荥俞原经合也。

脉起于鼻交頞[4]中，旁约[5]太阳之脉，下循鼻外[6]，上入齿中，还出挟口，环唇，下交承浆[7]，却[8]循颐后下廉，出大迎，循颊车，上耳前，过客主人[9]，循发际至额颅[10]；其支别者，从大迎前下人迎，循喉咙入缺盆，下膈，属胃，络脾；其直行者，从缺盆下乳内廉，挟脐入气冲中；其支者，起胃下口[11]，循腹里，下至气冲而合，以下髀关，抵伏兔，下入膝膑中，下循胻外廉，下足跗[12]，入中指外间[13]；其支者，下膝三寸而别，以下入中指外间；其支者，别跗上，入大指间[14]，出其端，以交于太阴也。多血多气，辰时气血注此。

戊土之腑[15]，脉右关部。胃气平调，五脏安堵[16]。实则脉实，唇口干而腋下肿疼，宜泻胃土；虚则脉虚，腹痛鸣而面目虚浮，药行温补。验实热兮，必口内壅干，泻黄散[17]而得效；审虚寒兮，须骨节皆痛，人参散[18]而最奇。橘皮竹茹汤[19]，治热渴而频频呕哕；

乌药沉香散[20]，疗寒痛而日日攒眉。人参治翻胃之良，豆蔻消积气之冷。粥药不停，藿叶人参橘皮；心脾刺痛，砂仁香附乌沉。胃冷生痰，半夏姜煎生附子；中寒停水，曲丸[21]苍术久陈皮。芫花消癥癖[22]，丸共朱砂；黄芪治消渴，煎同甘草。硫汞结成砂子[23]，吐逆立痊；参茱煎用枣姜，酸咽即可。霍乱转筋[24]肢逆冷，木瓜盐炒吴茱萸；食痕[25]酒癖[26]胁胸疼，蓬术芫棱同醋煮。胃虚咳逆，人参甘草倍陈皮；胃实痰喘，藿叶丁皮增半夏。补虚降火，竹茹甘草橘皮红，或加枳术；扶弱驱寒，橘皮良姜丁半夏，参草姜苓。抑闻上部有脉，下部无脉者为食寒，点盐汤探吐[27]宽舒；倘或三部俱急，人迎带数者号内壅，服灵丸泻利便宜。调脾助胃之药最难，热则消于肌肉，须用中和饮子；变通加减之法不易，寒则减于饮食，要施仁义丹头[28]。如心不在焉，食而不知其味，正心为剂；口不谨兮，饮而不中其节，缄口良方。须知病后能服药，孰若病前能自防。

注释

[1] 本文主要论述了胃经的经络循行。

[2] 介绍了足阳明胃经左右共 90 个穴位。

[3] 起于头维：《针灸聚英》记载足阳明胃经起于承泣穴，《针灸甲乙经》记载起于迎香穴。或言因头维穴为胃经位于人体最高处的穴位。

[4] 颊：指鼻梁根部。

[5] 约：本指拘束，限制，此指与足太阳膀胱经交会于鼻梁根旁眼角处。

[6] 鼻外：指鼻外侧巨髎穴。

[7] 下交承浆：指与承浆穴相交于下边。

[8] 却：退却，向后。

[9] 客主人：即上关穴。

[10] 额颅：头颅前方之前额正中部，神庭穴附近。

[11] 胃下口：原为"胃口下"，指幽门部。

[12] 足跗：即足背。

[13] 中指外间：指，通"趾"。外，《灵枢·经脉》作"内"，或参之。中指内间，即二、三趾间。

[14] 大指间：即足大趾与次趾之间。

[15] 戊土之腑：胃在天干与戊对应，五行属土，故曰戊土之腑。

[16] 堵：原意为阻塞，不畅，此指不正常，出现疾病。

[17] 泻黄散：由藿香叶、山栀仁、石膏、甘草、防风组成，出自《小儿药证直诀》，具有泻脾胃伏火的功效。

[18] 人参散：古之记载人参散较多，此处应指《备急千金要方》中的人参散，言："补胃虚寒，身枯绝，诸骨节皆痛。人参、甘草、细辛（各六分），麦门冬、桂心、当归（各七分），干姜（二两），远志（一两），吴茱萸（二分），川椒（三分），上十味治，下筛，食后，温酒服方寸匕。"

[19] 橘皮竹茹汤：出自《金匮要略·呕吐哕下利》："哕逆者，橘皮竹茹汤主之。橘皮竹茹汤方：橘皮二升竹，竹茹二升，大枣三十枚，人参一两，生姜半斤，甘草五两，上六味，以水一斗，煮取三升，温服一升，日三服。"

[20] 乌药沉香散：台乌一钱五分，沉香一钱，乳香二钱，没药二钱，郁金一钱，苍术三钱，藿香二钱，赤苓一钱五分，伏毛一钱，官桂一钱，青皮一钱，广皮一钱，山楂肉一钱五分，元胡二钱五分，草节一钱。该方出自《青囊全集·卷上》，主治瘀凝气滞腹痛。

[21] 曲丸：即神曲丸，古之记载神曲丸较多，此处应指《太平圣惠方·卷五十》之神曲丸，由神曲120 克（炒微黄）、麦糵 120 克（炒微黄）、厚朴 60 克（去粗皮，涂生姜汁，炙令香熟）、桂心 30 克、陈橘皮 45 克（汤浸，去白、瓤，焙）、诃黎勒皮 45 克、干姜 30 克（炮裂，锉）、槟榔 30 克组成。主治膈气，饮食不下，不能消化。

[22] 癥癖：腹中积聚而成的痞块。《圣济总录·卷第七十二·积聚门》记载："论曰癥之为病，虽有形证，推之不动，癖之为病，僻在胁肋，按之水鸣，此皆饮食留滞所致也，不即治、日渐增长，盘结牢固，邪气日盛，令人正气衰微。累岁不已，甚则身瘦腹大，名曰久积癥癖。"

[23] 硫汞结成砂子：硫汞，指硫汞丹，《医学入门·卷七》记载：由水银八钱、生硫黄末二钱组成，制法为："上同入无油铫内，慢火化开，以柳枝拌炒，或有烟焰以醋洒之，俟结成砂子，再研为末，用粽尖杵丸，如绿豆大。"主治吐逆反胃。

[24] 霍乱转筋：又称转筋霍乱，指因霍乱吐利而筋脉挛急者，多由大吐大泻，津液暴失，耗伤气血，筋脉失养，或复感风冷所致。《诸病源候论·霍乱转筋候》记载："霍乱而转筋者，由冷气入于筋故也，足之三阴、三阳之筋，起于人足趾；手之三阳、三阴之筋，起于手指，并循络于身。夫霍乱大吐下之后，阴阳俱虚，其血气虚极，则手足逆冷，而荣卫不理，冷搏于筋，则筋为之转，冷入于足之三阴三阳，则脚筋转，入于手之三阴三阳，则手筋转。"

[25] 食癥：癥瘕的一种。《医说·癥瘕》记载："癥瘕之状……此人食结在腹，其病寒，口中常有水出，四肢洒洒如疟，饮食不能，郁郁而痛，此食癥也。"相当于西医之十二指肠壅滞症、急性胃扩张。

[26] 酒癖：指饮酒过度，水饮搏聚于胸膈、胁肋形成的癖病。《诸病源候论·酒癖候》记载："夫酒癖者，因大饮酒后，渴而引饮无度，酒与饮俱不散，停滞在于胁肋下，结聚成癖，时时而痛，因即呼为酒癖，其状胁下气急而痛。"《圣济总录·卷第七十三·积聚门》记载："论曰胃弱之人，因饮酒过多，酒性辛热。善渴而引饮。遇气道否塞。酒与饮俱不化。停在胁肋。结聚成癖，其状按之有形，或按之有声，胁下弦急胀满，或致痛闷，肌瘦不能食，但因酒得之。故谓之酒癖。"

[27] 盐汤探吐：喝盐汤催吐的一种方法。《备急千金要方》记载："用极咸盐汤三升，热饮一升，刺口令吐宿食使尽，不吐更服，吐迄复饮，三吐乃住，静止。"

[28] 仁义丹头：仁义丹，丹药名。丹头，是指道家炼丹之时用作点化神丹的药物，如同点豆腐之卤水一般。

考正穴法

头维：额角入发际，本神旁一寸五分，神庭旁四寸五分。足阳明、少阳二脉之会。《铜人》针三分。《素注》针五分，禁灸。

主头痛如破，目痛如脱 [1]，目瞤 [2]，目风泪出 [3]，偏风，视物不明。

下关：客主人下，耳前动脉下廉，合口有空，开口则闭，侧卧闭口取之。足阳明、少阳之会。《素注》针三分，留七呼，灸三壮。《铜人》针四分，得气即泻，禁灸。

主聤耳 [4] 有脓汁出，偏风口目㖞，牙车 [5] 脱臼，牙龈肿处，张口以三棱针出脓血，多含盐汤，即不畏风。

颊车（一名机关，一名曲牙）：耳下八分，曲颊端近前陷中，侧卧开口有空取之。《铜人》针四分，得气即泻，日灸七壮，止七七壮，炷如麦大。《明堂》灸三壮。《素注》针三分。

主中风牙关不开，口噤不语，失音，牙车疼痛，颔颊肿，牙不开嚼物，颈强不得回顾，口眼㖞。

承泣：目下七分，直瞳子陷中。足阳明、阳跷脉、任脉之会。《铜人》灸三壮，禁针，针之令人目乌色[6]。《明堂》针四分半，不宜灸，灸后令人目下大如拳，息肉日加如桃[7]，至三十日定不见物。《资生》云：当不灸不针。

东垣曰：魏邦彦夫人目翳绿色[8]，从下侵上者，自阳明来也。

主目冷泪出，上观，瞳子痒，远视䀮䀮，昏夜无见[9]，目𥈠动与项口相引[10]，口眼㖞斜，口不能言，面叶叶牵动[11]，眼赤痛，耳鸣耳聋。

四白：目下一寸，直瞳子，令病人正视取之。《素注》针四分。《甲乙》《铜人》针三分，灸七壮。凡用针稳当，方可下针，刺太深，令人目乌色。

主头痛，目眩，目赤痛，僻泪不明[12]，目痒目肤翳[13]，口眼㖞僻[14]不能言。

巨髎：侠鼻孔旁八分，直瞳子，平水沟。手足阳明、阳跷脉之会。《铜人》针三分，得气即泻，灸七壮。《明堂》灸七七壮。

主瘛疭，唇颊肿痛，口㖞僻，目障[15]无见，远视䀮䀮，淫肤白膜[16]，翳复瞳子[17]，面风[18]鼻頞[19]肿臃痛，招摇视瞻[20]，脚气[21]膝肿。

地仓：侠口吻旁四分外如近[22]，下有脉微动。手足阳明、阳跷脉之会。《铜人》针三分。《明堂》针三分半，留五呼，得气即泻。日可灸二七壮，重者七七壮，炷如粗钗股脚大[23]，艾炷若大，口转㖞，却灸承浆七七壮，即愈。

主偏风口㖞，目不得闭，脚肿，失音不语，饮水不收，水浆漏落[24]，眼𥈠动不止，瞳子痒，远视䀮䀮，昏夜无见。病左治右，病右治左，宜频针灸，以取尽风气[25]。口眼㖞斜者，以正为度。

大迎：曲颔[26]前一寸二分，骨陷中动脉。又以口下当两肩[27]是穴。《素注》针三分，留七呼，灸三壮。

主风痉[28]，口噤不开，唇吻𥈠动[29]，颊肿牙疼，寒热颈痛瘰疬，口㖞，齿龋痛，数欠气[30]，恶寒，舌强不能言，风壅面浮肿[31]，目痛不得闭。

人迎（一名五会）：颈大动脉应手，侠结喉[32]两旁一寸五分，仰而取之，以候[33]五脏气。足阳明、少阳之会。滑氏曰：古以侠喉两旁为气口、人迎[34]，至晋王叔和直以左右手寸口[35]为人迎、气口。《铜人》禁针。《明堂》针四分。《素注》刺过深杀人。

主吐逆霍乱，胸中满，喘呼不得息，咽喉臃肿，瘰疬。

水突（一名水门）：颈大筋[36]前，直人迎下，气舍上。《铜人》针三分，灸三壮。

主咳逆上气，咽喉臃肿，呼吸短气，喘息不得卧。

气舍：颈直人迎下，侠天突陷中。《铜人》灸三壮，针三分。

主咳逆上气，颈项强不得回顾，喉痹哽噎，咽肿不消，瘿瘤。

缺盆（一名天盖）：肩下横骨陷中[37]。《铜人》灸三壮，针三分。《素注》针二分，留七呼，不宜太深，深则使人逆息[38]。《素问》刺缺盆中内陷，气泄[39]令人喘咳。

主息奔[40]，胸满，喘急，水肿，瘰疬，喉痹，汗出寒热，缺盆中肿，外溃则生，胸中热满，伤寒胸热不已。

气户：巨骨下，俞府两旁各二寸陷中，去中行各四寸，仰而取之。《铜人》针三分，灸五壮。

主咳逆上气，胸背痛，咳不得息，不知味，胸胁支满[41]，喘急[42]。

库房：气户下一寸六分[43]陷中，去中行各四寸。《铜人》灸五壮，针三分。

主胸胁满，咳逆上气，呼吸不至息[44]，唾脓血浊沫。

屋翳：库房下一寸六分陷中，去中行各四寸，仰而取之。《素注》针四分。《铜人》灸五壮，针三分。

主咳逆上气，唾血多浊沫脓血，痰饮，身体肿，皮肤痛不可近衣，淫泺[45]，瘛疭不仁[46]。

膺窗：屋翳下一寸六分陷中，去中行各四寸。《铜人》针四分，灸五壮。

主胸满短气卧不安，唇肿，肠鸣注泄[47]，乳痈寒热。

乳中：当乳中是。《铜人》微刺三分，禁灸，灸则生蚀疮[48]，疮中有脓血清汁可治；疮中有息肉若蚀疮者死。《素问》云：刺乳上[49]，中乳房为肿根蚀[50]。

丹溪[51]曰：乳房阳明胃所经，乳头厥阴肝所属。乳（去声）子之母，不知调养，忿怒所逆，郁闷所遏，厚味所酿，以致厥阴之气不行，窍不得通，汁不得出，阳明之血沸腾，热甚化脓。亦有所乳之子，膈有滞痰，口气焮热[52]，含乳而睡，热气所吹，遂生结核[53]。初起时，便须忍痛，揉令稍软，吮令汁透，自可消散。失此不治，必成痈疖。若加以艾火两三壮，其效尤捷。粗工便用针刀[54]，卒惹拙病[55]，若不得夫与舅姑[56]忧怒郁闷，脾气消沮，肝气横逆，遂成结核如棋子[57]，不痛不痒，十数年后为疮陷，名曰奶岩[58]。以疮形如嵌凹[59]，似岩穴也，不可治矣。若于始生之际，能消息病根，使心清神安，然后医治，庶有可安之理。

乳根：乳中下一寸六分陷中，去中行各四寸，仰而取之。《铜人》灸五壮，针三分。《素注》针四分，灸三壮。

主胸下满闷，胸痛膈气[60]，不下食，噎病[61]，臂痛肿，乳痛，乳痈，悽惨寒痛，不可按抑[62]，咳逆，霍乱转筋，四厥[63]。

不容：幽门旁相去各一寸五分，去中行各三寸[64]。《铜人》灸五壮。《明堂》灸三壮，针五分。《素注》针八分。

主腹满痃癖，吐血，肩胁痛，口干，心痛，胸背相引痛，喘咳，不嗜食，腹虚鸣，呕吐，痰癖[65]，疝瘕[66]。

承满：不容下一寸，去中行各三寸。《铜人》针三分，灸五壮。《明堂》三壮。

主肠鸣腹胀，上气喘逆，食饮不下，肩息[67]唾血[68]。

梁门：承满下一寸，去中行各三寸。《铜人》针三分，灸五壮。

主胁下积气[69]，食饮不思，大肠滑泄[70]，完谷不化。

关门：梁门下一寸，去中行各三寸。《铜人》针八分，灸五壮。

主善满积气[71]，肠鸣卒痛，泄利，不欲食，腹中气走，侠脐急痛，身肿，痰疟[72]振寒，遗溺。

太乙：关门下一寸，去中行各三寸。《铜人》灸五壮，针八分。

主癫疾狂走，心烦吐舌。

滑肉门：太乙下一寸，去中行各三寸。《铜人》灸五壮，针八分。

主癫狂，呕逆，吐舌，舌强。

天枢（一名长溪，一名谷门）：去肓俞一寸[73]，侠脐中两旁各二寸陷中。乃大肠之募。《铜人》灸百壮，针五分，留七呼。《千金》云：魂魄之舍不可针。《素注》针五分，留一呼。

主贲豚[74]，泄泻，胀疝，赤白痢[75]、水痢[76]不止，食不下，水肿腹胀肠鸣，上气冲胸，不能久立，久积冷气，绕脐切痛，时上冲心，烦满呕吐，霍乱，冬月感寒泄利，疟寒热狂言，伤寒饮水过多，腹胀气喘，妇人女子癥瘕，血结成块，漏下赤白[77]，月事不时[78]。

外陵：天枢下一寸，去中行各二寸。《铜人》灸五壮，针三分。

主腹痛，心下如悬[79]，下引脐痛。

大巨：外陵下一寸，去中行各二寸。《铜人》针五分，灸五壮。《素注》针八分。

主小腹胀满，烦渴，小便难，㿉疝[80]，偏枯[81]，四肢不收[82]，惊悸[83]不眠。

水道：大巨下三寸，去中行各二寸。《铜人》灸五壮，针三分半。《素注》针二分半。

主腰骨强急[84]，膀胱有寒，三焦结热，妇人小腹胀满，痛引阴中[85]，胞中瘕[86]，子门[87]寒，大小便不通。

归来：水道下二寸，去中行各二寸。《铜人》灸五壮，针五分。《素注》针八分。

主小腹贲豚，卵上入腹，引茎中痛[88]，七疝[89]，妇人血脏[90]积冷。

气冲（一名气街）：归来下一寸，去中行各二寸，动脉应手宛宛中，冲脉所起。《铜人》灸七壮，炷如大麦，禁针。《素问》：刺中脉，血不出，为肿鼠仆[91]。《明堂》针三分，留七呼，气至即泻，灸三壮。

主腹满不得正卧，㿉疝，大肠中热，身热腹痛，大气石水[92]，阴痿[93]茎痛，两丸蹇痛[94]，小腹贲豚，腹有逆气上攻心，腹胀满，上抢心，痛不得息，腰痛不得俯仰，淫泺，伤寒胃中热，妇人无子，小肠痛，月水不利[95]，妊娠子上冲心，生难胞衣不出[96]。

东垣曰：脾胃虚弱，感湿成痿，汗大泄，妨食，三里、气街以三棱针出血。又曰：吐血多不愈，以三棱针于气街出血，立愈。

髀关：伏兔后交叉中[97]。《铜人》针六分，灸三壮。

主腰痛，足麻木，膝寒不仁，痿痹，股内筋络急[98]，不屈伸，小腹引喉痛。

伏兔：膝上六寸起肉，正跪坐而取之。《铜人》针五分，禁灸。以左右各三指按捺，上有肉起如兔之状，因以此名。

《此事难知》[99]：定痈疽死地分有九[100]，伏兔居一。刘宗厚[101]曰：脉络所会也。主膝冷不得温，风劳[102]痹逆，狂邪，手挛缩，身瘾疹，腹胀少气，头重，脚气，妇人八部诸疾[103]。

阴市（一名阴鼎）：膝上三寸，伏兔下陷中，拜而取之[104]。《铜人》针三分，禁灸。

主腰脚如冷水，膝寒，痿痹不仁，不屈伸，卒寒疝，力痿少气，小腹痛，胀满，脚气，脚以下伏兔上寒，消渴。

梁丘：膝上二寸两筋间[105]。《铜人》灸三壮，针三分。《明堂》针五分。

主膝脚腰痛，冷痹不仁，跪难屈伸，足寒，大惊，乳肿痛。

犊鼻：膝膑下，胻骨上，侠解大筋[106]陷中，形如牛鼻，故名。《素注》针六分。《铜人》针三分，灸三壮。《素问》：刺犊鼻出液为跛[107]。

主膝中痛不仁，难跪起，脚气，膝膑溃者不可治，不溃者可治。若犊鼻坚硬，勿便攻，先洗熨[108]，微刺之愈。

三里：膝下三寸，胻骨外廉大筋[109]内宛宛中，两筋肉[110]分间，举足取之，极重按之，则跗上动脉[111]止矣。足阳明胃脉所入为合土。《素注》刺一寸，灸三壮。《铜人》灸三壮，针五分。《明堂》针八分，留十呼，泻七吸，日灸七壮，止百壮。《千金》灸五百壮。少亦一二百壮。

主胃中寒，心腹胀满，肠鸣，脏气虚惫[112]，真气不足，腹痛食不下，大便不通，心闷不已，卒心痛[113]，腹有逆气上攻，腰痛不得俯仰，小肠气[114]，水气蛊毒[115]，鬼击[116]，痃癖，四肢满，膝胻疼痛，目不明，产妇血晕[117]。

秦承祖[118]云：诸病皆治。华佗云：主五劳羸瘦[119]，七伤[120]虚乏，胸中瘀血，乳痈。《千金翼》云：主腹中寒胀满，肠中雷鸣，气上冲胸，喘不能久立，腹痛，胸腹中瘀血，小肠胀皮肿[121]，阴气不足[122]，小腹坚，伤寒热不已，热病汗不出，喜呕口苦，壮热，身反折[123]，口噤鼓颔，肿痛不可回顾。口僻，乳肿，喉痹不能言，胃气不足，久泄利，食不化，胁下支满，不能久立，膝痿寒热，中消谷苦饥[124]，腹热身烦狂言，乳痈，喜噫，恶闻食臭，狂歌妄笑，恐怒大骂，霍乱，遗尿失气[125]，阳厥[126]，悽悽恶寒，头疢，小便不利，喜哕，脚气。《外台秘要》云：人年三十以上，若不灸三里，令人气上冲目。东垣曰：饮食失节及劳役形质，阴火[127]乘于坤土[128]之中，致谷气[129]、荣气[130]、清气[131]、胃气、元气[132]不得上升，滋于六腑之阳气，是五阳之气[133]，先绝于外。外者天[134]也，下流入于坤土阴火之中；皆由喜怒悲忧恐为五贼所伤，而后胃气不行，劳役饮食不节，继之则元气乃伤；当于三里穴中，推而扬之[135]，以伸元气。又曰：气在于肠胃者，取之足太阴、阳明，不下者取之三里。又曰：气逆霍乱者取三里，气下乃止，不下复治。又曰：胃脘当心而痛，上支两胁，膈噎不通，饮食不下，取三里以补之。又曰：六淫客邪及上热下寒，筋骨皮肉血脉之病；错取于胃之合（三里穴），大危。又曰：有人年少气弱，常于三里、气海灸之，节次[136]约五七十壮，至年老热厥头痛，虽大寒犹喜风寒，痛愈恶暖处及烟火，皆灸之过也。

上廉（一名上巨虚）：三里下三寸，两筋骨罅中，举足取之。《铜人》灸三壮，针三分。甄权随年为壮[137]。《明堂》针八分，得气即泻，灸日七壮。

主脏气不足，偏风脚气，腰腿手足不仁，脚胫痠痛屈伸难，不久立，风水[138]膝肿，骨髓冷疼，大肠冷[139]，食不化，飧泄，劳瘵，夹脐腹两胁痛，肠中切痛[140]雷鸣，气上冲胸，喘息不能行，不能久立，伤寒胃中热。

东垣曰：脾胃虚弱，湿痿，汗泄，妨食，三里、气街[141]出血，不愈，于上廉出血。

条口：下廉上一寸，举足取之。《铜人》针五分。《明堂》针八分，灸三壮。

主足麻木，风气，足下热，不能久立，足寒膝痛，胫寒湿痹，脚痛胕肿，转筋[142]，足缓不收。

下廉（一名下巨虚）：上廉下三寸，两筋骨罅中，蹲地举足取之。《铜人》针八分，灸三壮。《素注》针三分。《明堂》针六分，得气即泻。《甲乙》灸日七七壮。

主小肠气不足，面无颜色，偏风腿痿，足不履地[143]，热风冷痹不遂，风湿痹，喉痹，脚气不足，沉重，唇干，涎出不觉，不得汗出，毛发焦[144]，肉脱[145]，伤寒胃中热，不嗜食，泄脓血，胸胁小腹控[146]睾而痛，时窘之后，当耳前热。若寒甚，若独肩上热甚及小指次指间热痛，暴惊狂，言语非常，女子乳痈，足跗不收，跟痛。

丰隆：外踝上八寸，下胻外廉陷中，足阳明络别走太阴。《铜人》针三分，灸三壮。《明堂》灸七壮。

主厥逆，大小便难，怠惰，腿膝痠，屈伸难，胸痛如刺，腹若刀切痛，风痰头痛，风逆四肢肿，足青身寒湿，喉痹不能言，登高而歌，弃衣而走，见鬼好笑。气逆则喉痹卒瘖，实则癫狂，泻之。虚则足不收，胫枯[147]，补之。

解溪：冲阳后一寸五分，腕[148]上陷中，足大指次指直上跗上陷者宛宛中。足阳明胃脉所行为经火，胃虚补之。《铜人》灸三壮，针五分，留三呼。

主风面浮肿[149]，颜黑，厥气[150]上冲，腹胀，大便下重，瘈惊，膝股胻肿，转筋，目眩，头痛，癫疾，烦心悲泣，霍乱，头风面赤、目赤，眉攒[151]疼不可忍。

冲阳：足跗上五寸，去陷谷二寸，骨间动脉[152]。足阳明胃脉所过为原，胃虚实皆拔之。《素注》针三分，留十呼。《素问》：刺足跗上动脉，血出不止死。《铜人》针五分，灸三壮。

主偏风口眼㖞，跗肿，齿龋，发寒热，腹坚大，不嗜食，伤寒病振寒而欠，久狂，登高而歌，弃衣而走，足缓履不收，身前痛。

陷谷：足大指次指外间，本节后陷中，去内庭二寸。足阳明胃脉所注为俞木。《铜人》针三分。《素注》针五分，留七呼，灸三壮。

主面目浮肿及水病[153]，善噫，肠鸣腹痛，热病无度，汗不出，振寒疟疾。

东垣曰：气在于足，取之先去血脉，后深取足阳明之荥俞：内庭、陷谷。

内庭：足大指次指外间陷中。足阳明胃脉所溜为荥水。《铜人》灸三壮，针三分，留十呼。

主四肢厥逆，腹胀满，数欠，恶闻人声[154]，振寒，咽中引痛，口㖞，上齿龋，疟不嗜食，脑皮肤痛，鼻衄不止，伤寒手足逆冷，汗不出，赤白痢。

厉兑：足大指次指之端，去爪甲角如韭叶。足阳明胃脉所出为井金，胃实泻之。《铜人》针一分，灸一壮。

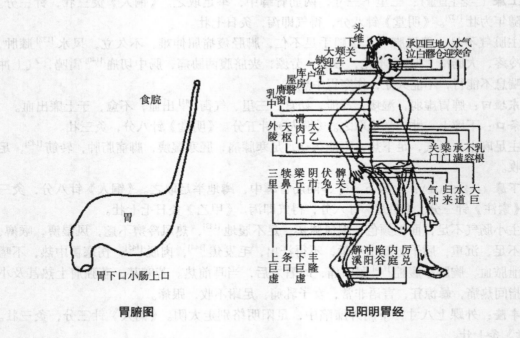

胃腑图　　　　　**足阳明胃经**

主尸厥，口噤气绝，状如中恶[155]，心腹胀满，水肿，热病汗不出，寒疟不嗜食，面肿，足胻寒，喉痹，上齿龋，恶寒鼻不利，多惊好卧，狂欲登高而歌，弃衣而走，黄疸，骱衄，口㖞唇疹，颈肿，膝膑肿痛，循胸、乳、气膺[156]、伏兔、胻外廉、足跗上皆痛，消谷善饥，溺黄。

注释

[1] 目痛如脱：眼睛疼痛得就像要掉下来似的，形容眼睛疼痛之剧烈。

[2] 目瞤：又称胞轮振跳，是指眼睑不自主地牵拽跳动的眼病，约相当于西医之眼肌痉挛。黄庭镜《目经大成·卷二》记载："此症谓目睑不待人之开合，而自牵拽振跳也。盖足太阴、厥阴荣卫不调，不调则郁，久郁生风，久风变热而致。"

[3] 目风泪出：即迎风流泪，类似于西医之"溢泪症"。

[4] 聤耳：以耳道流脓、听力障碍为主症的一种耳病，相当于西医急、慢性化脓性中耳炎。李时珍《本草纲目·主治二·耳》记载："耳痛是风热，聤耳是湿热。"

[5] 牙车：下颌骨，下牙床，此指下颌。《释名》曰："颐或曰辅车，其骨彊，可以辅持其口，或谓牙车，牙所载也，或谓颔车也……牙车、颔车，牙下骨之名也。"

[6] 目乌色：指针刺导致眼周皮下瘀血，发青。

[7] 目下大如拳，息肉日加如桃：指不当艾灸之后引起局部肿胀之状。

[8] 目瞖绿色：应为眼病之"绿风内障"，以瞳神散大成绿色，视力严重下降，眼珠变硬为主要表现的眼科病证。相当于西医之急性闭角型青光眼。

[9] 昏夜无见：俗称"雀蒙眼"，指在夜间或光线昏暗的环境下视物不清，行动困难，西医称夜盲症。

[10] 目瞤动与项口相引：指眼轮匝肌抽搐牵引一侧口角抽动，即西医之面肌痉挛。

[11] 面叶叶牵动：指面部抽搐，如同树叶一样相互牵动的样子。

[12] 僻泪不明：《外台秘要》作"口僻，泪出，目不明"，或参之。口僻，即口歪。

[13] 目肤瞖：即目生瞖膜。《医心方·卷第五·治目肤瞖方第十六》记载："《眼论》云：若因时病后眼痛生白障，此为瞖也；若因病后生赤肉者，此为肤障也。"

[14] 口眼㖞僻：即口眼㖞斜、口僻，中风后面瘫的表现。

[15] 目障：古代将眼病影响视力者统称为障，分为内障和外障。

[16] 淫肤白膜：淫肤，指息肉淫肤，《诸病源候论·卷二十八》记载："息肉淫肤者，此由邪热在脏，气冲于目，热气切于血脉，蕴积不散，结而生息肉，在于白睛肤睑之间，即谓之息肉淫肤也。"白膜，指目生白瞖。

[17] 瞖复瞳子：指黑睛长瞖，约相当于西医之角膜炎。

[18] 面风：即面部感受风邪。

[19] 颐：目下为颐。

[20] 招摇视瞻：指视物摇晃不定。

[21] 脚气：非今之足癣，乃古之脚气病，又称脚弱。因外感湿邪风毒，或饮食厚味所伤，积湿生热，流注于脚而成。其症先起于腿脚，麻木，疼痛，软弱无力，或挛急，或肿胀，或萎枯，或胫红肿，发热，进而入腹攻心，小腹不仁，呕吐不食，心悸，胸闷，气喘，神志恍惚，言语错乱。

[22] 四分外如近：即四分处稍外侧。

[23] 炷如粗钗股脚大：钗，妇女的一种首饰，由两股簪子合成。钗股，指钗的两个分叉如股。脚，即最下端。即形容艾炷粗细要像钗粗的那个分叉的最下端一样。

[24] 饮水不收，水浆漏落：即中风面瘫之后，正常喝水受限，水从面肌瘫痪侧漏出的症状。

[25] 风气：此指六淫之一的风淫，即外感之风邪。《素问·风论》："风气藏于皮肤之间。"

[26] 曲颔：即前之曲颊，下颌角处。

[27] 口下当两肩是穴：取大迎穴的一种方法，将头侧转触肩，最先触及肩部的部位为口角下的大迎穴。

[28] 风痉：指风邪侵袭太阳经脉，复受寒湿所致的痉症。出自《灵枢·热病》。《圣济总录·卷八》

记载："其状口噤不开，腰背强直如发痫。盖风邪内薄于经，则荣卫凝泣，筋脉紧急，故令口噤不开，卒然倒仆，不知所以。凡发极则复苏，苏则复作。"或指产后中风，子痫。

[29] 唇吻眴动：眴动，肌肉抽动，指风痉后面口抽动的症状。

[30] 数欠气：指频繁打呵欠。

[31] 风壅面浮肿：风邪壅盛于面导致的面部水肿。

[32] 结喉：即喉结，颈前的隆起物，为甲状软骨的前角。

[33] 候：探测，诊察。

[34] 气口、人迎：晋代以前古人诊脉取喉结旁约当人迎穴处的颈动脉，左为人迎，右为气口。

[35] 寸口：指两手桡骨茎突内侧桡动脉处的诊脉部位，古称左为人迎，右为气口。

[36] 大筋：即胸锁乳突肌。

[37] 肩下横骨陷中：肩下横骨，即锁骨。此指锁骨上窝。

[38] 逆息：气息上逆而喘，气胸的表现。

[39] 气泄：指肺气受损而外泄，相当于今之气胸。

[40] 息奔：五积中的肺积，《难经·五十六难》记载："肺之积，名曰息贲。在右胁下，覆大如杯。久不已，令人洒淅寒热，喘咳，发肺壅。"

[41] 胸胁支满：指胸及胁肋部支撑胀满。

[42] 喘急：《医宗金鉴·杂病心法要诀》："呼吸气出急促者，谓之喘急。"

[43] 一寸六分：骨度分寸中，一肋骨折作一寸六分。

[44] 呼吸不至息：言气短不足以吸。

[45] 淫泺：肢体酸痛无力的样子。《重广补注黄帝内经素问》王冰注："淫泺，谓似酸痛而无力也。"

[46] 不仁：指肌肤肢体麻木，不灵便。《素问·痹论》："其不痛不仁者，病久入深，荣卫之行涩，经络时疏，故不通，皮肤不营，故为不仁。"

[47] 注泄：即水泻，又称泄注、注下。大便泄下如水下注之状。出《素问·至真要大论》。《圣济总录·卷七十四》："腹胀下利，有如注水之状，谓之注泄，世名水泻。"

[48] 蚀疮：此处应指浸淫疮之女性乳房湿疮。损害局限于乳头，表现为潮湿、糜烂、流滋，上覆以鳞屑，或结黄色痂皮，反复发作可出现皲裂，疼痛，自觉瘙痒，一般不化脓。

[49] 乳上：即乳中穴。

[50] 根蚀：疮疡肿从内部溃脓腐蚀叫根蚀。

[51] 丹溪：即朱丹溪，"金元四大家"之一，字彦修，名震亨，倡导滋阴学说，创"相火论"。

[52] 焮热：焮，本意炙，烧。此言温度高，像火烤一样热。

[53] 结核：非言结核病，古指"结聚成核"，泛指一切皮里膜外浅表部位的圆形病理性肿块。

[54] 针刀：非今之小针刀，言粗工所用针像刀一样，非治病，反致病。

[55] 卒惹拙病：拙，笨拙，不灵巧。最后因为医生医技笨拙导致疾病。

[56] 舅姑：此指夫之父母，俗称公婆，亦指妻之父母，即岳父母。

[57] 碁子：即棋子。

[58] 奶岩：即乳岩，相当于今之乳腺癌。

[59] 嵌凹：嵌，把东西填镶在空隙里。嵌凹即凹陷似嵌的样子。

[60] 膈气：即噎膈。《圣济总录·卷六十》记载："人之胸膈，升降出入，无所滞碍，命曰平人。若寒温失节，忧患不时，饮食乖宜，思虑不已，则阴阳拒隔，胸脘痞塞，故名膈气。"

[61] 噎病：噎，指吞咽时梗塞不顺。《诸病源候论·痞噎病诸候》记载："夫阴阳不和，则三焦隔绝，三焦隔绝，则津液不利，故令气塞不调理也，是以成噎。此由忧恚所致，忧恚则气结，气结则不宣流，使噎。噎者，噎塞不通也……夫五噎，谓一曰气噎，二曰忧噎，三曰食噎，四曰劳噎，五曰思噎。虽有五名，皆由阴阳不和，三焦隔绝，津液不行，忧恚嗔怒所生，谓之五噎。"

[62] 悽惨寒痛，不可按抑：悽惨，凄凉悲惨的样子，形容寒痛之状。按抑，按捺，抑制。不可按抑，形容寒痛剧烈，不可控制。

[63] 四厥：指四肢厥冷。

[64] 三寸：根据《类经图翼·卷六》以及其他资料，应为二寸，下至滑肉门穴同。

[65] 痰癖：痰邪癖聚于胸胁之间所致病证。《诸病源候论·癖病诸候》："痰癖者，由饮水未散，在于胸府之间，因遇寒热之气相搏，沉滞而成痰也。痰又停聚，流移于胁肋之间，有时而痛，即谓之痰癖。"

[66] 疝瘕：病名，因风热与湿相结而致小腹热痛，尿出白色黏液；或因风寒气结，腹皮隆起，腹痛牵引腰背。《素问·玉机真藏论第十九》："是故风者，百病之长也……弗治，脾传之肾，病名曰疝瘕。少腹冤热而痛，出白，一名曰蛊。"

[67] 肩息：呼吸时张口抬肩，多见于严重呼吸困难者。

[68] 唾血：咳嗽时痰中带血或者血随唾液而出，相当于西医之咳血。

[69] 胁下积气：即胁下胀满，肝郁气滞所致。

[70] 滑泄：指泄下无度，完谷不化。《杂病源流犀烛·泄泻源流》："滑泄，其泄不禁，泄久不止，大孔如竹筒，日夜无度。"

[71] 善满积气：善，容易，易于，指腹部容易胀满、积气。

[72] 痰疟：一种病情较重的疟疾。临床表现为发作时寒热交作，热多寒少，头痛眩晕，痰多呕逆，脉弦滑，严重者可出现昏迷抽搐。《证治汇补·疟疾》："痰疟，因夏月多食瓜果油面，郁结成痰，热多寒少，头疼心跳，吐食呕沫，甚则昏迷卒倒。"

[73] 一寸：根据《类经图翼·卷六》及今之定位，应作一寸五分。

[74] 贲豚：五积中的肾积，亦作奔豚、贲肫，又称奔豚气。豚，小猪。《难经·五十六难》记载："肾之积，名贲豚，发于少腹，上至心下，若豚状，或上或下无时，久不已，令人喘逆，骨痿，少气。"

[75] 赤白痢：大便中带脓血的痢疾，脓白血赤，故曰赤白痢。

[76] 水痢：《外台秘要·卷第二十五》记载："病源水谷痢者，由体虚腠理开，血气虚，春伤于风，邪气留连在肌肉之间，后遇脾胃大肠虚弱，而邪气乘之，故为水谷痢也。"

[77] 漏下赤白：妇科病，指经血非时而下，赤白色相杂，淋漓不尽。《诸病源候论·卷三十八》："漏下者，由劳伤血气，冲任之脉虚损故也。冲脉任脉为十二经脉之海，皆起于胞内，而手太阳小肠之经也，手少阴心之经也，此二经主上为乳水，下为月水。妇人经脉调适，则月下以时；若劳伤者，以冲任之气虚损，不能制其脉经，故血非时而下，淋沥不断，谓之漏下也。"

[78] 月事不时：妇科病，即月经先后无定期。

[79] 心下如悬：心下，指胃脘部。此言胃中空虚感。

[80] 瘭疝：疝病的一种，出《灵枢·经脉》等篇，指寒邪侵犯肝胃二经，内蓄瘀血而致少腹部拘急疼痛，牵引睾丸，或下腹部有包块，内裹脓血。后世多指男女生殖器溃肿流脓或男子阴囊肿大的病证。《医宗必读》："瘭疝，足阳明经病，内有脓血，即巢氏之胕疝，子和之血疝也。"

[81] 偏枯：相当于今之半身不遂不能活动合并肌肉萎缩，《灵枢·刺节真邪第七十五》记载："虚邪偏客于身半，其入深，内居营卫，荣卫稍衰，则真气去，邪气独留，发为偏枯。"

[82] 四肢不收：手足瘫痪或软弱无力，活动艰难。《类证治裁·中风论治》："四肢不收，诸阳经皆起于手足，循行身体，如邪气客于肌肤，随其虚处停滞，与气血相搏，故肢不举。"

[83] 惊悸：心悸之轻者，多因骤遇惊恐、过度紧张、悲哀过极等导致心中悸动不安的一种病证，突发突止，不发时如常人。

[84] 腰骨强急：强，通"僵"，指腰部僵硬、拘急。《医宗金鉴·正骨心法要旨》："腰骨，即脊骨十四椎、十五椎、十六椎间骨也。"

[85] 阴中：此指女性外阴。

[86] 胞中瘕：胞，即女胞宫，相当于今之女性内生殖器，包括子宫、卵巢和输卵管。胞中瘕，指女性胞宫中生肿物。

[87] 子门：相当于今之女子宫颈口。

[88] 卵上入腹，引茎中痛：卵，指睾丸。茎，指阴茎。此指睾丸突然挛缩上入腹中，牵引阴茎痛。

[89] 七疝：古之7种疝病的合称，各医家记载略有不同。《素问》记载为冲疝、狐疝、癩疝、厥疝、瘕疝、㿉疝、癃疝。《圣济总录·卷第九十四·诸疝门》记载："论曰疝病有七，厥逆心痛足寒，饮食则吐者，名厥疝，腹中气满，心下尽痛，气积如臂者，名坚疝，寒饮则胁下腹中尽痛者，名寒疝，腹中乍满乍减而痛者，名气疝，腹中痛在脐傍者，名盘疝，腹中痛在脐下，有积聚者，名疝，少腹与阴相引而痛，大便难者，名野狼疝，凡此七疝，皆由寒气内积，血气凝涩，不得通利，冷剧则痛，故皆谓之疝，难经曰，任之为病，其内苦结，男子为七疝，女子为瘕聚，盖以此也。"

[90] 妇人血脏：指子宫。

[91] 肿鼠仆：指瘀血内肿，形似小鼠。《重广补注黄帝内经素问》王冰注："今刺之而血不出则血脉气并聚于中，故内结为肿，如伏鼠之形也。"

[92] 大气石水：指石水病，病因下焦阳虚，不能司其开阖，聚水不化而致水肿。《症因脉治·卷三》记载："肝肾虚肿之症，腹冷足冷，小水不利，或小腹肿，腰间痛，渐至肿及遍身，面色黑黄，此肝肾经真阳虚，即《内经》石水症也。"

[93] 阴痿：即今之阳痿。

[94] 两丸蹇痛：丸，指睾丸。蹇，举起，上提。此指两侧睾丸向上挛缩疼痛。

[95] 月水不利：指闭经，或指行经不畅。

[96] 胞衣不出：胞衣即胎盘。胞衣不出又称胞衣不下、息胞、息胎、胎衣不出、胎衣不下、儿衣不出、胞胀不下等，指胎儿娩出后半小时，胎盘尚未排出者。《诸病源候论·卷之四十三》记载："有产儿下，苦胞衣不落者，世谓之息胞。由产妇初时用力，比产儿出而体已疲顿，不能更用气产胸，经停之间，外冷乘之，则血道痞涩，故胞久不出。"

[97] 伏兔后交叉中：伏兔穴之上，股直肌与缝匠肌交叉处。

[98] 股内筋络急：指大腿内侧筋肉拘急。

[99]《此事难知》：元代王好古编撰，内容主要为编集其师李杲的医学论述，其中也反映了他自己的一些医学思想。

[100] 定痫疽死地分有九：即决定痈疽难以治愈的部位有9个。

[101] 刘宗厚：名纯，元明时期医家，刘完素的九世孙，其父刘叔渊师朱震亨。著有《医经小学》五卷等医书。

[102] 风劳：指虚劳病复受风邪者。《金匮翼·风劳》记载："风劳之证，肌骨蒸热，寒热往来，痰嗽，盗汗，黄瘦，毛焦，口臭，或成痨利。由风邪淹滞经络，瘀郁而然。其病多著于肝，亦名肝劳。"

[103] 妇人八部诸疾：泛指妇科病。

[104] 拜而取之：拜，屈膝跪拜的体位。《重广补注黄帝内经素问》："拜而取者，使膝穴空开也。跪而取之者，令足心宛宛处深定也。"

[105] 两筋间：应为股直肌与股外侧肌之间。

[106] 解大筋：解，通"懈"，松弛。解大筋即松弛的大筋，屈膝时髌韧带松弛，故此应指髌韧带。

[107] 刺犊鼻出液为跛：跛，腿或脚有病，走路时身体不平衡，瘸。古时针具较粗，消毒不严格，针刺犊鼻穴容易感染，导致跛。

[108] 洗熨：洗，指用药物熏洗。熨，指用布包裹炒热的药物，热熨人体的某些部位。

[109] 大筋：此处应指胫骨前肌。

[110] 两筋肉：此处应指胫骨前肌与趾长伸肌。

[111] 跗上动脉：应指冲阳穴处的趺阳脉，即足背动脉。

[112] 脏气虚惫：虚惫，即虚弱疲惫。即言五脏功能虚弱。

[113] 卒心痛：突然发作的心痛，由脏腑虚弱，冷热风邪侵袭手少阴心经所致。症见卒然心痛、痛不得息。《太平圣惠方·卷四十三》记载："夫卒心痛者，由脏腑虚弱，风邪冷热之气客于手少阴之络，正气不足，邪气胜盛，邪正相击，上冲于心，心如寒状，痛不得息，故云卒心痛也。"

[114] 小肠气：即疝气，指小肠等疝内容物经过腹股沟管进入阴囊引起的一种疾病。

[115] 水气蛊毒：水气，此处应指水肿，古亦指水饮病邪。蛊，指人腹中的寄生虫。《说文解字》："腹中蟲也。"

[116] 鬼击：不明原因胸腹部突然绞痛或吐衄下血的疾患，又称鬼排。《肘后备急方·卷一》记载："鬼击之病，得之无渐卒着，如人力刺状，胸胁腹内，绞急切痛，不可抑按。或即吐血，或鼻中出血，或下血。一名鬼排。"

[117] 产妇血晕：即产后血晕，指产妇分娩后突然头晕眼花，不能坐起，或心胸满闷，恶心呕吐，心烦不安，甚则神昏口噤，不省人事。《经效产宝·卷下》："产后血晕者，其状心烦、气欲绝是也。亦有用心过多而晕，亦有下血极少亦晕。"

[118] 秦承祖：南北朝时刘宋医家，精通针灸及医药，著有《脉经》六卷、《偃侧杂针灸经》三卷、《偃侧人经》二卷、《明堂图》三卷、《本草》六卷、《药方》四十卷，均佚。

[119] 五劳赢瘦：五劳，指五脏劳损，即肝劳、心劳、脾劳、肺劳、肾劳。《诸病源候论·卷之三·虚劳病诸候上（凡三十九论）》记载："夫虚劳者，五劳、六极、七伤是也。五劳者：一曰志劳，二曰思劳，三曰心劳，四曰忧劳，五曰瘦劳。又，肺劳者，短气而面肿，鼻不闻香臭。肝劳者，面目干黑，口苦，精神不守，恐畏不能独卧，目视不明。心劳者，忽忽喜忘，大便苦难，或时鸭溏，口内生疮。脾劳者，舌本苦直，不得咽唾。肾劳者，背难以俯仰，小便不利，色赤黄而有余沥，茎内痛，阴湿，囊生疮，小腹满急。"

赢瘦，即瘦弱。《素问·宣明五气第二十三》记载："五劳所伤，久视伤血，久卧伤气，久坐伤肉，久立伤骨，久行伤筋。"或参之。

[120] 七伤：与前之五劳对应。《诸病源候论·卷之三·虚劳病诸候上（凡三十九论）》记载："七伤者，一曰阴寒，二曰阴萎，三曰里急，四曰精连连，五曰精少、阴下湿，六曰精清，七曰小便苦数，临事不卒。又，一曰大饱伤脾，脾伤，善噫，欲卧，面黄。二曰大怒气逆伤肝，肝伤，少血目暗。三曰强力举重，久坐湿地伤肾，肾伤，少精，腰背痛，厥逆下冷。四曰形寒寒饮伤肺，肺伤，少气，咳嗽鼻鸣。五曰忧愁思虑伤心，心伤，苦惊，喜忘善怒。六曰风雨寒暑伤形，形伤，发肤枯夭。七曰大恐惧，不节伤志，志伤，

恍惚不乐。"

[121] 小肠胀皮肿：小肠胀，胀病之一，《灵枢·胀论第三十五》记载："小肠胀者，少腹膜胀，引腰而痛。"此言少腹膜胀，皮下气肿。

[122] 阴气不足：应指阴虚。

[123] 身反折：指身体向后反折如弓状，即角弓反张。

[124] 中消谷苦饥：中消，消渴上、中、下三消之一。言中消消谷善饥。《证治汇补·卷之五·胸膈门》记载："上消者心也，多饮少食，大便如常，溺多而频。中消者脾也，善渴善饥，能食而瘦，溺赤便闭。下消者肾也，精枯髓竭，引水自救，随即溺下，稠浊如膏。"

[125] 失气：即肛门排气。亦称矢气，俗称放屁。

[126] 阳厥：指热盛而致手足厥冷，甚至不省人事的病证。《药症忌宜》："阳厥即热厥，其证四肢厥逆，身热面赤，唇燥大渴，口干舌苦，目闭或不闭，小便赤涩短少，大便燥结，不省人事。"

[127] 阴火：此处应指下焦肝肾之相火。阴火理论由李东垣提出，后世对其理解莫衷一是。或曰饮食劳倦，喜、怒、忧、思所生之心火。《脾胃论·饮食劳倦所伤始为热中论》记载："心火者，阴火也。"或曰伏于地下之火热，或曰脾火，或曰肾火。李时珍《本草纲目》记载："诸阳火，遇草而炽，得木而燔，可以湿伏，可以水灭；诸阴火，不焚草木而流金石，得湿愈焰，遇水愈炽，以水扑之，则光焰诣天，物穷方止，以火逐之，以灰扑之，则灼性自消，火焰自灭。"或参之。

[128] 坤土：八卦之坤卦属土，此处代指脾胃。

[129] 谷气：指饮食水谷之气。

[130] 荣气：即营气，由脾胃运化的水谷精气中的精华部分所化生。

[131] 清气：指水谷精华的稀薄精微部分，与浊气相对。《灵枢·动输》："胃为五脏六腑之海，其清气上注于肺。"

[132] 元气：是人体最基本的气，是人体生命活动的原动力，由肾中精气所主、所生。

[133] 五阳之气：指五脏之阳气。

[134] 天：此处应指上焦心肺。

[135] 推而扬之：一种行针补法，用引导推补的方法使气充实。《灵枢·官能》篇云："上气不足，推而扬之。"或曰艾灸手法。

[136] 节次：此指灸量。

[137] 随年为壮：年龄多大即灸多少壮。

[138] 风水：即风水水肿，水肿病的一种证型。症见身体浮肿、上气喘急、不能眠卧、骨节酸痛、恶风等。《太平圣惠方·卷五十四》记载："夫风水肿者，由脾肾气虚弱所为也。肾劳则虚，虚则汗出，汗出当风，风气内入，还客于肾，脾虚又不能制于水，故水散溢皮肤，又与风湿相搏，故云风水也。"

[139] 大肠冷：应指大肠感受寒邪。

[140] 切痛：指疼痛之极。或作急剧疼痛。

[141] 气街：即气冲穴。

[142] 转筋：即肌肉痉挛。

[143] 足不履地：履，本意为鞋，此指踩，踏。言足不能踩地，即不能行走。

[144] 毛发焦：焦，指干燥到极点。此言毛发干枯，是气血耗伤，津液不能滋养导致。

[145] 肉脱：指肌肉消瘦如脱卸，多见于久病重病之人。

[146] 控：牵引，《说文解字》："控，引也。"

[147] 胫枯：胫，小腿。枯，本意为失去水分。言小腿消瘦。

[148] 腕：此指踝关节。

[149] 风面浮肿：《针灸甲乙经》为风水浮肿，或参之。

[150] 厥气：上逆之气，逆乱之气。

[151] 眉攒：即攒眉。攒，聚集的意思，指皱眉的样子，表示痛苦。

[152] 骨间动脉：此指足背动脉。

[153] 水病：泛指水肿病。

[154] 恶闻人声：恶，讨厌，指听到人声嘈杂会心烦等，讨厌听到人多说话，喜欢安静。

[155] 中恶：又称卒忤、客忤。指感受秽毒或不正之气，突然厥逆，不省人事。约相当于西医之癔症。《证治要诀·中恶》："中恶之证，因冒犯不正之气，忽然手足逆冷，肌肤粟起，头面青黑，精神不守；或错言妄语，牙紧口噤，或头旋晕倒，昏不知人。即此是卒厥、客忤、飞尸、鬼去。吊死、问丧、入庙、登冢，多有此病。"

[156] 气膺：《针灸聚英·卷一》作"气街"，或参之。即气冲穴。

足太阴脾经

足太阴脾经穴主治

《内经》曰：脾者，谏议之官，智周出焉 [1]。

脾者，仓廪之本，荣之居也 [2]。其华在唇四白，其充在肌 [3]，至阴之类，通于土气，孤脏 [4] 以灌四旁 [5]，脾主四肢，为胃行津液 [6]。

中央黄色，入通于脾，开窍于口，藏精于脾 [7]，故病在舌本 [8]，其味甘，其类土，其畜牛，其谷稷，其应四时，上为镇星 [9]，是以知病之在肉也 [10]。其音宫 [11]，其数五 [12]，其臭香 [13]，其液涎。

中央生湿，湿生土，土生甘，甘生脾，脾生肉，肉生肺，肺主口 [14]。其在天为湿，在地为土，在体为肉，在脏为脾 [15]，在声为歌，在变动为哕 [16]，在志为思。思伤脾，怒胜思。湿伤肉，风胜湿 [17]。甘伤肉，酸胜甘。

注释

[1] 谏议之官，智周出焉：谏议，即谏诤，指直言规劝，使人改正过错，汉朝时为官名，即"谏议大夫"，掌管议论。智，智慧。周，接济，周全。言脾居心肺君主与将军之官之下，起谏议之官的作用，掌管智慧与周全。《医学实在易·卷一·脾说》记载："脾为土脏，藏意与智，居心肺之下，故从卑。又脾者裨也，裨助胃气，以化谷也。"

[2] 脾者，仓廪之本，荣之居也：水谷入口经胃受纳腐熟，均再由脾运化之后，才可滋养供应全身，故曰仓廪之本。荣，即营，指营气。营气来源于水谷精微，脾主运化水谷，故称脾为荣之居也。《黄帝内经·素问》记载："脾、胃、大肠、小肠、三焦、膀胱者，仓廪之本，营之居也，名曰器。"王冰注曰："皆可受盛转运不息，故为仓廪之本，名曰器也。营起于中焦，中焦为脾胃之位，故云营之居也。"或参之。

[3] 其华在唇四白，其充在肌：唇四白，指口唇及周边的白色肌肉。《黄帝内经·素问》记载："口为脾官，脾主肌肉，故曰华在唇四白，充在肌也。四白，谓唇四际之白色肉也。"

[4] 孤脏：五脏除脾外，皆有自己所主之四时，故曰脾为孤脏。张志聪《黄帝内经素问集注》："脾属土而位居中央，各王四季月十八日，不得独主于时，故为孤脏。"

[5] 灌四旁：灌，本意为浇地、灌溉，此指滋养。灌四旁指言脾脏运化水谷，以滋养全身。

[6] 为胃行津液：指水谷入胃受纳腐熟之后，需经脾脏的运化，才可滋养供应全身。张志聪《黄帝内经素问集注》："夫饮入于胃，其津液上输于脾，脾气散精于肺，通调于经脉，四布于皮毛，是从经脉而行于络脉，从络脉而散于皮肤，自内而外也。"

[7] 开窍于口，藏精于脾：《重广补注黄帝内经素问》王冰注："土精之气，其神意。脾为化谷，口主迎粮，故开窍于口。"

[8] 病在舌本：脾经循行"连舌本，散舌下"，故病在舌本。《重广补注黄帝内经素问》王冰注："脾脉上连于舌本，故病气居之。"

[9] 镇星：即古之土星。《重广补注黄帝内经素问》王冰注："土之精气上为镇星，二十八年一周天。"

[10] 是以知病之在肉也：脾属土，肉之柔与土相类。《重广补注黄帝内经素问》王冰注："土之柔厚类肉气故。"

[11] 宫：古代五音之一，属土。《重广补注黄帝内经素问》王冰注："宫，土声也。律书以黄钟为浊宫，林钟为清宫。盖以林钟当六月管也。五音以宫为主。律吕初起于黄钟，为浊宫；林钟为清宫也。"

[12] 其数五：土的生数为五，成数为十。

[13] 其臭香：《重广补注黄帝内经素问》王冰注："凡气因土变，则为香。"

[14] 中央生湿……肺主口："肺主口"《素问》为"脾主口"，或参之。《重广补注黄帝内经素问》王冰注："阳气盛薄，阴气固升，升薄相合，故生湿也……土湿则固，明湿生也……凡物之味甘者，皆土气之所生也……凡味之甘者，皆生长于脾。脾之精气生养肉也。阴阳书曰：土生金，然脾土之气内养肉已，乃生肺金。脾受水谷，口纳五味，故主口。"

[15] 其在天为湿……在脏为脾：《重广补注黄帝内经素问》王冰注："雾露云雨，湿之用也。安静稼穑，土之德也。覆裹筋骨，充其形也。其神意也。道经义曰：意托脾。意宁，则智无散越。"

[16] 在声为歌，在变动为哕：《重广补注黄帝内经素问》王冰注："歌，叹声也。哕，谓哕噫，胃寒所生。"

[17] 思伤脾……风胜湿：《重广补注黄帝内经素问》王冰注："虽志为思，甚则自伤。怒则不思，胜可知矣。脾主肉而恶湿，故湿胜则肉伤。风为木气，故胜土湿。"

足太阴脾经穴歌

二十一穴脾中州[1]，隐白在足大指头，大都、太白、公孙盛，商丘、三阴交可求，漏谷、地机、阴陵穴，血海、箕门、冲门开，府舍、腹结、大横排，腹哀、食窦连天溪，胸乡、周荣、大包随（左右四十二穴）。此一经起于隐白，终于大包，取隐白、大都、太白、商丘、阴陵泉，与井荥俞经合也。

脉起大指之端，循指内侧白肉际，过核骨后，上内踝前廉，上踹内，循胻骨后，交出厥阴之前，上循膝股内前廉，入腹，属脾络胃，上膈，侠咽，连舌本，散舌下[2]；其支别者，复从胃别上膈，注心中。少血多气，巳时气血注此。

己土之脏[3]，脉在右关，实则饮食消而肌肤滑泽，虚则身体瘦而四肢不举。脐凸肢浮[4]生之难，口青唇黑死之亟[5]。去病安生，理宜调摄，戒满意之食[6]，省爽口之味[7]，因饮食劳倦之灾，修温多辛少之剂，饮食审寒热之伤，汤药兼补泻之置。气别寒热温凉，用适其宜；味辨甘补苦泻，行当熟记。如白术健脾消食，必青皮枳实；人参缓土和气，须半夏橘红。柴胡除不足之热[8]，佐之甘草升麻；黄芪去有汗之火[9]，辅之芍药川芎。气虚呕而人参茱萸，脾寒吐而丁香半夏。泄泻手足冷而不渴兮，附子干姜；霍乱吐泻兼而不药兮，胡椒绿豆。脾冷而食不磨[10]兮，平胃[11]宜加砂蔻；胃寒而饮不消兮，本方更入参苓。香附微寒，与宿砂[12]消食化气，更妙安胎；沉香少温，共藿香助土调中，奇消水肿。破血消癥兮，三棱蓬术；去瘀除疼兮，蒲黄五灵[13]。茴香治霍乱转筋，共济木瓜乌药；辣桂[14]主中焦气滞，相扶枳壳生姜。心腹疼痛兮，延胡索入胡椒；胸满咳逆兮，良姜炒同香附。肚实胀兮，大黄滑石朴牵牛，木香苓泻；腹虚胀兮，参苓朴木橘辰砂[15]，曲糵[16]附子。大抵物滞[17]气伤，补益兼行乎消导，橘皮枳术丸[18]，加减随宜；食多胃壅，推陈[19]并贵乎和中，巴豆备急丸[20]，荡涤何伤。四君子[21]平善，与人处也，使人道德进而功名轻，忽不知其入于圣贤之域；二陈汤纯和，能消痰也，致令脾胃健而中气顺，自不觉其进于仁寿之乡。抑又闻东垣悯生民夭枉[22]，凡治疾必先扶植脾胃，诚不刊[23]之妙典；王安道[24]发前贤未发，辨内伤不足中有有余，实得传之秘旨。万物从土而归出，补肾又不若补脾。

《导引本经》：脾居五脏之中，寄旺四时之内，五味藏之而滋长，五神因之而彰著，四肢百骸，赖之而运动也。人惟饮食不节，劳倦过甚，则脾气受伤矣。脾胃一伤，则饮食不化，口不知味，四肢困倦，心腹痞满，为吐泄，为肠澼[25]，此其见之《内经》诸书，盖班班具载，可考而知者。然不饥强食则脾劳，不渴强饮则胃胀，食若过饱，则气脉不通，令心塞闭；食若过少，则身羸心悬，意虑不固。食秽浊[26]之物，则心识昏迷，坐念不安；食不宜之物，则四大违反[27]，而动宿疾[28]，皆非卫生[29]之道也。举要言之，食必以时，饮必以节，不饱不饥是也。人能饮食如是，不惟脾胃清纯，而五脏六腑，亦调和矣。盖人之饮食入口，由胃脘入于胃中，其滋味渗入五脏，其质入于小肠乃化之。至小肠下口，始分清浊，浊者为渣滓，入于大肠；清者为津液，入于膀胱，乃津液之府也。至膀胱又分清浊，浊者入于溺中，清者入于胆，胆引入于脾，散于五脏，为涎，为唾，为涕，为泪，为汗，其滋味渗入五脏，乃成五汁，同归于脾，脾和乃化血，复归于脏腑也。经曰：脾土旺能生万物，衰生百病。昔东坡调脾土，饮食不过一爵[30]一肉[31]。有召饮者，预以此告：一曰安分以养福，二曰宽胃以养气，三曰省费以养财。善卫生者养内，不善卫生者养外；养内者安恬[32]脏腑，调顺血脉，养外者极滋味之美，穷饮食之乐，虽肌体充腴[33]，而酷烈之气[34]，内蚀脏腑矣。

注释

[1] 中州：古代称中原为"中州"，相当于今河南省一带，因其地在古九州之中得名，脾脏位于人体之中焦，故用中州来代称脾胃。

[2] 连舌本，散舌下：舌本，指舌根。舌下，指舌底部。

[3] 己土之脏：脾脏在天干与己对应，五行属土，故曰己土之脏。

[4] 脐凸肢浮：脐凸，指脐部外凸，多见于婴儿。肢浮，指四肢浮肿。此皆脾虚水肿的表现。

[5] 口青唇黑死之昜：口青唇黑，为脾肾虚极，湿浊内蕴的征象。昜，易之异体字。

[6] 满意之食：应指美味但易伤脾胃之肥甘厚腻之品。

[7] 爽口之味：应指清爽可口但易伤脾胃之生冷寒凉之物。

[8] 柴胡除不足之热：不足之热，应指虚热。柴胡入肝、胆经，有和解表里、疏肝解郁之功效。《医学启源》记载："除虚劳烦热，解散肌热，去早晨潮热。"《药性论》记载："治热劳骨节烦疼，热气。"

[9] 黄芪去有汗之火：有汗之火，应指阴虚盗汗。黄芪有益气固表、敛汗固脱的功效，与滋阴药同用可治阴虚盗汗，否则阴虚之证慎用。

[10] 磨：本义为将食物研磨粉碎，此指运化水谷。

[11] 平胃：指平胃散。由苍术、厚朴、陈皮、炙甘草、生姜、大枣组成，有燥湿健脾之功。

[12] 宿砂：应为"缩砂"，即砂仁，又称缩砂仁，有化湿开胃、温脾止泻、理气安胎之功效。《玉揪药解》记载："缩砂仁，和中调气，行郁消滞，降胃阴而下食，达脾阳而化谷，呕吐与泄泻皆良，咳嗽与痰饮俱妙。"

[13] 蒲黄五灵：即蒲黄、五灵脂，二药组成失笑散，有活血祛瘀，散结止痛之功效。

[14] 辣桂：即肉桂别名，又称玉桂、牡桂、菌桂等，性大热，味辛、甘，有补火助阳、引火归源、活血通经之功效。《本草汇》记载："肉桂，散寒邪而利气，下行而补肾，能导火归原以通其气，达子宫而破血堕胎，其性剽悍，能走能守之剂也。"

[15] 辰砂：即朱砂，又称丹砂，因主要产自中国湖南沅陵，沅陵古称辰州，故名辰砂，有重镇安神的功效。《景岳全书》记载："通彻五行之气……能通五脏。其入心可以安神而走血脉，入肺可以降气而走皮毛，入脾可逐痰涎而走肌肉，入肝可行血滞而走筋膜，入肾可逐水而走骨髓，或上或下，无处不到。"

[16] 曲蘖：曲，同"麴"，即曲，指神曲，有健脾和胃，消食化积的作用。蘖，指矿麦蘖，即麦芽，有健脾消食的功效。

[17] 物滞：指饮食积滞。

[18] 橘皮枳术丸：《内外伤辨·卷下》记载："治老幼元气虚弱，饮食不消，或脏腑不调，心下痞闷。"

[19] 推陈：推，除掉，去除。陈，陈旧的。指消除积滞之饮食。

[20] 巴豆备急丸：即三物备急丸，又称备急丸、抵圣备急丸、巴豆三味丸等。出自《金匮要略》，由大黄、干姜、巴豆组成，有攻逐冷积之功效。

[21] 四君子：指四君子汤，出自宋《太平惠民和剂局方》，由人参、白术、茯苓、甘草组成，有益气健脾的功效。

[22] 生民夭枉：生民，指百姓。夭枉：指短命早死。

[23] 不刊：古代的文书刻在竹简上，错了就削去，谓之"刊"。"不刊"即不容更动和改变。

[24] 王安道：王履，字安道，江苏人。元明时期医家，画家。王履学医于朱震亨，尽得其传，于洪武初任秦府良医正，著有《医经溯洄集》。

[25] 肠澼：古指便血，或指痢疾。

[26] 秽浊：《时病论·卷之四》记载："秽浊者，即俗称为龌龊也。是证多发于夏秋之间，良由天暑下逼，地湿上腾，暑湿交蒸，更兼秽浊之气，交混于内，人受之，由口鼻而入，直犯膜原。"膜原，指胸膜与膈肌之间的部位。

[27] 四大违反：四大，此处应指道家之四大，即道、天、地、人。佛教以地、水、火、风为四大。违反，即不符合，不协调。

[28] 动宿疾：动，即扰动，触动。宿疾，即旧病，或久治不愈的疾病。

[29] 卫生：非今之干净之卫生，乃保护生命，养生之义。

[30] 一爵：爵，古代饮酒的器皿。一爵，指一杯酒。

[31] 一肉：指一种肉菜。

[32] 安恬：恬，本义为心神安静。安恬此指使安然恬静。

[33] 充腴：腴，指腹下的肥肉。充腴指肥胖、丰满。

[34] 酷烈之气：酷烈，指极其猛烈。酷烈之气，此指肥甘厚味等美味导致的对人体有害之病气。

考正穴法

隐白：足大指端内侧，去爪甲角如韭叶。脾脉所出为井木。《素注》针一分，留三呼。

《铜人》针三分，灸三壮。

主腹胀，喘满不得安卧，呕吐食不下，胸中热，暴泄，衄血，尸厥不识人，足寒不能温，妇人月事过时不止[1]，小儿客忤[2]，慢惊风[3]。

大都：足大指本节后[4]，内侧陷中，骨缝赤白肉际。脾脉所溜为荥火，脾虚补之。《铜人》针三分，灸三壮。

主热病汗不出，不得卧，身重骨疼，伤寒手足逆冷，腹满善呕，烦热闷乱，吐逆目眩，腰痛不可俯仰，绕踝风，胃心痛，腹胀胸满，心蛔痛[5]，小儿客忤。

太白：足大趾内侧，内踝前核骨[6]下陷中。脾脉所注为俞土。《铜人》针三分，灸三壮。

主身热烦满，腹胀食不化，呕吐，泄泻脓血，腰痛大便难，气逆，霍乱腹中切痛，肠鸣，膝股胻痠转筋，身重骨痛，胃心痛，腹胀胸满，心痛脉缓。

公孙：足大趾本节后一寸，内踝前。足太阴络脉，别走阳明胃经。《铜人》针四分，灸三壮。

主寒疟，不嗜食，痫气[7]，好太息，多寒热汗出，病至则喜呕，呕已乃衰[8]。头面肿起，烦心狂言，多饮，胆虚[9]，厥气上逆则霍乱，实则肠中切痛泻之，虚则鼓胀[10]补之。

商丘：足内踝骨下微前陷中，前有中封，后有照海，其穴居中。脾脉所行为经金，脾实泻之。《铜人》灸三壮，针三分。

主腹胀，肠中鸣，不便[11]，脾虚令人不乐，身寒善太息，心悲[12]，骨痹，气逆，痔疾，骨疽蚀[13]，魇梦[14]，痿痹，寒热好呕，阴股[15]内痛，气壅，狐疝[16]走上下，引小腹痛、不可俯仰、脾积痞气[17]，黄疸，舌本强痛、腹胀，寒疟，溏瘕泄水[18]，面黄，善思善味[19]，食不消，体重节痛，怠惰嗜卧，妇人绝子[20]，小儿慢风[21]。

三阴交：内踝上三寸，骨下陷中。足太阴少阴厥阴之会。《铜人》针三分，灸三壮。

主脾胃虚弱，心腹胀满，不思饮食，脾痛身重，四肢不举，腹胀肠鸣，溏泄食不化，疝癖，腹寒，膝内廉痛，小便不利，阴茎痛，足痿不能行，疝气，小便遗，胆虚，食后吐水，梦遗失精[22]，霍乱，手足逆冷，呵欠，颊车蹉开，张口不合[23]，男子阴茎痛，元脏发动[24]，脐下痛不可忍，小儿客忤，妇人临经行房，羸瘦，癥瘕，漏血不止，月水不止[25]，妊娠胎动横生[26]，产后恶露不行[27]，去血过多，血崩晕，不省人事[28]。如经脉[29]塞闭不通，泻之立通。经脉虚耗不行者，补之，经脉益盛则通。

按宋太子[30]出苑[31]，逢妊妇[32]，诊曰：女。徐文伯[33]曰：一男一女。太子性急欲视。文伯泻三阴交，补合谷，胎应针而下，果如文伯之诊。后世遂以三阴交、合谷为妊妇禁针。然文伯泻三阴交，补合谷而堕胎，今独不可补三阴交，泻合谷，而安胎乎？盖三阴交，肾肝脾三脉之交会，主阴血，血当补不当泻；合谷为大肠之原，大肠为肺之腑，主气，当泻不当补。文伯泻三阴交，以补合谷，是血衰气旺也。今补三阴交，泻合谷，是血旺气衰矣。故刘元宾[34]亦曰：血衰气旺定无妊，血旺气衰应有体[35]。

漏谷（一名太阴络）：内踝上六寸，胻骨下陷中。《铜人》针三分，禁灸[36]。

主肠鸣，强欠，心悲逆气，腹胀满急，疝癖冷气[37]，食饮不为肌肤[38]，膝痹足不能行。

地机（一名脾舍）：膝下五寸，膝内侧辅骨[39]下陷中，伸足取之。足太阴郄，别走上一寸有空[40]。《铜人》灸三壮，针三分。

主腰痛不可俯仰，溏泄，腹胁胀，水肿腹坚，不嗜食，小便不利，精不足[41]，女子癥瘕，按之如汤沃股内至膝[42]。

阴陵泉：膝下内侧辅骨下陷中，伸足取之；或屈膝取之。在膝横纹头下，与阳陵泉穴相对，稍高一寸。足太阴脾脉所入为合水。《铜人》针五分。

主腹中寒不嗜食，胁下满，水胀腹坚，喘逆不得卧，腰痛不可俯仰，霍乱，疝瘕，遗精，尿失禁不自知，小便不利，气淋[43]，寒热不节，阴痛[44]，胸中热，暴泄飧泄。

血海：膝膑上内廉，白肉际二寸半[45]。《铜人》针五分，灸三壮。

主气逆腹胀，女子漏下恶血[46]，月事不调。

东垣曰：女子漏下恶血，月事不调，暴崩[47]不止，多下水浆之物，皆由饮食不节，或劳伤形体，或素有气不足，灸太阴脾经七壮。

箕门：鱼腹上[48]越筋间[49]，阴股内动脉[50]应手。一云股上起筋间。《铜人》灸三壮。

主淋小便不通，遗溺，鼠鼷肿痛。

冲门（一名上慈宫）：府舍下一寸，横骨两端约中动脉[51]，去腹中行各四寸半[52]。《铜人》针七分，灸五壮。

主腹寒气满，腹中积聚[53]疼，癥，淫泺，阴疝[54]，妇人难乳[55]，妊娠子冲心，不得息[56]。

府舍：腹结下三寸，去腹中行各四寸半[57]。足太阴、厥阴、阴维之会。三脉上下一一入腹，络脾肝，结心肺，从胁上至肩，此太阴郄，三阴阳明之别。《铜人》灸五壮，针七分。

主疝瘕，痹中急疼[58]，循胁上下抢心，腹满积聚，厥气霍乱。

腹结（一名肠窟）：大横下一寸三分，去腹中行各四寸半。《铜人》针七分，灸五壮。

主咳逆，绕脐痛[59]，腹寒泻利，上抢心，咳逆。

大横：腹哀下三寸五分[60]，去腹中行各四寸半。足太阴、阴维之会。《铜人》针七分，灸五壮。

主大风逆气[61]，多寒善悲，四肢不可举动，多汗洞痢[62]。

腹哀：日月下一寸五分，去腹中行各四寸半。足太阴、阴维之会。《铜人》针三分。

主寒中食不化，大便脓血，腹中痛。

食窦：天溪下一寸六分，去胸中行各六寸，举臂取之。《铜人》针四分，灸五壮。

主胸胁支满，膈间雷鸣[63]，常有水声，膈痛[64]。

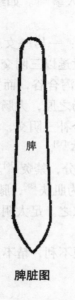

脾脏图　　　　　　　足太阴脾经

天溪： 胸乡下一寸六分陷中，去胸中行各六寸，仰而取之。《铜人》针四分，灸五壮。

主胸中满痛，贲膺[65]，咳逆上气，喉中作声[66]，妇人乳肿癀痈。

胸乡： 周荣下一寸六分，去胸中行各六寸，仰而取之。《铜人》针四分，灸五壮。

主胸胁支满，引胸背痛不得卧，转侧难。

周荣： 中府下一寸六分，去胸中行各六寸，仰而取之。《铜人》针四分。

主胸胁满不得俯仰，食不下，喜饮，咳唾秽脓，咳逆，多淫。

大包： 渊液下三寸，布胸胁中出九肋间[67]。脾之大络，总统阴阳诸络，由脾灌溉五脏。《铜人》灸三壮，针三分。

主胸胁中痛，喘气[68]，实则身尽痛，泻之；虚则百节尽皆纵[69]，补之。

注释

[1] 妇人月事过时不止：即经期延长，又称"月水不断""经事延长"等，指妇女月经周期基本正常，行经时间超过 7 天以上，甚或淋漓半月方尽者。

[2] 小儿客忤：指由于小儿神气未定，如骤见生人、突闻异声、突见异物，而引起惊吓啼哭，甚或面色变或引起吐泻、腹痛，反侧瘛疭，状似惊痫的病证。《圣济总录·卷第一百七十七·小儿门》记载："论曰小儿无故吐下青黄赤白色，水谷解离。腹痛夭矫反倒，面变五色，其状似痫。但眼不上戴者，名曰客忤。此由小儿血气未充，精神未定，忽见非常之物。或见未识之人，或为异类触犯，暴然发作，故名客忤。诊其脉弦急数者，忤也。若乳母醉后，及房劳喘困气乏，即便乳儿，最为切忌，剧则不可救矣。"

[3] 慢惊风：即小儿慢惊风，多见于大病久病之后，或因急惊风未愈，或先天不足所致，以面色苍白、嗜睡无神，抽搐无力，时作时止，或两手颤动，筋惕肉瞤，脉细无力为主要临床表现。

[4] 足大指本节后：根据今之考正，应为第一趾跖关节前缘。

[5] 心蛔痛：即小儿蛔虫病导致的腹痛。

[6] 核骨：即第一趾跖关节内侧之隆起。《医宗金鉴》记载："足大趾本节后侧圆骨努突者，一名核骨。"

[7] 痫气：应为导致痫证之邪气。

[8] 呕已乃衰：由于呕吐伤津耗液，呕吐停止，身体亦衰疲。

[9] 胆虚：即胆气虚证，临床症见多疑虑，常叹息，不得眠，或口苦目黄，呕苦水等。《本草经疏》记载："胆虚二证：易惊，属胆气虚；病后不得眠，属胆虚。"

[10] 鼓胀：古之鼓胀病，指肝病日久，肝脾肾功能失调，气滞、血瘀、水停于腹中所导致的以腹胀大如鼓、皮色苍黄、脉络暴露为主要临床表现的一种病证。此处应指鼓胀之轻证。

[11] 不便：此指不大便，即便秘。

[12] 脾虚令人不乐，身寒善太息，心悲：忧思过度，气机郁滞，肝逆乘脾，故致脾虚而令人不乐，善太息，心悲。

[13] 骨疽蚀：痈疽内陷而侵蚀于骨之病证。《灵枢·刺节真邪第七十五》记载："虚邪之入于身也深，寒与热相搏，久留而内著，寒胜其热，则骨疼肉枯；热胜其寒，则烂肉腐肌为脓，内伤骨，内伤骨为骨蚀。"相当于西医之骨骺炎或骨髓炎。

[14] 魇梦：即噩梦，又称梦魇。《说文解字》："魇，梦惊也。"

[15] 阴股：即股阴，指大腿内侧。

[16] 狐疝：指发于阴囊时大时小之疝气。张志聪记载："狐疝者，偏有大小，时时上下，狐乃阴兽，

善变化，而藏睾丸上下，如狐之出入无时。"又称"狐疝风"。约相当于西医之腹股沟斜疝。

[17] 脾积痞气：痞气，五积中的脾积。《难经·五十六难》记载："脾之积，名曰痞气，在胃脘，覆大如盘。久不愈，令人四肢不收，发黄疸，饮食不为肌肤。"

[18] 溏瘕泄水：指便溏如水泻。

[19] 善思善味：善思，指脾虚思虑过度。善味，指脾虚食不知味。

[20] 绝子：此指不能受孕生孩子。

[21] 小儿慢风：即小儿慢惊风。参见前注 [3]。

[22] 梦遗失精：即遗精之因梦而引起者。指因脾肾亏虚，精关不固，或火旺湿热，扰动精室所致的以不因性生活而精液频繁遗泄为临床特征的病证。

[23] 颊车蹉开，张口不合：即"颊车蹉"，指下颌关节脱臼，口张开而不能闭合的病证。

[24] 元脏发动：肾藏元阴元阳，故肾为元脏。此指肾阴虚之阳强易举。

[25] 漏血不止，月水不止：皆指妇女崩漏之症。

[26] 妊娠胎动横生：应指妊娠胎动不安与胎位不正。

[27] 产后恶露不行：即产后恶露不绝，指产后血性恶露持续 10 天以上，仍淋漓不尽者。恶露，指胎儿娩出后，胞宫内遗留的余血和浊液。

[28] 去血过多，血崩晕，不省人事：即产后血晕证，指产妇分娩时因产妇素体气血虚弱，加之生产时产程过长，失血过多，突然头晕目眩，不能起坐，或心胸满闷，恶心呕吐，心烦不安，甚至神昏口噤、不省人事之证。

[29] 经脉：此处应特指与胞宫密切联系之冲任督带等经脉。

[30] 宋太子：应指宋后废帝刘昱，字德融，小字慧震，是刘宋第八任皇帝，据载其人生性残暴，嗜杀人。《宋书·本纪第九·后废帝》记载："天性好杀，以此为欢，一日无事，辄惨惨不乐。内外百司，人不自保，殿省忧遑，夕不及旦。"

[31] 出苑：苑，古代养禽兽植林木的地方，多指帝王的花园，此指皇宫。出苑即出宫的意思。

[32] 妊妇：即怀孕的妇女。

[33] 徐文伯：南北朝时北齐医家，尤擅长针灸。撰有《徐文伯药方》三卷，及《徐文伯疗妇人瘕》一卷，均佚。

[34] 刘元宾：宋代医学家，字子仪，号通真子，著有《脉诀机要》《补注王叔和脉诀》《通真子续注脉赋》等，惜均佚。

[35] 有体：指已怀孕。

[36] 禁灸：《针灸聚英》及《针灸甲乙经》记载"灸三壮"，或参之。

[37] 痃癖冷气：寒邪凝滞所致之痃癖。

[38] 食饮不为肌肤：指所食之饮食不能容养肌肤，出现身体消瘦等症。

[39] 膝内侧辅骨：即胫骨内侧髁。

[40] 别走上一寸有空：参《针灸甲乙经校释》："足太阴与足厥阴相交处，适当内踝上八寸，再上一寸，即地机穴，此所谓'别走上一寸'，似指由二经相交处再行一寸的意思……空，指空穴。"

[41] 精不足：指肾精亏虚。

[42] 按之如汤沃股内至膝：汤，热水。沃，本义为把水从上浇下。形容触摸大腿内侧至膝关节热状，如热水浇过。

[43] 气淋：中医淋证之一。《诸病源候论·淋病诸候》："气淋者，肾虚膀胱热，气胀所为也。"

[44] 阴痛：又称"阴中痛""阴户痛"，即女性外阴痛。

[45] 二寸半：《针灸甲乙经》作"二寸"，或参之。

[46] 恶血：此指瘀血。

[47] 暴崩：指妇女非经期而突然阴道大量出血之证。

[48] 鱼腹上：指大腿内侧肌肉隆起处。

[49] 筋间：此指缝匠肌与股内侧肌之间。

[50] 动脉：此指股动脉。

[51] 动脉：此指髂外动脉。

[52] 四寸半：据今之考正记载，应为"三寸半"。

[53] 积聚：是由于体虚复感外邪、情志饮食所伤以及他病日久不愈等原因导致的腹内结块，或胀或痛为主要表现的病证。《灵枢·五变》记载："人之善肠中积聚者……皮肤薄而不泽，肉不坚而淖泽。如此则肠胃弱，恶则邪气留止，积聚乃伤。"相当于西医之腹部肿瘤、肝脾肿大等病。

[54] 阴疝：《圣济总录·卷第九十四·阴疝门》记载："论曰黄帝针经曰，足厥阴之脉，环阴器，抵少腹，是动则病丈夫疝，即阴疝也，嗜欲劳伤，肾水涸竭，无以滋荣肝气，故留滞内结，发为阴疝之病，世俗论阴疝者，为肾余气，殊不知邪实又本于肝经也，治法宜泻邪气之实，补肝经之虚。"约相当于西医之腹股沟斜疝。

[55] 妇人难乳：即妇人产后乳汁不下。

[56] 妊娠子冲心，不得息：即子悬，亦名"子朝""胎气上逆""胎上逼心""胎气上逼"等。症见孕妇妊娠期胸腹胀满，甚则喘急疼痛，烦躁不安。多因平素肾阴不足，肝失所养，孕后阴亏于下，气浮于上，冲逆心胸所致。

[57] 四寸半：据今之考正记载，应为"四寸"。下腹结、大横、腹哀同之。

[58] 痹中急疼：或曰"髀中急疼"。《针灸聚英·卷一上·足太阴脾经》作"痹疼"，或参之。

[59] 绕脐痛：指绕脐周围的腹部疼痛。又称"环齐而痛"，后世称为脐腹痛。《医述·卷十一·杂证汇参》记载："《难经》曰：脐上痛，心证也；脐下痛，肾证也；脐右痛，肺证也；脐左痛，肝证也。脐之上、下、左、右，《难经》既分属心、肾、肺、肝，土居中央，脐腹非属脾胃乎？"

[60] 三寸五分：《针灸甲乙经》记载为"三寸"，或参之。大横今之定位为脐中旁开4寸，腹哀定位为脐上3寸，旁开4寸，故大横应在腹哀下3寸。

[61] 大风逆气：指风邪较盛导致的气机上逆。

[62] 洞痢：指痢疾之泻下无度。

[63] 膈间雷鸣：即腹中雷鸣，指肠鸣音增强。

[64] 膈痛：指胸膈间疼痛。《秘传证治要诀及类方·卷之五·诸痛门》记载："膈痛与心痛不同，心痛则在歧骨陷处。本非心痛，乃心支别络痛耳。膈痛则痛横满胸间，比之心痛为轻，痛之得名，俗为之称耳。"

[65] 贲膺：贲，应指奔豚气。膺，指胸部。应指奔豚气导致的胸部疼痛不适。

[66] 喉中作声：喉中哮鸣音或痰鸣音。

[67] 布胸胁中出九肋间：《针灸甲乙经》记载在此句之后尚有"及季胁端，别络诸阴者"。

[68] 喘气：即气喘之证。

[69] 百节尽皆纵：节，指关节。纵，《说文解字》："纵，缓也。"指诸关节缓而无力。

手少阴心经

手少阴心经穴主治

《内经》曰：心者，君主之官，神明出焉[1]。

心者，生之本，神之变也。其华在面，其充在血脉，为阳中之太阳，通于夏气[2]。

南方赤色，入通于心，开窍于舌，藏精于心[3]，故病在五脏[4]，其味苦，其类火，其畜羊，其谷黍，其应四时，上为荧惑星[5]，是以知病之在脉也[6]。其音征[7]，其数七[8]，其臭焦[9]，其液汗。

南方生热，热生火，火生苦，苦生心，心生血，血生脾，心主舌[10]。其在天为热，在地为火，在体为脉，在脏为心[11]。在声为笑，在变动为忧[12]。在志为喜，喜伤心，恐胜喜，热伤气，寒胜热，苦伤气，咸胜苦[13]。

注释

[1] 君主之官，神明出焉：君主，即一国之君，皇帝，封建社会最高统治者。神明，指人的精神、意识等。《重广补注黄帝内经素问》王冰注："任治于物，故为君主之官。清静栖灵，故曰神明出焉。"

[2] 心者……通于夏气：《重广补注黄帝内经素问》王冰注曰："心者，君主之官，神明出焉。然君主者，万物系之以兴亡，故曰心者生之本，神之变也。火气炎上，故华在面也。心养血，其主脉，故充在血脉也。心王于夏，气合太阳，以太阳居夏火之中，故曰阳中之太阳，通于夏气也。"

[3] 开窍于舌，藏精于心：《素问》作"开窍于耳"，《重广补注黄帝内经素问》王冰注："火精之气，其神神。舌为心之官，当言于舌，舌用，非窍，故云耳也。《缪刺论》曰：'手少阴之络会于耳中。'义取此也。"或参之。

[4] 故病在五脏：《重广补注黄帝内经素问》王冰注："以夏气在藏也。"

[5] 荧惑星：即古之火星。《重广补注黄帝内经素问》王冰注："火之精气上为荧惑星，七百四十日一周天。"

[6] 是以知病之在脉也：心主血脉，故言之。或言心属火，脉气之动与火相类。《重广补注黄帝内经素问》王冰注："火之躁动类于脉气。"

[7] 征：古代五音之一，属火。《重广补注黄帝内经素问》王冰注："徵，火声也。孟夏之月，律中仲吕，无射所生，三分益一，管率长六寸七分。仲夏之月，律中蕤宾，应钟所生，三分益一，管率长六寸三分。季夏之月，律中林钟，黄钟所生，三分减一，管率长六寸。凡是三管，皆火气应之。"

[8] 其数七：火的生数为二，成数为七。

[9] 其臭焦：《重广补注黄帝内经素问》王冰注："凡气因火变，则为焦。"

[10] 南方生热……心主舌：《重广补注黄帝内经素问》王冰注："阳气炎燥，故生热。钻燧改火，惟热是生。凡物之味苦者，皆火气之所生也……凡味之苦者，皆先生长于心。心之精气生养血也。阴阳书曰：火生土，然心火之气内养血已，乃生脾土……心别是非，舌以言事，故主舌。"

[11] 其在天为热……在脏为心：《重广补注黄帝内经素问》王冰注："暄暑炽燠，热之用也。炎上焚㷒，火之性也。通行荣卫而养血也。其神心也。道经义曰：神处心。神守，则血气流通。"

[12] 在声为笑，在变动为忧：《重广补注黄帝内经素问》王冰注："笑，喜声也。忧可以成务。新校正云：按：杨上善云：'心之忧在心变动，肺之忧在肺之志。'是则肺主于秋，忧为正也；心主于夏，变而生忧也。"

[13] 在志为喜……咸胜苦：《重广补注黄帝内经素问》王冰注："喜，所以和乐也。虽志为喜，甚则自

伤。恐，则肾水并于心火，故胜喜也……热胜则喘息促急。寒为水气，故胜火热……南方云热伤气，苦伤气……咸，水味，故胜火苦。"

手少阴心经穴歌

九穴午时 [1] 手少阴，极泉、青灵、少海深，灵道、通里、阴郄邃，神门、少府、少冲寻（左右一十八穴）。

此一经起于极泉，终于少冲。取少冲、少府、神门、灵道、少海，与井荥俞经合也。

脉起心中，出属心系 [2]，下膈络小肠；其支者，从心系，上侠咽 [3]，系目 [4]；其直者，复从心系却上肺，出腋下，下循臑内后廉，行太阴心主之后，下肘内廉，循臂内后廉，抵掌后锐骨 [5] 之端，入掌内后廉 [6]，循小指之内，出其端。多气少血，午时气血注此。

丁火之脏 [7]，脉在左寸。实则热而虚则寒，静则安而动则燥。虚寒者怯怕多惊，健忘恍惚，清便自可 [8]，诊必濡细迟虚；实热者癫狂谵语，腮赤舌干，二腑涩黄 [9]，脉须数洪沉实。心盛则热见乎标，心虚则热收于内 [10]。虚则补其母，实则泻其子。虚实既知，补泻必当。味甘泻而补之以咸 [11]，气热补而泻之以冷。心阳不足，桂心代赭紫石英，补须参附；离火 [12] 有余，竹叶大黄山栀子，泻用芩连。凉心者朱砂，壮心者琥珀。舌长过寸 [13]，研冰片敷之即收；血衄 [14] 如泉，炒槐花掺之即止。除疮琥珀膏 [15]，犀角与辰砂；定志宁神丸 [16]，朱砂共莲草。蔓荆子凉诸经之血，草连翘泻六经之火。惊悸不安，须龙脑沙参小草 [17]；健忘失记，必茯神远志当归。多睡饮卢同之苦茶 [18]，不眠服雷公之酸枣 [19]。凉血补阴生地黄，行津止渴天花粉，文蛤末 [20] 敷愈口疮，铁锈粉 [21] 噙消舌肿。中风不语，烧竹沥 [22] 凉之更良；感热多言，飞朱砂镇之又善。胸间痞痛，开之枳实栝蒌；心内懊憹，治之栀子豆豉。热心痛 [23]，炒菖蒲川楝，栀子宜焦；冷心痛 [24]，须木香肉桂，玄胡可炒。心惊盗汗，飞辰砂与六黄 [25]；鼻衄流血，煮黄芩炒芍药。惊热 [26] 独妙珍珠，癫狂独加铁粉。安镇灵台 [27]，琥珀丹砂和玉屑；开清神府 [28]，茯神远志共菖蒲。大哉离兮，应物无迹 [29]。倘真血之有亏，觅真铅 [30] 而补实。至灵心也，操存有要 [31]。或元气之有损，求真汞 [32] 而填完。用药固可言传，上达必由心悟。

《导引本经》：夫心乃一身之主宰，生死之路头 [33] 也。是故心生则种种欲生，而神不入气 [34]；心静则种种欲静，而神气相抱 [35] 也。《内经》曰：夏月人身，阳气发外，伏阴在内，是脱精神之时 [36]，忌疏通以泄精气。夏三月，此谓蕃秀 [37]，天地气交，万物华实 [38]，夜卧早起，无厌于日，使志无怒，英华成秀 [39]，此夏气之应，养成 [40] 之道也。逆之则伤心，秋为痎疟 [41]。故人常宜燕居 [42] 静坐，调心息气，食热戒冷，常要两目垂帘 [43]，迈光内照，降心火于丹田，使神气相抱。故太玄 [44] 养初曰：藏心于渊，美厥灵根 [45]，神不外也。心牵于事，则火动于中矣。心火夏令正旺，脉本洪大，若缓是伤暑，至晚少餐饮食，睡勿挥扇，风邪易入。昔邝子元有心疾，或曰：有僧不用符药，能治心疾。元叩其僧，曰：贵恙 [46] 起于烦恼，烦恼生于妄想，夫妄想之来，其机有三：或追忆数十年前荣辱恩仇，悲欢离合，及种种闲情，此是过去妄想也。或事到眼前，可以顺应，却又畏首畏尾，三番四复，犹豫不决，此是现在妄想也。或期望日后富贵皆如愿，或期望功成名遂，告老归田；或期望子孙登庸，以继书香，与夫一切不可必成，不可必得之事，此是未来妄想也。三者妄想，忽然而生，忽然而灭，禅家 [47] 谓之幻心 [48]。能照见其妄，而斩断念头，禅家谓之觉心 [49]。故曰：不患念起，惟患觉迟，此心若同太虚 [50]，烦恼何处安脚？又曰：贵恙亦原于水火不交 [51]，凡溺爱冶容 [52]，而作色荒，禅家谓之外感之欲。夜深枕上，思得冶容，或成宵寐之变[53]，禅家谓之内生之欲。二者之欲，绸缪染着[54]，消耗元精，若能离之，则肾水自然滋生，可以上交于心。至若思索文字，忘其寝食，禅家谓之理障[55]。经纶职业[56]，不顾劬劳[57]，禅家谓之事障。二者虽非人欲，亦损性灵[58]，若能遣之，则火不至上炎，可下交于肾。故曰：尘[59]不相缘，根[60]无所偶，返流全一，六用[61]不行。又曰：苦海无边，回头是岸。子元如其言，乃独处一室，扫空万缘，坐静月余，心疾如失。

注释

[1] 午时：午时气血流注于心经。

[2] 心系：指心与其他脏器相联系的组织。《类经·七卷·经络类》记载："心当五椎之下，其系有五，上系连肺，肺下系心，心下三系连脾肝肾，故心通五脏之气而为之主也。"

[3] 咽：应指咽喉部。或曰指食管，或参之。

[4] 系目：《灵枢·经脉第十》作"系目系"，连接目系之意。目系，指目后与脑相连的组织。

[5] 掌后锐骨：指掌后尺侧突出之高骨，应指豌豆骨。

[6] 掌内后廉：即手掌的尺侧。

[7] 丁火之脏：心脏在天干与丁对应，五行属火，故曰丁火之脏。

[8] 清便自可：清，同"圊"，指厕所。清便自可，即清便自调，指大便正常。而《伤寒论条辨·卷二》记载："清便自调，言小便清而大便调也。"或参之。

[9] 二腑涩黄：二腑，指膀胱与大肠。二腑涩黄指大便涩滞不畅、小便发黄。

[10] 心盛则热见乎标，心虚则热收于内：应指心实证多表现为外在的热象，比如心火盛时面赤，小便黄等。心虚证多表现为内在的热象，比如心阴虚时心胸烦热，低热。

[11] 味甘泻而补之以咸：《素问·藏气法时论》记载："心欲软，急食咸以软之，用咸补之，甘泻之。"言心为火脏，心火易炎而心脉拘急，应用咸味之药使之软，此时咸味即作为补药，为防咸软太过，应用甘为药反佐之，甘味药在此为泻药。

[12] 离火：八卦中，离卦属火，此用离火代指心火。

[13] 舌长过寸：指舌纵，即舌吐出口外而收缩无力的病证。

[14] 血衄：衄，指鼻出血。血衄应泛指出血类疾病。

[15] 琥珀膏：古之记载琥珀膏文献较多，此处应指《太平圣惠方》所载之琥珀膏，由琥珀、雄黄、朱砂、丁香、木香、当归、白蔹、芎劳、木鳖子、乱发（烧灰）、生地黄、垂柳枝、槐枝、松脂、黄丹、清麻油等组成，主治一切恶毒疮肿。

[16] 宁神丸：出自《御药院方》，由白茯苓（去皮）、五味子（炒）、干山药、杏仁（去皮尖，麸炒，别捣）、阿胶（炒珠子）、熟干地黄、柏子仁（别捣）、麦门冬（去心）、杜仲（炒丝断）、百部、肉桂（去粗皮）、川芎、当归（去芦头）、细辛（去苗）、人参（去芦头）、甘草（炙，锉）、贝母（去心）等组成，有养血安神的功效。

[17] 小草：远志苗别名。晋《博物志》记载："远志苗曰小草，根曰远志。"有安神益智的功效。

[18] 卢同之苦茶：卢同，唐代文人，自号玉川子，有《玉川子诗集》一卷传世，其《七碗茶歌》被后世传颂。苦茶，应指苦丁茶一类茶，有清热解毒，提神醒脑的功效。

[19] 雷公之酸枣：即酸枣仁，有养肝、宁心安神的功效。《雷公炮制药性解》记载："酸枣仁，味酸，性平无毒，入心脾肝胆四经。主筋骨酸寒，夜卧不宁，虚汗烦渴，安和五脏，大补心脾。炒熟去皮尖研用，生者治嗜卧不休。恶防己。"

[20] 文蛤末：即文蛤壳研末，有清热利湿、化痰软坚的功效。

[21] 铁锈粉：又名铁衣、铁线粉。有清热解毒、镇心平肝的功效。《本草纲目》记载："平肝坠热，消疮肿，口舌疮。醋磨涂蜈蚣咬。"

[22] 烧竹沥：竹沥是由淡竹经火烤沥出，故曰烧竹沥，有清热豁痰、定惊利窍的功效。《本草衍义》记载："竹沥行痰，通达上下百骸毛窍诸处，如痰在巅顶可降，痰在胸膈可开，皮在四肢可散，痰在脏腑经络可利，痰在皮里膜外可行。又如癫痫狂乱，风热发痉者可定；痰厥失音，人事昏迷者可省，为痰家之圣剂也。"

[23] 热心痛：邪热攻心所致的心痛。症见心痛彻背、舌燥唇焦、溺赤便秘、烦躁掌热等。

[24] 冷心痛：因寒所致的心痛。症见心痛绵绵不休、喜暖喜按、肢冷、溺清不渴、脉迟微细等。

[25] 六黄：应指当归六黄汤，由当归、生地黄、熟地黄、黄连、黄芩、黄柏、黄芪组成，有滋阴泻火、固表止汗的功效。

[26] 惊热：即小儿惊热，《仁斋小儿方论》记载："惊热者，内蕴实热，郁勃发惊，甚则搐搦，变而痫耳。"

[27] 灵台：指心，非灵台穴。《庄子·庚桑楚》："不可内于灵台。"郭象注："灵台者，心也。"

[28] 神府：神之府，心藏神，也是指心。

[29] 大哉离兮，应物无迹：离，八卦中，离卦属火，此用离代指心。应物，即映物，把心比作镜子，可映纳包容万物，或指顺应事物。此言心之虚无浩大，或言心为君主之官，作用之大，就像镜子照物一样，包容万物。宋代程颐之《视箴》记载："心兮本虚，应物无迹。操之有要，视为之则。"

[30] 真铅：铅本为古代方士、丹家烧炼丹药用的主要原料之一，后被内丹家借用，代指肾间动气（元精）。此处代指补心阴血药。《玄肤论·铅汞论》："先天之炁为真铅。"炁，古同"气"。或参之。

[31] 操存有要：操存，指操守、心志。对应上句应物无迹，言心志缜密。

[32] 真汞：汞本为古代方士、丹家烧炼丹药用的主要原料之一，后被内丹家借用，代指元神。对应上句真铅，此处代指补益元气之药。

[33] 路头：即路口，指起决定性作用。

[34] 是故心生则种种欲生，而神不入气：心生，应指心的功能正常，气血旺盛。言心的气血功能旺盛，则五脏六腑皆旺盛，神与气各自活跃在外，人就会处在动的状态。

[35] 神气相抱：相抱，指相交，相合。即言神与气相调和，人处于安静状态。

[36] 脱精神之时：即精神易脱之时，脱，指脱离、脱落，引申为耗散。此言夏季阳气外浮，阴伏于内，精神易耗散。

[37] 蕃秀：《重广补注黄帝内经素问》王冰注："阳自春生，至夏洪盛，物生以长，故蕃秀也。蕃，茂也，盛也。秀，华也，美也。"

[38] 天地气交，万物华实：《重广补注黄帝内经素问》王冰注："举夏至也。《脉要精微论》曰：'夏至四十五日，阴气微上，阳气微下。'由是，则天地气交也。然阳气施化，阴气结成，成化相合，故万物华实也。"

[39] 英华成秀：《重广补注黄帝内经素问》王冰注："缓阳气，则物化……物化，则英华成秀。"

[40] 养成：《太素》作"养生"，或参之。

[41] 逆之则伤心，秋为痎疟：《重广补注黄帝内经素问》王冰注："逆，谓反行冬令也。痎，痎瘦之疟也。心像火，王于夏，故行冬令则心气伤。秋，金王而火废，故病发于秋而为痎疟也。"

[42] 燕居：即闲居。

[43] 两目垂帘：道家打坐时的要求，即两目似闭非闭，留出朦胧的光观鼻尖，此处应指闭目休息。

[44] 太玄：即《太玄经》，西汉扬雄模仿《周易》而作。

[45] 美厥灵根：灵根，本义为神木的根，此应指肾水。言使肾水得以温煦，心肾相交。

[46] 恙：即病。

[47] 禅家：修持禅定的人。此处泛指佛家。

[48] 幻心：即佛教语之凡心。《四友斋丛说·尊生》："妄想忽然而生，忽然而灭，禅家谓之幻心。"

[49] 觉心：佛教语，指能去迷悟道的心。

[50] 太虚：古代哲学概念，指宇宙万物最原始的实体，即气。宋代张载《正蒙·太和》："太虚无形，气之本体，其聚其散，变化之客形尔。"

[51] 水火不交：肾属水，心属火，即心肾不交。

[52] 冶容：本义为艳丽的容貌，此指美丽的女子，女色。

[53] 宵寐之变：宵寐，指夜眠。变，指病变。此指因思冶容而导致无法入眠之病。

[54] 绸缪染着：绸缪，本义为紧密缠缚，引申为情意深厚，缠绵。染着，为佛教语，指爱欲之心浸染处物，执着不离。此指色欲过度，或言房事过度。

[55] 理障：佛教语，指由邪见等理惑障碍真知、真见。

[56] 经纶职业：经纶，指筹划治理国家大事。职业，古指官事和士农工商四民之常业。

[57] 劬劳：指过度劳累。

[58] 性灵：指人的精神、性格、性情等。

[59] 尘：指佛教之六尘，即色、声、香、味、触、法的合称。

[60] 根：指佛教之六根，即眼、耳、鼻、舌、身、意的合称。

[61] 六用：佛教语，指六根（眼、耳、鼻、舌、身、意）的功能。

考正穴法

极泉：臂内腋下筋间[1]，动脉入胸[2]。《铜人》针三分，灸七壮。

主臂肘厥寒，四肢不收，心痛干呕，烦渴，目黄[3]，胁满痛，悲愁不乐。

青灵：肘上三寸，伸肘举臂取之。《铜人》灸七壮。《明堂》灸三壮。

主目黄头痛，振寒胁痛，肩臂不举，不能带衣[4]。

少海（一名曲节）：肘内廉节[5]后，大骨[6]外，去肘端五分，屈肘向头得之。手少阴心脉所入为合水。《铜人》针三分，灸三壮。甄权云：不宜灸，针五分。《甲乙》针二分，留三呼，泻五呼，不宜灸。《素注》灸五壮。《资生》云：数说不同，要之非大急不灸[7]。

主寒热齿龋痛，目眩发狂，呕吐涎沫，项不得回顾，肘挛[8]腋胁下痛，四肢不得举，齿痛，脑风头痛，气逆噫哕，瘰疬，心疼，手颤[9]健忘。

灵道：掌后一寸五分，手少阴心脉所行为经金。《铜人》针三分，灸三壮。

主心痛，干呕，悲恐，相引瘛疭，肘挛，暴喑不能言。

通里：掌后一寸陷中。手少阴心脉之络，别走太阳小肠经。《铜人》针三分，灸三壮。《明堂》灸七壮。

主目眩头痛，热病先不乐，数日懊侬，数欠频呻悲，面热无汗，头风，暴喑不言，目痛心悸，肘臂臑痛，苦呕喉痹，少气遗溺，妇人经血过多崩中。实则支满膈肿[10]，泻之。虚则不能言，补之。

阴郄：掌后脉中[11]，去腕五分。《铜人》针三分，灸七壮。

主鼻衄吐血，洒淅[12]畏寒，厥逆气惊，心痛霍乱，胸中满。

神门（一名锐中，一名中都）：掌后锐骨端陷中。手少阴心脉所注为俞土。心实泻之。《铜人》针三分，留七呼，灸七壮。

主疟心烦，甚欲得冷饮，恶寒则欲处温中。咽干不嗜食，心痛数噫，恐悸，少气不足，手臂寒，面赤喜笑，掌中热而哕[13]，目黄胁痛，喘逆身热，狂悲狂笑，呕血吐血，振寒上气，遗溺失音，心性痴呆[14]，健忘，心积伏梁[15]，大小人五痫[16]。

东垣曰：胃气下溜五脏气皆乱，其为病互相出见，气在于心者，取之手少阴之俞神门，同精导气[17]以复其本位。《灵枢经》曰：少阴无俞[18]，心不病乎？其外经病而脏不病，故独取其经于掌后锐骨之端。心者五脏六腑之大主，精神之所舍，其脏坚固，邪不能容，容邪则身死，故诸邪皆在心之包络。包络者，心主之脉也。

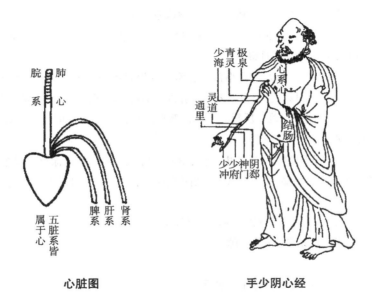

心脏图　　　　　　　手少阴心经

少府：手小指本节后，骨缝[19]陷中，直[20]劳宫。手少阴心脉所溜为荥火。《铜人》针二分，灸七壮。《明堂》灸三壮。

主烦满少气，悲恐畏人，掌中热，臂酸，肘腋挛急，胸中痛，手踡不伸，痎疟久不愈，振寒，阴挺出[21]，阴痒阴痛，遗尿偏坠，小便不利，太息。

少冲（一名经始）：手小指内侧，去爪甲角如韭叶。手少阴心脉所出为井木。心虚补之。《铜人》针一分，灸三壮。《明堂》灸一壮。

主热病烦满，上气嗌[22]干渴，目黄，臑臂内后廉痛，胸心痛，痰气[23]，悲惊寒热，肘痛不伸。

张洁古[24]治前阴臊臭，泻肝行间，后于此穴，以治其标。

注释

[1] 筋间：此应指背阔肌肌腱与肱二头肌长头肌腱之间。

[2] 动脉入胸：动脉，指肱动脉。动脉入胸，因极泉穴位于腋窝最顶点，腋动脉搏动处，故言动脉由上肢入胸处。

[3] 目黄：即两眼巩膜发黄色，为黄疸的表现之一。

[4] 不能带衣：带衣，指穿衣。言因肩臂疼痛而活动受限，不能伸手穿衣。

[5] 节：指肘关节。

[6] 大骨：指肱骨内上髁。

[7] 要之非大急不灸：要之，重要。言若非重而急的疾病不宜灸。

[8] 肘挛：指肘关节拘急痉挛，难以屈伸。

[9] 手颤：指手臂颤抖，属颤证，多由肝风内动引起。

[10] 膈肿：此指腹肿。

[11] 脉中：指尺动脉搏动处。

[12] 洒淅：指寒战的样子。

[13] 哕：同"哕"，即干呕。

[14] 心性痴呆：痴呆，非今之老年性痴呆，痴，言不聪明，呆，指不灵活，愚笨。言心神蒙蔽之不聪慧。

[15] 伏梁：五积中的心积，《难经·五十六难》记载："心之积，名曰伏梁，起脐上，大如臂，上至心下。久不愈，令人病烦心。以秋庚辛日得之。"

[16] 大小人五痫：大小人，指大人和小孩。五痫，古代对各种痫证的统称。《小儿药证直诀·卷上·脉证治法》记载："犬痫：反折，上窜，犬叫，肝也。羊痫：目证，吐舌，羊叫，心也。牛痫：目直视，腹满，牛叫，脾也。鸡痫：惊跳，反折，手纵，鸡叫，肺也。猪痫：如尸，吐沫，猪叫，肾也。五痫重者死，病后甚者亦死。"

[17] 同精导气：一种平衡阴阳的行针手法。《灵枢·五乱》记载："徐入徐出，谓之导气；补泻无形，谓之同精。"《脾胃论·卷中》记载："血，营也，当从阴引阳，先于地中升举阳气，次泻阴火，乃导气同精之法。"

[18] 俞：此指背俞穴。《内经》记载中，心经没有背俞穴。

[19] 骨缝：应为第四、第五掌骨之间空隙。

[20] 直：言与劳宫穴水平。

[21] 阴挺出：即阴挺，相当于西医之子宫脱垂。

[22] 嗌：指咽喉。

[23] 痰气：《针灸聚英》作"痰冷，少气"。

[24] 张洁古：金代医学家，名元素，著有《珍珠囊药性赋》《医学启源》等医书。

手太阳小肠经

手太阳小肠经穴主治

《内经》曰：小肠者，受盛之官，化物出焉[1]。又云：小肠为赤肠[2]。

胃之下口，小肠之上口也，在脐上二寸，水谷于是分焉[3]。大肠上口，小肠之下口也。至是[4]而泌别清浊[5]，水液渗入膀胱，滓秽流入大肠。

注释

[1] 受盛之官，化物出焉：受盛，指接受，容纳。化物，指转化，消化食物。言小肠的生理功能为接受胃所腐熟之水谷，继续转化处理，泌别清浊，将水谷转化为水谷精微和食物残渣，浊之食物残渣下传大肠，清之水谷精微再次吸收利用。《重广补注黄帝内经素问》之《灵兰秘典论第八》王冰注："奉承胃司，受承糟粕，受已复化，传入大肠。故云受盛之官，化物出焉。"

[2] 赤肠：小肠在五色中与赤色相对应，故曰赤肠。

[3] 于是分焉：于是，指于此处，即上文之脐上二寸处。言水谷于脐上二寸处被分为水谷和水液。

[4] 至是：指到这里，即大肠上口，小肠下口。

[5] 泌别清浊：即分清别浊，指小肠将清之水谷精微重新吸收利用，浊之食物残渣下传大肠，浊之水液传入膀胱的功能。

手太阳小肠经穴歌

手太阳穴一十九，少泽、前谷、后溪薮，腕骨、阳谷、养老绳，支正、小海、外辅肘，肩贞、臑俞接天宗，髎外秉风、曲垣首，肩外俞连肩中俞，天窗乃与天容偶，锐骨之端上颧髎，听宫耳前珠[1]上走（左右三十八穴）。

此一经起于少泽，终于听宫。取少泽、前谷、后溪、腕骨、阳谷、少海，与井荥俞原经合也。

脉起小指之端，循手大[2]侧上腕，出踝[3]中，直上循臂骨[4]下廉，出肘内侧两骨[5]之间，上循臑外后廉，出肩解[6]，绕肩胛[7]，交肩上，入缺盆，络心，循咽下膈抵胃，属小肠；其支者，从缺盆贯颈上颊，至目锐眦[8]，却入耳中；其支别者，别循颊上䪼[9]（䪼音拙）抵鼻，至目内眦也。多血少气，未时气血注此。

丙火之腑[10]。脉详左寸。是经之为病也，面白耳前热，苦寒[11]，肩臂廉内外肿痛。沉诊为心，实则脉实，烦满而口舌生疮；浮取小肠，虚则脉虚，懊恢而唇青下白。颔肿不可转，清痰降火；腰折难动履，渗湿利热。倘小便数频，乌药益知丸[12]，用酒煮山药；若精气不固，白茯猪苓和，须蜡化津液。小肠疝气，茴香姜浸入青盐；肾宫精冷，川楝炒成加木破[13]。滑石寒而能治诸淋，沉香温而能行诸气。尿血煮苦苋菜根，血淋煎车前子叶。清泉旋汲饮发灰[14]，薄荷时煎调琥珀[15]。热入小肠为赤带，茴香苦楝当归；邪归大腑[16]变膏淋，滑石金砂甘草。尝考牡蛎石斛补，续随金砂泻。巴戟乌药茴香温，黄芩通草花粉凉。羌活藁本引于上，黄柏二苓行于下，细阅本草之旨，略为理治之阶，毋执己见，妙在言传。

注释

[1] 耳前珠：指耳屏。

[2] 大：《灵枢·经脉第十》作"外"，或参之。

[3] 踝：此指尺骨小头之隆起。

[4] 臂骨：此指尺骨。

[5] 肘内侧两骨：指肱骨内上髁与尺骨鹰嘴。

[6] 肩解：指肩关节。

[7] 肩胛：指肩胛骨。

[8] 目锐眦：眦，即眼角。目锐眦指目外角。

[9] 䪼：目下为䪼。

[10] 丙火之腑：小肠在天干与丙对应，五行属火，故曰丙火之腑。

[11] 苦寒：苦，指为……所苦。引申为害怕寒冷，即恶寒。

[12] 乌药益知丸：即缩泉丸，由乌药、山药、益智仁组成，有温肾祛寒，缩尿止遗的功效。

[13] 川楝炒成加木破：指川楝炒后加木香、破故纸，做成川楝子丸，治一切下部之疾，悉皆治之，肿痛缩小，虽多年，服此药去根。

[14] 清泉旋汲饮发灰：清泉，性味甘、凉、平，无毒，有益五脏，清肺胃，生津止渴，养阴利尿的功效。旋，指立即。汲，指从井里打水。发灰，即血余炭，有收敛止血的功效。此言治疗热淋血淋时，可用清泉饮服血余炭。

[15] 琥珀：性味甘平，有镇惊安神，散瘀止血，利水通淋的功效。

[16] 大腑：指三焦。张景岳《类经·脏象类》："三焦者，确有一腑，盖脏腑之外，躯壳之内，包罗诸脏，一腔之大腑也。"

考正穴法

少泽（一名小吉）：手小指端外侧，去爪甲角下一分陷中。手太阳小肠脉所出为井金。《素注》灸三壮。《铜人》灸一壮，针一分，留二呼。

主疟寒热，汗不出，喉痹舌强，口干心烦，臂痛瘈疭，咳嗽，口中涎唾，颈项急不得回顾，目生肤翳复瞳子，头痛。

前谷：手小指外侧本节前陷中。手太阳小肠脉所溜为荥水。《铜人》针一分，留三呼，灸一壮。《明堂》灸三壮。

主热病汗不出，疟疟癫疾，耳鸣，颈项肿，喉痹，颊肿引耳后，鼻塞不利，咳嗽吐衄，臂痛不得举，妇人产后无乳。

后溪：手小指外侧本节后陷中，握拳取之。手太阳小肠脉所注为俞木。小肠虚补之。《铜人》针一分，留二呼，灸一壮。

主疟寒热，目赤生翳，鼻衄，耳聋，胸满，颈项强，不得回顾，癫疾，臂肘挛急，痂疥。

腕骨：手外侧腕前起骨[1]下陷中。手太阳小肠脉所过为原。小肠虚实皆拔之。《铜人》针二分，留三呼，灸三壮。

主热病汗不出，胁下痛不得息，颈颔肿，寒热，耳鸣，目冷泪生翳，狂惕[2]，偏枯，肘不得屈伸，疟疟头痛，烦闷，惊风，瘈疭，五指掣[3]，头痛。

阳谷：手外侧腕中，锐骨下陷中。手太阳小肠脉所行为经火。《素注》灸三壮，针二分，留三呼。《甲乙》留二呼。

主癫疾狂走，热病汗不出，胁痛，颈颔肿，寒热，耳聋耳鸣，齿龋痛，臂外侧痛不举，吐舌，戾颈，妄言，左右顾，目眩，小儿瘈疭，舌强不嗍[4]乳。

养老：手踝骨前上，一云腕骨后一寸陷中。手太阳郄。《铜人》针三分，灸三壮。

主肩臂痠疼，肩欲折，臂如拔，手不能自上下[5]，目视不明。

支正：腕后五寸，手太阳络脉，别走少阴。《铜人》针三分，灸三壮。《明堂》灸五壮。

主风虚[6]，惊恐悲愁，癫狂，五劳，四肢虚弱，肘臂挛难屈伸，手不握，十指尽痛，热痛先腰颈痠，喜渴，强项，疣目[7]。实则节弛肘废，泻之；虚则生疣小如指，痂疥，补之。

小海：肘外大骨外，去肘端五分陷中，屈手向头取之。手太阳小肠脉所入为合土。小肠实泻之。《素注》针二分，留七呼，灸三壮。

主颈颔、肩臑、肘臂外后廉痛，寒热齿龈肿，风眩[8]颈项痛，疡肿[9]振寒，肘腋痛肿，小腹痛，痫发羊鸣[10]，戾颈，瘈疭狂走，颔肿不可回顾，肩似拔，臑似折，耳聋，目黄，颊肿。

肩贞：曲胛下两骨解间，肩髃后陷中。《铜人》针五分。《素注》针八分，灸三壮。

主伤寒寒热，耳鸣耳聋，缺盆肩中热痛，风痹，手足麻木不举。

臑俞：侠肩髃（手阳明穴）[11]后大骨[12]下，胛上廉陷中，举臂取之。手太阳、阳维、阳跻三脉之会。《铜人》针八分，灸三壮。

主臂痠无力，肩痛引胛，寒热气肿[13]胫痛。

天宗：秉风后大骨下陷中。《铜人》灸三壮，针五分，留六呼。

主肩臂痠疼，肘外后廉痛，颊颔肿。

秉风：天髎外肩上小髃[14]后，举臂有空。手太阳、阳明、手足少阳四脉之会。《铜人》灸五壮，针五分。

主肩痛不能举。

曲垣：肩中央曲胛[15]陷中，按之应手痛。《铜人》灸三壮，针五分。《明堂》针五分。

主肩痹热痛，气注肩胛，拘急痛闷[16]。

肩外俞：肩胛上廉，去脊三寸陷中。《铜人》针六分，灸三壮。《明堂》灸一壮。

主肩胛痛，周痹[17]寒至肘。

肩中俞：肩胛内廉，去脊二寸陷中。《素注》针六分，灸三壮。《铜人》针三分，留七呼，灸十壮。

主咳嗽，上气唾血，寒热，目视不明。

天窗（一名窗笼）：颈大筋间前曲颊下，扶突后动脉应手陷中。《铜人》灸三壮，针三分。《素注》针六分。

主痔瘘，颈痛，肩痛引项不得回顾，耳聋颊肿，喉中痛，暴喑不能言，齿噤中风。

天容：耳下曲颊后。针一寸，灸三壮。

主喉痹寒热，咽中如梗，瘿颈项痛[18]，不可回顾，不能言，胸痛，胸满不得息，呕逆吐沫，齿噤，耳聋耳鸣。

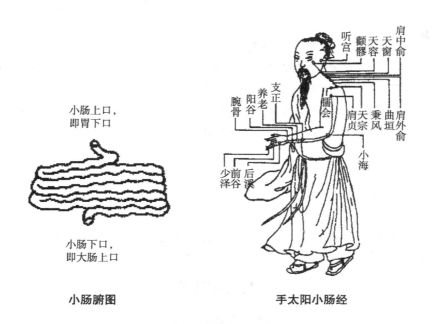

小肠上口，即胃下口

小肠下口，即大肠上口

小肠腑图

手太阳小肠经

颧髎：面頄骨[19]下廉锐骨端陷中。手少阳、太阳之会。《素注》针三分。《铜人》针二分。

主口㖞，面赤目黄，眼𥄀动不止，颊肿齿痛。

听宫（一名多所闻）：耳中珠子[20]，大如赤小豆。手足少阳、手太阳三脉之会。《铜人》针三分，灸三壮。《明堂》针一分。《甲乙》针三分。

主失音，癫疾，心腹满，聤耳[21]，耳聋如物填塞无闻，耳中嘈嘈恹恹蝉鸣。

注释

[1] 腕前起骨：言腕前隆起之骨，即钩骨。

[2] 狂惕：《针灸聚英》《外台秘要》等记载，应为"狂易"，指精神失常。

[3] 五指掣：指手指疼挛，不可屈伸。

[4] 唰：指用唇舌裹食，吮吸。

[5] 肩欲折，臂如拔，手不能自上下：言肩臂疼痛，麻木，肩关节就像折了一样，上臂就像被拔下，手也不能正常伸屈，形容肩臂瘘疼之剧烈。

[6] 风虚：应指素体虚弱，复感风邪。

[7] 疣目：即疣，指外科千日疮。

[8] 风眩：风邪入脑导致的眩晕，又称风头眩。

[9] 疡肿：指疮疡肿痛。

[10] 痫发羊鸣：痫证，俗称"羊痫风"或"羊角风"，发作时伴有怪叫，根据声音及病机古代分为"五痫"，其中《小儿药证直诀·卷上·脉证治法》记载："羊痫：目证，吐舌，羊叫，心也。"

[11] 肩髃（手阳明穴）：据《针灸甲乙经》应作"肩髎（手少阳穴）"。

[12] 大骨：此指肩胛骨。

[13] 气肿：此指皮肤局部肿痛。《诸病源候论·气肿候》记载："气肿者，其壮如痈，无头，虚肿，色不变，皮上急痛，手才着，便即痛，此风邪搏于气所生也。"

[14] 小髃：本义为肩前骨，此处应指锁骨外侧之隆起骨。沈彤《释骨》记载："髃微起者曰小髃骨，小髃骨之前岐出者曰肩端。"

[15] 曲胛：此指肩胛骨弯曲处，即肩胛骨内上角。

[16] 肩痹热痛，气注肩胛，拘急痛闷：肩痹，相当于今之肩周炎，其发病初期会有热痛肿胀感，若病邪侵袭流注至肩胛部，会导致局部牵引拘急疼痛。

[17] 周痹：因风寒湿邪乘虚侵入血脉、肌肉所致。《灵枢·周痹》："周痹者，在于血脉之中，随脉以上，随脉以下，不能左右，各当其所……此内不在脏，而外未发于皮，独居分肉之间，真气不能周，故命曰周痹。"

[18] 瘿颈项痈：即瘿病和颈项发痈。

[19] 颊骨：即颧骨。

[20] 耳中珠子：指耳屏。

[21] 聤耳：泛指耳窍中流脓的病证。《诸病源候论·卷之二十九》记载："劳伤血气，热乘虚也，入于其经，邪随血气至耳，热气聚，则生脓汁，故谓之聤耳。"

足太阳膀胱经

足太阳膀胱经穴主治

《内经》曰：膀胱者，州都之官，津液藏焉，气化则能出矣[1]。又曰：膀胱为黑肠[2]。

诸书辨膀胱不一，有云：有上口，无下口；有云：上下皆有口；或云：有小窍注泄[3]。皆非也。惟有下窍以出溺，上皆由泌别[4]渗入膀胱，其所以入也、出也，由于气之施[5]也。

在上之气不施，则注入大肠而为泄；在下之气不施，则急胀瀒涩[6]，苦不出而为淋。

注释

[1] 州都之官，津液藏焉，气化则能出矣：州，应同"洲"，指水中的陆地。或言州都为地方官职，或参之。膀胱的主要生理功能是贮存尿液和排泄尿液，尿液是由津液在肾的气化功能下生成的。《重广补注黄帝内经素问》王冰注："位当孤府，故谓都官。居下内空，故藏津液。若得气海之气施化，则溲便注泄；气海之气不及，则闭隐不通。故曰气化则能出矣。"

[2] 膀胱为黑肠：膀胱在五色中与黑色相对应，故曰黑肠。

[3] 有小窍注泄：窍，指孔，洞。言膀胱之上有注入和排出的孔窍。

[4] 泌别：指小肠之泌别清浊的生理功能。

[5] 气之施：施，指施布。言气化功能。

[6] 急胀瀒涩：瀒，同"涩"。言小腹拘急，发胀，小便滞涩。

足太阳膀胱经穴歌

足太阳经六十七，睛明目内红肉[1]藏，攒竹、眉冲与曲差，五处上寸半承光，通天、络却、玉枕昂，天柱后际大筋外，大杼背部第二行，风门、肺俞、厥阴四，心俞、督俞、膈俞强，肝、胆、脾、胃俱挨次，三焦、肾、气海、大肠，关元、小肠到膀胱，中膂白环仔细量，自从大杼至白环，各各节外寸半长。上髎、次髎中复下，一空二空腰髁当，会阳阴尾骨外取，附分侠脊第三行，魄户、膏肓与神堂，谚谑、膈关、魂门九，阳纲、意舍仍胃仓，肓门、志室、胞肓续，二十椎下秩边场。承扶臀横纹中央，殷门、浮郄到委阳，委中、合阳、承筋是，承山、飞扬踝跗阳，昆仑、仆参连申脉，金门、京骨、束骨忙，通谷、至阴小指[2]旁（一百三十四穴）。

此一经起于睛明，终于至阴，取至阴、通谷、束骨、京骨、昆仑、委中，与井荥俞原经合也。

脉起目内眦，上额交巅上；其支者，从巅至耳上角[3]；其直行者，从巅入络脑，还出别下项，循肩膊[4]内，侠脊抵腰中，入循膂[5]，络肾属膀胱；其支别者，从腰中下贯臀[6]，入腘中；其支别者，从膊内左右别，下贯胛[7]，侠脊内，过髀枢[8]，循髀外后廉[9]，下合腘中，以下贯腨[10]内，出外踝之后，循京骨[11]至小指外侧端。多血少气，申时气血注此。

壬水之腑[12]，脉居左寸[13]是。膀胱实则脉实，病胞转[14]不得小便，苦烦满难于俯仰，药用寒凉通利窍，石膏栀子蜜同煎。虚则脉虚，肠痛引腰难屈伸，脚筋紧急耳重听，补磁石五味黄芪，配苓术石英[15]杜仲。大腑热蒸肠内涩，木通生地黄芩；小便不利茎中痛，葶苈茯苓通草。肾大如斗[16]，青支[17]荔核小茴香；胞转如塞，葵子[18]滑石寒水石。冷热熨可利便难[19]，屈伸导能和腰痛。风热相乘囊肿[20]，服三白[21]而立消；虫蚁吹着[22]阳胕[23]，敷蝉蜕而即散。羌活藁本行于上，黄柏法制走于下。补用橘核益智仁，泻滇滑石车前子。加茴香乌药能温，添黄柏生地清凉也。

注释

[1] 目内红肉：约相当于泪阜，此指目内眦。

[2] 小指：指足小趾。

[3] 耳上角：指耳尖上方。

[4] 肩膊：本义为肩膀，此指肩胛部。

[5] 膂：本义为脊柱，此指夹脊两旁的肌肉。

[6] 贯臀：即通过臀部，指经过承扶穴部位。

[7] 下贯胂：即向下沿着脊柱两侧肌肉循行。胂，据《太素》等应为"肿"，杨上善注："肿，侠脊肉也。"

[8] 髀枢：髀，指大腿骨。枢，原指门上的转轴，此指关节。髀枢即髋关节处。

[9] 髀外后廉：即大腿后外侧。

[10] 腨：指小腿肚，即腓肠肌处。《说文》记载："腨，腓肠也。"

[11] 京骨：此指骨骼，指足外侧第五跖骨基底部，其下为京骨穴。

[12] 壬水之腑：膀胱在天干与壬对应，五行属水，故曰壬水之腑。

[13] 左寸：疑原文有误。据前文及《难经》等记载，应为"左尺"。

[14] 胞转：又称转胞、转脬，指脐下急痛，小便不通之证。胞，通脬，指膀胱。

[15] 石英：又称萤石、氟石，有镇惊，安神，降逆气，暖胞宫的功效。

[16] 肾大如斗：指阴肿，泛指以男女阴器肿大为主症的一类疾患。

[17] 青支：即青皮，有疏肝破气、消积化滞的功效。

[18] 葵子：即冬葵子，味甘，微寒，性滑，具有清热利湿、消肿的功效。

[19] 冷热熨可利便难：即使用冷热交替熨法治疗二便难。《备急千金要方·卷第二十四解毒并杂治》记载："若大小便闭塞不通，或淋沥溺血，阴中疼痛，此是热气所致，用此法即愈，其法先以冷物熨小腹已，次以热物熨之，又以冷物熨之。"

[20] 囊肿：此应指阴囊肿。

[21] 三白：指三白散。由白牵牛、桑白皮、白术、木通、陈皮等组成。主治膀胱蕴热证。或言三白草，或参之。

[22] 虫蚁吹着：指虫蚁咬伤。

[23] 阳胠：胠，指肋骨部分的肉，《说文》记载："胠，胁肉也。"

考正穴法

睛明（一名泪孔）：目内眦。《明堂》云：内眦头外一分，宛宛中。手足太阳、足阳明、阴跷、阳跷五脉之会。针一分半，留三呼。雀目[1]者，可久留针，然后速出针。禁灸。

主目远视不明，恶风泪出，憎寒头痛，目眩内眦赤痛，眵眵无见，眦痒，淫肤白翳，大眦攀睛努肉[2]，侵睛雀目，瞳子生瘴，小儿疳眼[3]，大人气眼[4]冷泪[5]。

按东垣曰：刺太阳、阳明出血，则目愈明。盖此经多血少气，故目翳与赤痛从内眦起者，刺睛明、攒竹，以宣泄太阳之热。然睛明刺一分半，攒竹刺一分三分，为适浅深之宜。今医家刺攒竹，卧针[6]直抵睛明，不补不泻，而又久留针，非古人意也。

攒竹（一名始光，一名员柱，一名光明）：两眉头陷中。《素注》针二分，留六呼，灸三壮。《铜人》禁灸，针一分，留三呼，泻三吸，徐徐出针。宜以细三棱针刺之，宣泄热气，三度刺[7]，目大明。《明堂》宜细三棱针三分，出血，灸一壮。

主目眵眵，视物不明，泪出目眩，瞳子痒，目瞢[8]，眼中赤痛及睑𥇒动不得卧，颊痛，面痛，尸厥癫邪，神狂鬼魅[9]，风眩，嚏。

眉冲：直眉头上神庭、曲差之间。针三分，禁灸。

主五痫，头痛，鼻塞。

曲差：神庭旁一寸五分，入发际。《铜人》针二分，灸三壮。

主目不明，衄[10]衊，鼻塞，鼻疮[11]，心烦满，汗不出，头顶痛，项肿，身体烦热。

五处：侠上星旁一寸五分。《铜人》针三分，留七呼，灸三壮。《明堂》灸五壮。

主脊强反折[12]，瘛疭癫疾，头风热，目眩，目不明，目上戴不识人[13]。

承光：五处后一寸五分。《铜人》针三分，禁灸。

主风眩头痛，呕吐心烦，鼻塞不闻香臭，口㖞，鼻多清涕，目生白翳。

通天：承光后一寸五分。《铜人》针三分，留七呼，灸三壮。

主颈项转侧难，瘿气，鼻衄，鼻疮，鼻窒[14]，鼻多清涕，头旋，尸厥，口㖞，喘息，头重，暂起僵仆[15]，瘿瘤。

络却（一名强阳、一名脑盖）：通天后一寸五分。《素注》刺三分，留五呼，《铜人》灸三壮。

主头旋耳鸣，狂走瘛疭，恍惚不休，腹胀，青盲内障，目无所见。

玉枕：络却后一寸五分[16]，侠脑户旁一寸三分，起肉枕骨上，入发际二寸[17]。《铜人》灸三壮，针三分，留三呼。

主目痛如脱，不能远视，内连系急[18]，头风痛不可忍。鼻窒不闻。

天柱：侠项后发际，大筋外廉陷中。《铜人》针五分，得气即泻。《明堂》针二分，留三呼，泻五吸。灸不及针。日七壮至百壮。《下经》灸三壮。《素注》针二分，留六呼。

主足不任[19]身体，肩背痛欲折。目瞑视[20]，头旋脑痛，头风，鼻不知香臭，脑重如脱[21]，顶如拔[22]，项强不可回顾。

大杼：项后第一椎下，两旁相去脊各一寸五分陷中，正坐取之。督脉别络，手足太阳、少阳之会。《难经》曰：骨会大杼。疏曰：骨病治此。袁氏曰：肩能负重，以骨会大杼也。《铜人》针五分，灸七壮。《明堂》禁灸。《下经》《素注》针三分，留七呼，灸七壮。《资生》云：非大急不灸。

主膝痛不可屈伸，伤寒汗不出，腰脊痛，胸中郁郁，热甚不已，头风振寒，项强不可俯仰，痎疟，头旋，劳气咳嗽，身热目眩，腹痛，僵仆不能久立，烦满里急[23]，身不安，筋挛癫疾，身蜷急大[24]。

东垣曰：五脏气乱，在于头，取之天柱、大杼、不补不泻，以导气而已。

风门（一名热府）：二椎下两旁相去脊各一寸五分，正坐取之。《铜人》针五分。《素注》针三分，留七呼。《明堂》灸五壮。若频刺，泄诸阳热气，背永不发痈疽[25]，灸五壮。

主发背[26]痈疽，身热，上气喘气，咳逆胸背痛，风劳呕吐，多嚏，鼻鼽出清涕，伤寒头项强，目瞑，胸中热，卧不安。

肺俞：第三椎下两旁相去脊各一寸五分。《千金》对乳引绳度之[27]。甄权以搭手[28]，左取右，右取左，当中指末是，正坐取之。《甲乙》针三分，留七呼，得气即泻。甄权灸百壮。《明下》灸三壮。《素问》刺中肺三日死，其动为咳。

主瘿气，黄疸，劳瘵，口舌干，劳热上气，腰脊强痛，寒热喘满，虚烦，传尸骨蒸，肺痿[29]咳嗽，肉痛皮痒，呕吐，支满不嗜食，狂走欲自杀，背偻[30]，肺中风[31]，偃卧[32]，胸满短气，瞀闷[33]汗出，百毒病，食后吐水，小儿龟背[34]。

仲景曰：太阳与少阳并病，头项强痛或眩冒[35]，时如结胸[36]，心下痞硬者，当刺太阳肺俞、肝俞。

厥阴俞（一名厥俞）：四椎下两旁相去脊各一寸五分，正坐取之。《铜人》针三分，灸七壮。

主咳逆牙痛，心痛，胸满呕吐，留结烦闷[37]。

或曰：脏腑皆有俞在背，独心包络无俞，何也？曰：厥阴俞即心包络俞也。

心俞：五椎下两旁相去脊各一寸五分，正坐取之。《铜人》针三分，留七呼，得气即泻，不可灸。《明堂》灸三壮。《资生》云：刺中心一日死，其动为噫，岂可妄针。《千金》言：中风心急，灸心俞百壮，当权其缓急可也。

主偏风半身不遂，心气乱恍惚，心中风[38]，偃卧不得倾侧，汗出唇赤，狂走发痫，语悲泣，心胸闷乱，咳吐血，黄疸，鼻衄，目瞷目昏，呕吐不下食，健忘，小儿心气不足，数岁不语[39]。

督俞：六椎下两旁相去脊各一寸五分，正坐取之。灸三壮。

主寒热心痛，腹痛，雷鸣气逆。

膈俞：七椎下两旁相去脊各一寸五分，正坐取之。《难经》曰：血会膈俞。疏曰：血病治此。盖上则心俞，心生血，下则肝俞，肝藏血，故膈俞为血会。又足太阳多血，血乃水之象也。《铜人》针三分，留七呼，灸三壮。《素问》刺中膈，皆为伤肝，其病难愈，不过一岁必死。

主心痛，周痹，吐食翻胃，骨蒸[40]，四肢怠惰，嗜卧，痃癖，咳逆，呕吐，膈胃寒痰，食饮不下，热病汗不出，身重常温，不能食，食则心痛，身痛肿胀，胁腹满，自汗盗汗。

肝俞：九椎下两旁相去脊各一寸五分，正坐取之。经曰：东风伤于春，病在肝[41]。《铜人》针三分，留六呼，灸三壮。《明堂》灸七壮。《素问》刺中肝五日死，其动为欠。

主多怒，黄疸，鼻痠[42]，热病后目暗泪出，目眩，气短咳血，目上视[43]，咳逆，口干，寒疝，筋寒[44]，热痉[45]，筋急相引，转筋入腹[46]将死。

《千金》云：咳引两胁急痛不得息，转侧难，撅肋[47]下与脊相引而反折，目戴上；目眩循眉头，惊狂，衄衄，起则目睆睆，生白翳，咳引胸中痛，寒疝小腹痛，唾血短气，热病差后，食五辛目暗[48]，肝中风，踞坐不得低头[49]，绕两目连额上色微青。积聚痞痛。

胆俞：十椎下两旁相去脊各一寸五分，正坐取之。《铜人》针五分，留七呼，灸三壮。《明堂》针三分。《下经》灸五壮。《素问》刺中胆一日半死，其动为呕。

主头痛，振寒汗不出，腋下肿胀，口苦舌干，咽痛干呕吐，骨蒸劳热食不下，目黄。

按《资生经》所载，崔知悌平取四花穴，上二穴是膈俞，下二穴是胆俞，四穴主血，故取此以治劳瘵。后世误以四花为斜取，非也。

脾俞：十一椎下两旁相去脊各一寸五分，正坐取之。《铜人》针三分，留七呼，灸三壮。《明堂》灸五壮。《素问》刺中脾十日死，其动为吞。

主腹胀，引胸背痛，多食身瘦[50]，痃癖积聚，胁下满，泄利，痎疟寒热，水肿气胀引脊痛，黄疸，善欠，不嗜食。

胃俞：十二椎下两旁相去脊各一寸五分，正坐取之。《铜人》针三分，留七呼，灸随年为壮。《明堂》灸三壮。《下经》灸七壮。

主霍乱，胃寒，腹胀而鸣，翻胃呕吐，不嗜食，多食赢瘦，目不明，腹痛，胸胁支满，脊痛筋挛，小儿赢瘦，不生肌肤[51]。

东垣曰：中湿者，治在胃俞。

三焦俞：十三椎下两旁相去脊各一寸五分，正坐取之。《铜人》针五分，留七呼，灸三壮。《明堂》针三分，灸五壮。

主脏腑积聚，胀满赢瘦，不能饮食，伤寒头痛，饮食吐逆，肩背急，腰脊强不得俯仰，水谷不化，泄注下利，腹胀肠鸣，目眩头痛。

肾俞：十四椎下两旁相去脊各一寸五分，前与脐平，正坐取之。《铜人》针三分，留七呼，灸以年为壮。《明堂》灸三壮。《素问》刺中肾六日死，其动为嚏。

主虚劳羸瘦，耳聋肾虚，水脏久冷[52]，心腹膜满胀急，两胁满引小腹急痛，胀热，小便淋，目视䀮䀮，少气，溺血，小便浊[53]，出精梦泄[54]，肾中风[55]，踞坐而腰痛，消渴，五劳七伤，虚惫，脚膝拘急，腰寒如冰，头重身热，振慄，食多羸瘦，面黄黑，肠鸣，膝中四肢淫泺，洞泄食不化，身肿如水，女人积冷气成劳，乘经交接[56]，羸瘦，寒热往来。

气海俞：十五椎下两旁相去脊各一寸五分。针三分，灸五壮。

主腰痛痔漏[57]。

大肠俞：十六椎下两旁相去脊各一寸五分，伏而取之。《铜人》针三分，留六呼，灸三壮。

主脊强不得俯仰，腰痛，腹中气胀，绕脐切痛，多食身瘦，肠鸣，大小便不利，洞泄食不化，小腹绞痛。

东垣云：中燥[58]治在大肠俞。

关元俞：十七椎下两旁相去脊各一寸五分，伏而取之。

主风劳腰痛[59]，泄痢，虚胀，小便难，妇人瘕聚[60]诸疾。

小肠俞：十八椎下两旁相去脊各一寸五分，伏而取之。《铜人》针三分，留六呼，灸三壮。

主膀胱、三焦津液少，大、小肠寒热，小便赤不利，淋沥遗溺，小腹胀满，疝痛[61]，泄利脓血，五色赤痢[62]下重，肿痛，脚肿，五痔[63]，头痛，虚乏消渴，口干不可忍，妇人带下。

膀胱俞：十九椎下两旁相去脊各一寸五分，伏而取之。《铜人》针三分，留六呼，灸三壮。《明堂》灸七壮。

主风劳脊急强，小便赤黄，遗溺，阴生疮，少气，胫寒拘急，不得屈伸，腹满，大便难，泄利腹痛，脚膝无力，女子瘕聚。

中膂俞（一名脊内俞）：二十椎下两旁相去脊各一寸五分，侠脊伸起肉，伏而取之。《铜人》针三分，留十呼，灸三壮。《明堂》云：腰痛侠脊里痛，上下按之应者，从项至此穴痛，皆宜灸。

主肾虚消渴，腰脊强不得俯仰，肠冷赤白痢[64]，疝痛，汗不出，腹胀胁痛。

白环俞：二十一椎下两旁相去脊各一寸五分，伏而取之。一云：挺伏地[65]，端身，两手相重支额，纵息[66]令皮肤俱缓，乃取其穴。《素注》针五分，得气则先泻，泻讫[67]多补之，不宜灸。《明堂》云灸三壮。

主手足不仁，腰脊痛，疝痛，大小便不利，腰髋疼，脚膝不遂，温疟，腰脊冷痛，不得久卧，劳损虚风[68]，腰背不便，筋挛臂缩，虚热闭塞。

上髎：第一空腰髁[69]下一寸，侠脊陷中。足太阳、少阳之络。《铜人》针三分，灸七壮。

主大小便不利，呕逆，膝冷痛，鼻衄，寒热疟，阴挺出，妇人白沥[70]，绝嗣[71]。

大理赵卿患偏风[72]，不能起跪，甄权针上髎、环跳、阳陵泉、巨虚下廉[73]，即能起跪。

八髎总治腰痛。

次髎：第二空侠脊陷中。《铜人》针三分，灸七壮。

主小便赤淋，腰痛不得转摇，急引阴器痛不可忍，腰以下至足不仁，背膝寒，小便赤，心下坚胀，疝气下坠[74]，足清气痛[75]，肠鸣注泻，偏风，妇人赤白带下。

中髎：三空侠脊陷中。足厥阴、少阳所结之会。《铜人》针二分，留十呼，灸三壮。

主大小便不利，腹胀下利，五劳七伤六极[76]，大便难，小便淋沥，飧泄，妇人绝子带下，月事不调。

下髎：四空侠脊陷中。《铜人》针二分，留十呼，灸三壮。

主大小便不利，肠鸣注泻，寒湿内伤，大便下血，腰不得转，痛引卵[77]，女子下苍汁不禁[78]，中痛引小腹急痛[79]。

会阳（一名利机）：阴尾尻骨两旁。《铜人》针八分，灸五壮。

主腹寒，热气冷气泄泻[80]，肠癖[81]下血，阳气虚乏，阴汗湿，久痔。

附分：二椎下，附项内廉，两旁相去脊各三寸，正坐取之。手足太阳之会。《铜人》针三分。《素注》刺八分，灸五壮。

主肘不仁，肩背拘急，风冷客于腠理，颈痛不得回顾。

魄户：直附分下，三椎下两旁相去脊各三寸，正坐取之。《铜人》针五分，得气即泻，又宜久留针，日灸七壮至百壮。《素注》五壮。

主背膊痛，虚劳肺痿，三尸走疰[82]，项强急不得回顾，喘息咳逆，呕吐烦满。

膏肓俞：四椎下一分，五椎上二分，两旁相去脊各三寸，四肋三间，正坐屈脊，伸两手，以臂着膝前令端直，手大指与膝头齐，以物支肘，毋令摇动取之。《铜人》灸百壮，多至五百壮。当觉气下砻砻然似水流之状[83]，亦当有所下，若无停痰宿饮，则无所下也。如病人已困[84]，不能正坐，当令侧卧，挽上臂，令取穴灸之。又当灸脐下气海、丹田、关元、中极，四穴中取一穴。又灸足三里，以引火气实下。

主无所不疗[85]。羸瘦，虚损，传尸骨蒸，梦中失精，上气咳逆，发狂，健忘，痰病。

《左传》[86]：成公十年，晋侯[87]疾病，求医于秦，秦使医缓[88]（秦医名缓）为之，未至。公梦疾为二竖子[89]曰：彼良医也，惧伤我，焉逃之？其一曰：居肓[90]之上，膏[91]之下，若我何？医至曰：疾不可为也，在肓之上，膏之下，攻之不可，达之不及[92]，药不至焉，不可为也。公曰：良医也，厚为之礼而归之。

孙思邈曰：时人拙，不能得此穴，所以宿疴[93]难遣，若能用心方便[94]，求得灸之，疾无不愈矣。

按此二穴，世皆以为起死回生之妙穴，殊不知病有浅深，而医有难易，浅者针灸，可保十全，深者亦未易为力[95]。扁鹊[96]云：病有六不治。经云：色脉不顺而莫针也。肓，鬲也，心下为膏。又曰：凝者为脂，释[97]者为膏。又曰：膏，连心脂膏也。人年二旬后，方可灸此二穴，仍灸三里二穴，引火气下行，以固其本。若未出幼而灸之，恐火气盛，上焦作热。每见医家不分老少，又多不针泻三里，以致虚火上炎，是不经口授而妄作也。岂能瘳[98]其疾哉！患者灸此，必针三里或气海，更清心绝欲，参阅前后各经调摄，何患乎疾之不瘳也！

神堂：五椎下两旁相去脊各三寸陷中，正坐取之。《铜人》针三分，灸五壮。《明堂》灸三壮。《素注》针五分。

主腰背脊强急不可俯仰，洒淅寒热，胸满气逆上攻，时噫[99]。

譩譆：肩膊内廉，侠六椎下两旁相去脊各三寸，正坐取之。以手重按，病人言："譩譆"，譩譆应手。《素注》针七分。《铜人》针六分，留三呼，泻五吸。灸二七壮，止百壮。《明堂》灸五壮。

主大风汗不出，劳损不得卧，温疟寒疟，背闷气满，腹胀气眩，胸中痛引腰背，腋拘胁痛，目眩，目痛，鼻衄，喘逆，臂膊内廉痛，不得俯仰，小儿食时头痛，五心热[100]。

膈关：七椎下两旁相去脊各三寸陷中，正坐开臂取之。《铜人》针五分，灸三壮。

主背痛恶寒，脊强俯仰难，食饮不下，呕哕多涎唾，胸中噎闷，大便不节[101]，小便黄。

魂门：九椎下两旁相去脊各三寸陷中，正坐取之。《铜人》针五分，灸三壮。

主尸厥走疰，胸背连心痛，食饮不下，腹中雷鸣，大便不节，小便赤黄。

阳纲：十椎下两旁相去脊各三寸，正坐阔肩取之。《铜人》针五分，灸三壮。

主肠鸣腹痛，饮食不下，小便赤涩，腹胀身热，大便不节，泄痢赤黄，不嗜食，怠惰。

意舍：十一椎下两旁相去脊各三寸，正坐取之。《铜人》针五分，灸五十壮至百壮。《明堂》灸五十壮。《下经》灸七壮。《素注》灸二壮。《甲乙》灸三壮，针五分。

主腹满虚胀，大便滑泄，小便赤黄，背痛，恶风寒，食饮不下，呕吐消渴，身热目黄。

胃仓：十二椎下两旁相去脊各三寸，正坐取之。《铜人》针五分，灸五十壮。《甲乙》灸三壮。

主腹满虚胀，水肿，食饮不下，恶寒，背脊痛不得俯仰。

肓门：十三椎下两旁相去脊各三寸陷中，正坐取之。《铜人》灸三十壮，针五分。

主心下痛，大便坚，妇人乳疾。

志室：十四椎下两旁相去脊各三寸陷中，正坐取之。《铜人》针九分，灸三壮。《明堂》灸七壮。

主阴肿，阴痛，背痛，腰脊强直，俯仰不得，饮食不消，腹强直，梦遗失精，淋沥，吐逆，两胁急痛，霍乱。

胞肓：十九椎下两旁相去脊各三寸陷中，伏而取之。《铜人》针五分，灸五七壮。《明堂》灸三七壮。《甲乙》灸三壮。

主腰脊急痛，食不消，腹坚急，肠鸣，淋沥，不得大小便，癃闭下肿[102]。

秩边：二十椎下两旁相去脊各三寸陷中，伏取之。《铜人》针五分。《明堂》灸三壮，针三分。

主五痔发肿，小便赤，腰痛。

承扶（一名肉郄，一名阴关，一名皮部）：尻臀下阴股上纹中。又曰：尻臀下陷纹中。《铜人》针七分，灸三壮。

主腰脊相引如解[103]，久痔尻臀肿，大便难，阴胞[104]有寒，小便不利。

殷门：浮郄下三寸[105]。《铜人》针七分。

主腰脊不可俯仰，举重，恶血[106]，泄注，外股肿。

浮郄：委阳上一寸，展膝得之。《铜人》针五分，灸三壮。

主霍乱转筋，小肠热，大肠结[107]，胫外筋急，髀枢不仁，小便热，大便坚。

委阳：承扶下六寸，穴在足太阳之前，少阳之后，出于腘中外廉两筋间，三焦下辅俞[108]，足太阳之别络。《素注》针七分，留五呼，灸三壮。

主腋下肿痛，胸满膨膨，筋急身热。飞尸遁疰[109]，痿厥[110]不仁。小便淋沥。

委中（一名血郄）：腘中央约纹动脉陷中。令人面挺伏地，卧取之。足太阳膀胱脉所入为合土。《素注》针五分，留七呼。《铜人》针八分，留三呼，泻七吸。《甲乙》针五分，禁灸。《素问》刺委中大脉[111]，令人仆脱色[112]。

主膝痛及拇指，腰侠脊沉沉然，遗溺，腰重不能举体，小腹坚满，风痹[113]，髀枢痛，可出血，痼疹[114]皆愈。伤寒四肢热，热病汗不出，取其经血立愈。

委中者，血郄也。大风[115]发眉堕落，刺之出血。

合阳：膝约纹下三寸。《铜人》针六分，灸五壮。

主腰脊强引腹痛，阴股热，胻痠肿，步履难，寒疝阴偏痛，女子崩中带下。

承筋（一名腨肠，一名直肠）：腨肠[116]中央陷中，胫后从脚跟上七寸。《铜人》灸三壮，禁针。

主腰背拘急，大便秘，腋肿，痔疮，胫痹不仁，腨痠，脚急跟痛，腰痛，鼻鼽衄，霍乱转筋。

承山（一名鱼腹，一名肉柱，一名肠山）：锐腨肠下分肉间陷中，一云腿肚下分肉间。《针经》云：取穴须用两手高托，按壁上，两足指离地，用足大指尖竖起，上看足锐腨肠下分肉间。《铜人》灸五壮，针七分。《明堂》针八分，得气即泻，速出针，灸不及针，止六七壮。《下经》灸五壮。

主大便不通，转筋，痔肿，战慄不能立，脚气膝肿，胫痠脚跟痛，筋急痛，霍乱，急食不通，伤寒水结。

飞扬（一名厥阳）：外踝骨上七寸。足太阳络脉，别走少阴。《铜人》针三分，灸三壮。《明堂》灸五壮。

主痔肿痛，体重[117]起坐不能，步履不收[118]，脚腨痠肿，战慄不能久立坐，足指不能屈伸，目眩痛，历节风[119]，逆气，癫疾，寒疟。实则鼽窒[120]，头背痛，泻之；虚则鼽衄，补之。

跗阳：外踝上三寸，太阳前，少阳后，筋骨之间。阳跷脉郄。《铜人》针五分，灸三壮，留七呼。《素注》针六分，留七呼，灸三壮。《明堂》灸五壮。

主霍乱转筋，腰痛不能久立，坐不能起，髀枢股胻痛，痿厥，风痹不仁，头重颠痛，时有寒热，四肢不举。

昆仑：足外踝后五分，跟骨上陷中，细脉动应手。足太阳膀胱脉所行为经火。《素注》针五分，留十呼。《铜人》针三分，灸三壮。妊妇刺之落胎。

主腰尻脚气，足腨肿不得履地，鼽衄，腘如结，踝如裂，头痛，肩背拘急，咳喘满，腰脊内引痛，伛偻，阴肿痛，目眩痛如脱，疟多汗，心痛与背相接，妇人孕难，胞衣不出，小儿发痫瘛疭。

仆参（一名安邪）：足跟骨下陷中，拱足取之。阳跷之本。《铜人》针三分，灸七壮。《明堂》灸三壮。

主足痿，失履不收[121]，足跟痛不得履地，霍乱转筋，吐逆，尸厥癫痫，狂言见鬼，脚气膝肿。

申脉（即阳跷）：外踝下五分陷中，容爪甲白肉际，前后有筋，上有踝骨，下有软骨，其穴居中。阳跷脉所生。《铜人》针三分，留七呼，灸三壮。

主风眩，腰脚痛，胻痠不能久立，如在舟中，劳极[122]，冷气逆气[123]，腰髋冷痹，脚膝屈伸难，妇人血气痛[124]。

洁古曰：痫病昼发，灸阳跷。

金门（一名梁关）：外踝下少后，丘墟后，申脉前，足太阳郄，阳维别属。《铜人》针一分，灸三壮，炷如小麦大。

主霍乱转筋，尸厥癫痫，暴疝[125]，膝胻酸，身战不能久立，小儿张口摇头[126]，身反折[127]。

京骨：足外侧大骨下，赤白肉际陷中，按而得之，小指本节后大骨名京骨，其穴在骨下。足太阳脉所过为原。膀胱虚实皆拔之。《铜人》针三分，留七呼，灸七壮。《明堂》五壮。《素注》三壮。

主头痛如破，腰痛不可屈伸，身后侧痛，目内眦赤烂，白翳侠内眦起，目反白[128]，目眩，发疟寒热，喜惊，不饮食，筋挛，足胻，髀枢痛，颈项强，腰背不可俯仰，伛偻，鼻衄不止，心痛。

束骨：足小指外侧本节后，赤白肉际陷中。足太阳脉所注为俞木。膀胱实泻之。《铜人》灸三壮，针三分，留五呼。

主腰脊痛如折，髀不可曲，腘如结，腨如裂，耳聋，恶风寒，头囟项痛，目眩身热，目黄泪出，肌肉动[129]，项强不可回顾，目内眦赤烂，肠澼，泄，痔，疟，癫狂，发背，痈疽，背生疔疮。

通谷：足小指外侧本节前陷中。足太阳脉所溜为荥水。《铜人》针二分，留三呼，灸三壮。

主头重目眩，善惊，引鼽衄，项痛，目䀮䀮，留饮[130]胸满，食不化，失欠[131]。

东垣曰：胃气下溜，五脏气乱，在于头，取天柱、大杼；不知，深取通谷、束骨。

至阴：足小指外侧，去爪甲角如韭叶。足太阳脉所出为井金。膀胱虚补之。《铜人》针二分，灸三壮。《素注》针一分，留五呼。

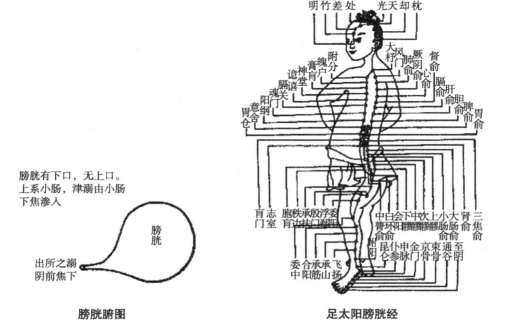

膀胱有下口，无上口。
上系小肠，津溺由小肠
下焦渗入

膀胱腑图　　　　　　足太阳膀胱经

主目生翳，鼻塞头重，风寒从足小指起，脉痹[132]上下带胸胁痛无常处，转筋，寒疟，汗不出，烦心，足下热，小便不利，失精，目痛，大眦痛。

根结[133]篇云：太阳根于至阴，结于命门[134]；命门者，目也。

注释

[1] 雀目：指夜间视物不清的一类病证，相当于今之夜盲。

[2] 大眦攀睛努肉：大眦，指目内眦。攀睛努肉，又称胬肉攀睛，指目中胬肉由眦角长出，横贯白睛，攀侵黑睛为主要表现的眼病。

[3] 疳眼：又称疳毒眼、疳疾上目，症见眼部干涩羞明，白睛失去润泽，黑睛生翳，溃穿可成蟹眼、旋螺突起，甚至珠塌失明。

[4] 气眼：由郁怒伤肝引起的眼病，《银海精微》："眼昏而泪，胞肿而软，上壅朦胧，酸涩微赤，是谓之气眼。"

[5] 冷泪：又称目风、迎风洒泪症等，指清稀泪液经常外溢、泪无热感及目无赤痛的眼病。

[6] 卧针：指针刺时将针体横卧进针。

[7] 三度刺：应指针刺3次。

[8] 目瞥：指眼睛视物不清晰。

[9] 神狂鬼魅：指狂证如见鬼神。

[10] 鼽：指鼻鼽，也称鼽嚏，以突然和反复发作的鼻痒、喷嚏、流清涕、鼻塞等为主要表现的鼻病。相当于西医之过敏性鼻炎。

[11] 鼻疮：又称鼻疳，以鼻孔周围皮肤红肿、糜烂、结痂、灼痒为主要表现的鼻病。

[12] 脊强反折：即角弓反张。

[13] 目上戴不识人：即戴眼。指病人眼睛上视，不能转动。多因正气耗竭，使神志不慧，藏精之气不能上荣于目，太阳脉绝所致。也可见于小儿急惊风、厥阴风痰闭阻等病证。

[14] 鼻窒：指鼻塞时轻时重，或双侧鼻窍交替堵塞，甚至嗅觉失灵的一种慢性鼻病。

[15] 暂起僵仆：指突然出现身体僵硬而仆倒在地的病证。

[16] 一寸五分：按今之骨度分寸，应为四寸，或参之。

[17] 二寸：按今之骨度分寸，应为二寸五分，或参之。

[18] 内连系急：指眼眶内与眼球相连的组织拘急。

[19] 任：指承受、承担，此指支撑。

[20] 目瞑视：瞑，指闭眼。目瞑指患者因眩晕而眼睛闭着不想睁开。或言妇科产后目瞑，《诸病源候论·卷四十四》记载："产后目瞑候：目不痛不肿，但视物不明，谓之目瞑。肝藏血，候应于目，产则血虚，肝气不足，故目瞑也。"

[21] 脑重如脱：《针灸甲乙经·卷十》及《外台秘要·卷三十九》皆作"脑重目如脱"。

[22] 顶如拔：按《灵枢·经脉第十》作"项如拔"。

[23] 里急：指泻下里急后重。

[24] 身蜷急大：《针灸甲乙经·卷十一》及《千金方·卷十四》作"身蜷挛急脉大"。

[25] 痈疽：痈，主指外痈，指长于体表部皮肉之间的急性化脓性炎症，范围多在6~9厘米之间。疽，指气血被毒邪阻滞而发于皮肉筋骨的疾病，分为有头疽和无头疽两种。

[26] 发背：发生在背部病变范围较大的急性化脓性疾病，即有头疽。

[27] 对乳引绳度之：肺俞简便定位方法，即引绳绕胸，后背部正对乳头处是穴。

[28] 以搭手：即用手搭后背方式取穴。

[29] 肺痿：指咳喘日久不愈、肺气受损、津液耗伤、肺叶痿弱不用的一种肺脏慢性虚损性疾病。

[30] 背偻：又称背伛偻、大偻，俗称"驼背"，症见屈背俯身、脊椎突出。

[31] 肺中风：又称肺脏中风，指风邪侵于肺经所致的病证。症见口燥、胸满、气喘、身运不能自主、昏冒、汗出、肿胀等。

[32] 偃卧：即仰卧。

[33] 瞀闷：指眼目昏花，心烦闷乱。《医学纲目·卷十六》："盖瞀者，昏也；闷者，烦也。凡瞀而不闷者，名曰昏迷。闷而不瞀者，名曰虚烦。今曰瞀闷者，谓昏迷虚烦并病。"

[34] 小儿龟背：指小儿脊柱弯曲凸起，脊高如龟，多由小儿先天不足，肾气不足，督脉空虚，脊柱软而无力引起。《小儿卫生总微论方》记载："小儿有龟背者，由儿在婴小时，骨未成，强令独坐，则背隆阜，而偶为风邪干袭，与血气相搏，入骨髓壅滞不散，致背高隆起，若龟壳之状，故曰龟背。"

[35] 眩冒：眩，眼前发黑；冒，头觉昏蒙，甚至昏厥。指目眩头晕，甚至昏厥之症。

[36] 结胸：指无形之寒热与有形的痰水相结于胸中导致的病证。

[37] 留结烦闷：指气血留滞郁结于胸中导致心中烦满胀闷。

[38] 心中风：又称心脏中风。指心受风邪侵袭所致的病证，症见发热，不能起，或但偃卧不可倾侧等。《金匮要略·五脏风寒积聚病脉证治》记载："心中风者，翕翕发热，不能起，心中饥，食即呕吐。"

[39] 数岁不语：即小儿五迟中的语迟，若小儿1~2岁还仍不会说话则为语迟。《圣济总录·卷第一百八十一·小儿门》记载："论曰心为言，肝为语，其经属手少阴足厥阴。其气上通于舌，舌者声之机，若禀受之初。母怀惊怖，则子之心火不足，而肝木弱，故令机关不利，气不宣扬而语迟。甚者有经数岁不能言者。"

[40] 骨蒸：即骨蒸潮热。骨指深层，蒸指熏蒸。形容阴虚潮热的热气自里透发而出。

[41] 东风伤于春，病在肝：《黄帝内经·素问》作"东风生于春，病在肝"。肝与东方对应，主时在春，故春天疾病多在肝。

[42] 鼻痠：指鼻内有酸楚感。《古今医统》记载："鼻酸，乃痰火所为。"

[43] 目上视：又称瞳子高、戴眼等。症见眼睛上翻，白多黑少。多因精气竭绝、肝风内动或痰闭所致。见于痉厥、瘈疭、癫痫、惊风等病，属危重症候。

[44] 筋寒：指筋脉受寒而拘急。

[45] 热痉：指风温、风热、风暑、燥火等所致的痉证，多见于小儿高热引起的惊厥。

[46] 转筋入腹：肢体筋脉牵掣拘挛，痛如扭转，牵连腹部拘急。《金匮要略·趺蹶手指臂肿转筋阴狐疝蛔虫病脉证治》记载："转筋之为病，其人臂脚直，脉上下行，微弦，转筋入腹者，鸡屎白散主之。"

[47] 撅肋：又名季胁、季肋等，相当于第十一、第十二肋游离端软骨部位。

[48] 热病差后，食五辛目暗：差，通瘥，指病愈。言热病初愈，正气虚弱，体内尚有余热之邪毒，此时若食辛热之品，则易使热毒复发，循经上侵于目，使双目视物昏暗。

[49] 肝中风，踞坐不得低头：肝中风，又称肝脏中风，指风邪侵于肝经而致的证候。症见头目瞤动，胁痛，常伛偻不行，或踞坐不得低头等。《金匮要略·五脏风寒积聚病脉证并治》记载："肝中风者，头目瞤，两胁痛，行常伛，令人嗜甘。"踞坐，坐的一种姿势，指两脚底和臀部着地，两膝上耸，即蹲坐。

[50] 多食身瘦：饮食多反而身体消瘦，指消渴一类疾病。

[51] 小儿羸瘦，不生肌肤：指小儿身体瘦弱，肌肤不荣。《幼幼新书·卷第二十一》记载："《巢氏病

源》小儿羸瘦候：夫羸瘦不生肌肤，皆为脾胃不和，不能饮食，故血气衰弱，不能荣卫于肌肤。凡小儿在胎而遇寒冷，或生而挟伏热，皆令儿不能饮食，故羸瘦也。"

[52] 水脏久冷：肾主水，为水脏。言肾虚寒证经久不愈。

[53] 小便浊：即尿浊，指以小便混浊，白如泔浆，排尿时并无疼痛为主要表现的病证。

[54] 出精梦泄：即梦遗失精。

[55] 肾中风：又称肾脏中风，指风邪侵于肾所致的病证。主症为腰痛不得俯仰、耳鸣、面肿、骨节酸痛、健忘、色黑等。《太平圣惠方·治肾脏中风诸方》记载："夫肾气虚弱，风邪所侵，则踞而腰疼，不得俯仰，或则冷痹，或则偏枯，两耳虚鸣，语声浑浊，面多浮肿，骨节酸疼，志意沉昏，喜恐好忘，肌色黧黑，身体沉重，多汗恶风，隐曲不利，此是肾中风之候也。"

[56] 乘经交接：即经期进行房事。

[57] 痔漏：又名痔瘘，即痔疮合并肛瘘。凡肛门内外生有小肉突起为痔。凡孔窍内生管，出水不止者为漏；生于肛门部的为肛漏。

[58] 中燥：指中焦燥实。

[59] 风劳腰痛：指虚劳复受风邪导致的腰痛。

[60] 瘕聚：妇女任脉受邪导致的证候，主要表现为下腹部有硬块，推之可移，痛无定处。

[61] 疞痛：此指腹内急痛。

[62] 五色赤痢：下痢脓血呈现多种颜色者为五色痢。下痢带血不带脓者为赤痢。《诸病源候论·痢病诸候》记载："热乘于血，则血流渗入肠，与痢相杂下，故为赤痢。"

[63] 五痔：《备急千金要方·卷二十三》记载："夫五痔者，一曰牡痔，二曰牝痔，三曰脉痔，四曰肠痔，五曰血痔。"

[64] 赤白痢：指下痢黏冻脓血，赤白相杂。《诸病源候论·痢病诸候》记载："然其痢而赤白者，是热乘于血，血渗肠内则赤也；冷气入肠，搏于肠间，津液凝滞则白也。冷热相交，故赤白相杂。"

[65] 挺伏地：即挺身伏于地。

[66] 纵息：此指深呼吸。

[67] 泻讫：讫，完结、终止。言泻法结束之后。

[68] 劳损虚风：劳损，指虚劳、虚损之属阴虚者。《景岳全书·杂病谟》："劳损之病，本属阴虚。"虚风，应指阴虚所生之内风。

[69] 腰髁：即腰髁骨，约相当于髂后上棘。《重广补注黄帝内经素问》王冰注："腰髁骨者，腰房侠脊平立陷者中，按之有骨处也。"

[70] 妇人白沥：指妇女白带淋沥不断。

[71] 绝嗣：指妇女不孕。

[72] 偏风：又称偏枯，即半身不遂。

[73] 巨虚下廉：即下巨虚。

[74] 疝气下坠：即疝气发作下坠。

[75] 足清气痛：足清，指足部清冷；气痛，指气滞导致的疼痛。

[76] 六极：指六种劳伤虚损的病证。《诸病源候论·卷之三》记载："六极者，一曰气极，令人内虚，五脏不足，邪气多，正气少，不欲言。二曰血极，令人无颜色，眉毛堕落，忽忽喜忘。三曰筋极，令人数转筋，十指爪甲皆痛，苦倦不能久立。四曰骨极，令人酸削，齿苦痛，手足烦疼，不可以立，不欲行动。五曰肌极，令人羸瘦无润泽，饮食不生肌肤。六曰精极，令人少气嗡嗡然内虚，五脏气不足，发毛

落，悲伤喜忘。"

[77] 腰不得转，痛引卵：指腰痛拘急不能转身，并且疼痛牵引睾丸。

[78] 女子下苍汁不禁：苍汁，应指青色带下。指妇女青色带下不止。

[79] 中痛引小腹急痛：中痛，指妇女阴中痛。指妇女阴中痛牵引小腹拘急疼痛。

[80] 热气冷气泄泻：指寒证泄泻和热证泄泻。

[81] 肠澼：即便血。《医学入门·痢疾》记载："原因伤风犯胃，飧泄久而湿毒成癖，注于大肠，传于少阴，名曰肠澼，俗呼血箭，因其便血即出有力如箭射之远也。"

[82] 三尸走疰：三尸，本指道教中存于人体的三种虫，后泛指病邪。走疰，指流注，蔓延。言时邪疫毒蔓延致病。

[83] 气下砻砻然似水流之状：砻，本义为脱出稻壳的农具。砻砻，象声词，形容水流的声音。指经气下行如流水的样子。

[84] 困：此指疲乏、疲惫。非指欲睡。

[85] 无所不疗：没有什么是不能治疗的，指诸疾病皆能配伍此穴治疗。

[86]《左传》：又称《春秋左传》，相传为春秋末年的左丘明为解释孔子的《春秋》而作，是我国现存最早的编年体史书，我国第一部较为完备的编年体史书。

[87] 晋侯：指晋景公。

[88] 医缓：春秋时代秦国名医。

[89] 竖子：指童仆，小孩。

[90] 肓：心脏与膈膜之间为肓。

[91] 膏：心尖脂肪为膏。

[92] 攻之不可，达之不及：攻，指艾灸火攻。达，指针刺到达。指不可以艾灸火攻，针刺无法到达。

[93] 宿疴：宿，指老的，旧的，积久的。疴，指疾病。

[94] 方便：指灵活。

[95] 未易为力：为力，指成功，奏效。指不能轻易奏效。

[96] 扁鹊：姓秦，名越人，战国时期著名医家，据《汉书·艺文志》记载，扁鹊著有《内经》和《外经》，但均已失佚。

[97] 释：指消散。

[98] 瘳：治愈。

[99] 噎：即噎塞，指吞咽时哽噎不顺。《医宗金鉴·杂病心法要诀》记载："贲门干枯，则纳入水谷之道路狭隘，故食不能下，为噎塞也。"

[100] 五心热：指手心、足心及心中烦热，为阴虚之证。

[101] 大便不节：即大便没有节制，指泻下无度。

[102] 下肿：应指下肢肿。

[103] 腰脊相引如解：解，解开，分开。指腰部与脊柱相互拉伸，就像裂开一样，形容腰部疼痛剧烈。

[104] 阴胞：此指胞宫。

[105] 浮郄下三寸：按今之定位，殷门应在浮郄穴之上，承扶下 6 寸。下文中委阳定位与今也不同。

[106] 腰脊不可俯仰，举重，恶血：指因拿重物时伤及腰部，瘀血阻滞导致的腰脊部疼痛使人不可以前后俯仰。《黄帝内经·素问》云："衡络之脉令人腰痛，不可以俯仰，仰则恐仆，得之举重伤腰，衡络绝，恶血归之。"

[107] 小肠热，大肠结：即小肠实热证、大肠热结或寒结之证。

[108] 下辅俞：此指下合穴，下合穴为六腑之气下合于下肢足三阳经的腧穴。

[109] 飞尸遁疰：飞尸，古代五尸之一。《金匮翼》记载："恶气所发，一病而五名也。其症令人寒热淋沥，沉沉默默，无处不恶。或腹痛胀急，不得气息，上冲心胸，及攻两胁；或垒块踊起，或牵引腰脊是也。其得之疾速，如飞走状者，名曰飞尸。停遁不消，去来无时者，名曰遁尸。沉痼在人脏腑者，名曰沉尸。冲风则发者，名风尸。隐伏积年不除者名伏尸。然虽有五者之名，其为鬼恶邪气则一也。"飞尸遁疰，此处泛指痨病等传染性疾病。

[110] 痿厥：指痿弱气逆。《黄帝内经·素问》记载："秋伤于湿，上逆而欬，发为痿厥。"

[111] 大脉：此处应指腘动脉。

[112] 脱色：即面部失去正常色泽，指因失血过多而面色苍白。

[113] 风痹：又称"行痹"，指以疼痛游走不定为特征的痹证。《黄帝内经·素问》记载："风寒湿三气杂至，合而为痹。其风气胜者为行痹。"

[114] 痼疹：痼，指经久难治愈的病。疹，此指久病。《黄帝内经·素问》记载："无损不足、益有余以成其疹。"《重广补注黄帝内经素问》王冰注："疹，谓久病也。"

[115] 大风：此指厉风，即麻风病。

[116] 腨肠：即腓肠肌，俗称"小腿肚"。

[117] 体重：此指身体沉重。

[118] 步履不收：此指行走不协调，不随意。

[119] 历节风：即历节病，见于《金匮要略·中风历节病脉证并治》，以关节红肿、剧烈疼痛、关节活动障碍等为临床表现，相当于西医之急性风湿性关节炎、类风湿性关节炎、痛风等病。

[120] 鼽窒：指鼻鼽和鼻窒。鼻鼽是指以突然和反复发作的鼻痒、喷嚏、流清涕、鼻塞等为特征的鼻病，相当于西医的过敏性鼻炎。鼻窒是指鼻塞时轻时重，或双侧鼻窍交替堵塞，反复发作，经久不愈，甚至嗅觉失灵的慢性鼻病，约相当于西医的慢性鼻炎。

[121] 足痿，失履不收：足痿，指下肢痿废软弱，行走困难。失履不收，指下肢痿废无力，穿鞋脱落。《素问·痿论第四十四》记载："阳明虚则宗筋纵，带脉不引，故足痿不用也。"

[122] 劳极：指肾虚极劳损。《济生方·卷一》记载："肾虚劳损，卧多盗汗，小便余沥，阴湿痿弱，名劳极。"

[123] 冷气逆气：指寒邪侵袭，气机上逆。

[124] 妇人血气痛：即产后血气痛，指产后余血未尽、瘀血留滞所致的腹痛身热等症状。《肖山竹林寺妇科》记载："产后血气痛，此乃瘀血未尽，腹中作痛，遍身发热，宜除去瘀血，而热自退。法用当归红花散。"

[125] 暴疝：指新发的或突然产生的疝气病。《临证指南医案·卷八·疝》记载："及观先生治疝之法，又更有进焉者，其旨以暴疝多寒，久疝多热，为疝病之大纲，其余随症施治。"

[126] 小儿张口摇头：应指小儿抽动秽语综合征，又叫多发性抽动症，指以不自主的突然的多发性抽动以及在抽动的同时伴有暴发性发声和秽语为主要表现的神经精神障碍疾病。

[127] 身反折：即角弓反张、小儿惊风的表现，或指挺胸的动作，与前"张口摇头"均为小儿抽动秽语综合征的表现，或参之。

[128] 目反白：即眼睛向上凝视，白睛多，参前"戴眼"条。

[129] 肌肉动：指局部肌肉不自主抽动。

[130] 留饮：痰饮之邪中的一种。《诸病源候论·痰饮诸病候》记载："留饮者，由饮酒后饮水多，水气停留于胸膈之间而不宣散，宜令人胁下痛，短气而渴。"《金匮要略·痰饮咳嗽病脉证并治》记载："夫心下有留饮，其人背寒冷如掌大。留饮者，胁下痛引缺盆，咳嗽则辄已。胸中有留饮，其人短气而渴。四肢历节痛，脉沉者，有留饮。"

[131] 失欠：即失欠颊车蹉，指下颌关节脱臼。

[132] 脉痹：指风寒湿邪阻滞血脉所致的痹证，症见皮肤变色、皮毛枯萎、肌肉顽痹等。

[133] 根结：根，是经气所起的根源处，为四肢末端的井穴；结，是经气所归的结聚处，在头面、胸、腹的一定部位和器官。

[134] 命门：此非指腰部命门穴，而指眼睛。《重补广注黄帝内经素问》王冰注："命门者，藏精光照之所，则两目也。"或曰此命门指睛明穴，或参之。

足少阴肾经

足少阴肾经穴主治

《内经》曰：肾者，作强之官，伎巧出焉 [1]。

肾者，主蛰，封藏之本，精之处也。其华在发，其充在骨，为阴中之太阴，通于冬气 [2]。

北方黑色，入通于肾，开窍于耳，藏精于肾。故病在溪 [3]，其味咸，其类水 [4]，其畜彘 [5]，其谷豆，其应四时，上为辰星 [6]，是以知病之在骨也 [7]。其音羽 [8]，其数六 [9]，其臭腐 [10]，其液唾。

北方生寒，寒生水，水生咸，咸在肾，肾生骨髓，髓生肝，肾主耳 [11]。其在天为寒，在地为水，在体为骨，在脏为肾 [12]。在声为呻，在变动为慄 [13]，在志为恐，恐伤肾。思胜恐，寒伤血，燥胜寒，咸伤血，甘胜咸 [14]。

注释

[1] 作强之官，伎巧出焉：作强，应指肾的功能作用强大。因肾为先天之本，其对人体作用强大，故称作强之官。伎巧，即技巧。《重广补注黄帝内经素问》王冰注："强于作用，故曰作强。选化形容，故云伎巧。在女则当其伎巧，在男则正曰作强。"马莳注："惟肾为能作强，而男女构精，人物化生，伎巧从是而出。"

[2] 肾者……通于冬气：《重广补注黄帝内经素问》王冰注："地户封闭，蛰虫深藏，肾又主水，受五脏六腑之精而藏之，故曰肾者主蛰，封藏之本，精之处也。脑者髓之海，肾主骨髓，发者脑之所养，故华在发，充在骨也。以盛阴居冬阴之分，故曰阴中之太阴，通于冬气也。"

[3] 故病在溪：溪，指肌肉会合的地方，约相当于筋膜处。因肾主骨，筋膜附着于骨，故肾病多导致筋膜病。《重广补注黄帝内经素问》王冰注："溪，谓肉之小会也。《气穴论》曰：'肉之大会为谷，肉之小会为溪'。"

[4] 其类水：肾在下焦，肾精可滋养全身，如水向下流而滋润万物。《重广补注黄帝内经素问》王冰注："性润下而渗灌。"

[5] 彘：即猪。

[6] 辰星：即古之水星。《重广补注黄帝内经素问》王冰注："水之精气上为辰星，三百六十五日一周天。"

[7] 是以知病之在骨也：《重广补注黄帝内经素问》王冰注："肾主幽暗，骨体内藏，以类相同，故病居骨也。"

[8] 羽: 古代五音之一, 属水。《重广补注黄帝内经素问》王冰注: "羽, 水声也。孟冬之月, 律中应钟, 沽洗所生, 三分减一, 管率长四寸七分半。仲冬之月, 律中黄钟, 仲吕所生, 三分益一, 管率长九寸。季冬之月, 律中太吕, 蕤宾所生, 三分益一, 管率长八寸四分。凡是三管, 皆水气应之。"

[9] 其数六: 水的生数为一, 成数为六。

[10] 其臭腐:《重广补注黄帝内经素问》王冰注: "凡气因水变, 则为腐朽之气也。"

[11] 北方生寒……肾主耳:《重广补注黄帝内经素问》王冰注: "阴气凝冽, 故生寒也。寒气盛, 凝变为水。凡物之味咸者, 皆水气之所生也……凡味之咸者, 皆生长于肾。肾之精气生养骨髓。阴阳书曰: 水生木。然肾水之气养骨髓已, 乃生肝木。肾属北方, 位居幽暗, 声入, 故主耳。"

[12] 其在天为寒……在脏为肾:《重广补注黄帝内经素问》王冰注: "凝清惨冽, 寒之用也。清洁润下, 水之用也。端直贞干, 以立身也。其神志也。道经义曰: 志藏肾。志营, 则骨髓满实。"

[13] 在声为呻, 在变动为慄:《重广补注黄帝内经素问》王冰注: "呻, 吟声也。慄, 谓战慄, 甚寒大恐而悉有之。"

[14] 在志为恐……甘胜咸:《重广补注黄帝内经素问》王冰注: "恐, 所以惧恶也。恐而不已, 则内感于肾, 故伤也。《灵枢经》曰: '恐惧而不解则伤精。' 明感肾也。思深虑远, 则见事源, 故胜恐也。寒则血凝, 伤可知也……燥从热生, 故胜寒也……食咸而渴, 伤血可知……甘, 土味, 故胜水咸。"

足少阴肾经穴歌

足少阴穴二十七, 涌泉、然谷、太溪溢, 大钟、水泉通照海, 复溜、交信、筑宾实, 阴谷膝内跗骨后, 以上从足走至膝。横骨、大赫联气穴, 四满、中注、肓俞脐, 商曲、石关、阴都密, 通谷、幽门寸半辟。折量腹上分十一, 步廊、神封膺灵墟, 神藏、彧中、俞府毕 (左右五十四穴)。

此一经起于涌泉, 终于俞府。取涌泉、然谷、太溪、复溜、阴谷, 与井荥俞经合也。

脉起小指之下, 斜趋足心, 出然谷之下[1], 循内踝之后, 别入跟中[2], 上腨内, 出腘内廉, 上股内后廉, 贯脊[3]、属肾, 络膀胱; 其直行者, 从肾上贯肝膈, 入肺中, 循喉咙侠舌本; 其支者, 从肺出络心, 注胸中。多气少血, 酉时气血注此。

癸水之脏[4], 脉居左尺。一脏而二形[5], 左名肾, 男子以藏精; 右名命门, 女子以系胞。元气之根, 精神之舍。受病同归于膀胱, 诊候两分于水火[6]。实则脉实, 小腹胀满而腰背急强, 便黄舌燥者, 泻肾汤[7]可以广推; 虚则脉虚, 气寒阳痿而言音混浊, 胫弱脉代者, 苁蓉散[8]宜加寻讨。肾气不和腰胁痛, 散号异香[9]; 阳经郁滞背肩疼, 汤名通气[10]。腰痛散八角茴香, 精泄末一升韭子[11]。气滞腰间堪顺气[12], 血凝臂痛可舒经[13]。五味能交心肾, 须茯神远志川归, 山药苁蓉枸杞; 龙骨安养精神, 与益智茴香故纸, 鹿茸牛膝黄芪。地黄补肾益阴, 加当归而补髓; 附子驱寒去湿, 倍人参而壮阳。龙骨治骨虚痠痛, 猪肾济肾弱腰亏。大抵咸能走肾, 秋石[14]须明配合; 寒能败命, 春茗[15]要别陈新, 渗淡泻水之剂宜慎[16], 烧炼助火之丹勿餐[17]。东垣曾谓肉桂独活报使, 钱氏独用地黄枸杞引经。抑又闻竹破须将竹补, 抱鸡还要卵为。谁知人人本有长生药, 自是迷徒枉摆抛; 甘露降时天地合, 黄芽[18]生处坎离[19]交。井蛙应谓无龙窟, 篱鹤争知有凤巢[20]。丹熟自然金满屋, 何须寻草学烧茅。

《导引本经》: 人禀天地之气以有生, 而太极[21]之精寓[22]焉, 比吾[23]之所固有, 而充塞乎两间[24]者也。人惟志以情诱, 念以物牵, 以有限之天真[25], 纵无穷之逸欲[26], 消耗日甚, 中无所主[27], 则群邪乘之, 而百病作。是洞开四门以纳盗, 几何不至于败哉! 然自古圣人率多令考[28]，岂其浑蒙沕穆[29]，得于天者独厚，嘘吸偃仰[30]，成于人者有异术耶。亦以志宁道一[31]，神爽不漓[32]，俾[33]吾固有之真，常为一身之主，则荣卫周流，邪无自入。彼风寒暑湿，譬之坚城[34]，外盗虽踵至迭窥[35]，其何以得其隙而肆之虐[36]哉？鸣医者家，辨症循方，按脉施剂，倏忽收功，固所不废[37]。然盗至而遏之，孰若无盗之可遏也；病至而疗之，孰若无病之可疗也。与其求金石之饵[38]，而常患其不足，孰若求吾身之精，而恒自有余也。故黄帝、岐伯问答曰，百体从令[39]，惟于保太和[40]而泰天君[41]得之。盖此意也。先贤云：天地之大宝珠玉，人身之大宝精神。《内经》曰：男女人之大欲存焉[42]。诚能以理制欲，以义取情，虽美色在前，不过悦目畅志而已，奚可恣情丧精，所谓油尽灯灭，髓竭人亡；添油灯壮，补髓人强也。又曰：冬月天地闭，血气藏，伏阳在内，心膈多热，切忌发汗，以泄阳气，此谓之闭藏。水冰地坼，无扰乎阳[43]，早卧晚起，必待日光[44]，使志若伏若匿，若有私意，若已有得[45]，去寒就温，勿泄皮肤，使气亟夺[46]，此冬气之应，养藏之道也。逆之则伤肾，春为痿厥。人宜服固本益肾酒，以迎阳气耳。不可过暖致伤目，而亦不可太醉冒寒。如冬伤于寒，春必病温，故先王于是月闭关[47]，俾寒热适中可也。尝闻之曰：湛然[48]诚一守精玄，得象忘言[49]辨道看，好把牝门[50]凭理顾，子前午后用神占。是则以元精炼交感之精[51]，三物混合，与道合真，自然元精固，而交感之精不漏，卫生之法，先此而已。前贤所谓精全不思欲，气全不思食，神全不思睡，斯言尽矣。

注释

[1] 斜趋足心，出然谷之下：《灵枢·经脉第十》作"邪走足心，出于然谷之下"，或参之。邪走足心，指斜行走向足心的涌泉穴。然谷，即然骨，指内踝前下方突起的舟骨粗隆。

[2] 别入跟中：指分出一条分支进入足跟。

[3] 贯脊：指由长强穴沿脊柱上行，先属肾，再下络膀胱，其穴位即当肓俞向下至横骨。

[4] 癸水之脏：肾在天干上与癸对应，五行属水，故曰癸水之脏。

[5] 一脏而二形：名曰肾脏，然分左右两形。

[6] 受病同归于膀胱，诊候两分于水火：指左右二肾受病邪，都会累及膀胱受病，诊断肾脏病时应辨别寒热。《体仁汇编·肾经药性》记载："夫命门与肾脉同者，谓其所受病同归于膀胱一腑也。其各受病也，当用心辨水火之异。何以别之？如外证小便清利，及脉沉而迟，是冷气，属肾水。如小便赤涩，脉沉数，是其气热，属命门火。故所受者同，所主者异。夫所受者同，乃命门与肾同归膀胱一腑也；所主者异，谓有寒热之别，一归于寒水，一归于相火也。"或参之。

[7] 泻肾汤：此应指《备急千金要方》之泻肾汤，由芒硝、茯苓、黄芩（各三两），生地汁、菖蒲（各五两），磁石（八两，碎如雀头），大黄（一升）组成，主治肾实热小腹胀满、四肢正黑、耳聋、梦腰脊离解及伏水等。

[8] 苁蓉散：此应指《医学入门》之苁蓉散，由肉苁蓉、白术、巴戟、麦门冬、茯苓、甘草、牛膝、五味子、杜仲、车前子、干姜、生地组成，有温阳补肾的功效。

[9] 散号异香：即异香散，出自《太平惠民和剂局方》，由石莲肉（去皮）一两，蓬莪术（煨）、京三棱（炮）、益智仁（炮）、甘草，各六两，青皮（去白）、陈皮（去白）各三两，厚朴（去粗皮、姜汁炙）二两组成，主治肾气不和，腹胁膨胀，痞闷噎塞，喘满不快，饮食难化，噫气吞酸；一切气痞，腹中刺痛。

[10] 汤名通气：即通气汤，出自《外台秘要》由半夏、生姜、橘皮、桂心组成，主治气噎、胸胁气

满、每食噎塞不通。

[11] 腰痛散八角茴香，精泄末一升韭子：即腰痛八角茴香为散，遗精用一升韭子为末。八角茴香有温阳散寒、理气止痛功效。主治寒疝腹痛，肾虚腰痛，胃寒呕吐，脘腹冷痛。韭子有补肝肾、暖腰膝、壮阳固精的功效。主治阳痿梦遗，小便频数，腰膝酸软，泻痢，带下。

[12] 气滞腰间堪顺气：即治疗气滞腰疼用人参顺气散。人参顺气散，出自《太平惠民和剂局方》，由干姜、人参，各一两，川芎、甘草（炙）、苦梗（去芦）、厚朴（去粗皮，姜汁制）、白术、陈皮（洗，去白）、白芷、麻黄（去节），各四两，干葛（去粗皮）三两半组成。

[13] 血凝臂痛可舒经：即治疗血凝臂痛用舒经汤。舒经汤出自《妇人大全良方》，由姜黄、甘草、羌活、白术、海桐皮、当归、赤芍药组成，有祛风利湿、舒筋活络的功效。

[14] 秋石：为食盐的加工品，有固气涩精、明目清心的功效。主治气弱骨蒸、小便不利。

[15] 春茗：指春天的绿茶，性味苦寒，有降火的功效。

[16] 渗淡泻水之剂宜慎：指淡渗利水泻下之剂多易伤胃气，应中病即止，慎勿过剂。

[17] 烧炼助火之丹勿餐：古之丹药成分多为助阳生火之品，易耗竭阴液，应慎服。

[18] 黄芽：道家养生术语，本为外丹家用丹鼎内所生芽状物，视其为生机方萌之象，又因色黄，故名，后内丹家借用，谓先天一气萌生的象征。

[19] 坎离：五行中离为火，坎为水，或指心肾，或指阴阳，或指天地。

[20] 井蛙应谓无龙窟，篱鹤争知有凤巢：井蛙，指井底之蛙；篱鹤，或作篱鸡，指篱笆旁的麻雀。龙窟，凤巢，传说中龙凤居住的地方。即井底之蛙，篱旁麻雀不知世上有龙凤存在，比喻见识短浅之人不知人外有人，山外有山。

[21] 太极：指宇宙最原始的秩序状态，出现于阴阳未分的混沌时期（无极）之后，而后形成万物的本源。《周易·系辞上》记载："易有太极，是生两仪。两仪生四象，四象生八卦。"

[22] 寓：寄托，存在。

[23] 比吾：即彼吾，你我，指每个人。

[24] 两间：此指天地之间。

[25] 天真：指先天禀赋的真元之气，即元气。

[26] 逸欲：指淫逸和欲望。

[27] 中无所主：指肾精日耗，心肾不交，神无所主。

[28] 自古圣人率多令考：率多，指大多。指自古圣人之道大多值得仔细思考学习。

[29] 浑蒙沕穆：浑蒙，指模糊，不分明的样子。沕穆，指深微的样子。此指圣人才学虚浩，广博深微。

[30] 嘘吸偃仰：嘘吸，指气功养生之吐纳呼吸，偃仰，指气功养生之导引。

[31] 志宁道一：神志安宁，道法合一。

[32] 神爽不漓：神爽，即心神。不漓，即不离。

[33] 俾：使。

[34] 譬之坚城：譬，指打比方，比喻。之，到，遇到。指打比方遇到坚固的城墙。

[35] 踵至迭窥：踵至，即接踵而至，形容来者很多，络绎不绝。迭窥，指屡次、轮流窥伺。

[36] 得其隙而肆之虐：隙，指机会、空子。肆，指放纵、任意行事。虐，指侵害、残害。本义为找到机会任意残害，代指风寒暑湿等邪有机会侵入体内伤害人体。

[37] 倏忽收功，固所不废：倏忽，指很快的。指很快可以取得疗效，一定不会没有用的。

[38] 金石之饵：代指金石丹药等补药。

[39] 百体从令：百体，指人体的各个部分，各脏腑。指人体五脏六腑身体各部都应顺从时令。

[40] 太和：本指天地间冲和之气，此指顺应自然界之气。

[41] 泰天君：即使天君泰。天君指心。泰，指泰然，安定平和。指使心神平和安定。《荀子·天论》记载："心居中虚，以治五官，夫是之谓天君。"

[42] 男女人之大欲存焉：大欲，指性欲。指男女的性欲是固有存在的。

[43] 水冰地坼，无扰乎阳：《重广补注黄帝内经素问》王冰注："阳气下沈，水冰地坼，故宜周密，不欲烦劳。扰，谓烦也，劳也。"

[44] 早卧晚起，必待日光：《重广补注黄帝内经素问》王冰注："避于寒也。"

[45] 使志若伏若匿，若有私意，若已有得：《重广补注黄帝内经素问》王冰注："皆谓不欲妄出于外，触冒寒气也。"

[46] 去寒就温，勿泄皮肤，使气亟夺：《重广补注黄帝内经素问》王冰注："去寒就温，言居深室也。《灵枢经》曰：'冬日在骨，蛰虫周密，君子居室。'无泄皮肤，谓勿汗也。汗则阳气发泄；阳气发泄，则数为寒气所迫夺之。亟，数也。"

[47] 先王于是月闭关：先王，指古代帝王。于是月，指在冬之三月。闭关，指关闭城门，指休息。《周易·复·象》记载："雷在地中，复。先王以至日闭关。"至日，指冬至日。指冬至日封闭城门关卡，即冬至日休息。

[48] 湛然：湛通沉，指沉心静气。

[49] 得象忘言：象，指卦爻之象。言，指卦爻辞。此指幽深之道理。

[50] 牝门：本义玄牝之门，女性产门，此指天地万物之始。《老子·第六章》记载："谷神不死，是谓玄牝。玄牝之门，是谓天地根。绵绵若存，用之不勤。"

[51] 以元精炼交感之精：元精，指天地之精气。交感之精，指男女之精。指用天地之精气滋养男女之精。

考正穴法

涌泉（一名地冲）：足心陷中，屈足卷指宛宛中，白肉际，跪取之。足少阴肾脉所出为井木。实则泻之。《铜人》针五分，无令出血，灸三壮。《明堂》灸不及针。《素注》针三分，留三呼。

主尸厥[1]，面黑如炭色。咳吐有血，渴而喘，坐欲起，目肮肮无所见，善恐，惕惕[2]如人将捕之，舌干咽肿，上气嗌干[3]，烦心，心痛，黄疸，肠澼，股内后廉痛，痿厥，嗜卧，善悲欠，小腹急痛，泄而下重，足胫寒而逆，腰痛，大便难，心中结热，风疹[4]，风痫，心病饥不嗜食，咳嗽身热，喉闭[5]舌急失音，卒心痛，喉痹[6]，胸胁满闷，头痛目眩，五指端尽痛，足不践地，足下热，男子如蛊，女子如娠[7]，妇人无子，转胞不得尿。

《千金翼》云：主喜喘，脊胁相引，忽忽[8]喜忘，阴痹[9]，腹胀，腰痛，不欲食，喘逆，足下冷至膝，咽中痛不可纳食，瘖不能言，小便不利，小腹痛，风入肠中，癫病，侠脐痛，鼻衄不止，五疝[10]，热病先腰痠、喜渴数引饮、身项痛而寒且痠，足热不欲言，头痛癫癫然[11]，少气，寒厥，霍乱转筋，肾积贲豚。

汉，济北王阿母，病患热厥，足热，淳于意[12]刺足心，立愈。

然谷（一名龙渊）：足内踝前起大骨[13]下陷中。一云内踝前直下一寸。别于足太阴之郄，足少阴肾脉所溜为荥火。《铜人》灸三壮，针三分，留五呼，不宜见血，令人立饥欲食。

刺足下布络，中脉，血不出为肿。

主咽内肿，不能内唾，时不能出唾，心恐惧如人将捕，涎出喘呼少气，足跗肿不得履地，寒疝，小腹胀，上抢胸胁，咳唾血，喉痹，淋沥白浊，胻疭不能久立，足一寒一热，舌纵，烦满，消渴，自汗，盗汗出，痿厥，洞泄，心痛如锥刺，坠堕恶血留内腹中，男子精泄，妇人无子，阴挺出，月事不调，阴痒，初生小儿脐风口噤[14]。

太溪（一名吕细）：足内踝后五分，跟骨上动脉陷中。男子、妇人病，有此脉则生，无则死。足少阴肾脉所注为俞土。《素注》针三分，留七呼，灸三壮。

主久疟咳逆，心痛如锥刺，心脉沉，手足寒至节，喘息，呕吐，痰实，口中如胶[15]，善噫，寒疝，热病汗不出，嘿嘿嗜卧，溺黄，消瘅[16]，大便难，咽肿唾血，痃癖寒热，咳嗽不嗜食，腹胁痛，瘦脊[17]，伤寒手足厥冷。

东垣曰：成痿者，以导湿热，引胃气出行阳道[18]，不令湿土克肾水，其穴在太溪。《流注赋》[19]云：牙齿痛堪治。

大钟：足跟后踵[20]中，大骨上两筋间。足少阴络，别走太阳。《铜人》灸三壮，针二分，留七呼。《素注》留三呼。

主呕吐，胸胀喘息，腹满便难，腰脊痛，少气，淋沥洒淅[21]，腹脊强，嗜卧，口中热，多寒，欲闭户而处，少气不足，舌干，咽中食噎不得下，善惊恐不乐，喉中鸣，咳唾气逆，烦闷。实则闭癃泻之，虚则腰痛补之。

水泉：太溪下一寸，内踝下。少阴郄。《铜人》灸五壮，针四分。

主目眦眦不能远视，女子月事不来，来即心下多闷痛，阴挺出，小便淋沥，腹中痛。

照海：足内踝下四分，前后有筋，上有踝骨，下有软骨，其穴居中。阴跷脉所生。《素注》针四分，留六呼，灸三壮。《铜人》针三分，灸七壮。《明堂》灸三壮。

主咽干，心悲不乐，四肢懈惰，久疟，卒疝，呕吐嗜卧，大风嘿嘿不知所痛[22]，视如见星，小腹痛，妇女经逆，四肢淫泺，阴暴跳起[23]或痒，漉清汁[24]，小腹偏痛，淋，阴挺出，月水不调。

洁古曰：痫病夜发灸阴跷，照海穴也。

复溜（一名昌阳，一名伏白）：足内踝上二寸，筋骨陷中，前傍骨是复溜，后傍筋是交信，二穴止隔一条筋。足少阴肾脉所行为经金。肾虚补之。《素注》针三分，留七呼，灸五壮。《明堂》灸七壮。

主肠澼，腰脊内引痛，不得俯仰起坐，目视眦眦，善怒多言，舌干，胃热，虫动涎出[25]，足痿不收履，胻寒不自温，腹中雷鸣，腹胀如鼓，四肢肿，五肿水病（青、赤、黄、白、黑，青取井、赤取荥，黄取俞，白取经，黑取合），血痔，泄后肿，五淋[26]，血淋，小便如散火，骨寒热，盗汗，汗注不止，齿龋，脉微细不见，或时无脉。

交信：足内踝骨上二寸，少阴前，太阴后廉筋骨间。阴跷脉之郄。《铜人》针四分，留十呼，灸三壮，《素注》留五呼。

主气淋，㿉疝[27]，阴急，阴汗，泻利赤白，气热癃，股枢内痛，大小便难，淋，女子漏血不止，阴挺出，月水不来，小腹偏痛，四肢淫泺，盗汗出。

筑宾：内踝上腨分中。阴维之郄。《铜人》针三分，留五呼，灸五壮。《素注》针三分，灸五壮。

主癫疝[28]，小儿胎疝[29]，痛不得乳，癫疾狂易，妄言怒骂，吐舌，呕吐涎沫，足腨痛。

阴谷：膝下内辅骨后，大筋下，小筋上 [30]，按之应手，屈膝乃得之。足少阴肾脉所入为合水。《铜人》针四分，留七呼，灸三壮。

主膝痛如锥，不得屈伸，舌纵涎下，烦逆，溺难，小便急引阴痛，阴痿 [31]，股内廉痛，妇人漏下不止，腹胀满不得息，小便黄，男子如蛊，女子如娠。

横骨：大赫下一寸，阴上横骨中，宛曲如仰月中央，去腹中行各一寸 [32]。足少阴、冲脉之会。《铜人》灸三壮，禁针。

主五淋，小便不通，阴器下纵引痛，小腹满，目赤痛从内眦始，五脏虚竭，失精（自肓俞至横骨六穴，《铜人》去腹中行各一十五分，录之以备参考）。

大赫（一名阴维，一名阴关）：气穴下一寸，去腹中行各一寸。足少阴、冲脉之会。《铜人》灸五壮，针三分。《素注》针一寸，灸三壮。

主虚劳失精，男子阴器结缩 [33]，茎中痛，目赤痛从内眦始，妇人赤带。

气穴（一名胞门，一名子户）：四满下一寸，去腹中行各一寸。足少阴、冲脉之会。《铜人》灸五壮，针三分，《素注》针一寸，灸五壮。

主贲豚，气上下引腰脊痛，泄利不止，目赤痛内眦始，妇人月事不调。

四满（一名髓府）：中注下一寸，去腹中行各一寸。足少阴、冲脉之会。《铜人》针三分，灸三壮。

主积聚疝瘕，肠澼，大肠有水，脐下切痛，振寒，目内眦赤痛，妇人月水不调，恶血㽲痛 [34]，贲豚上下，无子。

中注：肓俞下一寸，去腹中行各一寸。足少阴、冲脉之会。《铜人》针一寸，灸五壮。

主小腹有热，大便坚燥不利，泄气，上下引腰脊痛，目内眦赤痛，女子月事不调。

肓俞：商曲下一寸，去腹中行各一寸。足少阴、冲脉之会。《铜人》针一寸，灸五壮。

主腹切痛，寒疝，大便燥，腹满响响然 [35] 不便，心下有寒，目赤痛从内眦始。

按诸家俱以疝主于肾，故足少阴经窌穴 [36] 多兼治疝。丹溪以疝本肝经，与肾绝无相干。足以正千古之讹。

商曲：石关下一寸，去腹中行各一寸五分，足少阴、冲脉之会。《铜人》针一寸，灸五壮。

主腹痛，腹中积聚，时切痛，肠中痛不嗜食，目赤痛从内眦始（自幽门至商曲，《铜人》去腹中行五分，《素注》一寸）。

石关：阴都下一寸，去腹中行各一寸五分。足少阴、冲脉之会。《铜人》针一寸，灸三壮。

主哕噫呕逆，腹痛气淋，小便黄，大便不通，心下坚满，脊强不利，多唾，目赤痛从内眦始，妇人无子，脏有恶血，血上冲腹，痛不可忍。

阴都（一名食宫）：通谷下一寸，去腹中行各一寸五分。足少阴、冲脉之会。《铜人》针三分，灸三壮。

主身寒热疟病，心下烦满，逆气，肠鸣，肺胀气抢，胁下热痛，目赤痛从内眦始。

通谷：幽门下一寸，去腹中行各一寸五分。足少阴、冲脉之会。《铜人》针五分，灸五壮。《明堂》灸三壮。

主失欠口喎，食饮善呕，暴瘖不能言，结积留饮，痃癖胸满，食不化，心恍惚，喜呕，目赤痛从内眦始。

幽门：侠巨阙两旁各一寸五分陷中，足少阴、冲脉之会。《铜人》针五分，灸五壮。

主小腹胀满，呕吐涎沫，喜唾，心下烦闷，胸中引痛，满不嗜食，里急[37]数咳，健忘，泄利脓血，目赤痛从内眦始，女子心痛，逆气，善吐食不下。

步廊：神封下一寸六分陷中，去胸中行各二寸，仰而取之。《素注》针四分，《铜人》针三分，灸五壮。

主胸胁支满，痛引胸，鼻塞不通，呼吸少气，咳逆呕吐，不嗜食，喘息不得举臂。

神封：灵墟下一寸六分陷中，去胸中行各二寸，仰而取之。《素注》针四分。《铜人》针三分，灸五壮。

主胸满不得息，咳逆，乳痈，呕吐，洒淅恶寒，不嗜食。

灵墟：神藏下一寸六分陷中，去胸中行各二寸，仰而取之。《素注》针四分。《铜人》针三分，灸五壮。

主胸胁支满，痛引胸不得息，咳逆，呕吐，不嗜食。

神藏：彧中下一寸六分陷中，去胸中行各二寸，仰而取之。《铜人》灸五壮，针三分。《素注》针四分。

主呕吐，咳逆喘不得息，胸满不嗜食。

彧中：俞府下一寸六分陷中，去胸中行各二寸，仰而取之。《铜人》针四分，灸五壮。《明堂》灸三壮。

主咳逆喘息不能食，胸胁支满，涎出多唾。

俞府：气舍下，璇玑旁，各二寸陷中，仰而取之。《素注》针四分，灸三壮。《铜人》针三分，灸五壮。

主咳逆上气，呕吐，喘嗽，腹胀不下食饮，胸中痛久喘，灸七壮效。

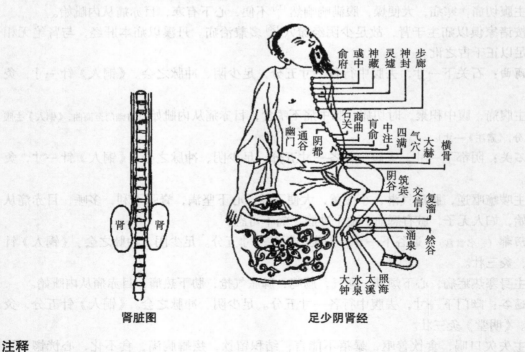

肾脏图　　　　　　　　足少阴肾经

注释

[1] 尸厥：指突然昏倒不省人事、状如死尸的厥证，患者呼吸微弱，脉象极细，或毫不应指。

[2] 惕惕：指恐惧的样子。

[3] 嗌干：《针灸甲乙经》"嗌"作"咽"。嗌，指咽喉。即咽喉发干。

[4] 风疹：此指瘾疹，是一种以皮肤出现红色或苍白风团，时隐时现为特征的瘙痒性、过敏性皮肤病。

[5] 喉闭：指咽喉肿起，喉道闭阻的病证，多由肝肺火盛，复感风寒或过食膏粱厚味而成。或指喉痹。

[6] 喉痹：指因外邪侵袭，壅遏肺系，邪滞于咽，或脏腑虚损，咽喉失养，或虚火上灼所致的以咽部红肿疼痛，吞咽阻塞不利，或干燥、异物感、咽痒不适等为主要临床表现的咽部疾病。

[7] 男子如蛊，女子如娠：指男性腹大如有蛊虫在腹内，女性腹大如怀孕一类的以腹部膨胀为特征的疾病。

[8] 忽忽：指恍惚的样子。

[9] 阴痹：指以骨病为主的痹证。《灵枢·五邪第二十》记载："邪在肾，则病骨痛阴痹。阴痹者，按之而不得，腹胀，腰痛，大便难，肩背颈项痛，时眩。"

[10] 五疝：《诸病源候论·卷之二十》记载："五疝候，一曰石疝，二曰血疝，三曰阴疝，四曰妒疝，五曰气疝，是为五疝也。"

[11] 癫癫然：应指疯癫的样子。

[12] 淳于意：西汉初齐临淄（今山东淄博）著名医家，曾任齐太仓令，世称仓公。《史记》记载了他的 25 例医案，称为"诊籍"，是中国现存最早的医案。

[13] 大骨：指足舟骨粗隆。

[14] 初生小儿脐风口噤：即新生儿破伤风，又称"四六风""七日风"。以牙关紧闭、面带苦笑、强直痉挛、角弓反张为特征，严重的可见面色发青、呼吸急促等症状。主要由于初生儿断脐处理不善、接触不洁之物、风冷水湿秽毒之邪内侵而导致。

[15] 痰实，口中如胶：应指痰黏，口中如含胶，黏腻。

[16] 消瘅：即消渴。瘅指热，由于五脏之精气皆虚，转而化热，热则耗津液、消肌肉，故称消瘅。临床上以多食善饮，尿多消瘦为主症。

[17] 瘦脊：脊通瘠，即瘦弱。

[18] 阳道：脏为阴，腑为阳，指胃腑。

[19]《流注赋》：即《流注指要赋》，亦称《窦太师流注指要赋》《通玄指要赋》，为元代窦杰所撰针灸著作。

[20] 踵：指足跟。

[21] 淋沥洒淅：小便淋沥，点滴而出，伴有全身恶寒战栗。

[22] 大风默默不知所痛：大风，即麻风。指麻风病后期，渐渐失去痛觉。

[23] 阴暴跳起：指突然性冲动，阴茎勃起，应属阳强易举之病。

[24] 瀍清汁：指妇人带下清稀。

[25] 虫动涎出：寄生虫在腹内扰动导致流涎的症状。

[26] 五淋：此指石淋、气淋、膏淋、劳淋、热淋。《外台秘要·卷二十七》记载："集验论五淋者，石淋、气淋、膏淋、劳淋、热淋也。"

[27] 瘕疝：指寒邪侵犯肝胃二经，内蓄瘀血而致少腹部拘急疼痛，牵引睾丸，或下腹部有包块，内裹脓血的病证。

[28] 癫疝：指寒湿下注所引起的阴囊肿大。《儒门事亲》卷二："癫疝，其状阴囊肿缒，如升如斗，不

痒之痛者是也。得之地气卑湿所生，故江淮之间，湫溏之处，多感此疾。宜以去湿之药下之。"

[29] 小儿胎疝：指先天性阴囊肿胀。多因先天发育不良所致，症见婴儿出生后阴囊即见肿大，甚或肿硬疼痛。

[30] 大筋下，小筋上：大筋、小筋指半腱肌肌腱和半膜肌肌腱。

[31] 阴痿：即阳痿。

[32] 去腹中行各一寸：横骨至幽门穴，据今之定位，皆位于腹中线旁开 0.5 寸。

[33] 男子阴器结缩：指前阴内缩之病证。

[34] 恶血疞痛：指瘀血阻络导致腹内疼痛。

[35] 腹满响响然：指腹部胀满、肠鸣音增强。

[36] 窍穴：泛指腧穴。

[37] 里急：此指里急后重。

卷七

手厥阴心包经

手厥阴心包经穴主治

滑氏[1]曰：手厥阴心主，又曰心包络，何也？曰：君火以名，相火以位[2]，手厥阴代君火行事，以用而言，故曰手心主；以经而言，曰心包络，一经而二名，实相火也。

注释

[1] 滑氏：滑寿，字伯仁，号樱宁生，元代医学家，著有《十四经发挥》及《难经本义》等书。

[2] 君火以名，相火以位：这句话出自《素问·天元纪大论》。后世对这句话的主流解释分为两种：①唐代王冰认为："君火之政，守位而奉天之命，故曰君火以名；守位禀命，故云相火以位。"明代孙一奎也认为君火"至尊无为，惟正火之名"，相火"宣行火令，而守位禀命"。其本质就是说君火有名无实，相火受制于君火并代君以行火令。②张景岳则认为这句话是指代上下关系"君者上也，相者下也。阳在上者，即君火也，阳在下者，即相火也。上者应离，阳在外也，故君火以明。下者应坎，阳在内也，故相火以位"。配合原文，在此应取第一种解释较为合理。

手厥阴心包络经穴歌

九穴心包手厥阴，天池、天泉、曲泽深，郄门、间使、内关对，大陵、劳宫、中冲侵（左右一十八穴）。

此一经起于天池，终于中冲，取中冲、劳宫、大陵、间使、曲泽，与井荥俞经合也。

脉起胸中，出属心包，下膈，历[1]络三焦；其支者，循胸出胁，下腋三寸，上抵腋下，下循臑内[2]，行太阴、少阴之间，入肘中，下臂[3]，行两筋[4]之间，入掌中，循中指出其端；其支别者，从掌中循小指次指[5]出其端。多血少气，戌时[6]气血注此。

受足少阴之交，其系与三焦之系连属，故指相火之脏，实乃裹心之膜，此实安身立命之地，尤宜详察，默会其真。其调剂也，莫执一方；其针灸也，必循其道。达者慎焉，几于神矣。

注释

[1] 历：经历。

[2] 臑内：臑，上臂。臑内即上臂内侧。

[3] 臂：前臂。

[4] 两筋：桡侧腕屈肌腱与掌长肌腱之间。

[5] 小指次指：无名指。

[6] 戌时：19—21点。

考正穴法

天池（一名天会）：腋下三寸，乳后[1]一寸，着胁直腋撅[2]肋间。手足厥阴、少阳之会。《铜人》灸三壮，针三分。《甲乙》针七分。

主胸中有声，胸膈烦满，热病汗不出，头痛，四肢不举，腋下肿，上气[3]，寒热痃疟，臂痛，目䀮䀮[4]不明。

天泉（一名天湿）：曲腋[5]下二寸，举臂取之。《铜人》针六分，灸三壮。

主目眈眈不明，恶风寒，心病，胸胁支满[6]，咳逆，膺[7]背胛[8]间、臂内廉痛。

曲泽：肘内廉陷中，大筋[9]内侧横纹中动脉是。心包络脉所入为合水。《铜人》灸三壮，针三分，留七呼。

主心痛，善惊，身热，烦渴口干，逆气呕涎血，心下澹澹[10]，身热，风疹，臂肘手腕不时动摇，头清汗[11]出不过肩，伤寒，逆气呕吐。

郄门：掌后去腕五寸，手厥阴心包络脉郄。《铜人》针三分，灸五壮。

主呕血、衄血，心痛呕哕，惊恐畏人，神气不足。

间使：掌后三寸，两筋[12]间陷中。心包络脉所行为经金。《素注》针六分，留七呼。《铜人》针三分，灸五壮。《明堂》灸七壮。《甲乙》灸三壮。

主伤寒结胸[13]，心悬如饥[14]，卒狂，胸中澹澹[15]，恶风寒，呕沫，怵惕[16]，寒中少气[17]，掌中热，腋肿肘挛，卒心痛，多惊，中风气塞[18]，涎上昏危[19]，暗[20]不得语，咽中如梗，鬼邪[21]，霍乱[22]干呕[23]，妇人月水不调，血结成块，小儿客忤[24]。

内关：掌后去腕二寸两筋[25]间，与外关相抵。手心主之络，别走少阳。《铜人》针五分，灸三壮。

主手中风热，失志[26]，心痛，目赤，支满，肘挛。实则心暴痛泻之，虚则头强补之。

大陵：掌后骨下[27]，两筋间陷中。手厥阴心包络脉所注为俞土。心包络实泻之。《铜人》针五分。《素注》针六分，留七呼，灸三壮。

主热病汗不出，手心热，肘臂挛痛，腋肿，善笑不休，烦心，心悬若饥，心痛掌热，喜悲泣惊恐，目赤目黄，小便如血，呕哕[28]无度，狂言[29]不乐，喉痹[30]，口干，身热头痛，短气，胸胁痛，病疮[31]疥癣[32]。

劳宫（一名五里，一名掌中）：掌中央动脉。《铜人》屈无名指取之。《资生》屈中指取之。滑氏云：以今观之，屈中指、无名指两者之间取之为允。心包络脉所溜为荥火。《素注》针三分，留六呼。《铜人》灸三壮。《明堂》针二分，得气即泻，只一度[33]；针过两度，令人虚。禁灸，灸令人息肉[34]日加。

主中风，善怒，悲笑不休，手痹，热病数日汗不出，怵惕，胁痛不可转侧，大小便血，衄血不止，气逆呕哕，烦渴食饮不下，大小人口中腥臭，口疮，胸胁支满，黄疸目黄，小儿龈烂。

中冲：手中指端，去爪甲角如韭叶陷中。心包络脉所出为井木。心包络虚补之。《铜人》针一分，留三呼。《明堂》灸一壮。

主热病烦闷，汗不出，掌中热，身如火，心痛烦满，舌强。

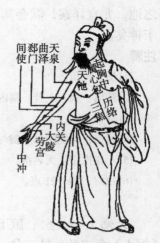

手厥阴心包络经

注释

[1] 乳后：即乳头外侧。

[2] 撅：肋骨转折，如撅起一样。

[3] 上气：指气逆壅上的证候。多由外感六淫，痰气凝结，肺道壅塞所致。《证治准绳·杂病》："上气者，盖气上而不下，升而不降，痞满膈中，气道奔迫，喘息有音

者是也。"

　　[4] 朚（huāng）：《玉篇》："目不明也。"《灵枢·经脉》："目朚朚如无所见。"

　　[5] 曲腋：腋前纹头。

　　[6] 胸胁支满：病证名，指胸及胁肋部支撑胀满。

　　[7] 膺（yīng）：前胸两侧肌肉隆起处。

　　[8] 胛：肩胛部。

　　[9] 大筋：肱二头肌腱。

　　[10] 心下澹澹：心口部翻动不适。澹澹，水波荡漾的样子。

　　[11] 头清汗：即头汗。清，通"渍"。

　　[12] 两筋：掌长肌腱与桡侧腕屈肌腱。

　　[13] 伤寒结胸：《圣济总录》中有记载："论曰伤寒病发于阳。下之早，邪毒之气，结聚于胸膈，故名结胸，其证心下坚硬。按之则痛，项强如柔痉状，或从心下至少腹，坚满而痛，其痛不可近，其脉寸口浮，关上自沉，是其候也。"

　　[14] 心悬如饥：心中发空犹如悬在空中，像挨饿一般空洞难受。

　　[15] 澹澹：形容心悸程度较重。

　　[16] 怵惕：惊恐不安的样子。

　　[17] 寒中（zhòng）少气：因感受寒邪而气短。

　　[18] 中风气塞：中风后引起的气机闭塞，呼吸不畅。

　　[19] 涎上昏危：口吐白沫、昏迷危急的症状。

　　[20] 喑（yīn）：同"瘖"，指不能说话。

　　[21] 鬼邪：癫狂等精神疾患。

　　[22] 霍乱：霍乱是由于霍乱弧菌所引起的强烈肠道传染疾病，临床上以剧烈无痛性吐泻，米泔样大便，严重脱水，肌肉痉挛引起周围循环衰竭等为特征。

　　[23] 干呕：吐而有声无物者。

　　[24] 客忤（wǔ）：小儿平素神气虚弱，因突然受到惊吓刺激而引起的类似惊厥的症状。

　　[25] 两筋：掌长肌腱与桡侧腕屈肌腱。

　　[26] 失志：神志异常。

　　[27] 掌后骨下：即腕掌横纹中点处。

　　[28] 呕哕（yuē）：即呕哕。哕，通哕。

　　[29] 狂言：出自《灵枢·癫狂》。病态性言语粗鲁狂妄、失去理智控制的症状。

　　[30] 喉痹：病名。可见咽喉肿痛、声音嘶哑，吞咽困难等症状。本病起病急，常伴有全身症状。

　　[31] 㾦（guō）疮：病名。出于《肘后方》卷五，指发生于手足的一种湿疮。《诸病源候论》卷三十五中有记载："㾦疮者……多著手足间，递相对，如新生茱萸子，痛痒抓搔成疮，黄汁出，浸淫生长拆裂，时瘥时剧。"其症自觉瘙痒，抓破则浸淫黄水者，称湿㾦疮；逐渐干燥结成黄色或褐色痂皮，瘙痒明显，病程缓慢者，名燥㾦疮；如反复发作，皮肤粗糙，肥厚、裂口，巨痒，经久不愈称久㾦疮。

　　[32] 疥癣（xuǎn）：疥与癣的合称。疥是一种疥虫感染引起传染性瘙痒性皮肤病。《诸病源候论》卷十五中有记载："疥疮多生于足间，染渐生至于身体，痒有脓汁……其疥里有细虫，甚难见。""癣"字直接由苔藓变化而来，喻指癣是由真菌感染，导致皮肤、毛发或趾（指）甲的接触性传染病。

　　[33] 一度：一次。

[34] 息肉：赘肉。增生组织的团块或肉瘤。

手少阳三焦经

手少阳三焦经穴主治

《内经》曰：三焦者，决渎之官[1]，水道[2]出焉。又云：上焦如雾，中焦如沤[3]，下焦如渎[4]。人心湛寂[5]，欲想不兴，则精气散在三焦，荣华百脉。及其想念一起，欲火炽然，翕撮[6]三焦，精气流溢，并与命门[7]输泻而出，故号此府为三焦。

注释

[1] 决渎之官：决渎，指疏通水道。三焦通调水道、调节水液代谢的功能全赖其气化作用，并与肾、脾、肺、膀胱等器官协同完成。三焦的气化，又靠命门原气的维持。若三焦气化失常、水道不通，可出现肿胀和小便不利等症。

[2] 水道：水液通行的道路。

[3] 沤：将物体长时间的浸泡，使其发生质变。

[4] 渎：水沟、小渠。

[5] 湛寂：湛通沉，沉静、清静。

[6] 翕（xī）撮：聚集。

[7] 命门：即肾。

手少阳三焦经穴歌

二十三穴手少阳，关冲、液门、中渚旁，阳池、外关、支沟正，会宗、三阳、四渎长，天井、清冷渊、消泺，臑会、肩髎、天髎堂，天牖、翳风、瘛脉青，颅息、角孙、丝竹张，和髎、耳门听有常（左右四十六穴）。

此一经起于关冲，终于耳门，取关冲、液门、中渚、阳池、支沟、天井，与井荥俞原经合也。

脉起手小指次指之端[1]，上出次指之间[2]，循手表腕[3]，出臂外两骨[4]之间，上贯肘[5]，循臑外[6]，上肩，交出足少阳之后[7]，入缺盆，布膻中[8]，散络[9]心包，下膈，遍属三焦[10]；其支者，从膻中上出缺盆，上项，侠[11]耳后直上，出耳上角[12]，以屈下颊至顺[13]；其支者，从耳后入耳中[14]，至目锐眦[15]。多气少血，亥时[16]气血注此。

受手厥阴之交，中清之府[17]，引道阴阳[18]，开通闭塞，用药动似盘珠，毋使刻舟求剑[19]，聊著述于前篇，俟同志之再辨。

注释

[1] 小指次指之端：无名指末端。

[2] 次指之间：根据《灵枢·经脉》篇应该为"两指之间"，即第四、第五指缝间。

[3] 手表腕：手背腕关节部。

[4] 臂外两骨：前臂伸侧，尺骨与桡骨。

[5] 贯肘：通过肘尖部。

[6] 臑外：上臂的伸侧。

[7] 交出足少阳之后：本经天髎穴在足少阳经肩井穴之后。

[8] 膻（dàn）中：胸内心脏之外、两肺之间的位置。

[9] 散络：分散联络。

[10] 遍属三焦：遍及上、中、下三焦。《灵枢·经脉》、《针灸聚英》均作"循"。

[11] 侠：根据《灵枢·经脉》及《太素》应改为"系（jì）"，做动词，即联系。

[12] 耳上角：耳部上方。

[13] 颐（zhuō）：指目下颧部。

[14] 从耳后入耳中：根据《灵枢·经脉》，应在此处添加"出走耳前，过客主人，前交颊"。

[15] 目锐眦：外眼角部。

[16] 亥时：21—23点。

[17] 中清之府：根据《灵枢·本输》此处应改为"中渎之府"。

[18] 引道阴阳：引道，引导、疏通。阴阳，在此可理解为水气，因水属阴，水升腾为气属阳。

[19] 用药动似盘珠，毋使刻舟求剑：引申为用药须灵活，不可拘泥于固定方剂而不考虑患者实际情况。

考正穴法

关冲：手小指次指外侧，去爪甲角如韭叶。手少阳三焦脉所出为井金。《铜人》针一分，留三呼，灸一壮。《素注》灸三壮。

主喉痹[1]喉闭[2]，舌卷[3]口干，头痛，霍乱[4]，胸中气噎[5]，不嗜食[6]，臂肘痛不可举，目生翳[7]膜，视物不明。

液门：手小次指歧骨[8]间陷中，握拳取之。手少阳三焦脉所溜为荥水。《素注》、《铜人》针二分，留二呼，灸三壮。

主惊悸[9]妄言[10]，咽外肿，寒厥[11]，手臂痛不能自上下，疟疾[12]寒热，目赤涩，头痛，暴得耳聋，齿龈痛。

中渚：手小指次指本节[13]后陷中。在液门下一寸，手少阳三焦脉所注为俞木。三焦虚补之。《素注》针二分，留三呼。《铜人》灸三壮，针三分。《明堂》灸二壮。

主热病汗不出，目眩头痛，耳聋，目生翳膜，久疟，咽肿，肘臂痛，手五指不得屈伸。

阳池（一名别阳）：手表腕上陷中，从指本节直摸下至腕中心。手少阳三焦脉所过为原。三焦虚、实皆拔之。《素注》针二分，留六呼，灸三壮。《铜人》禁灸。《指微赋》云：针透抵大陵穴，不可破皮，不可摇手，恐伤针转曲。

主消渴[14]，口干烦闷，寒热疟，或因折伤手腕，捉物不得，肩臂痛不得举。

外关：腕后二寸两骨间，与内关相对。手少阳络，别走手心主。《铜人》针三分，留七呼，灸二壮。《明堂》灸三壮。

主耳聋，浑浑焞焞[15]无闻，五指尽痛，不能握物。实则肘挛，泻之；虚则不收，补之。又治手臂不得屈伸。

支沟（一名飞虎）：腕后臂外三寸，两骨间陷中。手少阳脉所行为经火。《铜人》针二分，灸二七壮。《明堂》灸五壮。《素注》针二分，留七呼，灸三壮。

主热病汗不出，肩臂痠重，胁腋痛，四肢不举，霍乱呕吐，口噤不开，暴瘖[16]不能言，心闷不已，卒心痛，鬼击[17]，伤寒结胸[18]，病疮疥癣[19]，妇人妊脉不通[20]，产后血晕[21]，不省人事。

会宗：腕后三寸，空中一寸[22]。《铜人》灸七壮。《明堂》灸五壮，禁针。

主五痫[23]，肌肤痛，耳聋。

三阳络（一名过门）：臂上大交脉[24]，支沟上一寸。《铜人》灸七壮。《明堂》灸五壮，禁针。

主暴瘖痖[25]，耳聋，嗜卧，四肢不欲动摇

四渎：在肘前五寸，外廉[26]陷中。《铜人》灸三壮，针六分，留七呼。

主暴气耳聋，下齿龋痛。

天井：肘外大骨后，肘上一寸，辅骨[27]上两筋叉骨[28]罅[29]中，屈肘拱胸取之。甄权[30]云：曲肘后一寸，叉手[31]按膝头取之。手少阳三焦脉所入为合土。三焦实泻之。《素注》针一寸，留七呼。《铜人》灸三壮。《明堂》灸五壮，针二分。

主心胸痛，咳嗽上气，短气不得语，唾脓，不嗜食，寒热凄凄[32]不得卧，惊悸，瘈疭[33]，癫疾，五痫，风痹[34]，耳聋嗌[35]肿，喉痹汗出，目锐眦痛，颊肿痛，耳后臑[36]臂肘痛，捉物不得，嗜卧，扑伤腰髋疼，振寒[37]颈项痛，大风[38]默默不知所痛[39]，悲伤不乐，脚气[40]上攻。

清冷渊：肘上二寸，伸肘举臂取之。《铜人》针二[41]分，灸三壮。

主肩痹[42]痛，臂臑不能举，不能带衣[43]。

消泺：肩下臂外间，腋斜肘分下[44]。《铜人》针一[45]分，灸三壮。《明堂》针六分。《素注》针五分。

主风痹，颈项急，肿痛寒热，头痛，癫疾。

臑会（一名臑交[46]）：肩前廉，去肩头三寸宛宛中[47]。手少阳、阳维之会。《素注》针五分，灸五壮。《铜人》针七分，留十呼，得气即泻，灸七壮。

主臂痛疲无力，痛不能举，寒热，肩肿引胛中痛，项瘿气瘤[48]。

肩髎：肩端臑上陷中，斜举臂取之。《铜人》针七分，灸三壮。《明堂》灸五壮。

主臂痛，肩重不能举。

天髎：肩缺盆[49]中，上毖骨[50]际陷中央，须缺盆陷处，上有空，起肉[51]上是穴。手足少阳、阳维之会。《铜人》针八分，灸三壮。当缺盆陷上突起肉上针之，若误针陷处，伤人五脏气，令人卒死。

主胸中烦闷，肩臂疲疼，缺盆中痛，汗不出，胸中烦满，颈项急，寒热。

天牖：颈大筋[52]外缺盆上，天容[53]后，天柱[54]前，完骨[55]下，发际上。《铜人》针一寸，留七呼，不宜补，不宜灸。灸即令人面肿眼合。先取谚语[56]，后取天容、天池[57]，即瘥；若不针谚语，即难疗。《明堂》针五分，得气即泻，泻尽更留三呼，泻三吸，不宜补。《素注》《下经》灸三壮。《资生》云：宜灸一壮、三壮[58]。

主暴聋气，目不明，耳不聪，夜梦颠倒[59]，面青黄无颜色，头风面肿，项强不得回顾，目中痛。

翳风：耳后尖角[60]陷中，按之引耳中痛。《针经》先以铜钱二十文，令患者咬之，寻取穴中。手足少阳之会。《素注》针三分。《铜人》针七分，灸七壮。《明堂》灸三壮。针灸俱令人咬钱，令口开。

主耳鸣、耳聋，口眼㖞斜，脱颔[61]颊肿，口噤不开，不能言，口吃，牙车急[62]，小儿喜欠。

瘈脉（一名资脉）：耳本[63]后鸡足青络脉[64]。《铜人》刺出血如豆汁，不宜多出。针一分，灸三壮。

主头风[65]耳鸣，小儿惊痫[66]瘈疭，呕吐，泄利无时，惊恐，眵[67]㬽目睛不明。

颅息：耳后间青络脉中。《铜人》灸七壮，禁针。《明堂》灸三壮，针一分，不得多出血，多出血杀人。

主耳鸣痛，喘息，小儿呕吐涎沫，瘛疭发痫，胸胁相引，身热头痛，不得卧，耳肿及脓汁。

角孙：耳廓中间[68]，开口有空。手太阳、手足少阳之会。《铜人》灸三壮。《明堂》针八分。

主目生翳肤[69]，齿龈肿，唇吻强[70]，齿牙不能嚼物，龋齿，头项强。

丝竹空（一名目髎）：眉后陷中，手足少阳脉气所发。《素注》针三分，留六呼。《铜人》禁灸，灸之不幸，使人目小及盲。针三分，留三呼，宜泻不宜补。

主目眩头痛，视物䀮䀮[71]不明，恶风寒，风痫[72]，目戴上[73]不识人，眼睫毛倒，发狂吐涎沫，发即无时，偏正头痛[74]。

和髎[75]：耳前锐发[76]下横动脉[77]中是穴。手足少阳，手太阳三脉之会。《铜人》针七分，灸三壮。

主头重痛，牙车引急[78]，颈颔肿，耳中嘈嘈[79]，鼻涕，面风寒，鼻准[80]上肿，痛[81]痛，招摇视瞻，瘛疭，口僻。

耳门：耳前起肉[82]，当耳缺[83]者陷中。《铜人》针三分，留三呼，灸三壮。《下经》禁灸，病宜灸者，不过三壮。

主耳鸣如蝉声，聤耳[84]脓汁出，耳生疮，重听[85]无所闻，齿龋，唇吻强。

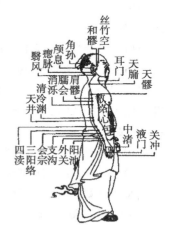

手少阳三焦经

注释

[1] 喉痹：病名，是指以咽部红肿疼痛，或干燥、异物感，或咽痒不适、吞咽不利等为主要临床表现的疾病。《素问·阴阳别论》："一阴一阳结，谓之喉痹。"

[2] 喉闭：病名，指咽喉肿胀，色红，腮颊颜面红赤，甚或项腮漫肿，疼痛较剧，阻塞不利，汤水难咽，语言难出，身发寒热，胸闷气促。《医林绳墨》卷七记载："其症咽嗌（ài）干痛，喉咙作肿，颌不可咽，舌不可吞，水谷难入，入则反往鼻孔出，故曰喉闭。"

[3] 舌卷：证名，指舌本卷曲而难伸。《素问·脉要精微论》："心脉搏坚而长，当病舌卷不能言。"《素问·缪刺论》："邪客于手少阳之络，令人喉痹舌卷，口干心烦。"

[4] 霍乱：病名，出自《灵枢·五乱》。泛指突然剧烈呕吐、心腹绞痛的疾患。《诸病源候论·霍乱病诸候》："霍乱者，由任温凉不调，阴阳清浊二气有相干乱之时，其乱在于肠胃之间者，因遇饮食而变发。"

[5] 气噎：五噎之一，其症心悸、上下不通、噫哕不彻、胸背痛等。出自《诸病源候论·否噎病诸候》。五噎为气噎、忧噎、食噎、劳噎、思噎。也有按照病因分为气滞、血瘀、火炎、痰凝、食积五者所致噎者。

[6] 不嗜食：证名，自觉饥饿，但不欲食。《灵枢·大惑论》："胃气上逆，则胃脘寒，故不嗜食也。"

[7] 翳：病证名，指引起黑睛浑浊或溃陷的外障眼病，以及病变愈后遗留于黑睛的瘢痕。从广义而言，凡眼内外遮蔽视线之目障皆可称翳。

[8] 歧骨：骨骼部位名，指两骨互相交合的部分，状如分支。

[9] 惊悸：因惊而心悸。《三因极一病证方论》卷十："惊悸，则因事有所大惊……遂使惊悸，名曰心惊胆寒。"

[10] 妄言：证名，又名妄语，指言语错妄，多由阳热亢盛、心神昏乱所致。本病可见于外感热病热盛期，亦为癫狂病常见症状之一。《素问·阳明脉解》："阳盛则使人妄言骂詈，不避亲疏。"《素问·厥论》："阳明之厥，则癫疾欲走呼，腹满不得卧，面赤而热，妄见而妄言。"

[11] 寒厥：厥证之一，指因阳衰阴盛所致四肢逆冷的病证。一名冷厥、阴厥。《素问·厥论》："阳气衰于下，则为寒厥。"

[12] 痎疟：疟疾的统称。

[13] 本节：掌指关节。

[14] 消渴：病名，出自《素问·奇病论》，亦作痟渴。可见多饮、多食、多尿以及消瘦。可见于糖尿病、尿崩症等。

[15] 浑浑焞焞：形容耳聋听不清声音之状。

[16] 瘖：同"喑"，即哑，不能说话。

[17] 鬼击：古病名，一名鬼排。指突然胸腹绞痛或出血的疾患。《肘后备急方》卷一："鬼击之病，得之无渐卒着，如人力刺（cì）状，胸胁腹内，绞急切痛，不可抑按。或即吐血，或鼻中出血，或下血。一名鬼排。"

[18] 伤寒结胸：参见手厥阴心包经考正穴法注释 [13]。

[19] 瘑疮疥癣：参见手厥阴心包经考正穴法注释 [31] [32]。

[20] 妇人妊脉不通：妊脉即任脉。任主胞胎，即与生育功能有关。《素问·骨空论》王冰注："所以谓之任脉者，女子得之以任养也。"本文指妇人无法怀孕。

[21] 产后血晕：病证名，出自《经效产宝》。指分娩之后，产妇突然头晕眼花，不能起坐，或胸闷心悸，心烦不安，或恶心呕吐，痰涌气急，甚则神志昏迷，口噤不开，不省人事，称为产后血晕。

[22] 空中一寸：根据《针灸甲乙经》卷三第二十八，应去掉"一寸"。空中即凹陷中。为避免与支沟穴定位产生歧义，此处会宗穴定位参考现代腧穴定位补充。

[23] 五痫：痫病的统称。各家说法不一，主要有以下三种：①指以牲畜叫声和发病形态命名的痫病。马、羊、鸡、猪、牛等五痫（《名医别录》）；或犬、羊、牛、鸡、猪等五痫（《小儿药证直诀》）。②指五脏痫（《婴童百问·惊痫》）。③指风痫、食痫、惊痫、痰涎、饮痫等五种。

[24] 大交脉：即大脉交会处。该穴下浅层有前臂后皮神经、头静脉和贵要静脉的属支。深层有骨间后动、静脉和骨间后神经。

[25] 瘖痖（yīn yǎ）：又作喑哑，指丧失说话能力。

[26] 外廉：前臂背侧。

[27] 辅骨：尺骨鹰嘴。

[28] 叉骨：肱骨外上髁与内上髁之间的鹰嘴窝。

[29] 罅（xià）：缝隙。

[30] 甄权：隋唐时代著名的医家，擅长针灸。甄氏一生著述颇多，绘有《明堂人形图》一卷；撰有《针经钞》三卷、《针方》《脉诀赋》各一卷、《药性论》四卷。这些著作均已亡佚，其部分内容可见于《备急千金要方》《千金翼方》《外台秘要》等著作，对后世有一定影响。

[31] 叉手：两手在胸前相交。

[32] 寒热悽悽：寒热，即恶寒发热。悽悽，形容恶寒发热的状态。

[33] 瘛疭：证名，见于《灵枢·热病》，又称为抽搐、抽搦（nuò）、抽风等，指手足伸缩交替、抽动不已。《伤寒明理论》卷三："瘛者筋脉急也，疭者筋脉缓也；急者则引而缩，缓者则纵而伸。或缩或伸，

动而不止者，名曰瘰疬。"

[34] 风痹：病名，见于《灵枢·寿天刚柔》，又名行痹、筋痹。《症因脉治》卷三："风痹之症，走注疼痛，上下左右，行而不定，故名行痹。"

[35] 嗌（yì）：咽喉。

[36] 臑（nào）：人体部位，在肩下肘上部。

[37] 振寒：恶寒战栗。

[38] 大风：即疠风，慢性传染性皮肤病之一，又名麻风、冥病、癞病、血风等。《素问·风论》卷五："疠者，有荣气热胕，其气不清，故使其鼻柱坏而色败，皮肤溃疡。"本症初起时患处麻木不仁，次发红斑，继则肿溃无脓，久之可蔓延全身肌肤，出现眉落、目损、鼻崩、唇裂以及足底溃疡等重症。

[39] 默默不知所痛：即指患麻风处皮肤麻木不仁。

[40] 脚气：病名，见于《肘后备急方》卷三。故名缓风、壅疾，又称脚弱。其症先见腿脚麻木，酸痛，软弱无力，或挛急，或肿胀，或萎缩，或发热，进而入腹攻心，小腹不仁，呕吐不食，心悸，胸闷，气喘，神志恍惚，言语错乱等。

[41] 二：根据《资生经》卷一以及《针灸聚英》卷一下，应改为"三"。

[42] 痹：通闭，泛指病邪闭阻肢体、经络、脏腑所致的各种疾病，以疼痛为主要症状。

[43] 不能带衣：无法自行穿衣。

[44] 腋斜肘分下：腋缝斜向肘尖连线中点稍下方的凹陷中。

[45] 一：根据《铜人》卷五，应改为"六"。

[46] 交：根据《针灸甲乙经》卷三第十三、《铜人》卷四以及《资生经》卷一，应改为"髎"。

[47] 宛宛中：凹陷中。

[48] 项瘿气瘤：颈部甲状腺肿大。

[49] 缺盆：指锁骨上窝。

[50] 毖（bì）骨：指肩胛骨上角部，又称伏骨。《针灸甲乙经》："天窗，在肩缺盆中，毖骨之间陷者中。"

[51] 起肉：肌肉突起。

[52] 大筋：胸锁乳突肌。

[53] 天容：在颈外侧部，当下颌角后方，胸锁乳突肌的前缘凹陷中。属手太阳小肠经。

[54] 天柱：在颈部，斜方肌外缘凹陷中，约当后发际正中旁开 1.3 寸。属足太阳膀胱经。

[55] 完骨：在头部，当耳后乳突的后下方凹陷处。属足少阳胆经。

[56] 譩譆：在背部，当第六胸椎棘突下，旁开 3 寸。属足太阳膀胱经。

[57] 天池：在胸部，当第四肋间隙，乳头外 1 寸，前正中线旁开 5 寸。属手厥阴心包经。

[58] 一壮、三壮：根据《资生经》，此处应为一壮至三壮。

[59] 夜梦颠倒：梦中事序错乱。

[60] 尖角：指下颌角。

[61] 脱颔（hàn）：即下颔脱位。颔，位于颈的前上方，相当于颏部的下方，喉结的上方。

[62] 牙车急：病证名，出自《备急千金要方》卷六，即牙关紧急。指牙关紧收，口不能开。

[63] 耳本：即耳根部。

[64] 鸡足青络脉：耳后青色络脉，因形状多似鸡爪而得名。

[65] 头风：病证名，指头痛经久难愈者。《医林绳墨·头痛》："浅而近者，名曰头痛；深而远者，名

曰头风。头痛卒然而至，易于解散也，头风作止不常，愈后触感复发也。"

[66] 小儿惊痫：病证名，小儿痫证之因惊而发者。《诸病源候论》卷四十五："惊痫者，起于惊怖大啼，精神伤动，气脉不定，因惊而发作成痫也。"

[67] 眵：眼眵。

[68] 耳郭中间：根据《素问·气府论》和《外台秘要》卷二十九，此处应补充为"耳郭中间上"，为耳轮最高点，可向前折耳郭取耳尖最高点。

[69] 臀肤：即臀膜。

[70] 唇吻强：唇吻，即嘴唇。在此意指口唇肿硬。

[71] 眃（huāng）：《玉篇》："目不明也。"《灵枢经·脉篇》："目眃眃如无所见。"

[72] 风痫：病名，指痫证发作有本虚蓄热，风邪承袭，或肝经有热引起者。《圣济总录》卷十五："风痫病者，由心气不足，胸中蓄热，而又风邪乘之。病间作也，其候多惊，目瞳子大，手足颤抖，梦中叫呼，身热瘛疭，摇头口噤，多吐涎沫，无所知觉是也。"

[73] 目戴上：即戴眼，指睛不转而上视，乃病情为重之症。《素问·三部九候论》："足太阳气绝者，其足不可屈伸，死必戴眼。"

[74] 偏正头痛：即偏头痛与正头痛的合称。偏头痛又名头偏痛、偏头风。正头痛指满头皆痛之症，与偏头痛相对而言。

[75] 和髎：此处为耳和髎。

[76] 锐发：耳前下延的鬓角。

[77] 动脉：颞浅动脉。

[78] 牙车引急：即牙车急，参见注释[62]。

[79] 嘈嘈：本形容声音杂乱，但在此处应指耳鸣的嘈杂音。

[80] 鼻准：即鼻尖。

[81] 痈：病名。疮疡浅而大者为痈，就其发病部位不同，名称亦不同，可有内、外痈之分。

[82] 耳前起肉：耳屏。

[83] 耳缺：耳屏上切迹。

[84] 聤（tíng）耳：发生于中耳部的急性或慢性化脓性耳病。其特征是急性发作者，初起耳内瘙痒，继而暴肿赤热，剧烈跳痛，耳窍流脓，伴有怕冷、发热等全身症状；慢性发作者，初起耳内胀痛，继而耳窍流脓，疼痛减轻，有全身不适、发热等症状。因有耳窍流脓，所以又叫脓耳。相当于西医的化脓性中耳炎。

[85] 重（chóng）听：病证名，指听音不清。

足少阳胆经

足少阳胆经穴主治

《内经》曰：胆者，中正之官[1]，决断[2]出焉。凡十一脏，皆取决胆也[3]。胆为青肠[4]。又曰：胆为清净之府[5]。

诸腑皆传秽浊，独胆无所传道，故曰清净。虚则目昏，若吐伤胆倒[6]，则视物倒植[7]。

注释

[1] 中正之官：中正之官原指职位，魏晋以后以及东汉末年均有"中正"官，主要负责查访评定士人，并以此作为朝廷任官依据。这与胆为少阳相火生发万物这一特点相符，而且中正之官掌管着用人的原则，

其原则实际上为君主的意愿，所以中正之官还有向下传达君主的意志的作用。胆为少阳相火，相火代君行令，与君火关系密切。结合少阳之气内行三焦、外行腠理，为营卫枢机来看，其枢机作用由此也更为形象。结合人体生理特性来看，五脏藏精气而不泻，属实；六腑泻而不藏，属虚。中正之官必清廉正直，胆属六腑，不容水谷糟粕反纳清汁，正符合清廉之象。因此谓胆为中正之官。

[2] 决断：指胆对于判断事物和做出决定的重要作用。

[3] 凡十一脏，皆取决胆也：本句出自王冰注《素问》："上从心脏下至于胆为十一也，胆者中正刚断无私，故十一脏取决于胆也。"现代学者认为一者胆可以通过调节心神对十一脏进行决断；二者胆藏精汁，五脏藏精气而不泻，精气化神，而六腑泻而不藏，不参与神志活动，故"十一脏取决于胆"主要指胆对于五脏的决断作用。

[4] 青肠："东方色青，入通于肝"，胆为肝之腑，故名青肠。

[5] 清净之府：出自《难经·三十五难》。因胆所贮藏的胆汁清而不浊，故名。

[6] 吐伤胆倒：呕吐使胆汁倒空。

[7] 倒植：即倒置。

足少阳胆经穴歌

少阳足经瞳子髎，四十四穴行迢迢，听会、上关、颔厌集，悬颅、悬厘、曲鬓翘，率谷、天冲、浮白次，窍阴、完骨、本神邀，阳白、临泣、目窗辟，正营、承灵、脑空摇，风池、肩井、渊液部，辄筋、日月、京门标，带脉、五枢、维道续，居髎、环跳、风市招，中渎、阳关、阳陵穴，阳交、外丘、光明宵，阳辅、悬钟、丘墟外，足临泣、地五、侠溪，第四指端窍阴毕（左右八十八穴）。

此一经起于瞳子髎，终于窍阴，取窍阴、侠溪、临泣、丘墟、阳辅、阳陵泉，与井荥俞原经合也。

脉起目锐眦[1]，上抵头角[2]，下耳后，循颈，行手少阳之前[3]，至肩上，却交出手少阳之后[4]，入缺盆；其支者，从耳后入耳中，走耳前，至目锐眦后；其支者，别目锐眦下大迎，合手少阳，抵颛[5]下，加颊车，下颈，合缺盆，下胸中，贯膈，络肝属胆，循胁里，出气冲，绕毛际，横入髀厌[6]中；其直者，从缺盆下腋，循胸，过季胁[7]，下合髀厌中，以下循髀阳[8]，出膝外廉，下外辅骨[9]之前，直下抵绝骨[10]之端，下出外踝之前，循足跗[11]上，入小指次指[12]之间；其支者，别跗上，入大指，循歧骨[13]内出其端，还贯入爪甲，出三毛[14]。多气少血，子时[15]气血注此。

甲木之腑[16]，在关脉候。是胆病则眉颦[17]口苦，而呕宿汁[18]，善太息恐如人捕。实则脉实，而精神不守，半夏汤[19]泻之最良；虚则脉虚，而烦扰不眠，温胆汤[20]补之却善。火不下降心胆跳[21]，茯神沉香蜜和丸，送入人参汤[22]；中风癫狂心恐悸，铅汞朱乳共结成[23]，吞下井花水[24]。咽痛膈壅，硝蚕黛勃蒲脑子，加麝以收功；胆虚卧惊，参柏枸神枳熟地，用酒而有力。清热宽咽，薄荷宿砂芎片脑[25]，惊心怖胆，人参酸枣乳辰砂[26]。惊神昏乱，记学士[27]之良方；风引痛生，修真人[28]之秘散。胆虚寒而不眠，炒酸枣调煎竹叶；胆实热而多睡，生枣仁末和姜茶。补用薏苡炒枣仁，泻须青连柴前胡。温则姜夏橘红，凉加竹茹甘菊[29]。柴胡川芎，报使上行而不悖[30]；青皮车前，引经下走以无疑。药有生熟，贵按脉而取用；剂宜多寡，当随症以权衡。或厥疾之未瘳[31]，仗针灸以收功。

注释

[1] 目锐眦：外眼角，也称为"目外眦"。

[2] 上抵头角：根据《灵枢·经脉》添加"头"。头角，即额结节部，一般称额角，颞骨部多称为耳上角。

[3] 行手少阳之前：《灵枢·本输》中记载天容穴不属于手太阳小肠经而属于足少阳胆经。足少阳胆经天容穴位于手太阳小肠经天牖穴前方，因此胆经在此处行于手少阳之前。

[4] 交出手少阳之后：胆经经过肩井，会于大椎、秉风，而行于手少阳天牖穴之后进入缺盆。

[5] 頄（zhuō）：目下颧骨部。

[6] 髀厌：指股骨大转子部，环跳穴在其旁。

[7] 季胁：指人体最下面的肋骨，即第十一、第十二肋。

[8] 髀阳：大腿外侧。

[9] 外辅骨：即腓骨。

[10] 绝骨：腓骨长短肌未覆盖的腓骨下端部分的骨骼，其上端稍前为阳辅穴。

[11] 足跗（fū）：足背部。

[12] 小指次指：第四足趾。

[13] 歧骨：此处指大趾歧骨。歧骨，即足大趾、次趾跖趾关节后方骨缝。

[14] 三毛：大趾爪甲后方有汗毛处，也称为"丛毛""聚毛"。

[15] 子时：半夜十一点至子夜一点。

[16] 甲木之腑：肝胆相表里，肝属木，腑属阳，甲木为阳木，故称胆为甲木之腑。

[17] 眉颦（pín）：皱眉。

[18] 宿汁：泛指滞留消化道的汁液。《灵枢·邪气藏府病形》："胆病者，善太息，口苦，呕宿汁，心下澹澹，恐人将捕之。"

[19] 半夏汤：结合上文此处应指《千金方》卷八中记载的半夏汤。由半夏、生姜、芍药、茯苓、桂心、橘皮、五味子、附子、白术、甘草、大枣、大麻仁组成，治疗脾寒，言声忧惧，舌本卷缩，嗔喜无度，恍惚，胀满。

[20] 温胆汤：结合上文此处应指《千金方》卷十二中记载的温胆汤，由半夏、竹茹、枳实、橘皮、甘草、生姜组成，可治疗虚烦不眠。

[21] 火不下降心胆跳：指心肾之间阴阳水火的平衡关系遭到破坏，心火不能下行温煦肾水，出现惊悸怔忡的症状。

[22] 茯神沉香蜜和丸，送入人参汤：即《是斋百一选方》中所记载的朱雀丸，治疗心神不定、恍惚健忘、不乐、火不下降水不上升、时复振跳。人参汤为《圣济总录》所载，由人参、麦门冬、干地黄、当归、芍药、黄芪、茯苓、甘草组成，可治疗半产后下血过多、心惊作颤、头目运转，或寒或热、脐腹虚胀疼痛。

[23] 铅汞朱乳共结成：在《奇效良方》中记载的抱胆丸即由以上4味药组成，可治疗男子妇人一切癫痫风狂，或因惊恐怖畏所致者，及妇人产后血虚，惊气入心，室女月脉通行，惊恐蕴结。

[24] 井花水：简称为"井花"，花也作"华"，指清晨首次汲取的井水。古人认为井花集天地精气，功效异常，可药用。

[25] 片脑：药名，见《寿域神方》，即龙脑冰片，为冰片药材之一种。

[26] 辰砂：药名，出自《本草图经》，为朱砂之处方名。

[27] 学士：即许叔微（1079—1154），字知可，宋真州（今江苏仪征县）白沙人，南宋医学家。曾为翰林学士，成年后发愤钻研医学，活人甚众。所著《普济本事方》，又名《类证普济本事方》，书中共收

录方剂 300 余首，按病种分为 25 门。该书是许氏数十年医疗经验的结晶，采方简要，理论清晰，有较高的实用价值。

[28] 真人：即孙思邈（581—682），汉族，北周京兆华原（现陕西铜川市耀州区）人，是北周、隋唐与唐代医药学家，被后人誉为"药王"。

[29] 甘菊：药名。出自《抱朴子》，为菊花之处方名。

[30] 悖：混乱，相冲突。

[31] 瘳：通"寥"，在此处借指痊愈。

考正穴法

瞳子髎（一名太阳，一名前关）：目外去眦五分，手太阳、手足少阳三脉之会。《素注》灸三壮，针三分。

主目痒，翳膜白 [1]，青盲 [2] 无见，远视 [3]，赤痛泪出多眵䁾 [4]，内眦痒，头痛，喉闭 [5]。

听会：耳微前陷中，上关下一寸，动脉宛宛中，张口得之。《铜人》针三分，留三呼，得气即泻，不须补。日灸五壮，止三七壮，十日后依前数灸。《明堂》针三分，灸三壮。

主耳鸣耳聋，牙车臼脱 [6]，相离三寸 [7]，牙车急 [8] 不得嚼物，齿痛恶寒物，狂走 [9] 瘛疭 [10]，恍惚不乐，中风口㖞斜，手足不随 [11]。

客主人（一名上关）：耳前骨上 [12]，开口有空，张口取之。手足少阳、阳明 [13] 之会。《铜人》灸七壮，禁针。《明堂》针一分，得气即泻，日灸七壮，至二百壮。《下经》[14] 灸十壮。《素注》针三分，留七呼，灸三壮。《素问》禁深刺，深则交脉 [15] 破，为内漏 [16] 耳聋，欠而不得㰦 [17]。

主唇吻强 [18]，口眼偏邪 [19]，青盲，䀮目 [20]，恶风寒，牙齿龋，口噤嚼物鸣痛，耳鸣耳聋，瘛疭沫出，寒热，痓 [21] 引骨痛 [22]。

颔厌：曲周 [23] 下，颞颥 [24] 上廉。手足少阳、阳明之会。《铜人》灸三壮，针七分，留七呼，深刺令人耳聋。

主偏头痛，头风 [25] 目眩，惊痫 [26]，手卷 [27] 手腕痛，耳鸣，目无见，目外眦急 [28]，好嚏，颈痛，历节风 [29]，汗出。

悬颅：曲周上，颞颥中廉。手足少阳、阳明之会。《铜人》灸三壮，针三分，留三呼。《明堂》针二分，《素注》针七分，留七呼，刺深令人耳无所闻。

主头痛，牙齿痛，面肤赤肿，热病烦满，汗不出，头偏痛引目外眦赤，身热，鼻洞浊下不止 [30]，传为衄 [31]，懵瞑目 [32]。

悬厘：曲周上，颞颥下廉。手足少阳、阳明之会。《铜人》针三分，灸三壮。《素注》针三分，留七呼。

主面皮赤肿，头偏痛，烦心不欲食，中焦客热 [33]，热病汗不出，目锐眦赤痛。

曲鬓（一名曲发）：在耳上发际曲隅 [34] 陷中，鼓颔 [35] 有空。足少阳、太阳之会。《铜人》针三分，灸七壮。《明下》灸三壮。

主颔颊 [36] 肿，引牙车 [37] 不得开，急痛，口噤不能言，颈项不得回顾，脑两角痛为巅风引目眇 [38]。

率谷：耳上入发际寸半陷者宛宛中，嚼而取之。足少阳、太阳之会。《铜人》针三分，灸三壮。

主痰气膈痛[39]，脑两角强痛，头重，醉后酒风[40]，皮肤肿，胃寒，饮食烦满，呕吐不止。

天冲：耳后发际二寸，耳上如前[41]三分。足少阳、太阳之会。《铜人》灸七壮。《素注》针三分，灸三壮。

主癫疾风痉[42]，牙龈肿，善惊恐，头痛。

浮白：耳后入发际一寸。足少阳、太阳之会。《铜人》针三分，灸七壮。《明堂》灸三壮。

主足不能行，耳聋耳鸣，齿痛，胸满不得息，胸痛，颈项瘿[43]，痈肿[44]不能言，肩臂不举，发寒热，喉痹[45]，咳逆痰沫，耳鸣嘈嘈[46]无所闻。

窍阴[47]（一名枕骨）：完骨上，枕骨下，动摇有空。足太阳、手足少阳之会。《铜人》针三分，灸七壮。《甲乙》针四分，灸五壮。《素注》针三分，灸三壮。

主四肢转筋[48]，目痛，头项颔痛引耳嘈嘈，耳鸣无所闻，舌本[49]出血，骨劳[50]，痈疽发历[51]，手足烦热，汗不出，舌强胁痛，咳逆喉痹，口中恶苦之。

完骨：耳后入发际四分。足少阳、太阳之会。《铜人》针三分，灸七壮。《素注》留七呼，灸三壮。《明堂》针二分，灸以年[52]为壮。

主足痿[53]失履不收，牙车急，颊肿，头面肿，颈项痛，头风耳后痛，烦心，小便赤黄，喉痹齿龋，口眼㖞斜，癫疾。

本神：曲差旁一寸五分，直耳上入发际四分。足少阳、阳维之会。《铜人》针三分，灸七壮。

主惊痫吐涎沫，颈项强急痛，目眩，胸[54]相引[55]不得转侧，癫疾呕吐涎沫，偏风[56]。

阳白：眉上一寸，直瞳子，手足阳明、少阳、阳维五脉之会。《素注》针三分。《铜人》针二分，灸三壮。

主瞳子[57]痒痛，目上视，远视䀮䀮，昏夜无见，目痛目眵，背膊寒慄[58]，重衣不得温。

临泣[59]：目上，直入发际五分陷中，令患人正睛取穴。足少阳、太阳、阳维之会。《铜人》针三分，留七呼。

主目眩，目生白翳，目泪[60]，枕骨合颅[61]痛，恶寒鼻塞，惊痫反视[62]，大风[63]，目外眦痛，卒中风不识人。

目窗：临泣后寸半[64]。足少阳、阳维之会。《铜人》针三分，灸五壮，三度刺，令人目大明。

主目赤痛，忽头旋，目䀮䀮远视不明，头面浮肿，寒热汗不出，恶寒。

正营：目窗后寸半[65]，足少阳、阳维之会。《铜人》针三分，灸五壮。

主目眩瞑，头项偏痛，牙齿痛，唇吻急强，齿龋痛。

承灵：正营后一寸五分。灸三壮，禁针。足少阳、阳维之会。

主脑风[66]头痛，恶风寒，衄衄鼻窒[67]，喘息不利。

脑空（一名颞颥）：承灵后一寸五分，侠玉枕骨[68]下陷中。足少阳、阳维之会。《素注》针四分。《铜人》针五分，得气即泻，灸三壮。

主劳疾羸瘦，体热，颈项强不可回顾，头重[69]痛不可忍，目瞑心悸，发即为癫风[70]，引目眇[71]，鼻痛。

魏武帝[72]患头风，发即心乱目眩，华佗针脑空立愈。

风池：耳后颞颥[73]后，脑空下，发际陷中，按之引于耳中。手足少阳、阳维之会。《素注》针四分。《明堂》针三分。《铜人》针七分，留七呼，灸七壮。《甲乙》针一寸二分。患大风者，先补后泻。少可[74]患者，以经取之，留五呼，泻七吸。灸不及针，日七壮至百壮。

主洒淅[75]寒热，伤寒温病汗不出，目眩苦，偏正头痛，痎疟[76]，颈项如拔，痛不得回顾。目泪出，欠气[77]多，鼻鼽衄，目内眦赤痛，气发[78]耳塞[79]，目不明，腰背俱疼，腰伛偻引颈筋无力不收，大风中风，气塞涩上不语，昏危，瘿气[80]。

肩井[81]（一名膊井）：肩上陷中，缺盆上，大骨[82]前一寸半，以三指按取，当中指下陷中。手足少阳、足阳明、阳维之会，连入五脏。针五分，灸五壮，先补后泻。

主中风，气塞涩上不语，气逆，妇人难产，堕胎后手足厥逆，针肩井立愈。头项痛，五劳七伤[83]，臂痛，两手不得向头。若针深闷倒，急补足三里。

渊液[84]（一名泉液）：腋下三寸宛宛中，举臂得之。《铜人》禁灸。《明堂》针三分。不宜灸，灸之令人生肿蚀马疡[85]，内溃者死，寒热者生。

主寒热，马刀疡，胸满无力，臂不举。

辄筋（一名神光，一名胆募）：腋下三寸复前一寸三肋端[86]，横直蔽骨[87]旁七寸五分，平直两乳，侧卧屈上足取之。胆之募，足太阳、少阳之会。《铜人》灸三壮，针六分。《素注》针七分。

主胸中暴满不得卧，太息[88]善悲，小腹[89]热，欲走[90]，多唾[91]，言语不正[92]，四肢不收[93]，呕吐宿汁[94]，吞酸[95]。

日月：期门下五分，足太阴、少阳、阳维之会。针七分，灸五壮。

主太息善悲，小腹热欲走，多唾，言语不正，四肢不收。

京门（一名气俞，一名气府）：监骨[96]下[97]，腰中季肋[98]本侠脊。肾之募。《铜人》灸三壮，针三分，留七呼。

主肠鸣，小肠痛，肩背寒，痉，肩胛内廉痛，腰痛不得俯仰久立，寒热腹胀引背不得息[99]，水道不利[100]，溺黄，小腹急肿[101]，肠鸣洞泄[102]，髀枢引痛。

带脉：季肋下一寸八分陷中，脐上二分，两旁各七寸半。足少阳、带脉二脉之会。《铜人》针六分，灸五壮。《明堂》灸七壮。

主腰腹纵[103]，溶溶[104]如囊水之状，妇人小腹痛，里急后重[105]，瘈疭，月事不调，赤白带下。

五枢：带脉下三寸，水道旁五寸五分[106]。足少阳、带脉之会。《铜人》针一寸，灸五壮。《明堂》三壮。

主痃癖[107]，大肠膀胱肾余[108]，男子寒疝[109]，阴卵上入小腹痛[110]，妇人赤白带下，里急瘈疭。

维道：章门下五寸三分。足少阳，带脉之会。《铜人》针八分，留六呼，灸三壮。

主呕逆不止，水肿，三焦不调[111]，不嗜食。

居髎：章门下八寸三分，监骨上陷中。《素注》章门下四寸三分。足少阳、阳跷之会。《铜人》针八分，留六呼，灸三壮。

主腰引小腹痛，肩引胸臂挛急[112]，手臂不得举以至肩。

环跳：髀枢[113]中，侧卧伸下足，屈上足，以右手摸穴，左摇撼取之。足少阳、太阳之会。《铜人》灸五十壮。《素注》针一寸，留二呼，灸三壮，《指微》[114]云：已刺不可摇，恐伤针。

主冷风湿痹[115]不仁，风疹[116]遍身，半身不遂，腰胯痛塞[117]，膝不得转侧伸缩。

仁寿宫[118]患脚气[119]偏风，甄权奉勅[120]针环跳、阳陵泉、阳辅、巨虚下廉[121]，而能起行。

环跳穴痛，恐生附骨疽[122]。

风市：膝上外廉两筋[123]中，以手着腿，中指尽处是。针五分，灸五壮。

主中风腿膝无力，脚气，浑身瘙痒，麻痹[124]，厉风疮[125]。

中渎：髀外膝上五寸分肉间陷中。足少阳络[126]，别走厥阴。《铜人》灸五壮，针五分，留七呼。

主寒气客[127]于分肉[128]间，攻痛上下，筋痹[129]不仁。

阳关[130]：阳陵泉上三寸，犊鼻外陷中。《铜人》针五分，禁灸。

主风痹[131]不仁，膝痛不可屈伸。

阳陵泉：膝下一寸，䯒[132]外廉陷中，蹲坐取之。足少阳所入为合土。《难经》曰：筋会[133]阳陵泉。疏曰[134]：筋病治此。《铜人》针六分，留十呼，得气即泻。又宜灸留针，日灸七壮，至七七壮。《素注》灸三壮。《明下》灸一壮。

主膝伸不得屈，髀枢膝骨冷痹[135]，脚气，膝股内外廉不仁，偏风半身不遂，脚冷无血色，苦嗌[136]中介然，头面肿，足筋挛。

阳交（一名别阳，一名足窌）：足外踝上七寸，斜属三阳分肉之间[137]，阳维之郄。《铜人》针六分，留七呼，灸三壮。

主胸满肿，膝痛足不收[138]，寒厥[139]惊狂[140]，喉痹，面肿，寒痹，膝胻不收。

外丘：外踝上七寸，少阳所生。《铜人》针三分，灸三壮。

主胸胀满，肤痛痿痹[141]，颈项痛，恶风寒，猘犬[142]伤毒不出，发寒热，速以三姓人[143]，可灸所啮[144]处，及足少阳络。癫疾，小儿龟胸[145]。

光明：外踝上五寸。足少阳之络，别走厥阴。《铜人》针六分，留七呼，灸五壮。《明下》灸七壮。

主淫泺[146]，胫痠胻疼，不能久立，热病汗不出，卒狂。与阳辅疗法同，虚则痿躄，坐不能起，补之；实则足胻热膝痛，身体不仁，善啮颊[147]，泻之。

阳辅（一名分肉）：足外踝上四寸，辅骨[148]前，绝骨[149]端三分，去丘墟七寸。足少阳所行为经火。胆实泻之。《素注》针三分。又曰：针七分，留十呼。《铜人》灸三壮，针五分，留七呼。

主腰溶溶[150]如坐水中，膝下浮肿，筋挛。百节痠痛，实无所知。诸节尽痛，痛无常处。腋下肿痿，喉痹，马刀挟瘿[151]，膝胻痠，风痹不仁，厥逆[152]，口苦太息，心胁痛[153]，面尘[154]，头角颔痛，目锐眦痛，缺盆中肿痛，汗出振寒[155]，疟、胸中、胁、肋、髀、膝外至绝骨外踝前痛，善洁面青。

悬钟（一名绝骨）：足外踝上三寸动脉中，寻摸尖骨者是。足三阳之大络。按之阳明络绝[156]，乃取之。《难经》曰：髓会绝骨。疏曰：髓病治此。袁氏[157]曰：足能健步，以髓会绝骨也。《铜人》针六分，留七呼，灸五壮。《指微》云：斜入针二寸许，灸七壮，或五壮。

主心腹胀满，胃中热[158]，不嗜食，脚气，膝胻痛，筋骨挛痛足不收，逆气，虚劳寒损[159]，忧恚[160]，心中[161]咳逆，泄注[162]，喉痹，颈项强，肠痔[163]瘀血，阴急，鼻衄，脑疽[164]，大小便涩，鼻中干，烦满狂易，中风手足不随。

丘墟：足外踝下从前陷中骨缝中，去临泣三寸。又侠溪穴中量上外踝骨前五寸。足少阳所过为原。胆虚实皆拔[165]之。《铜人》灸三壮。《素注》针五分，留七呼。

主胸胁满痛不得息，久疟[166]振寒，腋下肿，痿厥[167]坐不能起，髀枢中痛，目生翳膜，腿胻痠，转筋，卒疝[168]，小腹坚，寒热颈肿，腰胯痛，太息。

临泣[169]：足小指次指本节[170]后陷中，去侠溪一寸五分。足少阳所注为俞木。《甲乙》针二分，留五呼，灸三壮。

主胸中满，缺盆中及腋下马刀疡瘘，善啮颊，天牖[171]中肿、淫泺，胻痠，目眩，枕骨合颅痛，洒淅振寒，心痛[172]，周痹[173]，痛无常处，厥逆气喘不能行，痃疟日发，妇人月事不利，季胁[174]支满，乳痈[175]。

地五会：足小指次指本节后陷中，去侠溪一寸。《铜人》针一分，禁灸。

主腋痛，内损[176]唾血，足外无膏泽[177]，乳痈。

侠溪：足小指次指歧骨[178]间，本节前陷中。足少阳所溜为荥水。胆实则泻之。《素注》针三分，留三呼，灸三壮。

主胸胁支满，寒热伤寒，热病汗不出，目外眦赤，目眩[179]，颊颔肿，耳聋，胸中痛不可转侧，痛无常处。

窍阴[180]：足小指次指外侧，去爪甲角如韭叶。足少阳所出为井金。《素注》针一分，留一呼。《甲乙》留三呼，灸三壮。

主胁痛，咳逆不得息，手足烦热，汗不出，转筋，痈疽，头痛心烦，喉痹，舌强口

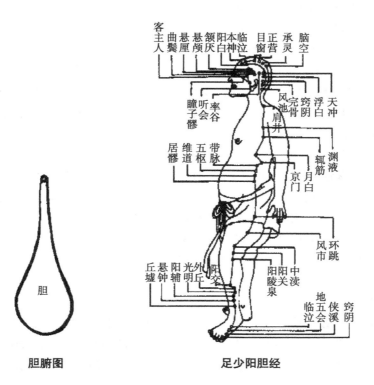

胆腑图　　　　　　　　足少阳胆经

干，肘不可举，卒聋，魇梦[181]，目痛，小眦[182]痛。

注释

[1] 翳膜白：即白内障。眼球晶状体部分或全部混浊，影响视力。

[2] 青盲：即青光眼，指眼外观无异常而逐渐失明者，现代医学研究其病因主要是由于眼压持续增高导致。

[3] 远视䀮䀮：即近视眼。䀮（huāng），指目无所见。

[4] 眵矇（chī miè）：眵，即眼屎。矇，义同眵；另有说法为目不明之意。

[5] 喉闭：病名，指咽喉肿胀，色红，腮颊颜面红赤，甚或项腮漫肿，疼痛较剧，阻塞不利，汤水难咽，语言难出，身发寒热，胸闷气促。

[6] 牙车白脱：即下颌关节紊乱症。牙车，又名牙床，出自《灵枢·本藏》，现称为牙槽骨。

[7] 三寸：根据《铜人》卷三及《针灸聚英》卷一下，此处应改为"一二寸"。

[8] 牙车急：病证名，出《备急千金要方》卷六。即牙关紧急，指牙关紧收、口不能开。

[9] 狂走：像发疯一样乱跑。

[10] 瘈疭（chì zòng）：参见手少阳三焦经考正穴法注释[33]。

[11] 手足不随：四肢无法随意活动。

[12] 骨上：即颧弓上缘。

[13] 阳明：指足阳明胃经。

[14] 《下经》："下经"即《易经》中的"经"的下半部分，与"上经"相对。其包含"卦三十一""卦三十二""卦三十三"直至"卦六十四"。

[15] 交脉：穴位深层的血管。

[16] 内漏：病名，出《素问·刺禁论》。《类经》卷二十二解释为："脓生耳底，是为内漏伤其经气，故致聋也。"此处指刺伤血管而引起的内漏。

[17] 欱（qù）：或作"呿（qū）"，《通俗文》记载张口运气谓之欠欱。

[18] 唇吻强：参见手少阳三焦经考正穴法注释[70]。

[19] 邪：通"斜"。

[20] 眯（mí）目：眯同"眯（mí）"。眯目为病证名，指细小外物不慎落入目内，导致眼黏不能张开。《太平圣惠方》卷三十三："夫眯目者，是飞扬诸物，尘埃之类，入于眼中，黏睛不出。"一般无须特殊治疗，外物即可随眼泪流出。

[21] 痉：痉挛或抽搐。

[22] 骨痛：指肢体疼痛剧烈，如到达骨髓一样，即疼痛彻骨、痛彻骨髓之意。

[23] 曲周：部位名，又名曲角、耳前角，指额角外下方，耳前鬓发上部向前突出的部分。

[24] 颞颥（niè rú）：位于眼眶的外后方，颧骨弓上方的部位。

[25] 头风：头痛经久不愈。参见手少阳三焦经考正穴法注释[65]。

[26] 惊痫：即小儿惊痫。参见手少阳三焦经考正穴法注释[66]。

[27] 手卷：手指屈曲不伸。

[28] 急：同"紧"。

[29] 历节风：痹证的一种，简称为历节，见于《金匮要略·中风历节病脉证并治》。又名白虎风、白虎历节、痛风，指发生在关节部位的红肿和运动障碍。表现为关节疼痛、肿胀、屈伸不利、汗出、发热，甚者脚肿、头眩、气短、欲呕等。《诸病源候论·风病诸候》："历节风之状，短气自汗出，历节疼痛不可

忍，屈伸不得是也。"

[30] 鼻洞浊下不止：鼻流浊涕不止，即鼻渊。

[31] 鼽（qiú）：即鼻鼽，也称为鼽嚏，指以突然和反复发作的鼻痒、打喷嚏、流清涕、鼻塞等为主要特征的鼻病。《素问玄机原病式·卷一》记载："鼽者，鼻出清涕也。"约相当于西医学的过敏性鼻炎。

[32] 懵（měng）瞑目：头脑昏眩，闭目乃减。

[33] 中焦客热：即"中焦热"，以大便硬结、胸膈烦躁、食而无味为特征。

[34] 曲隅：耳前上方弯曲的发际处。

[35] 鼓颔：上下牙不自主碰击、颐颊颤动。

[36] 颔颊：颔，下巴颏。颊，脸的两侧。

[37] 牙车：又名牙床，出自《灵枢·本藏》。为口腔内载齿之骨，有上下两部分。

[38] 脑两角痛为巅风引目眇：头两侧疼痛而视物不清。

[39] 痰气膈痛：因痰涎结聚胸膈，气机升降失常，导致气逆痰壅，呼吸气短，胸胁闷痛之症。

[40] 酒风：古病名，又名漏风，因饮酒后感受风邪所致。《素问·风论》："饮酒中风，则为漏风。"《备急千金要方》卷八："因醉取风为漏风，其状恶风多汗，少气，口干善渴，近衣则身如火烧，临食则汗流如雨，骨节懈惰，不欲自劳。"

[41] 如前：在此指率谷。

[42] 风痓：痓病的一种，出《灵枢·热病》。由于感风寒湿邪所致。症见突然跌倒，身背强直，口噤不开，如痫状，反复发作。

[43] 瘿：颈前喉结两侧肿大的病证，相当于现代医学之"甲状腺疾病"的总称。

[44] 痈肿：由气血受邪毒所困而壅塞不通，引起局部肿胀的症状。《素问·生气通天论》："营气不从，逆于肉理，乃生痈肿。"《灵枢·痈疽》："寒邪客于经络之中则血泣，血泣则不通，不通则卫气归之不得复反，故痈肿。"

[45] 喉痹：参见手少阳三焦经考正穴法注释[1]。

[46] 嘈嘈：参见手少阳三焦经考正穴法注释[79]。

[47] 窍阴：此处为头窍阴。

[48] 转筋：即痉挛或抽筋。

[49] 舌本：即舌根部。

[50] 骨劳：即骨痨，又称为流痰，相当于骨与关节结核。多发于儿童和青年，患者常有肺结核病史，发病部位以脊椎、髋关节为多见。

[51] 痈疽发历：即痈、疽、发、历。痈，表现为红肿热痛，界限清楚，易散易脓易溃易敛。疽，表现为漫肿平塌，不红不热不痛，难消难溃难敛。发，范围大的体表痈疽。历，生于足背面的严重痈疽。

[52] 年：指以病人年龄而言。

[53] 足痿：指下肢痿废软弱，行走困难。《素问·痿论》："阳明虚则宗筋纵，带脉不引，故足痿不用也。"

[54] 胸：此处根据《针灸甲乙经》和《外台秘要》补充为"胸胁"。

[55] 相引：相互牵引。《圣济总录·卷第四十八》："论曰：右手关前寸后阴实者，肺实也。若上气胸中满膨膨，与肩相引。"《备急千金要方·七窍病下》："四肢疼痛，腰背相引，小便黄赤方。"

[56] 偏风：病证名，又称"偏枯"，即半身不遂。多见半侧肢体运动障碍，麻木疼重，其则废而不用。《诸病源候论·风病诸候》："偏风者，风邪偏客于身一边也。人体有偏虚者，风邪乘虚而伤之，故

为偏风也。"

[57] 瞳子：即瞳孔，在此应代指眼睛。

[58] 寒慄：亦作"寒栗"。此处为因受寒或受惊皮肤上出现的小疙瘩。《备急千金要方·胃腑》："气不足，则身以前皆寒慄。"

[59] 临泣：此处为头临泣。

[60] 目泪：泪出不止。

[61] 颅：此处应指头顶部。

[62] 反视：双目上翻。反同"翻"。《备急千金要方·少小婴孺方上》："肝痫之为病，面青，目反视，手足摇，灸足少阳、厥阴各三壮。"

[63] 大风：即疠风，又称为麻风、冥病、疠疡，慢性传染性皮肤病之一。初起患处麻木不仁，次发红斑，继则肿溃无脓，久之可蔓延全身肌肤，出现眉落、目损、鼻崩、唇裂以及足底穿溃等重症。《素问·长刺节论》："骨节重，须眉堕，名曰大风。"《素问·风论》卷五："疠者，有荣气热胕，其气不清，故使其鼻柱坏而色败，皮肤溃疡。"另外也说大风指血虚生风。《灵枢·刺节真邪》："大风在身，血脉偏虚。"

[64] 寸半：根据《针灸甲乙经》，此处应改为"一寸"。

[65] 寸半：参见注释 [64]。

[66] 脑风：病证名，见于《素问·风论》，指风冷袭侵脑户的病证。《圣济总录》卷十五："风生高远，始自阳经，然督脉阳维之会，自风府而上至脑户。脑户者，督脉足太阳之会也……今风邪客搏其经，稽而不行，则脑髓内弱，故项背怯寒，而脑户多风冷也。"

[67] 鼽衄鼻窒：即鼻鼽、鼻衄、鼻窒。鼻衄参见注释 [31]。鼻窒是指鼻塞时轻时重，或双侧鼻窍交替堵塞，反复发作，经久不愈，甚至嗅觉失灵的慢性鼻病，约相当于西医的慢性鼻炎。

[68] 玉枕骨：即枕骨。

[69] 头重：头部沉重的一种自觉症状，俗称"头沉"。在临床上，头重常与头痛、头晕并见。

[70] 癫风：即癫。常表现为精神抑郁、哭笑无常、喃喃自语等。

[71] 目眇（miǎo）：病名，见于《诸病源候论》："目者，脏腑之精华，宗脉之所聚，肝之外候也。风邪停饮，在于脏腑，侵于肝，气上冲于眼，则生障翳珠管息肉。其经络有偏虚者，翳障则偏覆一瞳子，故偏不见物，谓之眇目。"相当于现代医学中的偏盲。

[72] 魏武帝：即曹操。

[73] 颞颥：简称"颞"，指头颅两侧靠近耳朵的部分。

[74] 少可：在此处指病情减轻。

[75] 洒淅：寒战貌。《素问·刺疟》："足阳明之疟，令人先寒，洒淅洒淅，寒甚久乃热。"《金匮要略·疮痈肠痈浸淫病》："诸浮数脉，应当发热，而反洒淅恶寒，若有痛处，当发其痈。"

[76] 瘄（jiē）疟：亦称痎疟，疟疾的总称。

[77] 欠气：打哈欠。

[78] 气发：《针灸聚英》《铜人》中均记作"发"，《针灸甲乙经》记作"厥"，根据上下文语义，此处应为"厥"。气厥，在此处应仅指气逆。

[79] 耳塞：即耵聍（dīng níng），出自《灵枢·厥病》。耳塞又名耵耳，俗称耳垢，为耳孔泌出液体与进入耳中之尘垢结成。若大量耵聍堵塞耳道，则形成耵聍栓塞，而影响听力。

[80] 瘿气：即瘿，参见注释 [43]。

[81] 肩井：《针灸甲乙经》《千金方》均将此穴归属于手少阳三焦经。

[82] 大骨：本指全身长大的骨骼，在此指肩胛冈。

[83] 五劳七伤：也称五痨七伤。中医学上五劳指心、肝、脾、肺、肾五脏的劳损，七伤指大饱伤脾，大怒气逆伤肝，强力举重、久坐湿地伤脾，形寒饮冷伤肺，忧愁思虑伤心，风雨寒暑伤形，恐惧不节伤志。在本文中应泛指身体虚弱多病。

[84] 渊液：即渊腋。

[85] 马疡：即瘰疬，生于腋下，形如刀马者，名为"刀马"，又称"刀马疮""马刀疡"。

[86] 三肋端：现代定位辄筋位于第四肋间隙，而文中则记载三肋端，大概是古人因为第一肋被锁骨挡住体表无法触及，因此从第二肋开始计数，比实际肋数少一肋。

[87] 蔽骨：即胸骨剑突。

[88] 太息：即叹气。

[89] 小腹：下腹的中部。

[90] 欲走：走，当奔跑。欲走在此形容发狂欲跑貌。

[91] 多唾：病证名。多由胃气虚寒，留饮不清致多唾，咯之不尽。

[92] 言语不正：中风或面瘫所导致的言语不利。

[93] 四肢不收：症状名，见于《难经·十六难》。指手足瘫废或软弱无力，活动艰难者。多因中风，或气虚血枯，或痰湿流滞所致。本症可见于痿、中风等病。

[94] 宿汁：泛指滞留消化道的液汁。《灵枢·邪气藏府病形》："胆病者，善太息，口苦，呕宿汁，心下澹澹，恐人将捕之。"

[95] 吞酸：症状名，见于《诸病源候论·脾胃病诸候》，又称咽酸，是指胃中食管内时时有酸味，咯之不得出，咽之不得下，且有烧灼感，甚则有酸水上泛口中的一种症状。

[96] 监骨：《素问》骨空论王冰注作"髂骨"讲。

[97] 下：根据《针灸经穴图考》改为"上"。

[98] 季肋：人体部位名，指软肋部，相当于胸侧第十一、第十二肋软骨部。《素问·脉要精微论》："尺内两旁，则季胁也。"也有说法为胁之下部近腰处。参考上下文语义以及现代腧穴定位，此处季肋即指十二肋。

[99] 寒热腹胀引背不得息：《针灸甲乙经》中记载为"寒热，腹䐜（chēn）胀，怏怏然不得息"。䐜胀，即胸膈胀满或气胀之意。

[100] 水道不利：即小便不利，指小便量少而排出困难的一种症状。

[101] 小腹急肿：《针灸甲乙经》中记载为"小腹痛，里急，肿"，《外台秘要》中记载为"少腹里急痛"，《铜人》中记载则与此处相同。由此可推断其本意实为《针灸甲乙经》中所载。里急，即腹内拘急、疼痛不舒。

[102] 洞泄：病证名，出自《素问·生气通天论》。指阴盛内寒所致的泄泻，表现为食后即泄，完谷不化。

[103] 纵：弛纵、纵缓之意。

[104] 溶溶：本意为宽广貌。《楚辞·刘向》："心溶溶其不可量兮，情澹澹其若渊。"在此处形容水肿腹大的样子。

[105] 里急后重：一种肛门下坠，有急于排泄粪便的迫切、又觉排便不净或排不出去的病态感觉。未大便前腹痛、欲大便时迫不及待，是为"里急"；大便时窘迫，但排出不爽、肛门有重坠的感觉，是为

"后重"。多见于痢疾、直肠癌等患者。

[106] 水道旁五寸五分：《针灸甲乙经》卷三第二十三"水道旁一寸五分"。

[107] 痃癖：病名，见于《外台秘要》卷十二，指脐腹偏侧或胁肋部时有筋脉攻撑急痛者。《太平圣惠方》卷四十九："夫痃癖者，本因邪冷之气积聚而生也。痃者，在腹内近脐左右，各有一条筋脉急痛，大者如臂，次者如指，因气而成，如弦之状，名曰痃气也；癖者，侧在两肋之间，有时而僻，故曰癖。"

[108] 大肠膀胱肾余：根据《资生经》卷三膀胱气段以及《明堂经》，此处应改为"膀胱气攻两胁"。膀胱气，即疝气。

[109] 寒疝：指腹中拘挛，绕脐疼痛，出冷汗，恶寒肢冷，甚则手足麻木，周身疼痛的病证，其脉沉紧，多因寒邪凝滞腹内所致。另外以阴囊冷痛为主的疝症也称为寒疝。

[110] 阴卵：即睾丸。

[111] 三焦不调：即虚劳三焦不调。《诸病源候论》卷三中有记载："三焦者，谓上、中、下也。若上焦有热，则胸膈痞满，口苦咽干；有寒则吞酢（cù）而吐沫。中焦有热，则身重目黄；有寒则善胀而食不消。下焦有热，则大便难；有寒则小腹痛而小便数。三焦之气，主焦熟水谷，分别清浊，若不调平，则生诸病。"

[112] 挛急：指肢体拘紧挛缩、活动不能自如的一种病证。

[113] 髀枢：即髋关节部位。

[114]《指微》：即何若愚的《流注指微论》。

[115] 冷风湿痹：即风寒湿痹，指风寒湿三气合而侵袭人体，闭阻气血所致的痹证。症见身重而痛，四肢拘挛，甚则走注疼痛，或手足麻木不仁，关节屈伸不便，得热则舒，遇寒湿则痛剧。

[116] 风疹：病证名，出自《千金要方》卷五，是一种较轻的出疹性传染病，多见于5岁以下的婴幼儿，流行于冬春季节。疹点细小淡红，出没较快，退后无落屑及疹痕，因其症状如痧子，故又名风痧。

[117] 蹇（jiǎn）：原义是足跛，可引申为行进困难。

[118] 仁寿宫：为唐初的一个宫名，本为隋文帝所建，唐贞观年间改名为九成宫。《千金要方·卷八》："仁寿宫备身（宫人）患脚病，甄权奉敕治疗。甄刺她的环跳、阳陵、巨虚下廉、阳辅四穴，即能起行。"

[119] 脚气：参见手少阳三焦经考正穴法注释[40]。

[120] 勅（chì）：同"敕（chì）"，即为皇帝下的命令。

[121] 巨虚下廉：即下巨虚。

[122] 附骨疽：病名，出自《肘后方》卷五，又名多骨疽、朽骨疽。《外科精义》卷上："夫附骨疽者，以其毒气深沉，附着于骨也。"本病可发于全身骨骼。初起多见寒热往来，病处多漫肿无头，皮色不变，继则筋骨疼痛如锥刺，甚至肢体伸屈旋转困难。久则郁而化热，肉腐成脓，溃后稀脓淋漓不尽，色白腥秽，不易收口，形成窦道或有死骨脱出。相当于现代医学的骨髓炎、骨结核。

[123] 膝上外廉两筋：即股二头肌与股外侧肌。

[124] 麻痹：见于《太平圣惠方》卷二十。泛指肢体或局部肌肤麻木，不知痛痒。《医学正传·麻木》："夫所谓不仁者，或周身或四肢唧唧然麻木不知痛痒，如绳扎缚初解之状，古方名为麻痹者是也。"

[125] 厉（lài）风疮：本作"疠"，同"癞"，即麻风。详见注释[63]。

[126] 足少阳络：胆经络穴为光明穴，中渎为胆络是一经多络说。

[127] 客：侵犯。《素问·玉机真脏论》："风邪客于人。"

[128] 分肉：指肌肉。前人称肌肉外层（皮下脂肪）为白肉，内层（肌肉组织）为赤肉，赤白相分；或谓肌肉间界限分明，故名。《灵枢·本脏》："卫气者，所以温分肉、充皮肤、肥腠理、司开阖者也。"

[129] 筋痹：痹证之一种，出自《素问·长刺节论》等篇。筋痹指筋脉拘挛，关节疼痛，不能行走的病证。

[130] 阳关：即膝阳关。

[131] 风痹：又称"行痹"或"周痹"，俗称"走注"，痹证类型之一。临床表现为肢体酸痛、痛而游走无定处。《素问·痹论》："其风气胜者，为行痹。"

[132] 胻（héng）：即小腿。

[133] 筋会：八会（脏、腑、气、血、筋、脉、骨、髓会）穴之一。

[134] 疏：难经注疏。

[135] 冷痹：病证名。即寒痹，又名痛痹、骨痹。其临床特点为痛势较剧、痛有定处、遇寒更甚、得热则轻、局部皮肤不红、触之不热等症状。

[136] 嗌：咽喉。

[137] 斜属三阳分肉之间：《素问·阴阳类论》中记载"所谓三阳，太阳为经"，又曰"一阳者少阳也……二阳者阳明也"，因此可知三阳为足太阳膀胱经。本穴虽属于足少阳胆经却位于足太阳膀胱经经络循行线走行上，因此说斜属三阳分肉之间。

[138] 足不收：症状名，指两足软弱，行走时收引无力，举步艰难。《灵枢·经脉》："虚则足不收，胫枯，取之所别也。"《素问·藏气法时论》："脾病者，身重，善肌肉痿，足不收，行善瘛，脚下痛。"本证可见于痿证、半身不遂等。

[139] 寒厥：病证名，厥证之一，指因阳衰阴盛所致四肢逆冷的病证。一名冷厥、阴厥。《素问·厥论》："阳气衰于下，则为寒厥。"《药症宜忌》："阴厥即寒厥。其证四肢厥逆，身冷面青，蜷卧，手指爪青黯，腹痛，大便溏，或完谷不化，小便自利，不渴，不省人事。"

[140] 惊狂：因惊恐引起的狂病。

[141] 痿痹：即痿躄，病证名。痿，指肢体痿弱不用；躄，指下肢软弱无力，不能步履。痿躄，是肢体痿弱不用的通称，但临床上以下肢痿弱不用较为多见。

[142] 猘（zhì）犬：猘，疯狂。猘犬，即狂犬。

[143] 三姓人：根据《资生经》卷七及《铜人》卷五，此处应该为"三壮艾"。

[144] 啮（niè）：本指咬，此处借指狂犬咬伤之处。

[145] 龟胸：即鸡胸，病名，出自《小儿药证直诀》，指胸廓前凸如同龟背的病患。《活幼心书》谓"此候因风痰停饮，聚积心胸，再感风热，肺为诸脏毕盖，居于膈上，水气泛溢，则肺为之浮，日久凝而为痰，停滞心胸，兼以风热内发。其外证唇红面赤，咳嗽喘促，致胸骨高如覆掌，名龟胸。"

[146] 淫泺（pō）：酸痛而无力的症状。《素问·骨空论》："淫泺胫痠，不能久立。"王冰注："淫泺，谓似酸痛而无力也。"

[147] 啮颊：症状名，出《灵枢·口问》，系指自咬其颊。

[148] 辅骨：即腓骨。

[149] 绝骨：人体部位名，在外踝直上三寸许的腓骨凹陷处。《灵枢·经脉》："胆足少阳之脉……直下抵绝骨之端。"腓骨在此突然陷下如尽，故名。

[150] 溶溶：本义为水流盛大貌，本处即比喻如同坐在水中的感觉。

[151] 马刀挟瘿：即瘰疬。因其所发形长如马刀，挟颈所生状如缨络，故称马刀挟瘿。生于颈旁如贯珠者名挟瘿；一在腋下，一在颈旁，常相并而生。《灵枢·痈疽》篇："其痈坚而不溃（tuí）者，为马刀侠瘿。"

[152] 厥逆：即四肢厥冷。《伤寒论·辨少阴病脉证并治》："少阴病，下利清谷，里寒外热，手足厥逆，脉微欲绝……通脉四逆汤主之。"

[153] 心胁痛：心前区及胁肋部疼痛的病证。《素问·脉解》云："少阳所谓心胁痛者，言少阳盛也。"（杨上善注："手少阳脉络心包，足少阳脉循胁里，故少阳病心胁痛也。"）

[154] 面尘：证名，出自《素问·至真要大论》，指面色灰暗，如蒙上尘灰。此证有实证和虚证之分，实证常伴有口苦咽干等症状；虚证常伴有头晕耳鸣、五心烦热、腰酸、遗精等症状。

[155] 振寒：参见手少阳三焦经考正穴法注释 [37]。

[156] 按之阳明络绝：用手重按此穴时，足阳明经的趺阳脉跳动就会消失，古人以此为取穴标志。

[157] 袁氏：即袁坤厚，字淳甫。元代医官，元代古益（今四川成都）人，精于医理，曾任成都医学正，著有《难经注》（一作《难经本旨》）一书，今佚。

[158] 胃中热：即胃热，胃中火热炽盛的证候。临床表现为胃脘灼痛、吞酸嘈杂或食入即吐、消谷善饥，或见牙龈溃烂肿痛、齿衄、口臭、大便秘结、小便短赤、舌红苔黄、脉滑数。

[159] 寒损：久虚不复为损，亦称虚损。因寒邪导致的虚损，称为寒损。

[160] 忧恚（huì）：忧愁和愤恨。《灵枢·忧恚无言》："人之卒然忧恚而言无音者，何道之塞？"

[161] 心中：即胸中。

[162] 泄注：病证名，水泻之古称，出自《素问·气交变大论》，又称注泄、注下。该病以其泄下如水注，故名。

[163] 肠痔：病名，即肛门周围脓肿。《诸病源候论》："肛边肿核痛，发寒热而出血者，肠痔也。"

[164] 脑疽：病名，出自《集验背疽方》，又名对口、脑后发、项中疽，指生于枕骨下、大椎穴之上的一组急性化脓性炎症，也称脑烁。除局部红肿热痛的炎症表现外，尚可出现全身中毒症状，如发热、无力、不适、舌苔黄、脉洪数等。

[165] 拔：针刺。

[166] 久疟：指疟疾久延不愈者。

[167] 痿厥：病证名，指痿病而致气血厥逆的病证。《灵枢·邪气藏府病形》："脾脉……缓甚为痿厥。"《类经·刺四支病》："痿厥者必体废，张其四支而取之，故血气可令立快也。"

[168] 卒疝：突然发作的疝症。表现为阴囊突然肿大，疼痛剧烈，难以忍受，甚至大汗淋漓、闷绝不省。

[169] 临泣：即足临泣。

[170] 足小指次指本节：即第四跖趾关节。

[171] 天牖：本为手少阳三焦经穴位名，在此指代颈部。

[172] 心痛：病证名，出自《灵枢·经脉》。胸脘部疼痛的统称。

[173] 周痹：病名。痹证之及于全身者。症见周身疼痛，上下游行，或沉重麻木，项背拘急，脉濡涩等。《灵枢·周痹》："周痹者，在于血脉之中，随脉以上，随脉以下，不能左右，各当其所。""此内不在脏，而外未发于皮，独居分肉之间，真气不能周，故命曰周痹。"

[174] 季胁：即季肋。参见注释 [98]。

[175] 乳痈：乳痈是以乳房红肿疼痛，乳汁排出不畅，以致结脓成痈的急性化脓性病证。多发于产后哺乳的产妇，尤其是初产妇更为多见。

[176] 内损：病名，出自《肘后方》，又名内伤，多因跌打、坠堕、碰撞、用力举重、旋转闪挫等外伤较重，损及肢体深部组织和内脏而致。该病多发生于头或胸腹部，一般有伤气、伤血与伤脏腑之分。

[177] 膏泽：油润光泽。《灵枢·经脉》："甚则面微有尘，体无膏泽。"

[178] 歧骨：指两骨的末端互相交叉的部分。

[179] 目眩：目眩是指两眼视物昏花旋转，如蹲后猛然起立，忽觉眼前一片乌黑状。严重者不能站立，胸中上泛呕恶，甚或头晕仆倒。习惯以眩晕并称，但眩为昏暗，晕为旋转，两者有别。

[180] 窍阴：即足窍阴。

[181] 魇（yǎn）梦：病名，亦称梦魇、鬼魇。其症噩梦离奇，或如有重物压身，常突然惊觉。《肘后备急方》卷一："魇，卧寐不寤者，皆魂魄外游，为邪所执。"

[182] 小眦：即外眼角。

足厥阴肝经

足厥阴肝经穴主治

《内经》曰：肝者，将军之官，谋虑出焉。

肝者，罢极之本 [1]，魂之居也。其华 [2] 在爪，其充在筋，以生血气，为阳中之少阳，通于春气 [3]。

东方青色，入通于肝，开窍于目，藏精于肝，故病发惊骇。其味酸，其类草木，其畜鸡，其谷麦，其应四时，上为岁星 [4]，是以知病之在筋也。其音角 [5]，其数八 [6]，其臭臊 [7]，其液泣 [8]。

东方生风，风生木，木生酸，酸生肝。肝主筋 [9]，筋生心，肝主目 [10]。其在天为玄 [11]，在人为道 [12]，在地为化 [13]，化生五味。道生知 [14]，玄生神 [15]，在天为风，在地为木，在体为筋，在脏为肝。在色为苍 [16]，在声为呼 [17]，在变动 [18] 为握，在志为怒 [19]。怒伤肝，悲胜怒，风伤筋，燥胜风，酸伤筋，辛胜酸。

注释

[1] 罢（pí）极之本："罢"，音义同"疲"，和全身筋的活动有关。"极"，《说文》："燕人谓劳曰极。"罢极即劳困之义。本即根本。因肝主筋，筋司运动，所以说疲劳的根本在肝。《素问·六节脏象论》："肝者，罢极之本，魂之居也。"王冰注："夫人之运动者，皆筋力之所为也，肝主筋，其神魂，故曰肝者罢极之本，魂之居也。"一说，"罢极"当作"四极"。总的来说肝脏与耐受劳累有关。

[2] 华：光华、光彩。《素问·解精微论》："华色者，其荣也。"《临证指南医案》："面色唇爪，已无华色。"

[3] 为阳中之少阳，通于春气：《素问·阴阳类论篇》："春，甲乙，青，中主肝。"春天处于冬至一阳生和夏至一阴生之间，是四季之始。其时大地复苏，万物欣欣向荣，但尚未达繁茂，前人以"少阳"喻之。正如张景岳所说："木王于春，阳犹未盛，故为阳中之少阳，通于春气。"肝主升发条达，于春天之象相应，在五行归类中属于木，故亦属于少阳。

[4] 岁星：古时称"木星"为"岁星"。

[5] 角：五音之一，五音亦称五声，即宫（土）、商（金）、角（木）、徵（火）、羽（水）这5个音阶。

[6] 其数八：我国象数理论，以一、二、三、四、五代表水火木金土之数，认为这些是不起变化的，自五加一，方起化生作用，即天一生水，地六成之；地二生火，天七成之；天三生木，地八成之；地四生金，天九成之；天五生土，地十成之。肝属木，天三生木，地八成之，因此肝数为八。

[7] 臊：五气之一，五气亦称五臭，即臊气（肝）、焦气（心）、香气（脾）、腥气（肺）、腐气（肾）。

[8] 泣：五液之一，即《素问·宣明五气》指汗（心）、涕（肺）、泪（肝）、涎（脾）、唾（肾）。

[9]肝主筋：出自《灵枢·九针论》。肝主全身筋膜，与肢体运动有关。肝之气血充盛，筋膜得其所养，则筋力强健，运动灵活。《素问·痿论》："肝主身之筋膜。"《素问·六节脏象论》："肝者……其充在筋。"《素问·经脉别论》："食气入胃，散精于肝，淫气于筋。"肝之气血亏虚，筋膜失养，则筋力不健，运动不利。《素问·上古天真论》："七八，肝气衰，筋不能动。"筋腱病变多与肝有关。如筋痿不用，可见于肝阴不足；筋脉拘挛抽搐，可见于肝风内动。

[10]肝主目：肝开窍于目，其经脉连目系，上出额，与督脉会于巅。《素问·金匮真言论》："东方青色，入通于肝，开窍于目。"目的视物功能，有赖于肝气疏泄和肝血滋养。《素问·五脏生成》："肝受血而能视。"《灵枢·脉度》："肝气通于目，肝和则目能辨五色矣。"肝的病变往往影响及目。如肝血不足，则两目干涩，视物不清或夜盲；肝经风热，可见目赤痒痛；肝火上炎，可见目赤生翳；肝阳上亢，则头目眩晕；肝风内动，可见目斜上视等。

[11]玄：《类经》卷三第五注："玄，深微也；天道无穷，东为阳生之方，春为发生之始，故曰玄。"

[12]道：《类经》卷三第五："道者，天地之生意也，人以道为生，而知其所生之本，则可与言通矣。"

[13]化：即生化。《类经》卷三第五："有化生而后有万物。有万物而后有经始，凡自无而有，自由而无，总称曰化。"

[14]知：通"智"。

[15]神：指整个自然界中包括人体在内的一切生命活动的正常外在表现。

[16]苍：即青色，五色之一。五色包括青（肝）、赤（心）、黄（脾）、白（肺）、黑（肾）。

[17]呼：五声之一，即指呼（肝）、笑（心）、歌（脾）、哭（肺）、呻（肾）五种声音。

[18]变动：指脏气异常变化的动态表现。《素问·阴阳应象大论》："西方生燥……在变动为咳。"

[19]怒：五志之一，即怒（肝）、喜（心）、思（脾）、悲（肺）、恐（肾）。

足厥阴肝经穴歌

一十三穴足厥阴，大敦、行间、太冲侵，中封、蠡沟、中都近，膝关、曲泉、阴包临，五里[1]、阴廉、羊矢穴[2]，章门常对期门深（二十六穴）。

此一经起于大敦，终于期门。取大敦、行间、太冲、中封、曲泉，与井荥俞经合也。

脉起大指聚毛[3]之际，上循足跗上廉，去内踝一寸，上踝八寸，交出太阴之后，上腘内廉，循股，入阴中[4]，环阴器[5]，抵小腹，侠[6]胃，属肝，络胆，上贯膈，布胁肋，循喉咙之后，上入颃颡[7]，连目系，上出额，与督脉会于巅[8]；其支者，从目系下颊里，环唇内；其支者，复从肝，别贯膈，上注肺。多血少气，丑时[9]气血注此。

乙木之脏[10]，脉在左关。是肝实则脉实，两胁痛而目眦肿痛；虚则脉虚，七叶薄而汪汪昏泪。资心火以补肝虚，抑阳光而泻本实。故味辛补而酸泻，气凉泻而温补。姜橘细辛补之宜，芎芍大黄泻之可。目胜离娄[11]，君神曲而佐磁石[12]；手开瞽盲[13]，捣羊肝以丸连末[14]。气疼两胁，君枳实芍药参芎[15]；痰攻双臂，施木草橘半附苓。右胁胀痛，桂心枳壳草姜黄；左胁刺痛，粉草川芎和枳实。悲怒伤肝双胁痛，芎辛枳梗，防风干葛草姜煎；风寒撼水囊茎痛，茴香乌药，青橘良姜调酒饮。疝本肝经，何药可疗？附子山栀力最高，全蝎玄胡功不小。上燥下寒，梅膏[16]捣丸归鹿；头痛气厥，乌药末细川芎。寒湿脚痹[17]踏椒[18]囊，风热膝痛煎柏术[19]。欲上行引经柴胡川芎；下行须要去穣[20]青皮。温则木香肉桂，凉则菊花车前。补用阿胶酸枣仁，泻用柴前犀牛角。勿胶柱而鼓瑟，当加减以随宜。

《导引》[21]本经：肝以眼为穴，人眠则血归肝，眼受之而能视也。夫眠乃无名惑[22]复之火，不可纵之使眠，亦不可不眠。若胆虚寒不眠，则精神困倦，志虑不安；肝实热眠过多，则慧镜生尘，善根埋灭[23]，皆非调肝胆，伏睡魔之道也。举其要而言，勿嗔怒，勿昼寝，睡其形而不睡其神[24]是也。盖睡之精[25]，乃身之灵[26]，人能少睡[27]，则主翁惺惺，智识明净，不惟神气清爽，梦寐亦安也，若贪眠则心中血潮，元神离舍，不惟云掩性天，神亦随境昏迷。三丰[28]有云：捉取梦中之梦，搜求玄上之玄，自从识得娘生面，笑指蓬莱在目前。此之谓也。《内经》曰：春三月，此谓发陈[29]，天地俱生，万物以荣，夜卧早起，广步于庭，披发缓形，以使志生，此春气之应，养生之道也。逆之则伤肝，此又不可不知。

注释

[1] 五里：即足五里。

[2] 羊矢穴：羊矢穴为经外奇穴。《备急千金要方》："瘰疬……胸堂、羊矢，灸一百壮。"定位缺如。《医学入门》定于"气冲下一寸"。《类经图翼》定于"会阴旁三寸，股内横纹中，按皮肉间有核如羊矢。可刺三分，灸七壮"。近代《针灸孔穴及其疗法便览》定位于"股内横纹中，鼠蹊内端与耻骨上缘之交点"处。而《针灸经外奇穴图谱》则谓在"耻骨结节之高点处"。根据本经考正穴法中阴廉的定位，"羊矢穴"应改为"羊矢下"。

[3] 聚毛：《灵枢·经脉》作"丛毛"，即足大趾爪甲后方有毫毛处。

[4] 循股，入阴中：《灵枢·经脉》作"循股阴，入毛中"。股阴，即大腿内侧。

[5] 环阴器：《灵枢·经脉》作"过阴器"，根据《脉经》《针灸甲乙经》等更改为"环阴器"，指环绕阴器。

[6] 侠：通"挟""夹"，即傍近或侧边，指某一部位的左右两边。《素问·腹中论》："侠胃脘内痈。"《素问·刺疟》篇："又刺项已下侠脊者，必已。"

[7] 颃颡（háng sǎng）：咽后壁上的后鼻道，是呼吸气体必经途径，又与鼻分泌物的排泄有关。《灵枢·忧恚无言》："颃颡者，分气之泄也……人之鼻洞涕出不收者，颃颡不开，分气失也。"张景岳注："颃，颈也。颃颡，即颈中之喉颡，当咽喉之上，悬雍之后，张口可见者也。颡前有窍，息通于鼻，故为气分之所泄。"

[8] 巅：指头顶高处，百会穴处。

[9] 丑时：凌晨1—3点。

[10] 乙木之脏：乙木为阴木，脏属阴，肝属木，故称肝为乙木之脏。

[11] 目胜离娄：离娄，人名。《孟子·离娄上》："孟子曰：'离娄之明，公输子之巧，不以规矩，不能成方圆。'"焦循正义："离娄，古之明目者，黄帝时人也。黄帝亡其玄珠，使离朱索之。离朱，即离娄也，能视于百步之外，见秋毫之末。"目胜离娄，即视力比离娄还好。

[12] 君神曲而佐磁石：结合文意，此处应指《千金方》卷六中记载神曲丸，亦称为磁朱丸。由神曲、磁石、光明砂组成，主明目，百岁可读注书方。

[13] 手开瞽（gǔ）盲：瞽，失明之故称。手开瞽盲，在此处可理解为治疗失明。

[14] 捣羊肝以丸连末：结合文意，此处应指羊肝丸（《政和本草》卷七引《本草图经》）。由黄连末和羊肝组成。主肝经有热，眼生障翳、青盲，目赤睛痛，眼暗泪出，怕日羞明，隐涩难开，或痒或痛，攀睛胬肉。

[15] 君枳实芍药参芎：出自《卫生易简方》卷之三腰胁痛，"治两胁疼痛，用枳实一两，白芍药炒，川芎、人参各半两，为末。空心姜、枣汤调二钱服，酒亦可"。

[16] 梅膏：即梅膏丸。出自《杨氏家藏方》卷八咳嗽方三十七道："乌梅（四两），巴豆（十四粒，去

壳，用水三碗同乌梅一处煮水尽，留巴豆七粒，同乌梅肉研)，冬花，皂角（炙，上件为细末，入膏子内丸如绿豆大)。每服五七丸，用生姜汤送下，食后服。"功能化痰止咳嗽，定喘消停饮。

[17] 脚痹：即脚弱、脚气。脚气参见手少阳三焦经考正穴法注释 [40]。

[18] 椒：即蜀椒。

[19] 柏术：苍术、黄柏，即二妙散。

[20] 穰：同"瓤"，即瓜、柑橘等内部包着种子的部分。

[21] 导引：一作道引。以主动的肢体运动为主，并配合呼吸运动或自我推拿而进行的一种锻炼身体、防治疾病的方法，也是古代养生方法，后为道家承袭。《庄子·刻意》："吹呴（xǔ）呼吸，吐故纳新，熊经鸟申，为寿而已矣，此道引之士，养形之人，彭祖寿考者之所好也。"晋代李颐注："导气令和，引体令柔。"意指通过调整呼吸，使脏腑经络之气和顺；通过肢体运动，使人体动作灵活柔和。《素问·异法方宜论》："其病多痿厥寒热，其治宜导引按跷。"唐代王冰注："导引，谓摇筋骨，动支节。"宋《圣济总录》："人之五脏六腑，百骸九窍，皆一气之所通，气流则形和，气戾则病，导引之法，所以行血气，利关节，辟除外邪，使不能入也。"在此指按照本经的规律来进行养生。

[22] 惑：气功术语。佛家指烦恼，是引起精神不稳定的因素。

[23] 慧镜生尘，善根埋灭：用道家术语比喻嗜睡者的精神状态，认为嗜睡就会使人失去聪慧，泯灭善心，整日浑浑噩噩。

[24] 睡其形而不睡其神：即只卧不眠。

[25] 精：原意有精美、精华之意，在此指代睡眠时间的正确、适当。

[26] 灵：原指聪颖、反应敏捷，在此代指身体感觉舒适。

[27] 少睡：指适度的睡眠。

[28] 三丰：即张三丰，明代道士。

[29] 发陈：生机勃发，推陈出新。

考正穴法

大敦：足大趾端，去爪甲如韭叶，及三毛 [1] 中。足厥阴肝脉所出为井木。《铜人》针三分，留十呼，灸三壮。

主五淋 [2]，卒疝 [3] 七疝 [4]，小便数遗不禁，阴头 [5] 中痛，汗出，阴 [6] 上入小腹，阴偏大，腹脐中痛，悒悒 [7] 不乐，病左取右，病右取左。腹胀肿病，小腹痛，中热 [8] 喜寐，尸厥 [9] 状如死人，妇人血崩 [10] 不止，阴挺 [11] 出，阴中痛 [12]。

行间：足大指缝间 [13]，动脉 [14] 应手陷中。足厥阴肝脉所溜为荥火。肝实则泻之。《素注》针三分。《铜人》灸三壮，针六分，留十呼。

主呕逆，洞泄 [15]，遗溺癃闭，消渴嗜饮，善怒，四肢满，转筋 [16]，胸胁痛，小腹肿，咳逆呕血，茎中痛，腰疼不可俯仰，腹中胀，小肠气 [17]，肝心痛 [18]，色苍苍如死状，终日不得息，口㖞，癫疾，短气 [19]，四肢逆冷，嗌干 [20] 烦渴，瞑 [21] 不欲视，目中泪出，太息，便溺难，七疝寒疝 [22]，中风，肝积 [23] 肥气 [24]，发痃疟 [25]，妇人小腹肿，面尘 [26] 脱色，经血过多不止，崩中，小儿急惊风 [27]。

太冲：足大指本节 [28] 后二寸。或云一寸半内间动脉 [29] 应手陷中。足厥阴肝脉所注为俞土。《素问》女子二七，太冲脉 [30] 盛，月事以时下，故能有子。又诊病人太冲脉有无可以决死生。《铜人》针三分，留十呼，灸三壮。

主心痛脉弦，黄疸，瘟疫，肩 [31] 肿吻伤 [32]，虚劳浮肿，腰引小腹痛，两丸骞缩 [33]，溏泄[34]，遗溺，阴痛，面目苍色，胸胁支满，足寒、肝心痛，苍然如死状，终日不得息，大便难，便血，小便淋[35]，小肠疝气痛，癥疝[36]，小便不利，呕血呕逆，发寒[37]，嗌干善渴，肘肿，内踝前痛，淫泺[38]，胻[39]酸，腋下马刀疡瘘[40]，唇肿，女子漏下不止，小儿卒疝[41]。

中封（一名悬泉）：足内踝骨前一寸，筋[42]里宛宛中。《素注》一寸半，仰足[43]取陷中，伸足[44]乃得之。足厥阴肝脉所行为经金。《铜人》针四分，留七呼，灸三壮。

主痎疟[45]，色苍苍，发振寒[46]，小腹肿痛，食快快[47]绕脐痛，五淋不得小便，足厥冷，身黄有微热，不嗜食，身体不仁，寒疝，腰中痛，或身微热，痿厥[48]失精[49]，筋挛[50]，阴缩入腹相引痛。

蠡沟（一名交仪）：内踝上五寸。足厥阴络，别走少阳。《铜人》针二分，留三呼，灸三壮。《下经》[51]灸七壮。

主疝痛，小腹胀满，暴痛如癃闭，数噫[52]，恐悸[53]，少气[54]不足，悒悒不乐，咽中闷如有息肉[55]，背拘急不可俯仰，小便不利，脐下积气如石，足胫寒痠，屈伸难，女子赤白带下，月水不调，气逆则睾丸卒痛，实则挺长[56]，泻之；虚则暴痒，补之。

中都（一名中郄）：内踝上七寸，胻骨[57]中，与少阴相直。《铜人》针三分，灸五壮。

主肠澼[58]，癥疝，小腹痛不能行立，胫寒，妇人崩中，产后恶露[59]不绝。

膝关：犊鼻[60]下二寸旁陷中。《铜人》针四分，灸五壮。

主风痹[61]，膝内廉痛引膑[62]，不可屈伸，咽喉中痛。

曲泉：膝股上内侧，辅骨[63]下，大筋[64]上，小筋[65]下陷中，屈膝横纹头取之。足厥阴肝脉所入为合水。肝虚则补之。《铜人》针六分，留十呼，灸三壮。

主癥疝，阴股痛，小便难，腹胁支满，癃闭，少气，泄利[66]，四肢不举，实则身目眩痛，汗不出，目䀮䀮[67]，膝关[68]痛，筋挛不可屈伸，发狂，衄血下血，喘呼[69]，小腹痛引咽喉，房劳失精，身体极痛，泄水下痢脓血，阴肿，阴茎痛，胻肿，膝胫冷疼，女子血瘕[70]，按之如汤[71]浸股内，小腹肿，阴挺出，阴痒。

阴包：膝上四寸，股内廉两筋[72]间，蜷足[73]取之。看膝内侧，必有槽中[74]。《铜人》针六分，灸三壮。《下经》针七分。

主腰尻[75]引小腹痛，小便难，遗溺，妇人月水不调。

五里[76]：气冲下三寸，阴股[77]中动脉应手。《铜人》针六分，灸五壮。

主肠[78]中满，热闭[79]不得溺，风劳[80]嗜卧。

阴廉：羊矢[81]下，去气冲二寸动脉中。《铜人》针八分，留七呼，灸三壮。

主妇人绝产[82]，若未经生产者，灸三壮，即有子。

章门（一名长平，一名胁髎）：大横外，直季胁[83]肋端，当脐上二寸，两旁六寸，侧卧，屈上足，伸下足，举臂取之。又云：肘尖尽处是穴。脾之募。足少阳厥阴之会。《难经》曰：脏会章门。疏[84]曰：脏病治此。《铜人》针六分，灸百壮。《明堂》日七壮，止五百壮。《素注》针八分，留六呼，灸三壮。

主肠鸣盈盈然[85]，食不化，胁痛不得卧，烦热口干，不嗜食，胸胁痛支满，喘息，心痛[86]而呕，吐逆，饮食却出，腰痛不得转侧，腰脊冷疼，溺多白浊[87]，伤饱[88]身黄瘦，贲豚[89]积聚[90]，腹肿如鼓，脊强，四肢懈惰[91]，善恐[92]，少气厥逆，肩臂不举。

东垣[93]曰：气在于肠胃者，取之太阴、阳明[94]，不下，取三里、章门、中脘。

魏士珪妻徐病疝，自脐下上至于心皆胀满，呕吐烦闷，不进饮食。滑伯仁[95]曰：此寒在下焦，为灸章门、气海。

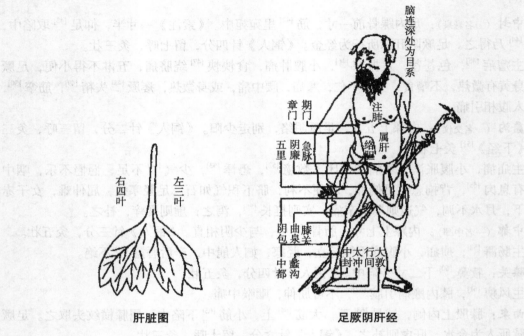

肝脏图

足厥阴肝经

期门：直乳二肋端，不容旁一寸五分。又曰：乳旁一寸半，直下又一寸半。肝之募。足厥阴、太阴、阴维之会。《铜人》针四分，灸五壮。

主胸中烦热，贲豚上下，目青[96]而呕，霍乱[97]泄利，腹坚硬，大喘不得安卧[98]，胁下积气，伤寒心切痛，喜呕酸，食饮不下，食后吐水，胸胁痛支满，男子妇人血结[99]胸满，面赤火燥[100]，口干消渴，胸中痛不可忍。伤寒过经不解，热入血室，男子则由阳明而伤，下血[101]谵语[102]，妇人月水适来，邪乘虚而入，及产后余疾。

一妇人患热入血室，许学士[103]云：小柴胡已迟，当刺期门。针之，如言而愈。

太阳与少阳并病，头项强痛，或眩冒[104]，时如结胸[105]，心下[106]痞硬者，留刺大椎第二行肺俞、肝俞[107]，慎不可发汗，发汗则谵语，五六日谵语不止，当刺期门。

注释

[1] 三毛：即丛毛、聚毛。聚毛参见足厥阴肝经穴歌注释[3]。

[2] 五淋：5种淋证。目前可见4种说法：①指石淋、气淋、膏淋、劳淋、热淋，见《外台秘要》卷二十七。②指冷淋、热淋、膏淋、血淋、石淋，见《三因极一病证方论》卷十二。③指血淋、石淋、气淋、膏淋、劳淋，见《医部全录·淋》。④《医学纲目·肝胆部》："治五种淋疾，气淋、热淋、劳淋、石淋，及小便不通。"

[3] 卒疝：参见足少阳胆经考正穴法注释[168]。

[4] 七疝：病名，七种疝病之合称。参见通玄指要赋注释[20]。

[5] 阴头：即阴茎头，又称龟头。《金匮要略·血痹虚劳病脉证并治》："夫失精家少腹弦急，阴头寒……。"

[6] 阴：指睾丸。

[7] 悒悒（yì）：悒，忧愁，不安。悒悒，即忧郁的状态。

[8] 中热：指中暑病。《金匮要略·痉湿暍病脉证并治》："太阳中热者，暍是也。"

[9] 尸厥：参见通玄指要赋注释[33]。

[10] 血崩：病名，出《妇人大全良方》卷一。血崩亦名崩中、血山崩、血崩不止、暴崩，指不在经期而突然阴道大量出血者。

[11] 阴挺：病证名，妇科常见疾病之一，指妇人阴道中有物突出。《景岳全书》："妇人阴中突出如菌如芝，或挺出数寸，谓之阴挺。"包括子宫脱垂、阴道壁膨出、阴痔、阴脱等。阴挺又名阴突、阴茄、阴挺下脱、茄病、鸡冠疮等。《诸病源候论》卷四十："阴挺出下脱候：胞络伤损，子脏虚冷、气下冲则令阴挺出，谓之下脱。亦有因产而用力偃气，而阴下脱者。"

[12] 阴中痛：病证名，出自《诸病源候论》卷四十，又名阴痛、阴户痛，包括小户嫁痛、嫁痛。症见阴痛，甚则痛极难忍。

[13] 足大趾缝间：足一、足二趾趾缝间。

[14] 动脉：即趾背动脉。

[15] 洞泄：病证名。①指阴盛内寒所致的泄泻，出自《素问·生气通天论》。《圣济总录》卷七十四："洞泄谓食已即泄……阴盛生内寒，故令人府藏内洞而泄。"《奇效良方·泄泻门》描述洞泄有心腹痛，大肠切痛，肠鸣食不化，手足厥冷脚转筋等症。②濡泻的别名。《医宗必读·泄泻》："洞泄，一名濡泻，泻下多水也。"

[16] 转筋：详细参见足少阳胆经考正穴法注释[48]。

[17] 小肠气：病名。即小肠疝气，狐疝的俗称。因小腹坠痛，延及阴囊，致睾丸偏大的病证。《医宗金鉴·幼科杂病·疝证门》："痛引腰脊小肠气。"注："小肠气一症，其受病与疝气等，亦因湿气在内，而寒气又束于外也。"

[18] 肝心痛：病证名，厥心痛之一，指心口部疼痛连及胁肋部亦痛的病证。《灵枢·厥病》："厥心痛，色苍苍如死状，终日不得太息，肝心痛也。"《医宗金鉴·杂病心法要诀》："歧骨陷处痛，名心痛……连胁，名肝心痛。"

[19] 短气：证名，出自《灵枢·癫狂病》。即呼吸短促，类似微喘、气难以接续。《医宗必读·喘》："短气者，呼吸虽急而不能接续，似喘而无痰声。"亦当从辨证中区别虚实。虚证多见于肺虚体弱或病后元气亏虚患者，其症声息低微，头眩肢乏，或兼见形瘦神疲等；实症由痰饮、气滞、瘀阻等所引发，症见呼吸气粗，胸腹胀满，心胸窒闷等。

[20] 嗌干：证名，即咽干。《素问·热论》："太阴脉布胃中络于嗌，故腹满而嗌干。"

[21] 瞑：在此指闭上眼睛。

[22] 寒疝：参见足少阳胆经考正穴法注释[109]。

[23] 肝积：古病名，见于《脉经·平五脏积聚脉证》。王叔和根据《难经》中"肝之积，名曰肥气，在左胁下如覆杯，有头足，久不愈，令人发咳逆痎疟"的论述，又补充了脉弦而细，两胁下痛，痛引少腹，邪走心下，足肿发冷，疝气，瘕聚，小便淋漓，皮肤、爪甲枯萎和转筋等症。

[24] 肥气：即肝积。

[25] 痎疟：参见足少阳胆经考正穴法注释。

[26] 面尘：语出《素问·至真要大论》《六元正纪大论》等，指面色灰暗如蒙上灰尘。

[27] 急惊风：病证名，见于《太平圣惠方》。小儿常见病，以发病急为特征。表现为突然高热惊厥，

烦躁不安，面红唇赤，痰壅气促，牙关紧急，继而四肢抽搐，神识昏迷，头项强硬，甚则角弓反张，涕泪皆无。或时发时止，或持续不止。

[28] 本节：即跖趾关节。

[29] 动脉：第一趾背动脉。

[30] 太冲脉：冲脉的别称，有充养女子的月经和胞胎的功能。

[31] 肩：根据《外台秘要》卷三十九、《铜人》卷五，改为"唇"。

[32] 吻伤：即口唇裂伤。

[33] 两丸骞（qiān）缩：两侧睾丸上缩。

[34] 溏泄：病名，出自《素问·至真要大论》等篇，又有濡泻、濡泄、鹜溏等名。通常泛指水泻或大便稀溏。《素问·气交变大论》："岁木不及，燥乃大行，民病中满，胠胁痛，少腹痛，肠鸣溏泄。"后世亦有将泻下污秽、粘垢之粪便称之为溏泄者，如张璐《张氏医通·大小府门》引戴复庵云："溏泄者，污积粘垢，湿兼热也。"

[35] 淋：病名，出自《素问·六元正纪大论》。表现为小便涩痛，滴沥不尽，常伴见小便急迫、短数者，又称淋病或淋证。《医学入门·淋》："淋，小便涩痛，欲去不去，不去又来，滴滴不断。"

[36] 㿉（tuí）疝：古病名。㿉，通"㿉"。症见男子睾丸肿大坚硬、重坠胀痛或麻木不知痛痒的病证。

[37] 发寒：身体感到阵阵寒意。

[38] 淫泺：参见足少阳胆经考正穴法注释 [146]。

[39] 胻（héng）：即小腿。

[40] 马刀疡瘘：马刀疡，即生于腋下形如刀马的瘰疬。瘘，即疮疡溃后久不愈合，形成管道，从疮孔流出脓水淋漓不止的病证。

[41] 卒疝：参见足少阳胆经考正穴法注释 [168]。

[42] 筋：指胫骨前肌腱。

[43] 仰足：即足背伸。

[44] 伸足：即足跖屈。

[45] 痎（jiē）疟：疟疾的总称。

[46] 振寒：恶寒战栗。

[47] 食快快：食后腹部不适。

[48] 痿厥：参见足少阳胆经考正穴法注释 [167]。

[49] 失精：病名。包括"遗精""遗泄""滑精"诸病，为不在性交时精液自行泄出之总称，有梦遗和滑精之分。睡梦中遗精者为"梦遗"，无梦而精液自行滑泄者，称"滑精"。至于青壮年偶有遗精 2~3 日一泄者，为精满自溢之象，不属病态。

[50] 筋挛：症状名，亦称筋瘛，指肢体筋脉收缩抽急，不能舒转自如。《灵枢·刺节真邪》："虚邪之中人也，洒淅动形，起毫毛而发腠理，其入深……搏于筋，则为筋挛。"

[51] 《下经》：滑寿《难经本义》的下卷。

[52] 数噫：频频打饱嗝。噫，即嗳气，指气从胃中上逆，胃出有声之症，多见于饱食之后。

[53] 恐悸：因恐惧而心跳。柳宗元《乞巧文》："鬼神恐悸，圣智危慄。"

[54] 少气：证名，出自《素问·玉机真藏论》。指言语无力，呼吸微弱短促。《景岳全书·杂证谟》："少气者，气少不足以言也。"

[55] 息肉：长有狭长基底或肉柄的赘生物。人体最常发生息肉的部位是肠道、鼻、子宫和咽喉及其他

部位。

[56] 挺长：症状名，指阴茎挺直长大而不收。

[57] 骭骨：即胫骨。

[58] 肠澼（pì）：古病名，出《素问·通评虚实论》。①指痢疾。"澼"指垢腻黏滑似涕似脓的液体，因自肠排出，故称肠澼。《景岳全书》卷二十四："痢疾一证，即《内经》之肠澼也。"②指便血。《古今医鉴》卷八："夫肠澼者，大便下血也。"

[59] 恶露：产后自产妇阴道排出的液体。最初含有较多的血液和坏死蜕膜组织，称"血性恶露"，持续约1周；以后血量减少，有较多的坏死蜕膜、宫颈黏液、阴道排液及细菌，称"浆性恶露"；持续约1周后，转为"白色恶露"，其中含大量白细胞、退化蜕膜及细菌，可持续2~3周。当恶露增多、持续时间长、伴有臭味时，应考虑有胎盘胎膜残留或宫腔感染，即恶露不绝。

[60] 犊鼻：根据足厥阴经走行，此处应指内膝眼。

[61] 风痹：参见足少阳胆经考正穴法注释[130]。

[62] 膑：即髌骨。

[63] 辅骨：在此处指股骨内侧髁。

[64] 大筋：指半膜肌。

[65] 小筋：指股前斜肌。

[66] 泄利：病名，即泄泻。《华氏中藏经》："寒则精神不守，泄利不止。"

[67] 肮（huāng）：指目无所见。

[68] 膝关：此处指膝关节。

[69] 喘呼：指喘息声较为粗大。

[70] 血瘕：病证名，为八瘕之一。因瘀血聚积所生的有形肿块，出自《素问·阴阳类论》："阴阳并绝，浮为血瘕，沉为脓胕。"《杂病源流犀烛·积聚癥瘕痃癖痞源流》："血瘕，留着肠胃之外及少腹间，其苦横骨下有积气，牢如石，因而少腹急痛，阴中若有冷风，亦或背脊疼，腰疼不可俯仰。"

[71] 汤：在此指热水。

[72] 两筋：半膜肌与内收大肌。

[73] 跷足：在此指跷屈下肢。

[74] 槽中：槽，原指两边高起、中间凹下物体的凹下部分。槽中在此指代膝关节内侧凹陷中。

[75] 尻（kāo）：脊骨的末端；屁股。《汉书·东方朔传》："尻益高者，鹤俛啄也。"蒲松龄《聊斋志异·狼》："身已半入，止露尻尾。"

[76] 五里：即足五里。

[77] 阴股：人体部位名，大腿内侧，又称股阴。《素问·举痛论》："或腹痛引阴股者。"

[78] 肠：根据《针灸甲乙经》卷九第九、《针灸聚英》卷一下，应该为"腹"。

[79] 热闭：在此指邪热内陷膀胱引起的癃闭。

[80] 风劳：病名，又称肝劳，指虚劳病而复受风邪者。《金匮翼·风劳》："风劳之证，肌骨蒸热，寒热往来，痰嗽，盗汗，黄瘦，毛焦，口臭，或成疳利。由风邪淹滞经络，瘀郁而然，其病多著于肝，亦名肝劳。"《太平圣惠方·治风劳诸方》："夫劳伤之人，表里多虚，血气衰弱，肤腠疏泄，风邪易侵，或游易皮肤，或沉滞脏腑，随其所感，而众病生焉。"

[81] 羊矢：经外奇穴名。《医学入门》定于"气冲下一寸"。近代《针灸孔穴及其疗法便览》定位于"股内横纹中，鼠蹊内端与耻骨上缘之交点"处。而《针灸经外奇穴图谱》则谓在"耻骨结节之高点处。"

[82] 绝产：即女子不孕。

[83] 季胁：在此处应指第十一肋。

[84] 疏：难经注疏。

[85] 肠鸣盈盈然：在此形容肠鸣腹部胀满的样子。

[86] 心痛：胃痛。

[87] 白浊：指以小便浑浊色白为主要症状的疾患。《诸病源候论·虚劳小便白浊候》："胞冷肾损，故小便白而浊也。"

[88] 伤饱：病证名。小儿乳食不当，损伤脾气所致的病证。《诸病源候论》卷四十七："小儿食不可过饱，饱则伤脾，脾伤不能磨消于食，令小儿四肢沉重，身体苦热，面黄腹大是也。"

[89] 贲豚：病名，亦作奔豚、贲肫，又称奔豚气。其证从少腹上冲心下或咽喉，如豚之奔走，故名。《难经·五十四难》："肾之积，名贲豚，发于少腹，上至心下，若豚状，或上或下无时，久不已，令人喘逆，骨痿，少气。"《灵枢·邪气脏腑病形》："肾脉……微急为沉厥，奔豚。"《金匮要略·奔豚气病脉证治》："奔豚病从少腹起上冲咽喉，发作欲死，复还止，皆从惊恐得之。""奔豚，气上冲胸，腹痛，往来寒热。奔豚汤主之。"

[90] 积聚：病名，见于《灵枢·五变》，积病与聚病的合称。《难经·五十五难》："病有积有聚，何以别之？然：积者，阴气也，聚者，阳气也，故阴沉而伏，阳浮而动。气之所积名曰积，气之所聚名曰聚，故积者五脏所生，聚者六腑所成也。积者阴气也，其始发有常处，其痛不离其部，上下有所终始，左右有所穷处；聚者阳气者，其始发无根本，上下无所留止，其痛无常处，谓之聚。"积为脏病，脏有五，聚为腑病，腑有六，故又有五积六聚之名。积聚与癥瘕痃癖等证相类似。

[91] 懈惰：松弛，无力。《圣济总录·摊缓》："摊则懈惰，而不能收摄。"

[92] 善恐：症状名，出自《素问·四时逆刺从论》，又称恐。其症心中畏惧，胆怯不安，不敢单独坐卧，常有被捉之感。多由脏气损伤所致，尤以肾伤为多见。

[93] 东垣：即李东垣，又名李杲，字明之，中国金元时期著名医学家，晚年自号东垣老人，真定（今河北省正定）人。李东垣从师于张元素，是中国医学史上"金元四大家"之一，属易水派，是中医"脾胃学说"的创始人。他十分强调脾胃在人身的重要作用，因为在五行当中，脾胃属于中央土，因此李东垣的学说也被称作"补土派"。主要著作有《脾胃论》《内外伤辩惑论》《用药法象》《医学发明》《兰室秘藏》《活发机要》等。

[94] 太阴、阳明：根据《脾胃论》卷中，此处应为"足太阴、阳明"。

[95] 滑伯仁：即滑寿（约1304—1386），字伯仁，晚号樱宁生，元代大医学家，祖籍襄城（今河南襄城县），后迁仪真（今江苏仪征县），又迁余姚（今浙江余姚县）。自幼聪明好学，善诗文，通经史诸家。先从京口（今江苏省镇江市）名医王居中学医。研读《素问》《难经》，颇有心得，遂著成《读素问抄》和《难经本义》二书。继之精心研究张仲景、刘守真、李东垣诸家之说，融会贯通，深有造诣。后又随东平（今山东东平县）高洞阳学习针法，遂对经络悉心研究，取《内经》等书中有关经络的理论，于针灸，对经络理论很有研究，著《十四经发挥》三卷，提出奇经八脉的任督二脉与其他奇经不同，应与十二经脉相提并论而成十四经，并在《素问》《灵枢》的基础上，通考腧穴657个，考正其阴阳之往来，推其骨孔之所驻会，详加训释。

[96] 目青：病名。又名目珠俱青、白珠俱青、白睛青蓝。见《证治准绳·杂病》："即目之白珠变青蓝色也。常出现于火疳症之后期，白睛病变处红肿消退，遗留紫蓝色或青灰色斑。"《审视瑶函》认为："病证尤急，盖气轮本白，被郁邪蒸逼，走入珠中，膏汁游出，入于气轮之内，故色变青蓝。瞳神必有大小

之患。失治者，瞳神损而终身疾矣。"

[97] 霍乱：参见手少阳三焦经考正穴法注释[4]。

[98] 安卧：安稳入睡。《素问·刺热》篇："热争则狂言及惊……不得安卧。"

[99] 血结：即血结胸，为邪热瘀血及结胸膈所致结胸证。《伤寒全生集·辨伤寒结胸》："伤寒阳证，吐衄血不尽，蓄在上焦，胸腹胀满硬痛，身热，漱水不咽，喜忘如狂，大便黑，小便利，名血结胸。"

[100] 火燥：燥之属于火者。此证由热伏于里，消耗津液，多见目赤、口鼻干燥、唇焦、干咳、胁痛、便秘等。

[101] 下血：即便血。

[102] 谵语：出自《伤寒论·辨阳明病脉证并治》等。《素问·热论》《素问·厥论》称谵言。指阳明实热或温邪入于营血，热邪扰及神明时，出现神志不清、胡言乱语的重症。实证为多。

[103] 许学士：即许叔微（1079—1154），字知可，宋真州（今江苏仪征县）白沙人，南宋医学家。曾为翰林学士，成年后发愤钻研医学，活人甚众。所著《普济本事方》又名《类证普济本事方》，书中共收录方剂300余首，按病种分为25门。该书是许氏数十年医疗经验的结晶，采方简要，理论清晰，有较高的实用价值。著《伤寒百证歌》《伤寒发微论》《伤寒九十论》《类证普济本事方》《仲景脉法三十六图》等，著书存世较少。此外，尚有《活法》《辨证》《翼伤寒论》等书，因久已失传，无从稽考。

[104] 眩冒：目眩头晕，甚至昏厥之证。眩，眼前发黑；冒，头觉昏蒙，甚至昏厥。

[105] 结胸：病证名，出《伤寒论·辨太阳病脉证并治》。指邪气结于胸中，而出现心下痛，按之硬满的病证。多因太阳病攻下太早，以致表热内陷，与胸中原有水饮结聚；或不因误下，由太阳内传阳明，阳明实热与腹中原有水饮互结而成。根据病因和临床表现的不同，可分为大结胸、小结胸、热实结胸、寒实结胸、水结胸、血结胸等。

[106] 心下：指胃脘部位。柯琴曰："心下者，胃口也。"（《伤寒论注》）钱潢："心下者，腹之上，心之下，中焦之所属，胃脘之部分也。较之于胸，则位稍卑而为阴矣。"（《伤寒溯源集》）

[107] 留刺大椎第二行肺俞、肝俞：根据《证治准绳》此处应改为"留刺大椎第一间肺俞肝俞"。

任 脉

任脉经穴歌

任脉三八起会阴，曲骨中极关元锐，石门气海阴交仍，神阙水分下脘配。建里中上脘相连，巨阙鸠尾蔽骨[1]下，中庭膻中慕玉堂，紫宫华盖璇玑夜，天突结喉是廉泉，唇下宛宛[2]承浆舍（二十四穴）。

此经不取井荥俞合也。

脉起中极之下，以上毛际，循腹里上关元，至喉咙，属阴脉之海，以人之脉络，周流于诸阴之分，譬犹水也，而任脉则为之总会，故名曰阴脉之海焉。用药当分男女，月事多主冲任，是任之为言妊也。乃夫人生养之本，调摄之源，督则由会阴而行背，任则由会阴而行腹，人身之有任督，犹天地之有子午[3]也。人身之任督，以腹背言，天地之子午，以南北言，可以分，可以合者也。分之以见阴阳之不杂，合之以见浑沦[4]之无间，一而二，二而一也。但在僧道[5]，不明此脉，各执所尚，禁食、禁足、禁语、断臂、燃指、烧身，枯坐而亡，良可悲夫！间有存中黄[6]一事，而待神气凝聚者，有运三华五气之精[7]，而洗骨伐毛者；有搬运周天火候[8]者；有日运脐，夜运泥丸[9]炼体者；有呼九灵、注三精而归灵府[10]者；有倒斗柄而运化机者；有默朝上帝[11]者；有服气吞霞[12]者；有闭息存神者；

有采炼日精月华者；有吐纳导引[13]者；有单运气行火候[14]者；有投胎夺舍[15]者；有旁门九品渐法三乘[16]者，种种不同，岂离任督。盖明任督以保其身，亦犹明君能爱民以安其国也。民毙国亡，任衰身谢，是以上人哲士，先依前注，导引各经，调养纯熟[17]，即仙家之能筑基是也。然后扫除妄念，以静定为基本，而收视返听[18]，含光默默[19]，调息绵绵，握固[20]内守，注意玄关[21]，顷刻水中火发，雪里花开，两肾如汤煎，膀胱似火热，任督犹车轮，四肢若山石，一饮之间，天机[22]自动，于是轻轻然运，默默然举，微以意定，则金水自然混融，水火自然升降，如桔槔[23]之呼水，稻花之凝露，忽然一粒大如黍米，落于黄庭[24]之中。此采铅投汞[25]之真秘，子不揣鄙陋，扫却旁蹊曲径，指出一条大路，使人人可行也。到此之时，意不可散，意散则丹不成矣。紫阳真人[26]曰：真汞[27]生于离，其用却在坎，姹女[28]过南园，手持玉橄榄。正此谓也。日日行之无间断，无毫发之差，如是炼之一刻，则一刻之周天[29]；炼之一时，则一时之周天；炼之一日，则一日之周天；炼之百日，则百日之周天，谓之立基[30]。炼之十月，谓之胎仙[31]。功夫至此，身心混沌，与虚空等，不知身之为我，我之为身，亦不知神之为气，气之为神，不规中[32]而自规中，不胎息[33]而自胎息，水不求而自生，火不求而自出，虚室生白，黑地引针[34]，不知其所以然而然，亦不知任之为督，督之为任也。至于六害不除，十少不存，五要不调，虽为小节之常，终为大道之累。何名六害？一曰薄名利，二曰禁声色，三曰廉货财，四曰损滋味，五曰屏虚妄，六曰除嫉妒，六者有一，卫生之道远，而未见其有得也。虽心希妙理，口念真经，咀嚼英华，呼吸景象，不能补其失也。何名十少？一曰少思，二曰少念，三曰少笑，四曰少言，五曰少饮，六曰少怒，七曰少乐，八曰少愁，九曰少好，十曰少机。夫多思则神散，多念则心劳，多笑则肺腑翻，多言则气血虚耗，多饮则伤神损寿，多怒则腠理奔浮，多乐则心神邪荡，多愁则头面焦枯，多好则志气溃散，多机则志虑沉迷。兹乃伐人之生，甚于斤斧，蚀人之性，猛于豺狼也。卫生者，戒之哉！

注释

[1] 蔽骨：指胸骨剑突。因其包埋于腹直肌鞘内较隐蔽，不易触到而得名。

[2] 宛宛：筋骨间凹陷处，即腧穴之所在。

[3] 子午：指南北而言。古人以"子"为正北，以"午"为正南。

[4] 浑沦：犹"囫囵"，指浑然一体不可分的状态。《列子·天瑞》："气形质具而未相离，故曰浑沦。浑沦者，言万物相浑沦而未相离也。"

[5] 僧道：即僧人与道士。

[6] 中黄：即人心之意。黄为土之正色，在脏应脾，位居中宫，故曰中黄。脾藏意，即以中黄一词，隐喻人之真意。

[7] 三华五气：三华，谓元神、元气、元精；五气，谓五脏之真气。即肾气（志气），心气（神气），肝气（魂气）、肺气（魄气）、脾气（意气）。

[8] 周天火候：即小周天功的精气运行时机。

[9] 泥丸：又称为"上丹田"。脑之正中，眉心后去3寸处即为"泥丸"，是练津之所。

[10] 呼九灵、注三精而归灵府：九灵，指身中的九位神灵，分别为天生、无英、玄珠、正中、子丹、回回、丹元、太渊、灵童，据称召此身中九灵则吉利。三精，指日、月、星。灵府，即心，精神在人体中存留的处所。

[11] 默朝上帝：《脉望》卷七："默朝上帝，是移胎换鼎事，炼神也。"移胎换鼎指练功中意守目标的

转移。内丹家认为，随着修炼水平的提高，意守目标应从下丹田转至中丹田，最后应转到上丹田。

[12] 服气吞霞：习练气功的一种方法。服气即食气，从口或鼻吸入外界清气；吞霞为意引霞光吞入口内。

[13] 吐纳导引：中国古代养生之法。吐出陈浊空气，吸入清新空气，舒展筋骨，活动关节。

[14] 运气行火候：运气，指练功时，以意识支配内气运行及其运用的方法。炼丹田真气变化机制称为"火候"。行气以练丹田真气。

[15] 投胎夺舍：迷信说法，人死后躯体消亡，其灵魂能转世投胎（投胎），夺舍指的是借尸还魂。

[16] 旁门九品渐法三乘：李道纯真人将丹法分为三类：傍门九品、渐法三乘、最上一乘。在旁门九品中，又分邪道、外道、傍门三类，每类又分为上中下三品，共九品，均为不入大道者。在渐法三乘中，以下乘为安乐法门，中乘为养命法门，上乘为延生法门。

[17] 纯熟：精通、熟练。

[18] 收视返听：指练功时轻闭双目，用"内视"丹田的方法，把思想、注意力集中于小腹部。

[19] 含光默默：即含光不视，静入窈冥。窈冥，一种无天、无地、无人、无我的虚静状态。

[20] 握固：指手握拇指为拳，模仿婴儿该动作，有固精明目、守气驱邪等作用。

[21] 玄关：指丹田。

[22] 天机：此虽言天机，实人身之道机也。人身之机动，则真气运行，交通任督，而成其浮气周天。

[23] 桔槔（jié gāo）：一种原始的井上汲水的工具，在井旁树上或架子上挂一杠杆，一端系水桶，一端坠大石块，一起一落，借以省力。

[24] 黄庭：人体中央，脐内空处。黄为脾土之色，土居中央，庭乃阶前空地，故"黄庭"意谓居人体中央，且为中空，即指脐内空处而言。

[25] 采铅投汞：以阴配阳的逆配法，在自身修为取坎填离，在阴阳修为为铅来投汞，均为道家《丹鼎门》上乘功法。

[26] 紫阳真人：张紫阳（984—1082），中国北宋道士，内丹学家，道教南派的初祖，原名伯端，字叔平，天台（今属浙江）人，道教奉为南宗五祖之首，称"紫阳真人"。

[27] 真汞：指内丹汞。《内丹》注："真汞者，即身中一点真阴之精也。"汞，离☲中一点真阴，与坎☵中一点真阳合而为铅汞，即人体内的精气。

[28] 姹（chà）女：指少女。炼丹术士称水银为"姹女"。

[29] 周天：指炼内丹行气所经历的途径和时间，有大周天与小周天。大周天要指任督二脉，周身行气而言；小周天则取象于一日十二时，如运行之周一天也。此处指气周流运转。

[30] 立基：指周天功炼至百日，建立根基。

[31] 胎仙：指结丹和结了丹的人。《脉望》："天机者，脐下一寸三分也，圣人下手养胎仙之处。""胎仙者，有炁（qì）而无息也。"

[32] 规中：又名"内守""丹田"，指神、气融合。

[33] 胎息：亦称"龟息""闭息"。道教认为通过静功或"闭气"的修炼使人可以做到呼吸不经过口鼻（或谓以毛窍代替口鼻，或谓外息断绝而内息循环），如人在胞胎之中，故名。

[34] 虚室生白，黑地引针：虚室，空室也。空乃无明之象。生白，觉有光也。此光道家称为"月华"，功夫到时，内外明澈。虚室生白，故能目光如灼，黑地引针。此总指暗视功能。

考正穴法

会阴（一名屏翳）：两阴间，任、督、冲三脉所起。督由会阴而行背，任由会阴而行腹，冲由会阴而行足少阴。《铜人》灸三壮。《指微》禁针。

主阴汗[1]，阴头痛，阴中诸病，前后相引痛，不得大小便，男子阴端寒冲心，窍[2]中热，皮疼痛，谷道[3]瘙痒，久痔相通[4]，女子经水不通，阴门[5]肿痛。卒死者，针一寸补之。溺死者，令人倒拖出水，针补，尿屎出则活，余不可针。

曲骨：横骨上，中极下一寸，毛际陷中，动脉应手。足厥阴、任脉之会。《铜人》灸七壮，至七七壮，针二寸。《素注》针六分，留七呼[6]。又云：针一寸。

主失精[7]，五脏虚弱，虚乏冷极，小腹胀满，小便淋涩不通，癥疝[8]，小腹痛，妇人赤白带下。

中极（一名玉泉，一名气原）：关元下一寸，脐下四寸。膀胱之募。足三阴、任脉之会。《铜人》针八分，留十呼，得气即泻，灸百壮，至三百壮止。《明堂》灸不及针，日三七壮。《下经》灸五壮。

主冷气积聚，时上冲心，腹中热，脐下结块，贲豚[9]抢心，阴汗水肿，阳气虚惫，小便频数，失精绝子，疝瘕[10]，妇人产后恶露不行，胎衣不下，月事不调，血结成块，子门[11]肿痛不端[12]，小腹苦寒，阴痒而热，阴痛，恍惚尸厥[13]，饥不能食，临经行房羸瘦，寒热，转胞[14]不得尿，妇人断绪[15]，四度针即有子。

关元：脐下三寸。小肠之募。足三阴、任脉之会。下纪者，关元也。《素注》针一寸二分，留七呼，灸七壮。又云：针二寸。《铜人》针八分，留三呼，泻五吸，灸百壮，止三百壮。《明堂》妊妇禁针，若针而落胎，胎多不出，针外昆仑立出。

主积冷虚乏，脐下绞痛，渐入阴中，发作无时，冷气结块痛；寒气入腹痛，失精白浊[16]，溺血[17]七疝[18]，风眩头痛，转胞闭塞，小便不通，黄赤，劳热[19]，石淋五淋，泄利，贲豚抢心，脐下结血，状如覆杯[20]，妇人带下，月经不通，绝嗣不生，胞门[21]闭塞，胎漏下血，产后恶露不止。

石门（一名利机，一名精露，一名丹田，一名命门）：脐下二寸。三焦募也。《铜人》灸二七壮，止一百壮。《甲乙》针八分，留三呼，得气即泻，《千金》针五分。《下经》灸七壮。《素注》针六分，留七呼，妇人禁针、禁灸，犯之绝子[22]。

主伤寒，小便不利，泄利不禁，小腹绞痛，阴囊入小腹，贲豚抢心，腹痛坚硬，卒疝[23]绕脐，气淋血淋，小便黄，呕吐血不食谷，谷不化，水肿，水气行皮肤，小腹皮敦敦然，气满，妇人因产恶露不止，结成块，崩中漏下。

气海（一名脖胦[24]，一名下肓）：脐下一寸半宛宛中。男子生气之海。《铜人》针八分，得气即泻，泻后宜补之。可灸百壮。《明下》灸七壮。

主伤寒，饮水过多，腹胀肿，气喘心下痛，冷病面赤，脏虚气惫，真气不足，一切气疾久不瘥，肌体羸瘦，四肢力弱，贲豚七疝，小肠膀胱肾余，癥瘕结块，状如覆杯，腹暴胀，按之不下，脐下冷气痛，中恶[25]脱阳欲死，阴症卵缩[26]，四肢厥冷，大便不通，小便赤，卒心痛，妇人临经行房羸瘦，崩中，赤白带下，月事不调，产后恶露不止，绕脐疗[27]痛，闪着腰痛，小儿遗尿。

浦江郑义宗患滞下[28]昏仆，目上视，溲注[29]汗泄，脉大，此阴虚阳暴绝，得之病后酒色。丹溪为灸气海渐苏，服人参膏数斤愈。

阴交（一名横户）：脐下一寸，当膀胱上际。三焦之募。任脉、少阴、冲脉之会。《铜人》针八分，得气即泻，泻后宜补，灸百壮。《明堂》灸不及针，日三七壮，止百壮。

主气痛如刀搅，腹膜坚痛，下引阴中，不得小便，两丸骞[30]，疝痛，阴汗湿痒，腰膝拘挛，脐下热，鬼击[31]，鼻出血，妇人血崩，月事不绝，带下，产后恶露不止，绕脐冷痛，绝子，阴痒，贲豚上腹，小儿陷囟。

神阙（一名气舍）：当脐中。《素注》禁针，针之使人脐中恶疡溃[32]，屎出者死。灸三壮。《铜人》灸百壮。

主中风不省人事，腹中虚冷，伤败脏腑，泄利不止，水肿鼓胀，肠鸣状如流水声，腹痛绕脐，小儿奶利[33]不绝，脱肛，风痫，角弓反张。

徐平仲中风不苏，桃源簿为灸脐中百壮始苏，不起，再灸百壮。

水分（一名分水）：下脘下一寸，脐上一寸，穴当小肠下口。至是而泌别清浊，水液入膀胱，渣滓入大肠，故曰水分。《素注》针一寸。《铜人》针八分，留三呼，泻五吸。水病[34]灸大良。又云：禁针。针之水尽即死。《明堂》水病灸七七壮，止四百壮，针五分，留三呼。《资生》云：不针为是。

主水病，腹坚肿如鼓，转筋，不嗜食，肠胃虚胀，绕脐痛冲心，腰脊急强，肠鸣状如雷声，上冲心，鬼击，鼻出血，小儿陷囟。

下脘：建里下一寸，脐上二寸，穴当胃下口，小肠上口，水谷于是入焉。足太阴、任脉之会。《铜人》针八分，留三呼，泻五吸，灸二七壮，止二百壮。

主脐下厥气动，腹坚硬，胃胀，羸瘦，腹痛，六腑气寒，谷不转化，不嗜食，小便赤，痞块连脐上厥气动，日渐瘦，脉厥动，翻胃[35]。

建里：中脘下一寸，脐上三寸。《铜人》针五分，留十呼，灸五壮。《明堂》针一寸二分。

主腹胀，身肿，心痛，上气，肠中疼，呕逆，不嗜食。

中脘（一名太仓）：上脘下一寸，脐上四寸，居心蔽骨[36]与脐之中。手太阳、少阳、足阳明、任脉之会。上纪[37]者，中脘也。胃之募也。《难经》曰：腑会中脘。疏[38]曰：腑病治此。《铜人》针八分，留七呼，泻五吸，疾出针。灸二七壮，止二百壮。《明堂》日灸二七壮，止四百壮。《素注》针一寸二分，灸七壮。

主五膈[39]，喘息不止，腹暴胀，中恶，脾疼，饮食不进，翻胃，赤白痢，寒癖[40]，气心疼[41]，伏梁[42]，心下如覆杯，心膨胀，面色萎黄，天行[43]伤寒热不已，温疟[44]先腹痛，先泻，霍乱，泻出不知，食饮不化，心痛，身寒，不可俯仰，气发噎。

东垣曰：气在于肠胃者，取之足太阴、阳明，不下，取三里、章门、中脘。又曰：胃虚而致太阴无所禀者，于足阳明募穴中引导之。

上脘（一名胃脘）：巨阙下一寸，脐上五寸。上脘、中脘属胃、络脾。足阳明、手太阳、任脉之会。《素注》、《铜人》针八分，先补后泻。风痫热病，先泻后补，立愈。日灸二七壮，至百壮，未愈倍之。《明下》灸三壮。

主腹中雷鸣相逐，食不化，腹疼刺痛，霍乱吐利，腹痛，身热，汗不出，翻胃呕吐食不下，腹胀气满，心松[45]惊悸，时呕血，痰多吐涎，贲豚，伏梁，三虫①[46]，卒心痛，风痫，热病，马黄黄疸，积聚坚大如盘，虚劳吐血，五毒[47]痓[48]不能食。

巨阙：鸠尾下一寸，心之募。《铜人》针六分，留七呼，得气即泻。灸七壮，止七七壮。

主上气咳逆，胸满短气，背痛胸痛，痞塞[49]，数种心痛，冷痛[50]，蛔虫痛，蛊毒猫鬼[51]，胸中痰饮，先心痛，先吐，霍乱不识人，惊悸，腹胀暴痛，恍惚不止，吐逆不食，伤寒烦心，喜呕发狂，少气腹痛，黄疸，急疸[52]，急疫[53]，咳嗽，狐疝[54]，小腹胀噫，烦热，膈中不利，五脏气相干[55]，卒心痛，尸厥。妊娠子上冲心昏闷[56]，刺巨阙，下针令人立苏不闷，次补合谷，泻三阴交，胎应针而落，如子手掬心，生下手有针痕，顶母心向前，人中有针痕，向后枕骨有针痕，是验。

按《十四经发挥》云：凡人心下有膈膜，前齐鸠尾，后齐十一椎，周围着脊，所以遮隔浊气，不使上熏心肺，是心在膈上也。难产之妇，若子上冲，至膈则止。况儿腹中又有衣胞裹之，岂能破膈掬心哉？心为一身之主，神明出焉。不容小有所犯，岂有被冲掬而不死哉？盖以其上冲近心，故云尔。如胃脘痛，曰心痛之类是也。学者，不可以辞害意。

鸠尾（一名尾翳，一名（骨曷）（骨亏））：在两歧骨[57]下一寸。曰鸠尾者，言其骨垂下如鸠尾形。任脉之别。《铜人》禁灸，灸之令人少心力，大妙手方针，不然针取气多，令人夭。针三分，留三呼，泻五吸，肥人倍之。《明堂》灸三壮。《素注》不可刺灸。

主息贲[58]，热病，偏头痛引目外眦，噫喘，喉鸣，胸满咳呕，喉痹[59]咽肿，水浆不下，癫痫狂走，不择言语，心中气闷，不喜闻人语，咳唾血，心惊悸，精神耗散，少年房劳，短气少气。

又《灵枢经》云：膏之原，出于鸠尾。

中庭：膻中下一寸六分陷中。《铜人》灸五壮。针三分。《明堂》灸三壮。

主胸胁支满，噎塞[60]，食饮不下，呕吐食出，小儿呕奶。

膻中（一名元见）：玉堂下一寸六分，横量两乳间陷中，仰而取之。足太阴、少阴、手太阳、少阳、任脉之会。《难经》曰：气会膻中。疏曰：气病治此。灸五壮。《明堂》灸七壮，止二七壮，禁针。

主上气短气，咳逆，噫气，膈气[61]，喉鸣喘嗽，不下食，胸中如塞，心胸痛，风痛[62]，咳嗽、肺痈唾脓，呕吐涎沫，妇人乳汁少。

玉堂（一名玉英）：紫宫下一寸六分陷中。《铜人》灸五壮，针三分。

主胸膺疼痛，心烦咳逆，上气，胸满不得息，喘急，呕吐寒痰。

紫宫：华盖下一寸六分陷中，仰面取之。《铜人》灸五壮，针三分。《明下》灸七壮。

主胸胁支满，胸膺骨痛，饮食不下，呕逆上气，烦心，咳逆吐血，唾如白胶。

华盖：璇玑下一寸六分陷中，仰面取之。《铜人》针三分，灸五壮。《明下》灸三壮。

主喘急上气，咳逆哮嗽，喉痹咽肿，水浆不下，胸胁支满痛。

璇玑：天突下一寸六分陷中，仰头取之。《铜人》灸五壮，针三分。

主胸胁支满痛，咳逆上气，喉鸣喘不能言，喉痹咽痈，水浆不下，胃中有积。

天突（一名天瞿）：在颈结喉下四寸[2]宛宛中。阴维、任脉之会。《铜人》针五分，留三呼，得气即泻，灸亦得，不及针。若下针当直下，不得低手即五脏之气，伤人短寿。《明堂》灸五壮，针一分。《素注》针一寸，留七呼，灸三壮。

主面皮热，上气咳逆，气暴喘，咽肿咽冷，声破[63]，喉中生疮，喉猜猜喀脓血，瘖不能言，身寒热，颈肿，哮喘，喉中翕翕如水鸡声，胸中气梗梗，侠舌缝青脉[64]，舌下急，心与背相控而痛，五噎[65]，黄疸，醋心[66]，多唾，呕吐，瘿瘤。

许氏曰：此穴一针四效。凡下针后良久，先脾磨食，觉针动为一效；次针破病根，腹中作声为二效；次觉流入膀胱为三效；然后觉气流行，入腰背肾堂[67]间为四效矣。

廉泉（一名舌本）：颈下结喉上中央，仰面取之。阴维、任脉之会。《素注》低针取之，针一寸，留七呼。《铜人》灸三壮，针三分，得气即泻，《明堂》针二分。

主咳嗽上气，喘息，呕沫[68]，舌下肿难言，舌根缩急不食，舌纵[69]涎出，口疮。

承浆（一名悬浆）：唇棱下陷中，开口取之。大肠脉、胃脉、督脉、任脉之会。《素注》针二分，留五呼，灸三壮，《铜人》灸七壮，止七七壮。《明堂》针三分，得气即泻，留三呼，徐徐引气而出。日灸七壮，过七七停四五日后，灸七七壮。若一向不灸，恐足阳明脉断，其病不愈，停息复灸，令血脉通宣，其病立愈。

主偏风[70]，半身不遂，口眼㖞斜，面肿消渴，口齿疳蚀生疮[71]，暴瘖不能言。

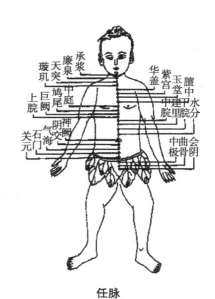

任脉

校勘

①虫：原作"二虫"，据《针灸聚英》卷一下改。

②四寸：应为"一寸"，据康熙庚申李本改。

注释

[1] 阴汗：此处指前阴、阴囊及其附近处局部多汗。《医林绳墨·汗》："阴汗者，谓至阴之处，或两腿挟中，行走动劳，汗出腥秽。"可因肝经湿热而致。

[2] 窍：指男性尿道而言。

[3] 谷道：行谷之道，谓之谷道，即肛门。

[4] 久痔相通：痔疮破溃感染，若溃久不愈导致肛周疮口生成管道，症见流脓水、疼痛、瘙痒、缠绵难愈。

[5] 阴门：亦称"产门""阴户"，即阴道口。

[6] 七呼：即 7 次呼吸所用时间，古代用正常人呼吸次数作为留针时间的计数单位。

[7] 失精：包括"遗精""遗泄""滑精"诸病。为不在性交时精液自行泄出之总称。

[8] 㿉疝：症见男子睾丸肿大坚硬，重坠胀痛或麻木不知痛痒的病证。颓，通"㿉"。《黄帝内经太素·经脉之一》："丈夫㿉疝，妇人少腹肿，腰痛。"

[9] 贲豚：又称奔豚气。其症从少腹上冲心下或咽喉，如豚之奔走，故名。《难经·五十四难》："肾之积，名贲豚，发于少腹，上至心下，若豚状，或上或下无时，久不已，令人喘逆，骨痿，少气。"

[10] 疝瘕：一是指小腹部热痛，尿中含有白色黏液，如前列腺炎，二指男女下腹部所生的肿块。男的称"疝"，女的称"瘕"。表现为阵发性的腹痛，时有气上冲，下腹部隆起包块等。

[11] 子门：即子宫颈口。《类经》："子门，即子宫之门"。

[12] 肿痛不端：端，本义为站得直。此处指患者因肿痛而站不直。

[13] 尸厥：突然昏倒不省人事，状如昏死，患者呼吸微弱，脉极微细，或毫不应指，故乍看似死。

[14] 转脬：脐下急痛，小便不通之证。即转胞。《证治汇补·癃闭》："转脬者，胞系转戾，脐下并急

而痛，小便不通者是也。"

[15] 断绪：指女子婚后多年不孕，断绝家族之余绪，即女性不孕症。

[16] 白浊：一指以小便浑浊色白为主要症状的疾患；二指溺孔常流白色浊物而小便自清的疾患。

[17] 溺血：指尿中有血，通常随尿排出，多无疼痛。

[18] 七疝：7 种疝病之合称，出《素问·骨空论》。至于 7 种疝所包括的具体病名则历代医家各有不同的记述。例如《素问》所记为冲疝、狐疝、癞疝、厥疝、瘕疝、㿉疝、癃疝。

[19] 劳热：可因各种慢性消耗性疾病中出现的发热现象，如五劳七伤所致的虚热、骨蒸潮热、五心烦热等，也有因中气不足、肺气虚弱，稍事劳累即出现低热的症状。

[20] 脐下结血，状如覆杯：指下腹部因血液瘀积而凸起，状如倒扣的杯。

[21] 胞门：又称子门，指子宫口。

[22] 犯之绝子：因石门穴邻近子宫，古时针具较粗大，若不慎伤及子宫易致不孕。

[23] 卒疝：睾丸骤然肿大，疼痛。多因寒凝肝脉，气血凝滞而发。

[24] 脖胦（bó yāng）：《灵枢·九针十二原》："肓之原，出于脖胦。"

[25] 中恶：又名客忤、卒忤。感受秽毒或不正之气，突然厥逆，不省人事。《证治要诀·中恶》："中恶之证，因冒犯不正之气，忽然手足逆冷，肌肤粟起，头面青黑，精神不守；或错言妄语，牙紧口噤，或头旋晕倒，昏不知人。"

[26] 阴症卵缩：症见男子阴茎、阴囊内容等缩入少腹，或妇女阴道内缩之证等。

[27] 疒（xiǔ）：《广韵》《集韵》许九切，音朽。病也。

[28] 滞下：痢疾的古称。因排便有脓血黏腻，滞涩难下，故名。《济生方》："今之所谓痢疾者，古所谓滞下是也。"

[29] 溲注：指小便失禁。溲，小便。

[30] 两丸骞：腹部疼痛、控引睾丸上缩入腹为主症的一种疾病。骞，高举、上提之意。

[31] 鬼击：指突然胸腹绞痛或出血的疾患。《肘后备急方》卷一："鬼击之病，得之无渐，卒着如人力刺状，胸胁腹内绞急切痛，不可抑按。或即吐血，或鼻中出血，或下血。一名鬼排。"

[32] 脐中恶疡溃：神阙穴禁针，因其消毒不当易致局部感染而发溃疡。

[33] 小儿奶利：指小儿哺乳期腹泻。

[34] 水病：指水肿病。《素问·水热穴论》："故水病下为胕肿大腹，上为喘呼。"或指单腹胀。《外台秘要》卷二十："深师疗三焦决漏，水在胁外，名曰水病，腹独肿大。"也为水肿病的总称。

[35] 翻胃：一指反胃，亦称胃反，是以朝食暮吐，暮食朝吐为主要表现的病证。

[36] 蔽骨：同任脉经穴歌注释 [1]。

[37] 上纪：中脘穴别名。《素问·气穴论》载："上纪者，胃脘也。"王冰注："谓中脘也。"

[38] 疏：疏是对注的解释，此指《难经注疏》。

[39] 五膈：又称五噎气。《肘后备急方》卷四记载为忧膈、恚膈、气膈、寒膈、热膈的总称。《外台秘要》卷八则记载为忧膈、气膈、食膈、寒膈、饮膈的总称。《三因极一病证方论》卷八记载忧膈、思膈、怒膈、恐膈、喜膈的总称。

[40] 寒癖：指水饮停积胁下，遇寒即痛的病证。《诸病源候论·癖病诸候》："寒癖之为病，是水饮停积胁下，弦强是也。因遇寒即痛，所以谓之寒癖。"

[41] 气心疼：因情志所伤导致心窝处（胃脘部）疼痛。

[42] 伏梁：心积症。其症有积自脐上至心下，其大如臂，状似屋舍栋梁。《灵枢·邪气脏腑病形》：

"心脉……微缓为伏梁，在心下，上下行，时唾血。"

[43] 天行：又称时气、时行，指流行病。《三因方》："一方之内，长幼患状，率皆相类者，谓之天行是也。"

[44] 温疟：一指疟疾的一种，临床以先热后寒（或无寒但热）为主证。二指疫病之一种。《温疫论·温疟》："凡疟者，寒热如期而发，余时脉静身凉，此常疟也，以疟法治之。设传胃者，必现里证，名为温疟，以疫法治之者生，以疟法治之者死。"

[45] 心忪：即怔忡。《伤寒明理论》卷二："悸者，心忪是也。筑筑惕惕然动，怔怔忪忪，不能自安者是矣。"

[46] 三虫：指小儿三种常见的肠道寄生虫病，即蛔虫、姜片虫、蛲虫病。《诸病源候论·三虫病诸候》载："三虫者，长虫、赤虫、蛲虫也，为三虫，犹是九虫之数也。"

[47] 五毒：此处指 5 种毒虫。蝎、蛇、蜈蚣、壁虎、蟾蜍。吕种玉《言鲭·谷雨五毒》："古者青齐风俗，于谷雨日画五毒符，图蝎子、蜈蚣、蛇虺（huǐ）、蜂、蜮（yù）之状，各画一针刺，宣布家户贴之，以禳虫毒。"

[48] 痉：指筋脉强直不柔、口噤、角弓反张等病证。《杂病源流犀烛·破伤风源流》："痉者，筋劲强直而不柔和；痉者，口噤而角弓反张。二者虽各有症状，其源则由血气内虚，痰涎壅盛。"

[49] 痞塞：气机痞塞不通。《诸病源候论·否结候》："否者，塞也。"

[50] 冷痛：指痛处有冷感，局部多喜热、喜按。

[51] 蛊毒猫鬼：《诸病源候论》将蛊毒分为蛊毒候、蛊吐血候、蛊下血候、氐羌毒候、猫鬼候、野道候、射工候、沙虱候、水毒候等。多因感染变惑之气，或中蛊毒所致。症状复杂，变化不一，病情一般较重。蛊毒可见于一些危急病证、羌虫病、急慢性血吸虫病、重症肝炎、肝硬化、重症菌痢、阿米巴痢等病。

[52] 急疸：疸病至急者为急疸。

[53] 急疫：具有剧烈流行性、传染性的一类疾病。病情急者为急疫。

[54] 狐疝：又名小肠气、阴狐疝，多因肝气失于疏泄而发。病发时腹内部分肠段滑入阴囊，阴囊时大时小，胀痛俱作，如狐之出没无常，故名。即腹股沟疝。

[55] 五脏气相干：五脏气机失调，脏与脏之间出现相克现象。

[56] 妊娠子上冲心昏闷：妊娠五六个月以后，胎气不和，上凑心腹，胀满疼痛者，谓之子悬。万密斋云："五脏系皆通于心，而心通五脏系也。故胞门子户上通心系，胎气和则安静而不动，气不和则伸缩转动，牵拽其系而心痛也，如物悬坠之状，名曰子悬。"

[57] 歧骨：指两骨互相交合的部分，如分支，故名。此指胸骨体下端，左、右肋软骨的分歧（歧骨间）部，是"鸠尾"的部位。

[58] 息贲：指肺积。《难经·五十四难》："肺之积，名曰息贲。在右胁下，覆大如杯。久不已，令人洒淅寒热，喘咳，发肺痈。"

[59] 喉痹：多由邪热内结，气血瘀滞痹阻所致，症见咽喉肿痛，吞咽阻塞不利。《素问·阴阳别论》："一阴一阳结谓之喉痹。"

[60] 噎塞：即噎膈。阳气不得出者曰塞，阴气不得下降者曰噎，乃饮食入咽，阻碍不下也。

[61] 膈气：即噎膈，多因心情抑郁、寒热不调、食饮损伤等所致。《圣济总录》卷六十二："人之胸膈，升降出入，无所滞碍，命曰平人。若寒温失节，忧恚不时，饮食乖宜，思虑不已，则阴阳拒隔，胸脘否塞，故名膈气。"

[62] 风痛：此处应指9种心痛之一。

[63] 声破：即音嘶，指说话声嘶不清，声出不彰。

[64] 侠舌缝青脉：夹舌缝青脉：《针灸甲乙经》作"及舌下挟缝青脉"，意即由于哮喘而致之极度呼吸困难，舌下络脉呈现发绀状态。

[65] 五噎：气噎、忧噎、食噎、劳噎、思噎的总称，指饮食入口，噎塞难下，食入也复吐出。《诸病源候论·否噎病诸候》："夫五噎，谓一曰气噎，二曰忧噎，三曰食噎，四曰劳噎，五曰思噎。虽有五名，皆由阴阳不和，三焦隔绝，津液不行，忧恚嗔怒所生。"

[66] 醋心：又称中酸，指吞酸之轻症。《医学正传·吞酸》："或微而止为中酸，俗谓之醋心。"

[67] 肾堂：在两肾软腰凹陷处，相当于"腰眼"穴内侧。

[68] 呕沫：因肺受寒，呕吐出痰水多沫的症状。《素问·厥论》："手太阴厥逆，虚满而咳，善呕沫，治主病者。"

[69] 舌纵：又名伸舌。舌伸出口外，内收困难，或不能收缩，流涎不止。舌之肌肉经筋舒纵所致。若纵而舌形坚干，为实热内踞。纵而舌红胀大，又兼神志异常，此为痰热扰心所致。若纵而麻木，则多为气虚。

[70] 偏风：又称"偏枯"，即半身不遂。

[71] 口齿疳蚀生疮：此处即指牙疳。以牙龈红肿，溃烂疼痛，流腐臭脓血为主症。见《儒门事亲》卷五："牙疳者，龋也。龋者，牙龂腐烂也。"又据发病情况分为风热牙疳、青腿牙疳、走马牙疳三种。

督 脉

督脉经穴歌

督脉中行二十七，长强、腰俞、阳关密，命门、悬枢接脊中，筋缩、至阳、灵台逸，神道、身柱、陶道长，大椎平肩二十一，哑门、风府、脑户深，强间、后顶、百会率，前顶、囟会、上星圆，神庭、素髎、水沟窟，兑端开口唇中央，龈交唇内任督毕 (二十七穴)。此经不取井荥俞合也。

脉起下极之腧[1]，并于脊里，上至风府，入脑上巅，循额至鼻柱，属阳脉之海[2]。以人之脉络，周流[3]于诸阳之分，譬犹水也，而督脉则为之都纲[4]，故名曰海焉。用药难拘定法，针灸贵察病源。

要知任督二脉一功[5]，先将四门[6]外闭，两目内观[7]。默想黍米之珠[8]，权作[9]黄庭[10]之主。却乃徐徐咽气一口，缓缓纳入丹田[11]。冲起命门[12]，引督脉过尾闾[13]，而上升泥丸[14]；追动性元，引任脉降重楼[15]，而下返气海[16]。二脉上下，旋转如圆；前降后升，络绎不绝。心如止水，身似空壶，即将谷道[17]轻提，鼻息渐闭[18]。倘或气急，徐徐咽之；若仍神昏[19]，勤加注想。意倦放参，久而行之，关窍自开，脉络流通，百病不作。广成子[20]曰：丹灶[21]河车[22]休矻矻[23]。此之谓也。督任原是通真路，丹经[24]设作许多言，予今指出玄机理，但愿人人寿万年！

注释

[1] 下极之腧：指会阴深部。《难经·二十八难》："督脉者，起于下极之俞。"滑伯仁注："纂内深处为下极。"另一说长强穴。杨玄操注："下极者，长强也。"而张介宾则说："下极，两阴之间，屏翳处也。"

[2] 阳脉之海：督脉的别称。因为手、足三阳经都有分支直接会合于督脉，起着调节全身阳气的作用，

故称。

[3] 周流：指循环流行。《素问六气玄珠密语·卷六》："夫运者，动也。即周流回复运动也。"

[4] 都纲：原为官名，管理佛教事务之僧官。在此借指管理、统率。

[5] 任督二脉一功：任督二脉循行一周。即本段简要论述了小周天的循行路线，即任督二脉循环。

[6] 四门：指耳、目、口、鼻。

[7] 两目内观：在此指以意念感受体内变化。

[8] 黍（shǔ）米之珠：黍米，五谷之一，指大黄米。黍米之珠，即形容粒小。

[9] 权作：权且（姑且、暂且）当作。

[10] 黄庭：气功术语，指气功中可意守的部位。

[11] 丹田：人身上意守、产药、结丹的部位。有三处：两眉间为上丹田，心窝处为中丹田，脐下为下丹田。通常指下丹田，即脐下约两寸。《针灸甲乙经》："石门，三焦募也……一名丹田，一名命门。在脐下两寸，任脉气所发。"唐杨玄操《难经注》："脐下肾间幼气者，丹田也。"《太极祭炼内法》卷中："此丹田二字，本出道经，名曰丹田者，谓生出金丹，造化之田也。"结合上文，此处应指下丹田。

[12] 命门：此处指下丹田。《道枢·黄庭》："命门在脐下一寸有三分，名曰玉环，身为下丹田。"《黄庭内景经·隐藏章第三十五》："闭塞命门保玉都。"务成子注："元阳子曰：命门者，下丹田精气出入之处也。"

[13] 尾闾（lú）：即尾骨。

[14] 泥丸：即泥丸宫。道教谓"泥丸九真皆有房"，脑神名精根，字泥丸，其神所居之处为泥丸宫，后亦泛称人头。《道枢·颐生篇》："夫能脑中圆虚以灌真，万穴直立，千孔生烟，德备天地，混同大方，故曰泥丸。泥丸者，形而上神也。"

[15] 重楼：道家丹门修为名词，指喉管。《黄庭中景经》："下念喉咙十二环，自下流通两乳间。"十二环，形若层楼叠宇，故又名"十二重楼"。

[16] 气海：部位名，有上下之分，膻中为上气海；脐下丹田为下气海。

[17] 谷道：即肛门。

[18] 鼻息渐闭：鼻息，从鼻腔出入的气息。鼻息渐闭在此指缓缓减慢呼吸速率。

[19] 神昏：此处指不能放平心境，无法真切感受体内的变化。

[20] 广成子：广成子，黄帝时期汝州人，住汝州崆峒山上。为道家创始人，位居道教"十二金仙"之首。古代汉族传说广成子活了1200岁后升天，在崆峒山留下了两个升天时的大脚印。

[21] 丹灶：炼丹用的炉灶。

[22] 河车：东汉道士阴长生以为"河车"就是"铅"的异名，而《还丹肘后诀》则以铅汞合炼为河车。

[23] 矻矻（kū）：努力、勤劳的样子。

[24] 丹经：炼丹的经书。

考正穴法

长强（一名气之阴郄，一名撅骨）：脊骶骨端计[1]三分，伏[2]地取之，足少阴、少阳之会，督脉络，别走任脉。《铜人》针三分，转针以大痛[3]为度。灸不及针，日灸三十壮，止二百壮，此痔[4]根本。《甲乙》针二分，留七呼。《明堂》灸五壮。

主肠风下血[5]，久痔瘘[6]，腰脊痛，狂病[7]，大小便难，头重[8]，洞泄[9]，五淋[10]，疳蚀下部[11]，小儿囟陷[12]，惊痫[13]瘛疭[14]，呕血，惊恐失精[15]，瞻视不正[16]。慎冷食，房劳。

腰俞[17]（一名背解，一名髓孔，一名腰柱，一名腰户）：二十一椎[18]下宛宛中，以挺身伏地舒身，两手相重支额，纵四体后，乃取其穴[19]。《铜人》针八分，留三呼，泻五吸。灸七壮，至七七壮。慎房劳、举重强力[20]。《明堂》灸三壮。

主腰胯腰脊痛，不得俯仰，温疟[21]汗不出，足痹[22]不仁，伤寒四肢热不已，妇人月水闭，溺赤。

阳关[23]：十六椎[24]下，坐而取之。《铜人》针五分，灸三壮。

主膝外不可屈伸，风痹[25]不仁，筋挛不行。

命门（一名属累）：十四椎[26]下，伏而取之。《铜人》针五分，灸三壮。

主头痛如破，身热如火，汗不出，寒热痎疟，腰脊相引，骨蒸[27]五脏热[28]，小儿发痫，张口摇头，身反折角弓[29]。

悬枢：十三椎[30]下，伏而取之。《铜人》针三分，灸三壮。

主腰脊强不得屈伸，积气[31]上下行，水谷不化[32]，下利[33]，腹中留积。

脊中（一名神宗，一名脊俞）：十一椎下，俯而取之。《铜人》针五分，得气即泻。禁灸，灸之人腰伛偻[34]。

主风痫[35]癫邪，黄疸，腹满，不嗜食，五痔[36]便血，温病[37]，积聚[38]，下利，小儿脱肛。

筋缩：九椎下，俯而取之。《铜人》针五分，灸三壮。《明堂》灸七壮。

主癫疾狂走[39]，脊急强，目转反戴，上视，目瞪[40]，痫病多言，心痛[41]。

至阳：七椎下，俯而取之。《铜人》针五分，灸三壮。《明堂》灸七壮。

主腰脊痛，胃中寒气，不能食，胸胁支满，身羸瘦，背中气上下行，腹中鸣，寒热解㑊[42]，淫泺胫痠[43]，四肢重痛，少气难言，卒疰忤[44]，攻心胸。

灵台：六椎下，俯而取之。《铜人》缺治病。见《素问》。今俗灸之，以治气喘不能卧，火到便愈。禁针。

神道：五椎下，俯而取之。《铜人》灸七七壮，止百壮，禁针。《明堂》灸三壮，针五分。《千金》灸五壮。

主伤寒发热，头痛，进退往来，痎疟，恍惚，悲愁健忘，惊悸[45]，失欠，牙车蹉，张口不合[46]。小儿风痫[47]，瘛疭，可灸七壮。

身柱：三椎下，俯而取之。《铜人》针五分，灸七七壮，止百壮。《明堂》灸五壮。《下经》灸三壮。

主腰脊痛，癫病狂走，瘛疭，怒欲杀人，身热，妄言见鬼，小儿惊痫[48]。

《难经[49]》云：治洪长伏三脉，风痫发狂，恶人[50]与火，灸三椎、九椎。

陶道：一椎下，俯而取之。足太阳、督脉之会。《铜人》灸五壮，针五分。

主痎疟寒热，洒淅[51]脊强，烦满，汗不出，头重，目瞑[52]，瘛疭，恍惚不乐。

大椎：一椎上，陷者宛宛中，手足三阳、督脉之会。《铜人》针五分，留三呼，泻五吸，灸以年为壮[53]。

主肺胀[54]胁满，呕吐上气，五劳七伤[55]，乏力，温疟[56]痎疟[57]，气注背膊拘急，颈项强不得回顾，风劳[58]食气[59]、骨热[60]，前板齿[61]燥。

仲景曰：太阳与少阳并病[62]，颈项强痛或眩冒[63]，时如结胸[64]，心下痞硬者，当刺大椎第一间[65]。

哑门（一名舌厌，一名舌横，一名瘖门）：项后入发际五分，项中央宛宛中，仰头取之。督脉、阳维之会。入系舌本[66]。《素注》针四分。《铜人》针二分，可绕针八分，留三呼，泻五吸，泻尽更留针取之。禁灸，灸之令人哑。

主舌急不语，重舌[67]，诸阳热气盛，衄血[68]不止，寒热风哑，脊强反折，瘈疭癫疾，头重汗不出。

风府（一名舌本）：项后入发际一寸，大筋[69]内宛宛中，疾言其肉立起，言休立下。足太阳、督脉、阳维之会。《铜人》针三分，禁灸，灸之使人失音。《明堂》针四分，留三呼。《素注》针四分。

主中风，舌缓不语[70]，振寒[71]汗出，身重恶寒，头痛，项急不得回顾，偏风[72]半身不遂，鼻衄，咽喉肿痛，伤寒狂走欲自杀，目妄视[73]，头中百病，马黄黄疸。

疟论曰：邪客于风府，循膂[74]而下，卫气一日夜大会于风府，明日日下一节，故其作晏[75]，每至于风府，则腠理[76]开；腠理开则邪气入；邪气入，则病作，以此日作稍益晏也。其出于风府，日下一节，二十五日下至骶骨，二十六日入于脊内，故日作益晏也。

昔魏武帝患风伤项急，华佗治此穴得效。

脑户（一名合颅）：枕骨上，强间后一寸半。足太阳、督脉之会。《铜人》禁灸，灸之令人哑，《明堂》针三分。《素注》针四分。《素问》刺脑户，入脑立死。

主面赤目黄，面痛，头重肿痛，瘿瘤[77]。此穴针灸俱不宜。

强间（一名大羽）：后顶后一寸半。《铜人》针二分，灸七壮。《明堂》灸五壮。

主头痛目眩，脑旋[78]烦心，呕吐涎沫，项强左右不得回顾，狂走不回休。

后顶（一名交冲）：百会后一寸半，枕骨上。《铜人》灸五壮，针二分。《明堂》针四分。《素注》针三分。

主头项强急，恶风寒[79]，风眩[80]，目䀮䀮[81]，额颅[82]上痛，历节[83]汗出，狂走癫疾不卧，痫发瘈疭，头偏痛。

百会（一名三阳，一名五会，一名巅上，一名天满）：前顶后一寸五分，顶中央旋毛[84]中，可容豆，直两耳尖。性理北溪陈氏[85]曰：略退些子[86]，犹天之极星居北。手足三阳、督脉之会。《素注》针二分。《铜人》灸七壮，止七七壮。凡灸头顶不得过七壮，缘头顶皮薄，灸不宜多。针二分，得气即泻。又《素注》针四分。

主头风[87]中风，言语謇涩[88]，口噤[89]不开，偏风[90]半身不遂，心烦闷，惊悸健忘，忘前失后，心神恍惚，无心力[91]，痎疟，脱肛，风痫[92]，青风[93]，心风[94]，角弓反张[95]，羊鸣多哭，语言不择[96]，发时即死[97]，吐沫，汗出而呕，饮酒面赤，脑重鼻塞，头痛目眩，食无味，百病皆治。

虢太子尸厥[98]，扁鹊取三阳五会[99]，有间太子苏。唐高宗头痛，秦鸣鹤[100]曰：宜刺百会出血。武后曰：岂有至尊头上出血之理，已而刺之，微出血，立愈。

前顶：囟会后一寸半，骨间陷中。《铜人》针一分，灸三壮，止七七壮。《素注》针四分。

主头风目眩，面赤肿，水肿，小儿惊痫[101]，瘈疭，发即无时，鼻多清涕，顶肿痛。

囟会：上星后一寸陷中。《铜人》灸二七壮，至七七壮。初灸不痛，病去即痛，痛止灸。若是鼻塞，灸至四日渐退，七日顿愈，针二分，留三呼，得气即泻。八岁以下不可针，缘囟门未合[102]，刺之恐伤其骨，令人夭。《素注》针四分。

主脑虚冷[103]，或饮酒过多，脑疼如破，衄血，面赤暴肿，头皮肿，生白屑风[104]，头眩[105]，颜青目眩，鼻塞不闻香臭，惊悸目戴上不识人。

上星（一名神堂）：神庭后，入发际一寸陷中，容豆。《素注》针三分，留六呼，灸五壮。《铜人》灸七壮，以细三棱针，宣泄诸阳热气，无令上冲头目。

主面赤肿，头风，头皮肿，面虚[106]，鼻中息肉，鼻塞头痛，痎疟振寒[107]，热病汗不出，目眩，目睛痛，不能远视，口鼻出血不止。不宜多灸，恐拔气上，令人目不明。

神庭：直鼻上入发际五分。足太阳、督脉之会。《素注》灸三壮。《铜人》灸二七壮，止七七壮。禁针，针则发狂，目失睛。

主登高而歌，弃衣而走[108]，角弓反张，吐舌[109]，癫疾风痫，目上视不识人，头风目眩，鼻出清涕不止，目泪出，惊悸不得安寝，呕吐烦满，寒热头痛，喘渴。岐伯曰：凡欲疗风，勿令灸多。缘风性轻，多即伤[110]，惟宜灸七壮，至三七壮止。张子和[111]曰：目肿、目翳，针神庭、上星、囟会、前顶，翳者可使立退，肿者可使立消。

素髎（一名面正）：鼻柱上端准头[112]。此穴诸方阙[113]治。《外台》不宜灸，针一分。《素注》针三分。

主鼻中息肉不消，多涕，生疮鼻窒[114]，喘急不利，鼻㖞僻[115]，蚘[116]衄。

水沟（一名人中）：鼻柱下，沟中央，近鼻孔陷中。督脉、手足阳明之会。《素注》针三分，留六呼，灸三壮。《铜人》针四分，留五呼，得气即泻，灸不及针，日灸三壮。《明堂》日灸三壮，至二百壮。《下经》灸五壮。

主消渴，饮水无度，水气[117]遍身肿，失笑无时，癫痫语不识尊卑，乍哭乍喜，中风口噤，牙关不开，面肿唇动，状如虫行，卒中恶[118]，鬼击，喘喝，目不可视，黄疸马黄，瘟疫，通身黄，口㖞僻。灸不及针，艾炷小雀粪大。水面肿[119]，针此一穴，出水尽即愈。

兑端：唇上端。《铜人》针二分，灸三壮。

主癫疾吐沫，小便黄，舌干消渴，衄血不止，唇吻强[120]，齿龈痛，鼻塞，痰涎，口噤鼓颔。炷如大麦。

龈交：唇内齿上龈缝中。任、督、足阳明之会。《铜人》针三分，灸三壮。

主鼻中息肉，蚀疮[121]，鼻塞不利，额颊[122]中痛，颈项强，目泪眵汁，牙疳[123]肿痛，内眦赤痒痛，生白翳，面赤心烦，马黄黄疸，寒暑瘟疫。小儿面疮癣，久不除，点烙[124]亦佳。

注释

[1] 计：根据《针灸聚英》卷一下，改为"下"。

[2] 伏：趴，脸向下，体前屈。

[3] 大痛：非常痛。

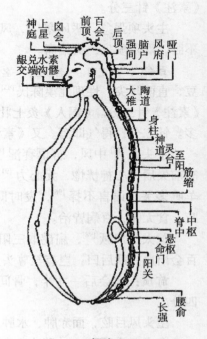

督脉

[4] 痔: 亦称为痔疮、痔核，是以肛门部出现肿痛、瘙痒、出血及痔核脱出肛外等为特征的外科疾病。

[5] 肠风下血: 亦称为肠风，出自《太平圣惠方》卷十六。泛指内脏劳损，气血不调和风冷热毒搏于大肠所致的便血。

[6] 痔瘘: 病名，即痔疮和肛瘘的合称。初生肛门不破者称痔；破溃而出脓血，黄水浸淫淋漓久不止者称瘘。

[7] 狂病: 以神志错乱、精神亢奋、打骂呼叫、躁妄不宁、动而多怒为主要临床表现的疾病。

[8] 头重: 出《素问·刺热论》。头部自觉重坠，或如布带束裹的感觉。临床上多与头痛、头晕并见。

[9] 洞泄: 参见足厥阴肝经考正穴法注释 [15]。

[10] 五淋: 参见足厥阴肝经考正穴法注释 [2]。

[11] 疳蚀下部: 此处的"疳"指"下疳"，也称为"疳疮"。因其在外生殖器、肛门等处出现粟粒大丘疹或硬块，四周焮肿，亮如水晶，破后溃烂，色呈紫红；或无脓水，四周坚硬凸起，中间凹陷成窝，因此称为疳蚀下部。

[12] 囟陷: 指囟门下陷。《诸病源候论》卷四十八: "脏腑气血虚弱，不能上充脑髓，故囟陷也。"小儿在 6 个月内，前囟门微陷，不属病理状态。若同时枕部凹陷，则属病重，常兼见面色萎黄、神疲气短、食少便溏、四肢不温、指纹淡滞等。

[13] 惊痫: 参见手少阳三焦经考正穴法注释 [66]。

[14] 瘛疭: 指手足时伸时缩，抽动不已，形如曳锯的病证。

[15] 失精: 参见足厥阴肝经考正穴法注释 [49]。

[16] 瞻视不正: 此处指两目上视。瞻视原指仰视。

[17] 腰腧: 即腰俞。

[18] 二十一椎下: 即骶管裂孔处。

[19] 以挺身伏地舒身，两手相重支额，纵四体后，乃取其穴: 放松俯卧平躺，双手重叠放于额下。纵四体，即指放松肌肉，使四肢自然伸展。

[20] 强力: 勉强，亦谓强力入房。《素问·生气通天论》: "因而强力，肾气乃伤。"王冰注: "强力，谓强力入房也。"

[21] 温疟: 疟疾之一。《素问·疟论》: "此先伤于风，而后伤于寒，故先热而后寒也，亦以时作，名曰温疟。"

[22] 足痹: 病证名，指足部麻木疼痛不能行走的一种痹证，多由气血不足所致。《灵枢·阴阳二十五人》: "足阳明之下……血气皆少则无毛，有则稀枯悴，善痿厥足痹。"

[23] 阳关: 即腰阳关。

[24] 十六椎: 即第四腰椎。

[25] 风痹: 参见手少阳三焦经考正穴法注释 [34]。

[26] 十四椎: 即第二腰椎。

[27] 骨蒸: 又称骨蒸劳热。骨蒸形容热从内出，不易解除。其主要临床表现是盗汗、面颊和手足心热，有时感觉发热而测量体温则在正常范围，有时尚受情绪的影响。

[28] 五脏热: 病证名，见《证治准绳·幼科》。小儿五脏偏热而引起热证的合称，分心热、肝热、脾热、肺热、肾热。心热，又称心气热，泛指心的各种热性病证，症见心中烦热、睡眠不宁、喜笑不休或神志昏愦、面红、口渴、小便黄、舌红、脉数等；肝热，泛指肝脏的各种热证，如肝火、肝阳上亢、肝气热、肝实热等或专指肝胆湿热化火；脾热，主要表现为腹满作痛、咽干口燥、唇红心烦、腹胀腹痛、

大便秘结、小便黄赤等；肺热，症见咳嗽，痰黄黏稠，或喘促，或咳吐脓血，胸痛，或恶寒发热，舌红苔黄或黄腻，脉数或滑数；肾热，指肾中邪热蕴蒸而致的证候，可见潮热、盗汗、手足心热、烦躁不安、腰膝酸软等，还可伴见目无神采而畏明，两足热甚，脊骨重，热甚不能起于床，夜间益甚。

[29] 身反折角弓：即角弓反张。《诸病源候论·风病诸候》："风邪伤人令腰背反折，不能俯仰角弓者，由邪入诸阳经故也。"因项背强直，使身体向后反折如角弓状，故名。

[30] 十三椎：即第一腰椎。

[31] 积气：气机郁滞体内。

[32] 水谷不化：即完谷不化，指大便中含有较多未消化食物的症状。

[33] 下利：简称利。古代医书指痢疾与泄泻。

[34] 伛偻（yǔ lǚ）：即弯腰曲背。

[35] 风痫：参见手少阳三焦经考正穴法注释 [72]。

[36] 五痔：病证名，出自《千金要方》。即牡痔、牝（pìn）痔、脉痔、肠痔、血痔的合称。牡痔，相当于肛漏。《诸病源候论》："肛边生鼠乳出在外者，时时出脓血者是也。"牝痔，又称酒痔，指肛边生漏孔，漏管弯曲，便后出血，或肛周脓肿的疾病。《诸病源候论·痔病诸候》："肛边肿生疮而出血者，牝痔也。"脉痔，即气痔。《五十二病方·脉》中之"脉"即指"脉痔"。《诸病源候论·痔病诸候》："肛边生裂，痒而复痛出血者，脉痔也。"肠痔，指肛门周围脓肿，有核突出者，痔发时多伴寒热。《诸病源候论·痔病诸候》："肛边肿核痛，发寒热而血出者，肠痔也。"血痔，又作血，指内痔而大便带血者。《诸病源候论·痔病诸候》："因便而清血随出者，血痔也。"其血多鲜红，或黯红有血块，或便前出血，或便而带血，或便后血下，多见于大便干燥难下时，伴有排便肛门疼痛症。

[37] 温病：泛指发热类疾病。

[38] 积聚：参见足厥阴肝经考正穴法注释 [90]。

[39] 狂走：像发疯一样乱跑。

[40] 目瞪：即两目直视。

[41] 心痛：心前区及心窝部疼痛。

[42] 寒热解㑊（yì）：指因感受寒热邪气而引起的四肢无力，身体困倦不适的症状。解，懈怠。㑊，困倦。

[43] 淫泺：参见足少阳胆经考正穴法注释 [146]。

[44] 疰忤（zhù wǔ）：病证名，出自《世医得效方》卷八。指因小儿神气未定，若突然见到异物、生人，或听到奇怪声音使神气浮越，气机怫郁，津阻成痰所致惊吓啼哭、面色异变，或见呕吐、腹泻、腹痛，状若惊痫的病证。

[45] 惊悸：参见手少阳三焦经考正穴法注释 [9]。

[46] 失欠，牙车蹉，张口不合：即下颌关节疾病。

[47] 风痫：参见手少阳三焦经考正穴法注释 [72]。

[48] 小儿惊痫：参见手少阳三焦经考正穴法注释 [66]。

[49] 难经：根据《针灸聚英》卷一下，此处应改为"难知"。

[50] 恶（wù）人：厌烦见人，喜静的一种状态。

[51] 洒淅：寒颤貌。《素问·刺疟》："足阳明之疟，令人先寒，洒淅洒淅，寒甚久乃热。"

[52] 目瞑：眼闭不想睁开的症状。

[53] 灸以年为壮：古代医家对此有不同的认识。①指随年龄的不同，施灸的壮数不同。《灵枢·经水》

记载："其少长大小肥瘦，以心撩之，命曰法天之常。灸之亦然，灸而过此者得恶火，则骨枯脉涩。"明确提出了医者必须根据病人年龄的少长、身型的高矮肥瘦等选择施灸壮数的多少和灸炷的大小等。②施灸壮数与年龄相同。《素问·骨空论》记载："灸寒热之法，先灸项大椎，以年为壮数，次灸橛骨，以年为壮数。"王冰注释为："如患人之年数。"③施灸壮数比年岁多一壮。《针灸资生经·第三·劳瘵》记载："灸劳法……，灸时多随年多灸一壮（如年三十，灸三十一）。累效。"④施灸壮数多，灸量大。《养生四要·卷之五·养生总论》记载："有人灸丹田穴，动则五六十壮，谓之随年壮。"指出在灸某些特定腧穴时，大剂量的施灸称为随年壮。综上，随年灸实际上应以患者年龄来确定灸壮的多少，即根据年龄造成的身体素质差异来调节灸量。

[54] 肺胀：肺胀是指多种慢性肺系疾患反复发作，迁延不愈，临床表现见喘息气促、咳嗽、咯痰、胸部膨满、憋闷如塞，或唇甲发绀、心悸、浮肿等症。重者可出现昏迷、喘脱等危重证候。

[55] 五劳七伤：参见足少阳胆经考正穴法注释 [83]。

[56] 温疟：一指疟疾的一种，临床以先热后寒（或无寒但热）为主证。二指疫病之一种。《温疫论·温疟》："凡疟者，寒热如期而发，余时脉静身凉，此常疟也，以疟法治之。设传胃者，必现里证，名为温疟，以疫法治之者生，以疟法治之者死。"

[57] 痎疟：在此指久疟，疟疾重症。

[58] 风劳：又称肝劳，指虚劳病复为风邪所伤者。《金匮翼》卷三："风劳之证，肌骨蒸热，寒热往来，痰嗽，盗汗，黄瘦，毛焦，口臭，或成疳利。由风邪淹滞经络，瘀郁而然，其病多着于肝，亦名肝劳。"《太平圣惠方》卷二十七："夫劳伤之人，表里多虚，血气衰弱，肤腠疏泄，风邪易侵，或游易皮肤，或沉滞脏腑，随其所感，而众病生焉。"

[59] 食气：在此指呕逆上气。

[60] 骨热：指骨蒸前期潮热反复发作的病证。症见身热、热势不张而日久不解或潮热反复、盗汗、多梦、遗精、腰膝酸软等。《普济方》卷三百八十四："阳气偏盛，水不足，脏腑积热，熏灼肌体，盛则消烁骨髓，是为骨热之病，久不已，变成骨蒸。"

[61] 前板齿：即门牙。

[62] 并病：指伤寒一经的证候未解又出现另一经的证候，两经的证候先后并现。《伤寒论》有太阳与阳明并病，太阳与少阳并病等。

[63] 眩冒：参见足厥阴肝经考正穴法注释 [104]。

[64] 结胸：参见手厥阴心包经考正穴法注释 [13]。

[65] 大椎第一间：即第七颈椎与第一胸椎之间，相当于大椎穴的位置。

[66] 舌本：即舌根部。

[67] 重舌：又名子舌、重舌风、莲花舌。症见舌下血脉肿胀，状似舌下又生小舌，或红或紫，或连贯而生，状如莲花，饮食难下，言语不清，口流清涎，日久溃腐。

[68] 衄血：非外伤性头部诸窍及肌表出血。

[69] 大筋：即斜方肌。

[70] 舌缓不语：各种原因引起的舌转动不灵、言语不清。舌缓又称为"舌瘖"。"瘖，不能言也"（《说文》）。指发音器官可出声，但不能形成语言者。《证治准绳·幼科》："若咽喉声音如故，而舌不能转运语言，则为舌瘖。"

[71] 振寒：参见手少阳三焦经考正穴法注释 [37]。

[72] 偏风：参见足少阳胆经考正穴法注释 [56]。

[73] 妄视：随便乱看。

[74] 膂（lǚ）：原指脊柱两旁的肌肉。结合下文语境，此处应指脊柱。

[75] 晏：迟，晚。

[76] 腠理：皮下肌肉之间的空隙和皮肤、肌肉的纹理。为渗泄及气血流通灌注之处。

[77] 瘿瘤：即瘿，指颈部肿块色红而高突，或蒂小而下垂，有如璎珞之形状。多指甲状腺肿大一类疾病。

[78] 脑旋：又称为"掉眩""眩掉"。指头摇、肢体震颤头晕目眩等症候。出《素问·至真要大论》："诸风掉眩，皆属于肝。"《素问玄机原病式》："掉，摇也；眩，昏乱旋运也。"

[79] 恶风寒：症状名。意义与"恶风""恶寒"略同。《伤寒论》第98条："得病六七日，脉迟浮弱，恶风寒，手足温，医二三下之，不能食而胁下满痛，面目及身黄……"此症在此是由风寒之邪在太阳之表所致。

[80] 风眩：属外感眩晕的一种。临床特点是眩晕而伴有发热、自汗、恶风，或兼咳嗽、肢体酸痛等症。

[81] 眓眓：参见手厥阴心包经考正穴法注释 [4]。

[82] 额颅：前额骨部，在发下眉上处，即前额正中部。《灵枢·骨度》："发所覆者，颅至项尺二寸。"张介宾注："前发际为额颅，后发际以下为项。"

[83] 历节：即历节风。参见足少阳胆经考正穴法注释 [29]。

[84] 旋毛：聚生作旋涡状的头发，即俗称的发旋。

[85] 性理北溪陈氏：陈淳所著的《北溪字义》。陈淳，字安卿，号北溪，世称北溪先生，福建漳州人，南宋哲学家。《北溪字义》原名《字义详讲》，又称《四书字义》或《四书性理字义》。由陈淳弟子王隽笔记其讲学语录而成，主旨在于解释朱熹《四书章句集注》的理学思想。

[86] 些子：亦作"些仔"，少许、一点儿。唐代李白《清平乐》词："花貌些子时光，抛人远泛潇湘。"

[87] 头风：参见手少阳三焦经考正穴法注释 [65]。

[88] 言语謇涩：亦称语言謇吃、口不能言。舌体转动不灵、说话艰难或吐字不清的症状。

[89] 口噤：即牙关紧闭。

[90] 偏风：参见足少阳胆经考正穴法注释 [56]。

[91] 无心力：患者自觉心没有力气的症状。

[92] 风痫：参见手少阳三焦经考正穴法注释 [72]。

[93] 青风：根据上下文语境，在此应指肝风。

[94] 心风：病名。①指心受风邪所致的病患。《素问·风论》："心风之状，多汗恶风，焦绝，善怒吓，赤色，病甚则言不可快，诊在口，其色赤。"②癫疾之一，见于《太平圣惠方》卷四。多由情志抑郁，所欲不遂，心脾两虚，气血不足，或痰浊阻滞，神不守舍所致。症情较一般癫疾稍轻。《证治要决·癫狂》："心风者，精神恍惚，喜怒不常，无语，时或错乱，有癫之意，不如癫之甚。"

[95] 角弓反张：躯体伸肌肌张力极度增高以致躯体背屈呈弓形的一种病理姿势。表现为头颈后仰，四肢挺伸内收，腕关节和手指掌曲，踝关节和足趾跖屈，躯干背屈，胸腹突出。可伴咀嚼肌和呼吸肌的肌张力增高，表现为牙关紧闭、呼吸困难。

[96] 语言不择：即语言错妄。

[97] 发时即死：指精神类疾病发作后呈假死的状态。

[98] 尸厥：参见通玄指要赋注释 [33]。

[99] 三阳五会：即指百会穴。

[100] 秦鸣鹤：里籍不详，生活于 7 世纪，曾与张文仲同为唐高宗侍医，医术精湛，针灸技术娴熟。

[101] 小儿惊痫：参见手少阳三焦经考正穴法注释 [68]。

[102] 8 岁以下不可针，缘囟门未合：由于体质状况的改变、营养状态的改善等原因，现代小儿前囟门在出生后 12~18 个月即会闭合。可根据小儿的具体情况酌情针刺。

[103] 脑虚冷：即脑虚冷痛。脑为髓之海，肾主骨生髓。肾虚无以生髓，脑窍失去脑髓的滋养，出现冷痛的表现。

[104] 白屑风：病名，指头皮白屑脱落为主的一种病证。《外科正宗》卷四："白屑风多生于头、面、耳、项发中，初起微痒，久则渐生白屑，叠叠飞起，脱之又生，此皆起于热体当风，风热所化。"该证主要发于头皮，重者可见头部弥漫、均匀的糠秕（bǐ）样干燥白屑脱落，自觉痒甚，搔抓时脱落更甚，越搔抓越觉奇痒难止。白屑落而又生，日久则可使毛发失泽易断落。相当于干性皮脂溢性皮炎。

[105] 头眩：即眩晕。

[106] 面虚：《铜人》中记载为"面虚肿"。

[107] 振寒：恶寒战栗。

[108] 登高而歌，弃衣而走：狂证的典型表现之一。

[109] 吐舌：又名舌舒、吐弄舌，指小儿舌头不断地伸出口外，伸出较长而缩回较慢或久而不收者。常伴有面红烦渴，小便赤涩等。因心经有热所致。

[110] 凡欲疗风，勿令灸多。缘风性轻，多即伤：灸法属阳，风性亦属阳。多灸，则助风之阳气，损伤人体正气。

[111] 张子和：名从正，字子和，号戴人（约 1151—1231），享年约 80 岁。金代睢州考城（今河南省兰考县）人。张子和为金元四大家之一，在医学理论上有很多创见，对后世有很大影响，是攻邪派的创始人。

[112] 准头：鼻尖。

[113] 阙：古代用作"缺"字。空缺。

[114] 鼻窒：参见足少阳胆经考正穴法注释 [67]。

[115] 鼻喎僻：鼻歪向一侧。

[116] 鼽：即鼻鼽，也称为鼽嚏，指以突然和反复发作的鼻痒、打喷嚏、流清涕、鼻塞等为主要特征的鼻病。《素问玄机原病式·卷一》记载："鼽者，鼻出清涕也。"约相当于西医学的过敏性鼻炎。

[117] 水气：即水肿。

[118] 中恶：古病名，又称客忤、卒忤，泛指感受秽毒或不正之气，突然厥逆不省人事的病证。出自《肘后备急方》卷一。《证治要诀·卷一》："中恶之证，因冒犯不正之气，忽然手足逆冷，肌肤粟起，头面青黑，精神不守，或错言妄语，牙紧口噤，或头眩晕倒，昏不知人。此即是卒厥、客忤、飞尸、鬼击。吊死、问丧、入庙、登冢，多有此病。"

[119] 鬼击：参见手少阳三焦经考正穴法注释 [17]。

[120] 唇吻强：牙关紧急。

[121] 蚀疮：即浸淫疮，出自《金匮要略》。蚀疮是一种瘙痒性湿疮，该病发生常群集或密集成片，呈泛发性。《备急千金要方》卷二十二："浅搔之曼延长不止，瘙痒者，初如疥，搔之转生汁相连是也。"另外，各种恶疮，也称为蚀疮。

[122] 頞（è）：鼻根凹陷处。

[123] 牙疳：病名以牙龈红肿，溃烂疼痛，流腐臭脓血为主症。《儒门事亲》卷五："牙疳者，龋也。龋者，牙龈腐烂也。"又据发病情况分为：风热牙疳、青腿牙疳、走马牙疳三种。其中以风热牙疳较为多见；青腿牙疳因其下肢兼见青色肿块，故名；走马牙疳多发生在小儿，因发病急骤，故名走马，是一种较危重的急性口腔病，临床可见于急性溃疡性口炎，坏死性龈、口炎。

[124] 点烙：一种快速灼烫局部皮肤治疗疾病的方法。

督任要穴（杨氏）

督 脉

人病脊膂[1]强痛，癫痫，背心热，狂走，鬼邪[2]、目痛，大椎骨痠疼，斯乃督脉起于下极[3]，并脊上行风府。起于尾闾[4]，而生是病，可刺督脉人中穴。鼻柱下近孔陷中，针四分，灸亦可，不及针，昏晕及癫狂者甚效。

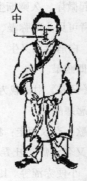
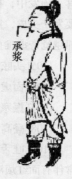

督脉　　　任脉

注释

[1] 脊膂：背部脊柱两旁的肌肉。

[2] 鬼邪：癫狂等精神类疾患。

[3] 下极：即长强穴。

[4] 尾闾：即尾骨。

任 脉

人病七疝[1]八瘕[2]，寒温不调，口舌生疮，头项强痛，斯乃任脉起于中极下[3]，上毛，循腹，到关元，直至咽喉天突，过承浆而生是病。可刺任脉承浆穴，在髭间陷中，刺入同身寸三分，灸七壮，止七七壮。

注释

[1] 七疝：参见通玄指要赋注释 [18]。

[2] 八瘕：即八种瘕症，即黄瘕、青瘕、燥瘕、血瘕、脂瘕、狐瘕、蛇瘕、鳖瘕。出自《诸病源候论》卷三十八："八瘕者，皆胞胎生产，月经往来，血脉精气不调之所生也。"黄瘕，因左胁气结所致腰背引痛，小腹拘急引中刺疼，尿黄赤；女子则见经行不利，阴中刺痛，淋露黄汁。青瘕，以两胁为肝之分野，肝色青，症见气冲不定，瘕聚无形，故名。燥瘕，多因女子暑月行经期间，劳累过度，或大怒气结，以致经脉挛急内结不舒所致。症见如有半杯下覆，在腹中游移不定，痛连两胁，上下引心而烦，不得太息，两足酸软枯瘦，久立则痛，遗尿失精，便艰盗汗，妨碍饮食，食则欲吐。血瘕，因瘀血聚积所生的有形肿块。脂瘕，一名胎瘕，因病在脂膜间故名。症见腰背刺痛，股痛，少腹沉重，大小便血等。狐瘕，女子少腹疼痛，有物或隐或现，如狐之出没无常故名。蛇瘕，瘕生腹内，摸之如蛇状者。《诸病源候论·癥瘕病诸候》："人有食蛇不消，因腹内生蛇瘕也。亦有蛇之精液误入饮食内，亦令病之。其状常若饥而食则不下，喉噎塞，食至胸内即吐出，其病在腹，摸揣亦有蛇状，谓蛇瘕也。"鳖瘕，《诸病源候论·癥瘕病诸候》："鳖瘕者，谓腹中瘕结如鳖状是也。"《杂病源流犀烛·积聚癥瘕痃癖痞源流》："鳖瘕，形大如杯，若存若亡，持之应手，其苦小腹内切痛，恶气左右走，上下腹中痛，腰背亦痛，不可以息，面目黄黑，脱声少气，甚亦有头足成形者。"

[3] 中极下：即胞中。下，指内（深部）。

奇经八脉歌（《医经小学》）

督脉起自下极腧[1]，并于脊里上风府，过脑额鼻入龈交，为阳脉海都纲要。任脉起于中极底[2]，上腹循喉承浆里，阴脉之海妊所谓。冲脉出胞循脊中，从腹会咽络口唇，女人成经为血室，脉并少阴之肾经。与任督本于阴会，三脉并起而异行。阳跷起自足跟里，循外踝上入风池。阴跷内踝循喉嗌[3]，本足阴阳脉别支。诸阴交[4]起阴维脉，发足少阴筑宾郄。诸阳会[5]起阳维脉，太阳之郄金门穴。带脉周回季胁[6]间，会于维道足少阳。所谓奇经[7]之八脉，维系诸经[8]乃顺常。

注释

[1] 下极腧：亦作"下极俞"，即脊柱下端的长强穴。

[2] 中极底：即胞中。

[3] 喉嗌：咽喉。

[4] 诸阴交：与各阴经的交会穴，非某一个穴位。

[5] 诸阳会：与各阳经的交会穴，非某一个穴位。

[6] 季胁：胁肋的下部。

[7] 奇经：奇经八脉的循行不像十二正经那样规则，"别道奇行"，与脏腑没有直接的属络关系，彼此间也无表里配合关系，故称之为"奇经"。

[8] 维系诸经：主要指奇经八脉可沟通十二经脉之间的联系，对十二经脉的气血有蓄积和渗灌的调节作用。

奇经八脉（《节要》）[1]

督脉者，起于少腹以下骨中央[2]，女子入系廷孔[3]，其孔溺孔之端也。其络循阴器，合篡[4]间，绕篡后，别绕臀，至少阴，与巨阳[5]中络[6]者合少阴，上股内后廉，贯脊属肾；与太阳起于目内眦，上额，交巅上，入络脑，还出别下项，循肩膊内，侠脊抵腰中，入循膂[7]络肾，其男子循茎下至篡，与女子等；其少腹直上者，贯脐中央，上贯心，入喉，上颐[8]环唇，上系两目之下中央。

督脉起于下极之腧[9]，并于脊里，上至风府，入脑上巅，循额至鼻柱，属阳脉之海。其为病也，脊强而厥，凡二十七穴。穴见前。

任脉与冲脉，皆起于胞中[10]，循脊里，为经络之海。其浮而外者，循腹上行，会于咽喉，别而络唇口。血气盛，则肌肉热。血独盛，则渗灌皮肤生毫毛。妇人有余于气，不足于血，以其月事数下，任冲并伤故也。任冲之交脉，不营于唇口，故髭须不生。

任脉起于中极之下，以上毛际，循腹里，上关元，至喉咽，属阴脉之海。其为病也，苦内结，男子为七疝[11]，女子为瘕聚[12]，凡二十四穴，穴见前。

冲脉者，与任脉皆起于胞中，上循脊里，为经络之海。其浮于外者，循腹上行，会于咽喉，别而络唇口；故曰，冲脉者，起于气冲，并足少阴之经，侠脐上行，至胸中而散。其为病也，令人逆气而里急[13]。《难经》则曰：并足阳明之经，以穴考之，足阳明侠脐左右各二寸而上行，足少阴侠脐左右各一寸[14]而上行。《针经》所载，冲任与督脉，同起于会阴，其在腹也，行乎幽门、通谷、阴都、石关、商曲、肓俞、中柱、四满、气穴、大赫、横骨，凡二十二穴，皆足少阴之分也。然则冲脉，并足少阴之经明矣。

幽门（巨阙旁）　通谷（上脘旁）　阴都（通谷下）

石关（阴都下）　商曲（石关下）　肓俞（商曲下）

中注（肓俞下）　四满（中注下）　气穴（四满下）

大赫（气穴下）　横骨（大赫下）

带脉者，起于季胁，回身一周。其为病也，腹满，腰溶溶如坐水中。其脉气所发，正名带脉，以其回身一周如带也。又与足少阳会于带脉、五枢、维道，此带脉所发。凡六穴。

带脉（季胁下一寸八分）　五枢（带脉下三寸）　维道（章门下五寸三分）

阳跷脉者，起于跟中，循外踝上行，入风池。其为病也，令人阴缓而阳急[15]。两足跷脉，本太阳[16]之别，合于太阳，其气上行，气并相还，则为濡目，气不营则目不合；男子数[17]其阳，女子数其阴。当数者为经，不当数者为络也。跷脉长八尺[18]。所发之穴，生于申脉，本于仆参，郄于跗阳，与足少阳会于居髎，又与手阳明会于肩髃及巨骨，又与手太阳、阳维会于臑俞，又与手足阳明会于地仓及巨髎，又与任脉、足阳明会于承泣。凡二十穴。

申脉（外踝下）　仆参（跟骨下）　跗阳（外跟上）

居髎（章门下）　肩髃（肩端）　巨骨（肩端）

臑俞（肩后甲骨上廉）　地仓（口吻旁）　巨髎（鼻两旁）

承泣（目下七分）

阴跷脉者，亦起于跟中，循内踝上行，至咽喉，交贯冲脉。其为病也，令人阳缓而阴急。故曰：跷脉者，少阴之别，起于然谷之后，上内踝之上，直上阴，循阴股入阴，上循胸里，入缺盆，上出人迎之前，入鼻，属目内眦，合于太阳。女子以之为经，男子以之为络。两足跷脉，长八尺，而阴跷之郄在交信，阴跷病者取此。凡四穴。

照海（足内踝下）　交信（内踝上）

阳维脉者，维于阳，其脉起于诸阳之会，与阴维皆维络于身。若阳不能维于阳，则溶溶[19]不能自收持。其脉气所发，别于金门，郄于阳交，与手太阳及阳跷脉会于臑俞，又与手少阳会于臑会，又与手足少阳会于天髎，又与手足少阳、足阳明会于肩井。其在头也，与足少阳会于阳白，上于本神及临泣、目窗，上至正营、承灵，循于脑空，下至风池、日月；其与督脉会，则在风府及哑门。其为病也，苦寒热。凡三十二穴。

金门（足外踝下）　阳交（外踝上）　臑俞（肩后胛上）

臑会（肩前廉）　天髎（缺盆上）　肩井（肩头上）

阳白（眉上）　本神（曲差旁）　临泣（目上）

目窗（临泣后）　正营（目窗后）　承灵（正营后）

脑空（承灵后）　风池（脑空下）　日月（期门下）

风府　哑门

阴维脉者，维于阴，其脉起于诸阴之交，若阴不能维于阴，则怅然失志[20]。其脉气所发，阴维之郄，名曰筑宾，与足太阴会于腹哀、大横，又与足太阴、厥阴会于府舍、期门，与任脉会于天突、廉泉，其为病也，苦心痛。凡一十二穴。

筑宾（内踝上）　腹哀（日月下）　大横（腹哀下）

府舍（腹结下）　期门（乳下）　天突（结喉下）

廉泉（结喉上）

注释

[1]《节要》：即明代高武所撰《针灸节要》。

[2] 少腹以下骨中央：指骨盆下口中央，即会阴穴。

[3] 廷孔：指女子尿道口。

[4] 篡：会阴部。

[5] 巨阳：足太阳膀胱经。

[6] 中络：中行之络。

[7] 膂：夹脊两旁的肌肉。

[8] 颐：面颊、腮。

[9] 下极之腧：指会阴深部。《难经·二十八难》："督脉者，起于下极之俞。"滑伯仁注"篡内深处为下极。"另一说长强穴。杨玄操注："下极者，长强也。"而张介宾则说："下极，两阴之间，屏翳处也。"

[10] 胞中：子宫之内。

[11] 七疝：参见通玄指要赋注释 [20]。

[12] 瘕聚：腹部脐下有硬块，推之可移，痛无定处。

[13] 里急：腹内拘急，疼痛不舒。

[14] 一寸：根据《针灸聚英》卷一下，此处应该为"五分"。

[15] 阴缓而阳急：内侧筋肉纵缓，外侧筋肉拘挛。

[16] 太阳：根据《灵枢·脉度》及《针灸甲乙经》卷二第二篇，此处应改为"少阴"。

[17] 数：在此指计算长度。

[18] 八尺：根据《灵枢·脉度》及《针灸甲乙经》卷二第三，此处应改为"七尺五寸"。

[19] 溶溶：在此指代身体懈怠无力的样子。

[20] 怅然失志：心中不快的感觉。

十五络脉歌（《医经小学》）

人身络脉一十五，我今逐一从头举：手太阴络为列缺，手少阴络即通里，手厥阴络为内关，手太阳络支正是，手阳明络偏历当，手少阳络外关位，足太阳络号飞扬，足阳明络丰隆记，足少阳络为光明，足太阴络公孙寄，足少阴络名大钟，足厥阴络蠡沟配，阳督之络号长强，阴任之络为尾翳[1]，脾之大络为大包，十五络名君须记。

注释

[1] 尾翳：鸠尾穴别称。

十五络脉穴辨（《医统》）

十五络脉者，十二经之别络而相通焉者也。其余三络，为任督二脉之络，脾之大络，总统阴阳诸络，灌溉于脏腑者也。《难经》谓三络为阳跷、阴跷二络，常考之无穴可指。且二跷亦非十四经之正也。《针灸节要》以为任络曰尾翳，督络曰长强，诚得《十四经发挥》之正理，加以脾之大络曰大包，此合十五络也。

十五络脉 (《节要》)

手太阴之别络，名曰列缺。起于腕上分间[1]，并太阴之经，直入掌中，散入鱼际。其病实则手锐掌[2]热，泻之；虚则欠㰦[3]，小便遗数，补之。去腕寸半，别走阳明也。

手少阴之别络，名曰通里。去腕一寸，别走太阳，循经入于心中，系舌本[4]，属目系[5]。实则支膈[6]，泻之；虚则不能言，补之。

手厥阴之络，名曰内关。去掌二寸两筋[7]间，别走少阳，循经上系于心包络心系[8]。实则心痛，泻之；虚则头强，补之。

手太阳之别络，名曰支正。上腕五寸，别走[9]少阴；其别者，上走肘，络肩髃[10]。实则节弛肘废，泻之；虚则生疣，小者如指痂疥[11]，补之。

手阳明之别络，名曰偏历。去腕三寸，别走太阴；其别者，上循臂，乘肩髃，上曲颊[12]偏齿[13]；其别者，入耳，合于宗脉[14]。实则龋聋，泻之；虚则齿寒痹膈[15]，补之。

手少阳之别络，名曰外关。去腕二寸，外绕臂，注胸中，别走手厥阴。实则肘挛，泻之；虚则不收，补之。

足太阳之别络，名曰飞扬。去踝七寸，别走少阴。实则鼽窒[16]，头背痛，泻之；虚则鼽衄，补之。

足少阳之别络，名曰光明。去踝五寸，别走厥阴，下络足跗。实则厥，泻之；虚则痿躄，坐不能起，补之。

足阳明之别络，名曰丰隆。去踝八寸，别走太阴；其别者，循胫骨外廉，上络头项，合诸经之气，下络喉嗌[17]。其病气逆则喉痹[18]，卒瘖，实则狂癫，泻之；虚则足不收，胫枯，补之。

足太阴之别络，名曰公孙。去本节之后一寸，别走阳明；其别者，入络肠胃。厥气[19]上逆则霍乱。实则肠中切痛[20]，泻之；虚则鼓胀，补之。

足少阴之别络，名曰大钟。当踝后绕跟，别走太阳；其别者，并经上走于心包下，外贯腰脊。其病气逆烦闷，实则闭癃[21]，泻之；虚则腰痛，补之。

足厥阴之别络，名曰蠡沟。去内踝五寸，别走少阳；其别者，经胫上睾，结于茎。其病气逆则睾肿，卒疝，实则挺长，泻之；虚则暴痒，补之。

任脉之别络，名曰尾翳[22]。下鸠尾，散于腹。实则腹皮痛，泻之；虚则痒搔，补之。

督脉之别络，名曰长强。侠膂上项，散头上，下当肩胛左右，别走太阳，入贯膂。实则脊强，泻之；虚则头重高摇[23]，补之。

脾之大络，名曰大包。出渊液下三寸，布胸胁，实则身尽痛，泻之；虚则百节尽皆纵，补之。

凡此十五络者，实则必见，虚则必下，视之不见，求之上下。人经不同，络脉异所别也。

注释

[1]分间：本经脉与他经脉相分之处也（一说分肉之间）。

[2]手锐掌：即大鱼际处。

[3]欠㰦（qù）：张口打哈欠。

[4] 舌本：舌根部。

[5] 目系：又称目本。眼球连于脑的脉络，其中含有视神经和血管。

[6] 支膈：证名，指胸膈有阻塞不适感。

[7] 两筋：掌长肌腱与桡侧腕屈肌腱。

[8] 心系：指直接与心脏联系的大血管，包括主动脉、肺动脉、肺静脉及上、下腔静脉。

[9] 别走：根据《灵枢·经脉》篇，此处应该为"内注"。

[10] 肩髃：肩关节上方。

[11] 痂疥（jiā jiè）：疮之干结及发痒者。

[12] 曲颊：又名曲牙。颊为面的两旁，因其屈而向前，故称曲颊。相当于下颌角。

[13] 偏齿：对侧的齿根。

[14] 宗脉：指分布在眼、耳等重要器官上，由很多经脉汇聚而形成的主脉或大脉。

[15] 痹膈：即胸膈部憋闷不畅。

[16] 鼽窒：即鼻鼽、鼻窒。鼻鼽参见足少阳胆经考正穴法注释 [31]。鼻窒参见通幽指要赋注释 [24]。

[17] 喉嗌（yì）：即咽喉。

[18] 喉痹：以咽部红肿疼痛，或微红咽痒不适为主要症状的病证。相当于现代医学之急（或慢）性"咽炎"。

[19] 厥气：逆乱之气，泛指一些继发性病因。如阴阳失调、气血逆乱、痰浊闭阻、食积停滞或暴痛等，它们出现在病变过程中，又起了新的作用，引致四肢厥冷、精神失常或突然昏仆等病证。

[20] 切痛：急痛，痛如刀割。

[21] 闭癃：即癃闭，是尿闭或排尿困难、下腹胀满的一种证候。"癃"是小便不畅，点滴而出，下腹缓缓胀满；"闭"是小便不通，点滴不出，病势较急，一般统称为"癃闭"。本证包括由于膀胱、尿道的器质性或功能性疾病所造成的排尿困难和尿潴留；或由于各种原因引起肾功能减退或衰竭而造成的尿量极度减少等。

[22] 尾翳：鸠尾穴的别称。

[23] 高摇：即头部摇晃。

十二经筋 （《节要》）

足太阳之筋，起于足小指，上结于踝，斜上结于膝；其下循足外侧，结于踵 [1]，上循跟，结于腘 [2]；其别者，结于腨外 [3]，上腘中内廉，与腘中并上结于臀，上侠脊上项；其支者，别入结于舌本；其直者，结于枕骨，上头，下颜，结于鼻；其支者，为目上网 [4]，下结于頄 [5]；其支者，从腋后外廉结于肩髃 [6]；其支者，入腋下，上出缺盆，上结于完骨；其支者，出缺盆，斜上出于頄。其病小指支跟肿痛，腘挛，脊反折，项筋急，肩不举，腋支 [7] 缺盆中纽痛 [8]，不可左右摇。治在燔针劫刺 [9]，以知为数 [10]，以痛为输，名曰仲春痹 [11] 也。

足少阳之筋，起于小指次指，上结外踝，上循胫外廉，结于膝外廉；其支者，别起外辅骨，上走髀，前者结于伏兔 [12] 之上，后者结于尻 [13]；其直者，上乘䏚 [14] 季胁，上走腋前廉，系于膺乳 [15]，结于缺盆；直者，上出腋，贯缺盆，出太阳之前，循耳后，上额角，交巅上，下走颔 [16]，上结于頄 [17]；支者，结于目眦 [18] 为外维 [19]。其病小指次指 [20] 支 [21] 转筋，引膝外转筋，膝不可屈伸，腘筋急，前引髀，后引尻，即上乘䏚季胁痛，上引缺盆、膺乳、颈维筋急[22]。从左之右,右目不开,上过右角,并跻脉而行,左络于右,故伤左角,右足不用,命曰维筋相交。治在燔针劫刺,以知为数,以痛为输,名曰孟春痹[23]也。

足阳明之筋,起于中三指[24],结于跗[25]上,斜外上加于辅骨,上结于膝外廉,直上结于髀枢[26],上循胁属脊;其直者,上循骭[27],结于膝;其支者,结于外辅骨,合少阳;其直者,上循伏兔,上结于髀,聚于阴器,上腹而布,至缺盆而结,上颈,上侠口,合于頄,下结于鼻,上合于太阳。太阳为目上网,阳明为目下网[28];其支者,从颊结于耳前。其病足中指支[29]胫转筋,脚跳坚[30],伏兔转筋,髀前肿,㿉疝,腹筋急,引缺盆及颊,卒口僻,急者目不合,热则筋纵,目不开;颊筋有寒,则急,引颊移口,有热则筋弛纵,缓不胜收,故僻。治之以马膏[31],膏其急者;以白酒和桂,以涂其缓者,以桑钩[32]钩之,即以生桑灰置之坎[33]中,高下以坐等,以膏熨急颊,且饮美酒,啖美炙肉;不饮酒者,自强也,为之三拊[34]而已。治在燔针劫刺,以知为数,以痛为输,名曰季春痹[35]也。

足太阴之筋,起于大指之端内侧,上结于内踝;其直者,络于膝内辅骨,上循阴股,结于髀,聚于阴器,上腹结于脐,循腹里,结于肋,散于胸中;其内者,着于脊。其病足大指支[36]内踝痛,转筋痛,膝内辅骨[37]痛,阴股引髀而痛,阴器纽痛,下[38]引脐两胁痛,引膺中脊内痛。治在燔针劫刺,以知为数,以痛为输,名曰孟秋痹[39]也。

足少阴之筋,起于小指之下,并足太阴之筋,斜走内踝之下,结于踵,与太阳之筋合,而上结于内辅之下,并太阴之筋而上,循阴股,结于阴器,循脊内,侠膂[40],上至项,结于枕骨,与足太阳之筋合。其病足下转筋,及所过而结者,皆痛及转筋。病在此者,主痫瘛及痉[41],在外者不能俯,在内者不能仰。故阳病者,腰反折不能俯,阴病者不能仰。治在燔针劫刺,以知为数,以痛为输。在内者,熨引[42]饮药,此筋折纽[43],纽发数甚者死不治,名曰仲秋痹[44]也。

足厥阴之筋,起于大指之上,上结于内踝之前,上循胫,上结内辅之下,上循阴股,结于阴器,络诸筋[45]。其病足大指支[46]内踝之前痛,内辅痛,阴股痛转筋,阴器不用,伤于内[47]则不起,伤于寒则阴缩入,伤于热则纵挺不收,治在行水清阴气。其病转筋者,治在燔针劫刺,以知为数,以痛为输,名曰季秋痹[48]也。

手太阳之筋,起于小指之上,结于腕,上循臂内廉,结于肘内锐骨[49]之后,弹之应小指之上,入结于腋下;其支者,后走腋后廉,上绕肩胛,循颈,出走太阳之前[50],结于耳后完骨;其支者,入耳中;直者,出耳上,下结于颔,上属目外眦。其病小指支[51]肘内锐骨后廉痛,循臂阴,入腋下,腋下痛,腋后廉痛,绕肩胛引颈而痛,应耳中鸣痛引颔,目瞑良久乃得视,颈筋急,则为筋瘘颈肿[52],寒热在颈者。治在燔针劫刺之,以知为数,以痛为输。其为肿者,复而锐之。本支者,上曲牙[53],循耳前属目外眦,上颔[54],结于角,其病当所过者支转筋。治在燔针劫刺,以知为数,以痛为输,名曰仲夏痹[55]也。

手少阳之筋,起于小指次指之端,结于腕,中[56]循臂,结于肘,上绕臑外廉,上肩,走颈,合手太阳;其支者,当曲颊入系舌本;其支者,上曲牙,循耳前,属目外眦,上乘颔[57],结于角。其病当所过者,即支[58]转筋,舌卷。治在燔针劫刺,以知为数,以痛为输。名曰季夏痹[59]也。

手阳明之筋,起于大指次指之端,结于腕,上循臂,上结于肘外,上臑,结于髃[60];其支者,绕肩胛,侠脊;直者从肩髃上颈;其支者,上颊,结于頄;直者,上出手太阳之前，上左角，络头，下右额。其病当所过者，支痛[61]及转筋，肩不举，颈不可左右视。治在燔针劫刺，以知为数，以痛为输，名曰孟夏痹[62]也。

手太阴之筋，起于大指之上，循指上行，结于鱼后，行寸口外侧，上循臂，结肘中，上臑内廉，入腋下，出缺盆，结肩前髃[63]，上结缺盆，下结胸里，散贯贲[64]，合贲[65]下抵季胁。其病当所过者，支[66]转筋，痛甚成息贲[67]，胁急吐血。治在燔针劫刺，以知为数，以痛为输，名曰仲冬痹[68]也。

手厥阴之筋，起于中指，与太阴之筋并行，结于肘内廉，上臂阴，结腋下，下散前后侠胁；其支者，入腋，散胸中，结于臂[69]。其病当所过者，支[70]转筋前及胸痛息贲。治在燔针劫刺，以知为数，以痛为输，名曰孟冬痹也[71]。

手少阴之筋，起于小指之内侧，结于锐骨[72]，上结肘内廉，上入腋，交太阴，侠乳里，结于胸中，循臂[73]下系于脐。其病内急心承[74]伏梁[75]，下为肘网[76]。其病当所过者，支[77]转筋，筋痛。治在燔针劫刺，以知为数，以痛为输。其承伏梁唾血脓者，死不治。经筋之病，寒则反折筋急，热则筋弛纵不收，阴痿不用。阳急则反折，阴急则俯不伸。焠刺者，刺寒急也，热则筋纵不收，无用燔针，名曰季冬痹[78]也。

足之阳明，手之太阳，筋急则口目为僻，眦急不能卒视[79]，治皆如右方[80]也。

注释

[1] 踵：即脚跟。

[2] 腘：人体部位名。指膝部后方屈膝时的凹处，俗称腿凹或膝弯。

[3] 踹（zhuān）外：根据下文的"上腘中内廉"，此处应改为"踹内"。

[4] 目上网：根据《针灸甲乙经》卷二及《太素》卷第十三，应改为"目上冈"。目上冈或目上网均指上眼睑部。

[5] 頄（qiú）：指眼眶下外侧之高骨，或称颧骨。

[6] 肩髃：肩关节上方。

[7] 腋支：腋下支满。

[8] 纽痛：纽通扭，指牵引性疼痛。因痛如扭结之状，故称。

[9] 燔针劫刺：燔针，即火针。劫刺，即疾刺疾出的刺法。

[10] 以知为数：视病愈的需要确定针刺数量。知，指病对治疗的反应、效应。

[11] 仲春痹：十二经筋病中的足太阳筋病，多发于农历二月，故称仲春痹。

[12] 伏兔：伸腿时大腿前面肌肉的最高隆起部，状如伏兔而得名。相当于股直肌部分。

[13] 尻（kāo）：指骶骨和尾骨处。

[14] 䏚（miǎo）：季胁下方挟脊两旁空软部分。

[15] 膺乳：胸部和乳房。

[16] 下走颌：结合下文"乘䏚季胁痛……命曰维筋相交"。此处应指向对侧下颌部行走。

[17] 上结于頄：根据下文，此处应为向上结于对侧颧部。

[18] 目眦：根据《针灸甲乙经》卷二、《太素》卷第十三及下文语境，此处应为对侧"目外眦"。

[19] 外维：指维系目外眦之筋，此筋收缩可左右盼视。

[20] 小指次指：第四个脚趾。

[21] 支：在此指变形。

[22] 上引缺盆、膺乳、颈维筋急：根据上文经筋循行、下文中的"维筋相交"及《太素》卷第十三，

此处断句应为"上引缺盆膺乳颈，维筋急，从左之右，右目不可开……"现代学者认为"维筋"在足少阳经筋病候中出现两次，故其绝非衍文，结合足少阳经筋的病理生理推断，维筋当起于耳后，过巅顶后终于对侧颔部或额角。

[23] 孟春痹：十二经筋病中的足少阳筋病。多发于农历正月，故称为孟春痹。

[24] 中三指：中间的3个脚趾。

[25] 跗：同"趺"，脚背。

[26] 髀枢：即股骨大转子的部位，位于股部外侧的最上方，股骨向外方显著隆起的部分。

[27] 骭（gàn）：即胫骨部位。

[28] 目下网：亦称为目下冈、目下纲，指下眼睑。

[29] 支：通"至"。

[30] 脚跳坚：下肢跳动，感觉僵硬不舒适。

[31] 马膏：即马油脂。其性味甘平柔润，能养筋治痹，舒缓拘急。

[32] 桑钩：桑木之钩曲者。

[33] 坎：小坑，低陷的地方。

[34] 拊（fǔ）：推拿手法名，出自《灵枢·经筋》。用手进行抚摩。

[35] 季春痹：十二经筋病中的足阳明筋病。多发于农历三月，故称季春痹也。

[36] 支：通"至"。

[37] 膝内辅骨：相当于胫骨内侧髁。

[38] 下：根据《灵枢·经脉》篇及《针灸甲乙经》卷二第六，此处应改为"上"。

[39] 孟秋痹：十二经筋病中的足太阴筋病。多发于农历七月之时，故称孟秋痹。

[40] 循脊内，侠膂：根据《针灸甲乙经》卷二第六，此处应改为"侠膂，循脊内"。

[41] 瘛：口噤而角弓反张。

[42] 熨引：热熨和按摩的方法。

[43] 筋折纽：经筋扭曲变形。

[44] 仲秋痹：十二经筋病中的足少阴筋病。多发于农历八月之时，故称仲秋痹。

[45] 诸筋：足三阴和足阳明经筋结聚于阴部。

[46] 支：通"至"。

[47] 内：房事、性交。

[48] 季秋痹：十二经筋病中的足厥阴筋病。多发于农历九月，故称季秋痹。

[49] 肘内锐骨：肱骨内上髁。

[50] 出走太阳之前：根据《针灸甲乙经》卷二第六及《千金方》卷十三第一，此处应改为"出足太阳之筋前"。

[51] 支：通"至"。

[52] 筋瘘颈肿：即瘰疬。

[53] 曲牙：即曲颊，位置相当于下颌骨角。

[54] 颔：《类经》卷七第四注：谓当作"额"。

[55] 仲夏痹：十二经筋病中的手太阳筋病。多发于农历五月之时，故称仲夏痹。

[56] 中：根据《针灸节要》卷三及《针灸甲乙经》卷二第六，此处应改为"上"。

[57] 上乘颔：上达颞部。颔，指颞侧部。上乘，指登上。

[58] 支：肿胀。

[59] 季夏痹：十二经筋病中的手少阳筋病。多发于农历六月之时，故称为季夏痹。

[60] 髃：肩髃的简称，此处指肩关节的上方。

[61] 支痛：肿胀疼痛。

[62] 孟夏痹：十二经筋病中的手阳明筋病。多发于农历四月之时，故名孟夏痹。

[63] 肩前髃：肩峰前方，肩髃部。

[64] 贲：膈肌。

[65] 贲：根据《针灸甲乙经》卷二第六，此处应改为"胁"。

[66] 支：肿胀。

[67] 息贲：肺积证，指呼吸急促，气逆上奔的证候。

[68] 仲冬痹：十二经筋病中的手太阴筋病。多发于农历十一月之时，故称之仲冬痹也。

[69] 臂：根据《针灸甲乙经》卷二第六及《太素》卷十三，应该为"贲"。

[70] 支：肿胀。

[71] 孟冬痹：十二经筋病中的手厥阴筋病。多发于农历十月之时，故称之为孟冬痹。

[72] 锐骨：手腕部小指侧隆起的尺骨茎突。

[73] 臂：根据《针灸甲乙经》卷二第六及《太素》卷第十三，此处应改为"贲"。

[74] 心承：指胸中筋脉拘急，承于心下。

[75] 伏梁：心积证。其证有积自脐上至心下，其大如臂，状似屋舍栋梁。

[76] 下为肘网：上肢的经筋患病，肘部就像绳索一样拘急。网，根据《针灸节要》卷三应改为"纲"。下，指胸至肘的部位。

[77] 支：肿胀。

[78] 季冬痹：十二经筋病中的手少阴筋病。多发于农历十二月之时，故名季冬痹。

[79] 卒视：立即看清事物。

[80] 右方：因书籍排版由竖排改为横排，因此此处应理解为"上述的"治疗方法。

五脏募穴（《聚英》）

中府（肺募）　巨阙（心募）　期门（肝募）　章门（脾募）　京门（肾募）

按《难经》云：阳病行阴，故令募在阴[1]（腹曰阴，募皆在腹）。

东垣曰：凡治腹之募，皆为原气不足，从阴引阳，勿误也。又曰：六淫客邪，及上热下寒，筋骨皮肉血脉之病，错取于胃之合及诸腹之募者[2]，必危。

五脏俞穴（俞，犹委输[3]之输，言经气由此而输于彼也。）

肺俞（三椎下各开寸半）　心俞（五椎下各开寸半）　肝俞（九椎下各开寸半）　脾俞（十三[4]椎下各开寸半）　肾俞（十四椎下各开寸半）

按《难经》云：阴病行阳，故令俞在阳[5]（背曰阳，俞皆在背）。

东垣曰：天外[6]风寒之邪，乘中而入。在人之背上，腑俞脏俞[7]，是人之受天外风[8]邪。亦有二说。中于阳则流于经，此病始于外寒，终归外热，收治风寒之邪，治其各脏之俞。

注释

[1] 阳病行阴，故令募在阴：出自《难经》第六十七难，此条经文主要介绍了俞穴和募穴的治疗作用。

[2] 错取于胃之合及诸腹之募者：根据《脾胃论》原文，此处应指在足三里及各募穴错误的使用了补法或泻法。

[3] 委输：输送积聚的货物；转运。

[4] 十三：根据《针灸聚英》卷一上，此处应改为"十一"。

[5] 阴病行阳，故令俞在阳：出自《难经》第六十七难。

[6] 天外：指自然界。

[7] 腑俞脏俞：指背部足太阳膀胱经上各脏腑的背俞穴，各脏腑经气由此输注于腰背部。

[8] 风：根据《脾胃论》卷中，应改为"客"。

八 会

腑会中脘　　　脏会章门　　　筋会阳陵泉
髓会绝骨　　　血会膈俞　　　骨会大杼[1]
脉会太渊　　　气会膻中

《难经》云：热病在内者，取会之气穴也。

注释

[1] 骨会大杼：应为错简讹误，当为骨会大椎。

看部取穴

《灵枢》杂症[1]论：人身上部病取手阳明经，中部病取足太阴经，下部病取足厥阴经，前膺[2]病取足阳明经，后背病取足太阳经。取经者，取经中之穴也。一病可用一二穴。

注释

[1] 杂症：根据《灵枢》，此处应改为"杂病"。

[2] 膺：胸部。

治病要穴（《医学入门》）

针灸穴治大同，但头面诸阳之会[1]，胸膈二火[2]之地，不宜多灸。背腹阴虚有火者，亦不宜灸，惟四肢穴最妙。凡上体及当骨处，针入浅而灸宜少；凡下体及肉厚处，针可入深灸多无害。前经络注《素问》未载针灸分寸者，以此推之。

注释

[1] 诸阳之会：人体清阳之气皆上注于头面；十二经脉中，手三阳的经脉从手走向头部，足三阳的经脉是从头走向足部，手足三阳经皆会聚于头面，故称之为诸阳之会。

[2] 二火：君火和相火。

头 部

百会：主诸中风等症[1]，及头风癫狂，鼻病，脱肛，久病大肠气泄[2]，小儿急慢惊风，痫症，夜啼，百病。

上星：主鼻渊[3]，鼻塞，息肉及头风目疾。

神庭：主风痫羊癫[4]。

通天：主鼻痔[5]。左臭[6]灸右，右臭灸左；左右臭，左右灸，鼻中去一块如朽骨，臭气自愈。

脑空：主头风，目眩。

翳风：主耳聋及瘰疬。

率谷：主伤酒呕吐，痰眩[7]。

风池：主肺中风[8]，偏正头风。

颊车：主落架风[9]。

注释

[1] 诸中风等症：指内风和外风。内风引起的中风表现为卒然昏仆，不省人事，伴半身不遂，口眼㖞斜，语言不利。病轻时可无昏仆而仅见半身不遂及口眼㖞斜等症状。外风包括外感风邪所致的病证，见发热、头痛、汗出、脉浮等证。

[2] 久病大肠气泄：由于病程较长，中气下陷而泻下不止。

[3] 鼻渊：鼻塞呈单侧或双侧性，鼻流浊涕，量多不止，如泉下渗，鼻涕呈黏液脓性或脓性，擤净鼻涕后鼻塞可改善，嗅觉减退与头晕较鼻窒为甚。急鼻渊有发热及全身不适，慢鼻渊病程较长。本病多见于急慢性鼻窦炎，亦可见于重症慢性鼻膜炎。

[4] 风痫羊癫：即痫证。痫证是一种发作性神志异常的疾病。临床以突然仆倒，昏不知人，口吐涎沫，两目上视，肢体抽搐，或口中发出猪、羊叫声，移时苏醒为特征。俗称"羊痫风"。

[5] 鼻痔：即鼻息肉。

[6] 臭：在此指鼻子味道臭秽。

[7] 痰眩：属内伤眩晕的一种，因肺脾肾气化功能失常所致。临床特点是眩晕而头重，胸闷泛恶，甚则呕吐等证。

[8] 肺中风：又名肺脏中风，风邪中于肺经所致的病证，症见口燥、胸满、气喘、身体不能自由活动、昏冒、汗出、肿胀等。

[9] 落架风：下颌关节脱臼，见于《重楼玉钥》卷上。即颊车骨脱臼，俗称掉下巴。郑梅涧云："此症或因酒后，或偶大笑，或大呵欠，致脱落下颏不得合架，口大开而不能咀嚼。"

腹 部

膻中：主哮喘肺痈，咳嗽，瘿气[1]。

巨阙：主九种心痛[2]，痰饮吐水，腹痛息贲[3]。

上脘：主心痛伏梁[4]，贲豚[5]。

中脘：主伤者[6]，及内伤脾胃，心脾痛，疟疾，痰晕，痞满，翻胃，能引胃中生气上行。

水分：主鼓胀绕脐[7]，坚满不食，分利水道，止泄。

神阙：主百病及老人、虚人泄泻如神。又治水肿鼓胀，肠鸣卒死[8]，产后腹胀，小便不通，小儿脱肛。

气海：多灸能令人生子。主一切气疾[9]，阴症痼冷[10]，及风寒暑湿，水肿，心腹鼓胀，胁痛，诸虚瘕瘕，小儿囟不合。

丹溪治痢，昏仆上视，溲注汗泄，脉大，得之酒色，灸此后，服人参膏而愈。

关元：主诸虚肾积及虚，老人泄泻，遗精白浊，令人生子。

中极：主妇人下元[11]虚冷，虚损，月事不调，赤白带下。灸三遍，令生子。

天枢：主内伤脾胃，赤白痢疾，脾泄[12]及脐腹鼓胀、瘕瘕。

章门：主痞块[13]，多灸左边。肾积，灸两边。

乳根：主膺肿，乳痈，小儿龟胸。

日月：主呕宿汁[14]，吞酸[15]。

大赫：主遗精。

带脉：主疝气偏坠，水肾[16]，妇人带下。

注释

[1] 瘿气：瘿之别名，指颈部结喉两侧肿大的一类疾病。其特征为颈前两侧漫肿或结块，皮色不变，逐渐增大，病程缠绵。西医学中的甲状腺肿大属于本病范畴。

[2] 九种心痛：参见玉龙赋注释[48]。

[3] 息贲：参见十二经筋注释[67]。

[4] 伏梁：参见十二经筋注释[75]。

[5] 贲豚：又称贲豚，奔豚气，为五积之一，属肾之积。临床特点为发作性下腹气上冲胸，直达咽喉，腹部绞痛，胸闷气急，头昏目眩，心悸易惊，烦躁不安，发作过后如常，有的夹杂寒热往来或吐脓症状。因其发作时胸腹如有小猪奔闯，故名。从证候表现看，类于胃肠神经官能症，而出现肠道积气和蠕动亢进或痉挛状态。

[6] 伤者：根据《医学入门》卷一，此处应改为"伤暑"。

[7] 鼓胀绕脐：鼓胀以脐周为重。

[8] 卒死：此指突然晕厥。

[9] 气疾：指狂易癫眩、惊悸痫痪、心神不定等一类气逆冲上的证候。

[10] 痼（gù）冷：指寒气久伏于身体某一经络、脏腑，形成局部的寒证，经久不愈。如脐腹冷痛、呕吐清涎、骨节拘急而痛、四肢不温等。多见于脾胃虚弱、内有寒饮或寒湿久痹的患者。痼，久病之意。

[11] 下元：下焦元气，指肾气而言。

[12] 脾泄：又名脾泻，指饮食或寒湿伤脾，引致脾虚泄泻。

[13] 痞块：指腹腔内的积块。

[14] 宿汁：泛指滞留消化道的液汁。

[15] 吞酸：吞酸是指胃中食管内时时有酸味，咯之不得出，咽之不得下，且有烧灼感，甚则有酸水上泛口中的一种症状。

[16] 水肾：疝气一种，腹腔内积液进入阴囊导致阴囊肿胀如充满水。

背 部

大杼：主偏身发热，瘅疟[1]咳嗽。

神道：主背上怯怯[2]乏气。

至阳：主五疸[3]痞满。

命门：主老人肾虚腰疼，及诸痔脱肛，肠风[4]下血。

风门：主易感风寒，咳嗽痰血，鼻衄，一切鼻病。

肺俞：主内伤外感，咳嗽吐血，肺痈，肺痿，小儿龟背。

膈俞：主胸胁心痛，痰疟[5]痃癖[6]，一切血疾。

肝俞：主吐血，目暗[7]，寒疝[8]。

长强：主痔漏。

胆俞：主胁满，干呕，惊怕，睡卧不安，酒疸[9]目黄，面发赤斑。

脾俞：主内伤脾胃，吐泄，疟，痢，喘急，黄疸，食癥[10]，吐血，小儿慢脾风[11]。

三焦俞：主胀满积块，痢疾。

胃俞：主黄疸，食毕头眩，疟疾，善饥不能食。

肾俞：主诸虚，令人有子，及耳聋，吐血，腰痛，女劳疸[12]，妇人赤白带下。

小肠俞：主便血下痢，便[13]黄赤。

大肠俞：主腰脊痛，大小便难，或泄痢。

膀胱俞：主腰脊强，便难腹痛。

凡五脏疟[14]，灸五脏俞。

谚语：主诸疟，久疟眼暗。

意舍：主胁满呕吐。

注释

[1] 瘅（dàn）疟：疟疾之一。①又称暑疟、温疟、阳明瘅热，以但热不寒为主症之病证。《素问·疟论》："其但热而不寒者，阴气先绝，阳气独发，则少气烦冤，手足热而欲呕，名曰瘅疟。""瘅疟者，肺素有热，气盛于身，厥逆上冲，中气实而不外泄，因有所用力，腠理开，风寒舍于皮肤之内，分肉之间而发，发则阳气盛，阳气盛而不衰，则病矣。其气不及于阴，故但热而不寒，气内藏于心，而外舍于分肉之间，令人消烁脱肉，故名曰瘅疟。"②指疟发于三阴者。《保命集·诸疟论》："《内经》曰，五脏皆有疟，其治各别……在阴经则不分三经，总谓之温疟。"

[2] 怯怯：空虚的样子。

[3] 五疸：病证名，5种黄疸的合称。①指黄疸、谷疸、酒疸、女劳疸、黑疸5种（见《金匮要略·黄疸病脉证并治》）。②指黄疸、谷疸、酒疸、女劳疸、黄汗5种（见《备急千金要方》卷十）。③指黄疸、谷疸、女疸、酒疸、劳疸。（见《肘后备急方》卷四）④指5种黄疸的病因。《本草纲目》卷三："黄疸有五，皆属热湿。有瘀热、脾虚、食积、瘀血、阴黄。"

[4] 肠风：风邪入侵胃肠化热，出现便血的一种现象。

[5] 痰疟：指疟疾兼有郁痰者。症见寒热交作，热多寒少，头痛肉跳，呕吐痰涎，脉弦滑等，严重病例可出现昏迷抽搐。

[6] 疝癖：参见足少阳胆经考正穴法注释[107]。

[7] 目暗：视物昏花。

[8] 寒疝：参见足少阳胆经考正穴法注释[109]。

[9] 酒疸：因饮酒过度，湿热郁蒸，胆热液泄所致的黄疸。

[10] 食癥：脾胃虚弱，饮食积久不去，结成之有形积块。

[11] 慢脾风：慢惊风的一种类型，见于《仁斋小儿方论》。又名脾风、虚风。症见闭目摇头，面唇发青发黯，额上汗出，四肢厥冷，手足微搐，气弱神微，昏睡不语，舌短声哑，呕吐清水，指纹隐约。多因吐泄已久，脾虚气弱，肝失濡养所致。证属无阳纯阴的虚寒危象，患儿往往衰脱而死，预后大多不良。

[12] 女劳疸：症见身黄、额上微黑、膀胱急、少腹满、小便通利、大便色黑、傍晚手足心发热而反觉恶寒。《金匮要略》认为本证是得之房劳醉饱。根据临床所见本证多出现在黄疸病的后期，是气血两虚、浊邪瘀阻的证候。常伴有胁下积块胀痛、肤色暗黄、额上色素沉着、舌质暗红、脉弦细等，严重的发生臌胀。

[13] 便：根据《医学入门》卷一，此处应为"小便"。

[14] 五脏疟：指肺、心、肝、脾、肾等五脏疟疾。因疟邪深伏所致。《杂病源流犀烛·疟疾源流》：

"邪气深伏，并能为五脏疟。"

手 部

曲池：主中风，手挛筋急，痹风，疟疾先寒后热。

肩井：主肘臂不举，扑伤。

肩髃：主瘫痪，肩肿，手挛。

三里[1]：主偏风[2]下牙疼。

合谷：主中风，破伤风，痹风，筋急疼痛，诸般头病，水肿，难产，小儿急惊风[3]。

三间：主下牙疼。

二间：主牙疾，眼疾。

支正：主七情气郁，肘臂十指皆挛及消渴。

阳谷：主头面手膊诸疾，及痔痛，阴痿[4]。

腕骨：主头面、臂腕、五指诸疾。

后溪：主疟疾，癫痫。

少泽：主鼻衄不止，妇人乳肿。

间使：主脾寒症[5]，九种心痛[6]，脾疼，疟疾，口渴。如瘰疬久不愈，患左灸右，患右灸左。

大陵：主呕血，疟。

内关：主气块，及胁痛，劳热[7]，疟疾，心胸痛。

劳宫：主痰火胸痛，小儿口疮，及鹅掌风[8]。

中渚：主手足麻木，战战跪挛，肩臂连背疼痛，手背痈毒。

神门：主惊悸怔忡，呆痴，卒中鬼邪[9]，恍惚振禁，小儿惊痫。

少冲：主心虚胆寒，怔忡癫狂。

少商：主双蛾风[10]，喉痹[11]。

列缺：主咳嗽风痰[12]，偏正头风，单蛾风[13]，下牙疼。

注释

[1] 三里：即手三里。

[2] 偏风：又称"偏枯"，即半身不遂。

[3] 小儿急惊风：小儿常见病，以发病急为特征。突然高热惊厥，烦躁不安，面红唇赤，痰壅气促，牙关紧急，继而四肢抽搐，神识昏迷，头项强硬，甚则角弓反张，涕泪皆无。或时发时止，或持续不止。多因内热炽盛，外加风邪郁闭，痰凝气滞，热极生风所致。

[4] 阴痿：即阳痿。

[5] 脾寒症：指寒邪直中于脾或脾阳虚，寒从中生的病证。有虚实之分。实症见于寒湿困脾，虚症见于脾阳虚。

[6] 九种心痛：参见玉龙赋注释[48]。

[7] 劳热：①指各种慢性消耗性疾病中出现的发热现象，如五劳七伤所致的虚热、骨蒸潮热、五心烦热等。②因中气不足、肺气虚弱，稍事劳累即出现低热的症状。

[8] 鹅掌风：即手癣。一种发于手的掌面的皮肤病，因风毒或湿邪侵于皮肤所致。初起皮下小水疱，瘙痒，以后叠起白皮而脱屑。日久则皮肤粗糙变厚，入冬则皲裂，疼痛。若皮肤局限于掌心，称"掌心风"；若蔓延至指甲，使甲板失去光泽，变形增厚，称为"鹅爪疯"。

[9] 鬼邪：精神异常类疾病。

[10] 双蛾风：系指两侧喉核肿起，色红疼痛者。

[11] 喉痹：以咽部红肿疼痛，或微红咽痒不适为主要症状的病证。相当于现代医学之急（或慢）性"咽炎"。本病根据病因病理不同，可有"风热喉痹"和"虚火喉痹"之分。前者可见咽喉疼痛、红肿、悬雍垂也有肿胀，全身有发热头痛、口干痰黄等症；后者则有咽内不适、微痛干痒，常有"吭喀"动作，伴乏力腰酸等。

[12] 风痰：①指痰扰肝经的病证。《医学入门》卷五："动于肝，多眩晕头风，眼目眴动昏涩，耳轮瘙痒，胁肋胀痛，左瘫右痪，麻木蜷跛奇证，名曰风痰。"《医宗必读》卷九："在肝经者，名曰风痰，脉弦面青，四肢满闷，便溺秘涩，时有躁怒，其痰青而多泡。"②指素有痰疾，因感受风邪或风热怫郁而发者。《泰定养生主论》："风痰者，因感风而发，或因风热怫郁而然也。此皆素抱痰疾者，因风、寒、气、热、味而喘咯咳唾，非别有五种之痰。"

[13] 单蛾风：系指咽喉关上一侧生乳蛾，其形圆似小筋头的病证。

足　部

环跳：主中风湿[1]，股膝挛痛，腰痛。

风市：主中风，腿膝无力，脚气[2]，浑身瘙痒，麻痹。

阳陵泉：主冷痹偏风，霍乱转筋[3]。

悬钟：主胃热腹胀，胁痛，脚气，脚胫湿痹[4]，浑身瘙痒，趾疼。

足三里：主中风中湿，诸虚耳聋，上牙疼，痹风，水肿，心腹鼓胀，噎膈哮喘，寒湿脚气。上、中、下部疾，无所不治。

丰隆：主痰晕，呕吐哮喘。

内庭：主痞满。患右灸左，患左灸右，觉腹响是效。及妇人食蛊[5]，行经头晕，小腹痛。

委中：治同环跳症。

承山：主痔漏转筋。

飞扬：主行步如飞。

金门：主癫痫。

昆仑：主足腿红肿，齿痛。

申脉：主昼发痓[6]，足肿，牙痛。

血海：主一切血疾及诸疮。

阴陵泉：主胁腹胀满，中、下部疾皆治。

三阴交：主痞满痃冷[7]，疝气，脚气，遗精，妇人月水不调，久不成孕，难产，赤白带下，淋漓。

公孙：主痰壅胸膈，肠风下血，积块，妇人气蛊。

太冲：主肿满，行步艰难，霍乱，手足转筋。

行间：主浑身蛊胀，单腹蛊胀[8]，妇人血蛊。

大敦：主诸疝，阴囊肿，脑衄[9]，破伤风，小儿急慢惊风等症。

隐白：主心脾痛。

筑宾：主气疝[10]。

照海：主夜发痓，大便闭，消渴。

太溪：主消渴，房劳，不称心意，妇人水蛊。

然谷：主喉痹，唾血[11]，遗精，温疟[12]，疝气，足心热，小儿脐风[13]。

涌泉：主足心热，疝气，贲豚[14]，血淋[15]，气痛[16]。

注释

[1] 中风湿：指痹证中由风湿所导致的一类病证。

[2] 脚气：古名缓风，又称脚弱。因外感湿邪风毒，或饮食厚味所伤，积湿生热，流注于脚而成。其症先起于腿脚，麻木，酸痛，软弱无力，或挛急，或肿胀，或萎枯，或胫红肿，发热，进而入腹攻心，小腹不仁，呕吐不食，心悸，胸闷，气喘，神志恍惚，言语错乱。

[3] 霍乱转筋：又称转筋霍乱，指因霍乱吐利而筋脉挛急者，多由大吐大泻、津液暴失、耗伤气血、筋脉失养或复感风冷所致。

[4] 湿痹：又名着痹，指风寒湿邪侵袭肢节、经络，其中又以湿邪为甚的痹证，症见肢体重着，肌肤麻木不仁，或肢节疼痛，痛处固定，阴雨则发。

[5] 食蛊：蛊，即鼓胀。《证治要诀》："蛊与鼓同，以言其急实如鼓，非蛊毒之蛊也。"

[6] 痓：痓与痉为两种病证。《杂病源流犀烛·破伤风源流》："痉者，筋劲强直而不柔和；痓者，口噤而角弓反张。二者虽各有症状，其源则由血气内虚，痰涎壅盛。"

[7] 瘤冷：参见治病要穴腹部注释[10]。

[8] 单腹蛊胀：即单腹胀。《医钞类编·胀病门》："单腹胀，四肢头面不肿胀，惟在腹，故名曰单腹胀，其实脾胃病也。又以其血气结聚，不可解散，其毒如蛊，故亦名蛊胀。"

[9] 脑衄：指鼻出血甚者。见《医宗金鉴·杂病心法要诀》："鼻出血如泉，曰脑衄。"《血证论》："脑衄者，口鼻俱出血也。乃鼻血多，溢从口出，非别有一道来血也。亦非真从脑髓中来，此不过甚言鼻衄之重，而因名之曰脑衄耳。"

[10] 气疝：阴囊肿大，痛或不痛。肿大之物上连腹股沟及少腹，多由气郁哭泣或恼怒等腹压升高所致，气平症状自消，多见于腹股沟斜疝或直疝。

[11] 唾血：痰中带血或血随唾液而出。

[12] 温疟：一指疟疾的一种，临床以先热后寒（或无寒但热）为主证。二指疫病之一种，《温疫论·温疟》："凡疟者，寒热如期而发，余时脉静身凉，此常疟也，以疟法治之。设传胃者，必现里证，名为温疟，以疫法治之者生，以疟法治之者死。"

[13] 小儿脐风：又名风搐、七日口噤、四六风、七日风。即新生儿破伤风，系由于断脐不洁，感染外邪所致。本病以全身各部发生强直性痉挛，牙关紧闭，面呈苦笑状为其特征，属于危重疾病，病死率高。

[14] 贲豚：参见治病要穴腹部注释[5]。

[15] 血淋：淋证以尿血或尿中夹血为主要症候者。

[16] 气痛：泛指因气滞不通所致的各部位疼痛。

经外奇穴（《杨氏》）

内迎香：二穴。在鼻孔中。治目热暴痛，用芦管子搐出血最效。

鼻准：二穴。在鼻柱尖上。专治鼻上生酒醉风，宜用三棱针出血。

耳尖：二穴。在耳尖上，卷耳取尖上是穴。治眼生翳膜，用小艾炷五壮。

聚泉：一穴。在舌上，当舌中，吐出舌，中直有缝陷中是穴。哮喘咳嗽，及久嗽不愈，若灸，则不过七壮。灸法用生姜切片如钱厚，搭于舌上穴中，然后灸之。如热嗽，用雄黄末少许，和于艾炷中灸之；如冷嗽，用款冬花为末，和于艾炷中灸之。灸毕，以茶清连生姜细嚼咽下。又治舌胎[1]，舌强，亦可治，用小针出血。

左金津、右玉液：二穴。在舌下两旁，紫脉上是穴，卷舌取之。治重舌[2]肿痛，喉闭[3]，用白汤[4]煮三棱针，出血。

海泉：一穴。在舌下中央脉上是穴。治消渴，用三棱针出血。

鱼腰：二穴。在眉中间是穴。治眼生垂帘[5]翳膜，针入一分，沿皮向两旁是也。

太阳：二穴。在眉后陷中，太阳紫脉[6]上是穴。治眼红肿及头，用三棱针出血。其出血之法，用帛一条，紧缠其项颈，紫脉即见，刺出血立愈。又法：以手紧纽其领，令紫脉见，却于紫脉上刺出血，极效。

大骨空：二穴。在手大指中节[7]上，屈指当骨尖陷中是穴。治目久痛，及生翳膜内障，可灸七壮。

中魁：二穴。在中指第二节[8]骨尖，屈指得之。治五噎[9]，反胃吐食，可灸七壮，宜泻之。又阳溪二穴，亦名中魁。

八邪：八穴。在手五指歧骨间，左右手各四穴。其一：大都二穴，在手大指次指虎口，赤白肉际，握拳取之。可灸七壮，针一分。治头风牙痛。其二：上都二穴，在手食指中指本节歧骨间，握拳取之。治手臂红肿，针入一分，可灸五壮。其三：中都二穴，在手中指无名指本节歧骨，又名液门也。治手臂红肿，针入一分，可灸五壮。其四：下都二穴，在手无名指小指本节后歧骨间，一名中渚也。中渚之穴，在液门[10]下五分。治手臂红肿，针一分，灸五壮。两手共八穴，故名八邪。

八风：八穴。在足五指歧骨间，两足共八穴，故名八风。治脚背红肿，针一分，灸五壮。

十宣：十穴，在手十指头上，去爪甲一分，每一指各一穴，两手指共十穴，故名十宣。治乳蛾[11]，用三棱针出血，大效。或用软丝缚定本节前次节后，内侧中间，如眼状，加灸一火，两边都着艾，灸五壮，针尤妙。

五虎：四穴。在手食指及无名指第二节骨尖，握拳得之。治五指拘挛，灸五壮，两手共四穴。

肘尖：二穴。在手肘骨尖上，屈肘得之。治瘰疬，可灸七七壮。

肩柱骨：二穴。在肩端起骨尖上是穴。治瘰疬，亦治手不能举动，灸七壮。

二白：四穴，即郄门[12]也。在掌后横纹中，直上四寸，一手有二穴，一穴在筋内[13]两筋间[14]，即间使后一寸。一穴在筋外，与筋内之穴相并。治痔，脱肛。

独阴：二穴，在足第二指下，横纹中[15]是穴。治小肠疝气，又治死胎，胎衣不下，灸五壮。又治女人干哕[16]，呕吐红，经血不调。

内踝尖：二穴，在足内踝骨尖是穴。灸七壮。治下片牙疼及脚内廉转筋。

外踝尖：二穴。在足外踝骨尖上是穴。可灸七壮。治脚外廉转筋，及治寒热脚气[17]，宜三棱针出血。

囊底：一穴。在阴囊十字纹中。治肾脏风疮[18]，及治小肠疝气，肾家一切症候，悉皆治之。灸七壮，艾炷如鼠粪。

鬼眼：四穴。在手大拇指，去爪甲角如韭叶，两指并起，用帛缚之，当两指歧缝中是穴。又二穴在足大指，取穴亦如在手者同。治五痫[19]等症，正发疾时，灸之效甚。

膑骨：四穴。在梁丘两旁，各开一寸五分，两足共四穴。治腿痛，灸七壮。

中泉：二穴。在手背腕中，在阳溪、阳池中间陷中是穴。灸二七壮。治心痛及腹中诸气，疼不可忍。

四关：四穴。即两合谷、两太冲穴是也。

小骨空：二穴。在手小拇指第二节尖是穴。灸七壮。治手节疼，目痛。

印堂：一穴。在两眉中陷中是穴。针一分，灸五壮。治小儿惊风[20]。

子宫：二穴。在中极两旁各开三寸。针二寸，灸二七壮。治妇人久无子嗣。

龙玄：二穴。在两手侧腕叉紫脉上。灸七壮，禁针。治手疼。

四缝：四穴[21]。在手四指内中节是穴。三棱针出血。治小儿猢狲劳[22]等症。

高骨：二穴。在掌后寸部前五分。针一寸半，灸七壮。治手病。

兰门[23]：二穴。在曲泉[24]两旁各三寸脉中。治膀胱七疝[25]，贲豚。

百虫窠：二穴。即血海[26]也。在膝内廉上三寸，灸二七壮，针五分。治下部生疮。

睛中：二穴。在眼黑珠正中。取穴之法：先用布搭目外，以冷水淋一刻，方将三棱针于目外角，离黑珠一分许，刺入半分之微，然后入金针，约数分深，旁入自上层转拨向瞳人轻轻而下，斜插定目角，即能见物，一饭顷出针，轻扶偃卧[27]，仍用青布[28]搭目外，再以冷水淋三日夜止。初针盘膝正坐，将箸[29]一把，两手握于胸前，宁心正视，其穴易得。治一切内障，年久不能视物，顷刻光明，神秘穴也。

凡学针人眼者，先试针内障羊眼，能针羊眼复明，方针人眼，不可造次。

注释

[1] 胎：同"苔"。

[2] 重（chóng）舌：又名子舌、重舌风、莲花舌。症见舌下血脉肿胀，状似舌下又生小舌，或红或紫，或连贯而生，状如莲花，饮食难下，言语不清，口流清涎，日久溃腐。

[3] 喉闭：因咽喉及其周围组织肿胀而引起的喉咽闭塞。可见于咽喉部、颈部的急性炎症肿胀，而致影响呼吸、咽下、言语，并伴有发热发冷及局部疼痛等多种症状。

[4] 白汤：开水。

[5] 垂帘：指上眼睑下垂。

[6] 太阳紫脉：太阳穴处浮络。

[7] 中节：指指关节。

[8] 第二节：即近侧指关节。

[9] 五噎：气噎、忧噎、食噎、劳噎、思噎的总称，见于《诸病源候论》卷二十，指饮食入口，噎塞难下，食入亦复吐出。《三因极一病证方论》："五噎者……皆以气为主。所谓气噎者，心悸，上下不通，噫哕不彻，胸背痛；忧噎者，遇天阴寒，手足厥冷，不能自温；劳噎者，气上膈，胁下支满，胸中填塞，攻背疼痛；思噎者，心怔悸、善忘，目视眈；食噎者，食无多少，胸中苦寒，疼痛不得喘息……与五膈同，但此在咽噎，故名五噎。"

[10] 液门：指手少阳三焦经的液门穴，非奇穴中都。

[11] 乳蛾：又名蛾子、乳鹅、单双肉蛾。主要是由于肺胃蕴热，复感风邪，风热相搏，循经上乘于咽喉所致。发于咽喉两侧之喉核，或左或右，或两侧均见，有红肿疼痛。发于一侧者名单蛾，发于两侧者名双蛾，以其形如蛾腹而得名。其症喉核一侧或两侧红肿疼痛，其表面可见黄白色之脓性分泌物，口臭便秘，舌苔厚腻，汤水难咽，身发寒热，发病急骤者曰急乳蛾，相当于急性扁桃体炎。若蛾如乳头，不甚疼痛，感寒易发，病难速愈者，曰石蛾，相当于慢性扁桃体炎。

[12] 郄门：此处非指手厥阴心包经的郄门穴。

[13] 筋内：桡侧腕屈肌腱桡侧。

[14] 两筋间：桡侧腕屈肌腱与掌长肌腱之间。

[15] 横纹中：近侧趾间关节中。

[16] 干哕（yuě）：呕吐不出东西。

[17] 脚气：参见手少阳三焦经考正穴法注释 [40]。

[18] 肾脏风疮：指沿肾经所生湿疮。症见腿胫湿疮瘙痒、渐延及股，或阴囊湿痒、抓搔溃破成片。多因肾虚风湿之邪侵袭而致。

[19] 五痫：参考手少阳三焦经考正穴法注释 [23]。

[20] 小儿惊风：指小儿由各种原因引起抽搐的病证，是小儿常见病证，任何季节都可发生，年龄以 1~5 岁为多见，在小儿疾病中是一个要证。古代医家认为此病是一种恶候，《东医宝鉴》谓："小儿之候最危者，无越惊风之证，吉凶反掌，变生瞬息。"由于病情严重，且变化迅速，往往可以给小儿带来严重损害，被列为儿科四大证之一。惊风，古代医家一般以惊痫并称，或称为发搐，或称为痉，因此有"惊风即痉"和"痉即惊风"的说法。现在一般将痉厥出现于成人的称为痉病，出现于儿童期称为"惊风"。惊风之名见于《太平圣惠方》第八十六卷。古代把惊风的证候概括为四证八候，四证者，是指热、痰、风、惊；八候是指搐、搦、掣、颤、反、引、窜、视。无论急惊风、慢惊风均可出现，并且表示惊风已作，但八候不一定同时并见，发作时急慢强弱也不一定相同。

[21] 四穴：根据其定位，此处应改为"八穴"。

[22] 小儿猢狲劳：即小儿疳积，因患儿瘦小如猴状，故名。

[23] 兰门："兰"为"阑"之误。

[24] 曲泉："泉"为"骨"之误。

[25] 膀胱七疝：即各种疝气称。详细参见通玄指要赋注释 [18]。

[26] 血海：现血海穴定位于膝内廉上 2 寸，本书定位膝内廉上 3 寸。

[27] 偃卧：仰卧。

[28] 青布：即黑布。

[29] 箸（zhù）：筷子。

穴同名异类（《聚英》）

一穴二名：

后顶：一名交冲。强间：一名大羽。窍阴：一名枕骨。脑户：一名合颅。曲鬓：一名曲发。脑空：一名颞颥。颅囟：一名颅息。听宫：一名多所闻。瘛脉：一名资脉。素髎：一名面正。水沟：一名人中。承浆：一名悬浆。廉泉：一名舌本。风府：一名舌本。上星：一名神堂。丝竹空：一名目髎[1]。睛明：一名泪孔。巨髎：一名巨窌[2]。肩井：一名膊井。渊液：一名泉液。臑[3]会：一名臑髎。大椎：一名百劳。命门：一名属累。风门：一名热府。巨阙：一名心募。期门：一名肝募。督俞：一名高盖。中膂俞：一名脊内俞。天窗：一名窗笼。天鼎：一名天项。天突：一名天瞿。扶突：一名水穴。天池：一名天会。人迎：一名五会。缺盆：一名天盖。俞府：一名输府。玉堂：一名玉英。神阙：一名气舍。四满：一名髓府。腹结：一名肠窟。冲门：一名上慈宫。气冲：一名气街。横骨：一名曲骨端。辄筋：一名神光。阳辅：一名分肉。阴都：一名食宫。水突：一名水门。水分：一名分水。会阴：一名屏翳。会阳：一名利机。太渊：一名太泉。商阳：一名绝阳。二间：一名间谷。三间：一名少谷。合谷：一名虎口。阳溪：一名中魁。三里：一名手三里。少冲：一名经始。少海：一名曲节。少泽：一名小吉。天泉：一名天湿。阳池：一名别阳。支沟：一名飞虎。蠡沟：一名交仪。中封：一名悬泉。中都：一名中郄。三阳络：一名通门。阴包：一名阴胞。阴交：一名横户。委中：一名血郄。悬钟：一名绝骨。漏谷：一名太阴络。地机：一名脾舍。血海：一名百虫窠。上廉：一名上巨虚。下廉：一名下巨虚。阴市：一名阴门。伏兔：一名外勾。太溪：一名吕细。照海：一名阴跷。金门：一名梁关。昆仑：一名下昆仑。飞扬：一名厥阳。附阳：一名付阳。仆参：一名安邪。环跳：一名膑骨。申脉：一名阳跷。涌泉：一名地冲。一穴三名：络却：一名强阳，一名脑盖。禾髎：一名长频，一名禾窌。客主人：一名上关，一名客主。瞳子髎：一名前关，一名太阳。颊车：一名机关，一名曲牙。听会：一名听河，一名后关。肩髃：一名中肩，一名偏肩。脊中：一名神宗，一名脊俞。膻中：一名亶中，一名元见。鸠尾：一名尾翳，一名𩩲骬。上脘：一名上管，一名胃脘。中脘：一名太仓，一名胃募。气海：一名脖胦，一名下肓。气穴：一名胞门，一名子户。中府：一名府中俞，一名肺募。劳宫：一名五里，一名掌中。大赫：一名阴维，一名阴关。长强：一名气郄，一名橛[4]骨。日月：一名神光，一名胆募。承筋：一名腨[5]肠，一名直肠。温溜：一名池头，一名逆注。复溜：一名昌阳，一名伏白。阳关：一名阳陵，一名关陵。阳交：一名别阳，一名足窌。神门：一名锐中，一名中都。然谷：一名然骨，一名龙渊。一穴四名：哑门：一名瘖[6]门，一名舌横，一名舌厌。攒竹：一名始光，一名光明，一名员柱。关元：一名丹田，一名大中极，一名小肠募。中极：一名玉泉，一名气原，一名膀胱募。天枢：一名长溪，一名谷门，一名大肠募。京门：一名气俞，一名气府，一名肾募。承山：一名鱼腹，一名内柱，一名肠山。承扶：一名肉郄，一名阴关，一名皮部。一穴五名：百会：一名三阳，一名五会，一名巅上，一名天满。章门：一名长平，一名季胁，一名胁髎，一名脾募。一穴六名：腰俞：一名背解，一名腰户，一名髓孔，一名腰柱，一名髓府。石门：一名利机，一名丹田，一名精露，一名命门，一名三焦募。名同穴异类：头临泣，足临泣。头窍阴，足窍阴。腹通谷，足通谷。背阳关，足阳关；手三里，足三里。手五里，足五里。

注释

[1] 髎：骨的空隙处。

[2] 窌（liáo）：深孔。

[3] 臑：中医指人自肩至肘前侧靠近腋部的隆起的肌肉。

[4] 橛（jué）：一小段。

[5] 腨：小腿肚子。

[6] 瘖：同"喑"，指哑、不能说话。

卷八

穴法 (《神应经》)

神庭在直鼻上，入发际五分。灸七壮，止七七壮。禁针。

上星在直鼻上，入发际一寸。针三分，以细三棱针，泄诸阳热气。灸三壮[1]，不宜多；多则拔气上，目不明。

囟会在上星后一寸，有陷可容豆许。灸二七壮。

前顶在囟会后一寸五分，骨间陷中。针一分，灸三壮。

百会在顶中陷中，容豆许，去前发际五寸，后发际七寸。针二分，灸七壮，至七七壮。

后顶在百会后一寸五分，枕骨上。针二分，灸五壮。

风府在项后发际上一寸，大筋内宛宛中，疾言其肉立起。针四分，禁灸，灸之，令人失音[2]。

哑门在项后入发际五分，宛宛中，仰头取之。针三分，禁灸，灸之，令人哑。

睛明在目内眦头外一分许。针一分半[3]，雀目者，久留针，后速出。禁灸。

攒竹在两眉头小陷宛宛中。针三分，三度刺，目大明，宜用锋针出血。禁灸。

丝竹空在眉后陷中。针三分，宜泻不宜补。禁灸，灸之，令人目小无所见。

角孙在耳廓中间上[4]，开口有空。针八分，灸三壮。

络却在脑后，发际上两旁起肉上各一寸三分，脑后枕骨侠脑户，自发际上四寸半。针三分，灸三壮。

翳风在耳后尖角陷中，按之耳中痛。针三分，灸七壮。

临泣在目上，直入发际五分陷中。针三分，不宜灸[5]。

目窗在临泣后寸半[6]。灸五壮，针三分，三度刺，目大明。

头维在额角入发际，本神旁一寸五分。针三分，禁灸。

听会在耳微前陷中，上关下一寸，动脉宛宛中，开口取之。针三分，不补。日灸五壮，止三七壮。

听宫在耳中珠子，大如赤小豆。针三分，灸三壮。

脑空在承灵后一寸五分，侠玉枕骨下陷中。针五分，灸三壮。

风池在脑空下发际陷中。针一寸二分，灸不及针，日七壮，至百壮。炷不用大。

耳门在耳前起肉当耳缺陷中。针三分。禁灸。病宜灸者，不过三壮。

颊车在耳下八分，近前曲颊[1]端上陷中，侧卧开口有空。针四分，灸日七壮，至七七壮，炷如大麦。

迎香在鼻孔旁五分。针三分，禁灸。

地仓在侠口吻旁四分，外近下有脉微微动是。针三分半，可灸日七壮，二七壮，重者七七壮。

水沟在鼻柱下沟中央。针四分，灸不及针，水肿惟针此穴。灸日三壮，止二百壮。

承浆在颐前唇棱下宛宛中，开口取之。针三分，灸日七壮，止七七壮，炷如小筋头大。

以上头面部。

肩井在缺盆上，大骨前寸半，以三指按，当中指下陷中是。止可针五分，若深，令人闷倒，速补足三里。

肩髃在肩端两骨间，有陷宛宛中，举臂取之。针八分，灸五壮，或日七壮，至二七壮。

大椎在脊骨第一椎上，陷者宛宛中。针五分，灸随年壮。

陶道在一椎下，俯而取之。针五分，灸五壮。

身柱在三椎下，俯而取之。灸二七壮。

风门在二椎下，两旁各一寸五分[7]。针五分，灸五壮。

肺俞在三椎下，两旁各一寸五分。灸百壮[8]。

膏肓在四椎下一分，五椎上二分，两旁各三寸半，四肋三间，去胛骨容侧指许。灸百壮，止千壮。

心俞在五椎下，两旁各一寸五分。灸七壮。

膈俞在七椎下，两旁各一寸五分。灸三壮，止百壮。

肝俞在九椎下，两旁各一寸五分。灸七壮[9]。

胆俞在十椎下，两旁各一寸五分。灸二七壮。

脾俞在十一椎下，两旁各一寸五分。灸三壮，针三分。

胃俞在十二椎下，两旁各一寸五分。针三分，灸以年为壮。

三焦俞在十三椎下，两旁各一寸五分。针五分，灸五壮。

肾俞在十四椎下，两旁各一寸五分。前与脐平。灸随年壮[10][2]。

大肠俞在十六椎下，两旁各一寸五分。针三分，灸三壮。

小肠俞在十八椎下，两旁各一寸五分。针三分，灸三壮。

膀胱俞在十九椎下，两旁各一寸五分。针三分，灸七壮。

白环俞在二十一椎下，两旁各一寸五分。针五分，灸三壮。

腰俞在二十一椎下宛宛中，自大椎至此，折三尺，舒身以腹挺地，两手相重支额[3]，纵四体，后乃取之。针八分，灸七壮，至二十一壮。

长强在骶骨端下三分。针三分，灸三十壮。

以上肩背部。

乳根在乳下一寸六分陷中，仰取。针三分，灸三壮。

期门在乳旁一寸半，直下又一寸半，第二肋端缝中。其寸用胸前寸折量。针四分，灸五壮。

章门在脐上二寸，两旁各六寸。其寸用胸前两乳间，横折八寸，约之六寸，侧卧，屈上足，伸下足，取动脉是。灸日七壮，至二七壮。

带脉在季肋下一寸八分陷中，脐上二分两旁各七寸半。针六分，灸七壮。

膻中在两乳间，折中取之。有陷是穴，仰而取之。禁针。灸七壮，止七七壮。

中庭在膻中下一寸六分陷中。针三分，灸三壮。

鸠尾在两歧骨下一寸。针三分，禁灸。

巨阙在鸠尾下一寸。针六分，灸七壮，止七七壮。

上脘在巨阙下一寸，脐上五寸。针八分，灸二七壮。

中脘去蔽骨尖四寸，下至脐四寸。针八分，灸二七壮，至百壮，止四百壮。

下脘在中脘下二寸，脐上二寸。针八分，灸二七壮。

水分在脐上一寸。水病灸之大良。禁针，针之水尽即死。其别病针八分，灸七壮，止四百壮。

神阙当脐中。禁针，针令人脐中疡溃，屎出者死。灸百壮。

气海在脐下一寸半宛宛中。针八分，灸七壮，止百壮。

石门在脐下二寸。针六分，灸二七壮，止百壮。

关元在脐下三寸。针八分，灸百壮，至三百壮。灸不及针，孕妇禁针。

中极在关元下一寸，脐下四寸。针八分，得气即泻。灸止百壮，或日三七壮。

会阴在两阴间，灸三壮。

以及膺腹部。

头面背腹一图，内多系任、督二脉之穴。

后手足十二图，乃十二经之要穴。治症详见后。

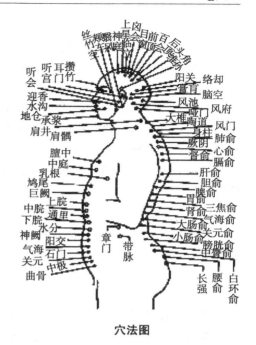

穴法图

校勘

①三壮：《神应经》作"七壮"。

②音：此后《神应经》有"或七状"三字。

③一分半：《神应经》作"寸半"。

④上：原无，据《神应经》补。

⑤不宜灸：《神应经》作"灸五壮"。

⑥寸半：《神应经》作"一寸"。

⑦一寸五分：《神应经》作"二寸"，按照第六卷足太阳经考穴法为"一寸五分"，兹据改。

⑧灸百壮：此后《神应经》有"针中之，二日卒"。

⑨灸七壮：此后《神应经》有"针中之，五日卒"。

⑩灸随年壮：此后《神应经》有"针中之，六日卒"。

注释

[1] 曲颊：又名曲牙。颊，即面的两旁，因其屈而向前，故称曲颊。相当于下颌骨角。

[2] 随年壮：灸法用语。指随年龄的大小而决定艾灸的壮数。

[3] 两手相重支额：即俯卧位，两手相重叠置于额下。

寅、手太阴肺经

尺泽： 在肘中约纹上，两筋间动脉。针三分，不宜深，灸五壮。

列缺： 在手侧腕上寸半，以两手交叉，食指尽处[1]，两筋骨罅[1]中。针二分，灸七壮，至七七壮。

经渠： 在寸口陷中，动脉应手。针二分[2]，禁灸。

太渊： 在掌后内侧，横纹头动脉中。针二分，灸三壮。

鱼际： 在大指本节后白肉际。针二分，禁灸。

少商： 在大指内侧，去爪甲角如韭叶许。针一分，宜用锋针出血，禁灸。

校勘

①以两手交叉，食指尽处：《神应经》作"以手交中指头末"。

②针二分：《神应经》作"针三分"。

注释

[1] 罅（xià）：缝隙，裂缝。

卯、手阳明大肠经

商阳： 在食指内侧去爪角韭叶。针一分，灸三壮。

二间： 在食指本节前内侧陷中。针三分，灸三壮。

三间： 在食指本节后内侧陷中。针三分，灸三壮。

合谷： 在大指次指歧骨间陷中。针三分，灸三壮。孕妇不宜针。

阳溪： 在手腕中上侧两筋间陷中。针三分，灸三壮。

三里： 在曲池下二寸，按之肉起锐肉端。针二分，灸三壮。

曲池： 在肘外辅骨屈肘横纹头陷中，以手拱胸取之。针七分，灸七壮，日可七壮，至二百壮。

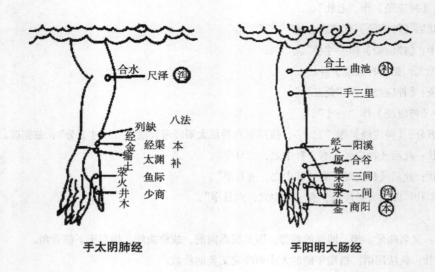

手太阴肺经　　　　　　　手阳明大肠经

辰、足阳明胃经

伏兔： 在阴市上三寸，起肉上，正跪坐取之①。针五分②，禁灸。

阴市：在膝盖上三寸，拜而取之。针三分，禁灸。

三里：在膝盖下三寸，胻骨大筋内，坐取之。针八分，灸止百壮。

上廉：在三里下三寸，两筋骨罅宛宛中，蹲坐取之。

下廉：在上廉下三寸，取法与上廉同。各针三分，灸七壮。

解溪：在冲阳后寸半，腕上系鞋处取之。针五分，灸三壮。

冲阳：在足跗上去陷谷二寸，骨间动脉。针五分，灸三壮。

陷谷：在足大趾次趾外间，本节后陷中，去内庭二寸。针五分③，灸三壮。

内庭：在足大趾次趾外间陷中。针三分，灸三壮。

厉兑：在足大趾次趾端，去爪甲韭叶。针一分，灸一壮。

校勘

①起肉上，正跪坐取之：《神应经》作"循起肉，坐而取之"。

②针五分：《神应经》作"针三分"。

③针五分：《神应经》作"针三分"。

巳、足太阴脾经

隐白：在足大趾内侧，去爪角韭叶。月事不止，刺之立愈。针二分，灸三壮。

大都：在足大趾本节后，内侧肉际陷中。针三分，灸三壮。

太白：在足大趾内侧，内踝前，核骨[1]下陷中①。针三分，灸三壮。

公孙：在足大趾本节后一寸，内踝前，针四分，灸三壮。

商丘：在内踝下，微前陷中，前有中封，后有照海，其穴居中。针三分，灸三壮。

三阴交：在内踝上，除踝三寸，骨下陷中。针三分，灸三壮。

阴陵泉：在膝内侧辅骨下陷中，屈膝取之，膝横纹头下是穴，与阳陵泉相对，稍高一寸。针五分，灸七壮②。

校勘

①内踝前，核骨下陷中：《神应经》作"大都后一寸，下一寸"。

②针五分，灸七壮：《神应经》作"针三分，灸三壮"。

注释

[1] 核骨：足大趾本节与跖骨结合之关节。

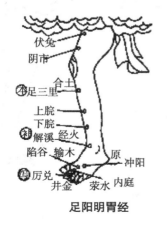

足阳明胃经

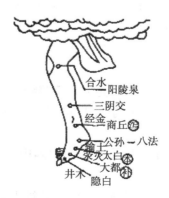

足太阴脾经

午、手少阴心经

少海：在肘内廉节后，大骨外，去肘端五分，屈肘向头取之。针三分，灸三壮。

灵道：在掌后寸半。针三分，灸三壮。

通里：在掌后一寸陷中。针三分，灸七壮。

神门：在掌后锐骨端陷中。针三分，灸七壮。炷如小麦。

少府：在小指本节后，骨缝陷中，直劳宫。针二分，灸七壮。

少冲：在小指内侧，去爪角韭叶。针一分，灸一壮。

未、手太阳小肠经

少泽：在小指外侧，去爪角一分陷中。针一分，灸一壮。

前谷：在小指外侧，本节前陷中。针一分，灸三壮。

后溪：在小指外侧，本节后陷中。针一分，灸一壮。

腕骨：在手外侧腕前起骨下陷中，有起骨罅缝。针二分，灸三壮。

阳谷：在手外侧腕中，锐骨下陷中。针二分，灸三壮。

小海：在肘内①大骨外，去肘端五分陷中，屈肘向头取之。针一分，灸二壮②。

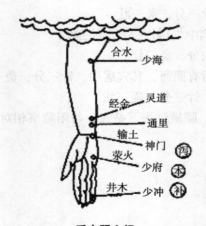

手少阴心经

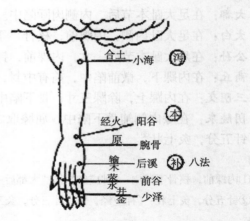

手太阳小肠经

校勘

①肘内：原作"肘外"，据《神应经》改。与《针灸甲乙经》卷三第二十九同。

②针一分，灸二壮：《神应经》作"针三分，灸三壮"。

申、足太阳膀胱经

委中：在腘中央两筋间约纹内，动脉应手。针八分，禁灸。

承山：在腿肚尖下，分肉间陷中。针八分，灸①止七七壮。

昆仑：在足外踝后五分，跟骨上陷中。针三分，灸三壮。

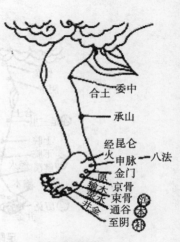

足太阳膀胱经

申脉：在外踝下五分陷中，容爪甲白肉际，前后有筋，上有踝骨，下有软骨，其穴居中。针三分。

金门：在外踝下少后，丘墟后，申脉前。针一分，灸三壮②。

京骨：在足外侧大骨下，赤白肉际陷中。针三分，灸七壮。

束骨：在足小趾外侧本节后肉际陷中。针三分，灸三壮。

通谷：在足小趾外侧本节前陷中。针二分，灸三壮。

至阴：在足小趾外侧，去爪角韭叶。针二分，灸三壮。

校勘

①灸：此后《神应经》有"不及针"三字。

②灸三壮：此后《神应经》有"炷如小麦"，与《铜人》卷五合。

酉、足少阴肾经

涌泉：在足心，屈足蜷趾取之宛宛中白肉际。针五分，不宜出血，灸三壮。

然谷：在内踝前，大骨下陷中。针三分，不宜见血，灸三壮。

太溪：在内踝后五分，跟骨上，有动脉。针三分，灸三壮。

照海：在内踝下四分，前后有筋，上有踝骨，下有软骨，其穴居中。针三分，灸七壮。

复溜：在内踝上，除踝一寸，踝后五分，与太溪相直。针三分，灸五壮。

阴谷：在膝内辅骨后，大筋下，按之应手，屈膝乃得之。针四分，灸三壮。

戌、手厥阴心包络经

曲泽：在肘内廉陷中，曲肘取之①，大筋内，横纹中动脉。针三分，灸三壮。

间使：在掌后横纹上三寸，两筋间陷中。针三分，灸五壮。

内关：在掌后横纹上二寸，两筋间。针五分，灸三壮。

大陵：在掌后横纹中，两筋间陷中。针五分，灸三壮②。

劳宫：在掌心，屈无名指尖尽处是。针三分，灸三壮。

中冲：在中指端，去爪甲韭叶。针一分，灸一壮。

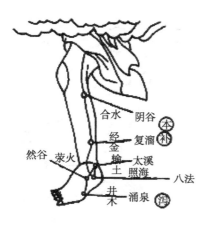

足少阴肾经

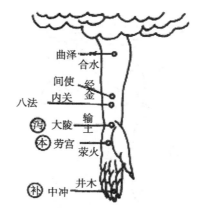

手厥阴心包络经

校勘

①陷中，曲肘取之：原无，据《神应经》补。与《铜人》卷五一致。

②灸三壮：《神应经》作"灸五壮"。

亥、手少阳三焦经

关冲：在无名指外侧去爪角韭叶。针一分，灸一壮。

液门：在小指①次指歧骨间，握拳取之。针三分，灸三壮。

中渚：在无名指本节后陷中，液门下一寸。针三分，灸三壮。

阳池：在手表腕上陷中。针二分，禁灸②。

外关：在腕后二寸，两骨间陷中。针三分，灸五壮。

支沟：在腕后三寸，两骨间陷中。针二分，灸二七壮。

天井：在肘后大骨后，肘上一寸，两筋间陷中，叉手按膝头取之；屈肘拱胸取之。针一寸，灸三壮。

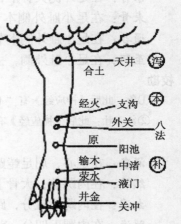

手少阳三焦经

校勘

①指：原无，据《神应经》补。

②禁灸：与《铜人》卷五一致。但《神应经》云："不宜多灸，可三壮"。

子、足少阳胆经

风市：在膝上外侧两筋间，舒手着腿，中指尽处陷中。针五分，灸五壮。

阳陵：在膝下一寸，外廉陷中，外尖骨前。针六分，灸七壮。

阳辅：在外踝上，除踝四寸，辅骨前绝骨端如前，三分，去丘墟七寸。针五分，灸三壮。

悬钟（一名绝骨）[1]：在外踝上三寸，绝脉处是①。针六分，灸五壮。

丘墟：在外踝下，如前陷中，去临泣三寸。针五分，灸三壮。

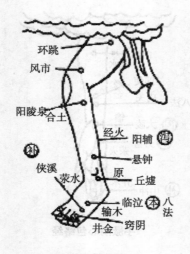

足少阳胆经

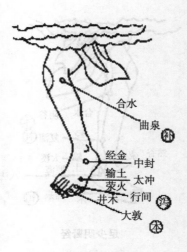

足厥阴肝经

临泣：在足小趾次趾本节后陷中，去侠溪寸半。针三分，灸三壮。

侠溪：在小趾次趾歧骨间，本节前陷中。针二分②，灸三壮。

窍阴：在小趾次趾外侧，去爪角韭叶。针一分，灸三壮。

校勘

①在外踝上三寸，绝脉处是：《神应经》作"虽曰外踝上除踝三寸，必以绝陇处为穴"。

②针二分：《神应经》作"针一分"。

注释

[1] 悬钟：腓骨后缘与腓骨长、短肌之间凹陷处。从外踝尖向上推至不能触及腓骨，即绝骨穴。《针灸甲乙经》："在足外踝上三寸动者脉中，足三阳络，按之阳明脉绝乃取之。"

丑、足厥阴肝经

大敦：在大趾端，去爪甲韭叶。针二分，灸三壮。

行间：在大趾本节前，上下有筋，前后有小骨尖，其穴正居陷中，有动脉应手。针六分，灸三壮。

太冲：在足大趾本节后二寸，有络横连至地五会二寸骨缝罅间，动脉应手陷中。针三分，灸三壮①。

中封：在内踝前一寸，贴大筋后宛宛中②。针四分，灸三壮。

曲泉：在膝内侧辅骨下，大筋上，小筋下，陷中，屈膝取之，当膝曲腘横纹头，内外两筋宛宛中。针六分，灸三壮。

校勘

①灸三壮：《神应经》作"灸五壮"。

②宛宛中：《神应经》作"仰足伸足取而得之"。

诸风门

左瘫右痪[1]：曲池、阳溪、合谷、中渚、三里、阳辅、昆仑。

肘不能屈：腕骨。

足无膏泽[2]：上廉。

偏风①[3]：列缺、冲阳。

身体反折[4]：肝俞。

中风肘挛[5]：内关。

目戴上[6]：丝竹空。

吐涎：丝竹空、百会。

不识人：水沟、临泣、合谷。

脊反折[7]：哑门、风府。

风痹[8]：天井、尺泽、少海、委中、阳辅。

惊痫[9]：尺泽（一壮）、少冲、前顶、束骨。

风痫[10]：神庭、百会、前顶、涌泉、丝竹空、神阙（一壮）、鸠尾（三壮）。

风劳[11]：曲泉膀胱俞（七壮）。

风疰[12]：百会（二壮）、肝俞（三壮）、脾俞（三壮）、肾俞（年为壮）、膀胱俞。

风眩[13]：足临泣、阳谷、腕骨、申脉。

中风痛②：临泣、百会、肩井、肩髃、曲池、天井、间使、内关、合谷、风市、三里、解溪、昆仑、照海。

喑哑：支沟复溜、间使、合谷、鱼际、灵道、阴谷、然谷、通谷。

口噤不开：颊车、承浆、合谷。

凡患风痫疾，发则躺仆在地：灸风池、百会。

黄帝灸法：疗中风眼戴上及不能语者灸第三椎并五椎上，各七壮，同灸炷如半枣核大。

校勘

①风：《神应经》作"肿"。

②痛：《神应经》无此字。

注释

[1] 左瘫右痪：半身不遂之证，在左侧者称左瘫，在右侧者称右痪，多属中风范畴。

[2] 膏泽：原指滋润土壤的雨水。此处指因气血不荣、肌肤失去润泽之貌。

[3] 偏风：中风，半身不遂。《素问·风论》："风中五脏六腑之俞，亦为藏府之风，各入其门户，所中则为偏风。"

[4] 身体反折：即角弓反张，脊椎强直。

[5] 肘挛：肘部拘急痉挛，难以屈伸。《灵枢·经脉》："手少阳之别……病实则肘挛。"

[6] 目戴上：指病人眼睛上视，不能转动。《素问·诊要经终论》："太阳之脉，其终也，戴眼，反折瘛疭，其色白，绝汗乃出，出则死矣。"张志聪注："戴眼，目上视也。"

[7] 脊反折：即脊背强直。

[8] 风痹：亦作"风痹"。中医学指因风寒湿侵袭而引起的肢节疼痛或麻木的病证。《灵枢·寿夭刚柔》："病在阳者命曰风病，在阴者命曰痹病，阴阳俱病，命曰风痹病。"

[9] 惊痫：小儿痫证因惊而发者。《诸病源候论》卷四十五："惊痫者，起于惊怖大啼，精神伤动，气脉不定，因惊而作成痫也。"

[10] 风痫：《圣济总录》卷第一十五·诸风门："论曰风痫病者，由心气不足，胸中蓄热，而又风邪乘之病间作也。其候多惊，目瞳子大，手足颤掉，梦中叫呼，身热蜷，摇头口噤，多吐涎沫。"由外感风邪而发生的痫病，亦指小儿急惊风。

[11] 风劳：虚劳病复受风邪者。《太平圣惠方·治风劳诸方》："劳伤之人，表里多虚，血气衰弱，肤腠疏泄，风邪易侵，或游易皮肤，或沉滞脏腑，随其所感，而众病生焉。"

[12] 风痓：痓（zhù），病名。《经效产宝·卷中产后中风方论第二十三》："产后中风，腰背强直，时时反张，名风痓。"

[13] 风眩：因风邪、风痰所致的眩晕，又称风头眩。《圣济总录》卷十六："风头眩之状，头与目俱运是也。五脏六腑之精华，皆见于目，上注于头。风邪鼓于上，脑转而目系急，使真气不能上达，故虚则眩而心闷，甚则眩而倒仆也。"

伤寒门

身热头疼：攒竹、大陵、神门、合谷、鱼际、中渚、液门、少泽、委中、太白。

洒浙恶寒，寒栗鼓颔[1]：鱼际。

身热：陷谷、吕细（足寒至膝，乃出针）、三里、复溜、侠溪、公孙、太白、委中、涌泉。

寒热：风池、少海、鱼际、少冲、合谷、复溜、临泣、太白。

伤寒汗不出：风池、鱼际、经渠（各泻）、二间。

过经不解 [2]：期门。

余热不尽：曲池、三里、合谷。

腹胀：三里、内庭。

阴症伤寒 [3]：灸神阙（二三百壮）。

大热：曲池、三里、复溜。

呕哕：百会、曲泽、间使、劳宫、商丘。

腹寒热气：少冲、商丘、太冲、行间、三阴交、隐白、阴陵泉（三壮）。

发狂：百劳、间使、合谷、复溜（俱灸）。

不省人事：中渚、三里、大敦。

秘塞 [4]：照海、章门。

小便不通：阴谷、阴陵泉。

注释

[1] 洒淅恶寒，寒栗鼓颔：洒淅，形容恶风寒似被冷水洒身。寒栗指因恶寒而发抖，也叫"战栗"。鼓颔是形容恶寒时全身发抖，上下齿不断叩击的样子。

[2] 过经不解：病证名，指伤寒过了传经日期，病仍未愈。

[3] 阴症伤寒：病邪直中阴经的虚寒证。

[4] 秘塞：指大便闭结不通。

痰喘咳嗽门

咳嗽：列缺、经渠、尺泽、鱼际、少泽、前谷、三里、解溪、昆仑、肺俞（百壮）、膻中（七壮）。

咳嗽饮水：太渊。

引两胁痛：肝俞。

引尻 [1] 痛：鱼际。

咳血：列缺、三里、肺俞、百劳、乳根、风门、肝俞。

唾血内损 [2]：鱼际（泻）、尺泽（补）、间使、神门、太渊、劳宫、曲泉、太溪、然谷、太冲、肺俞（百壮）、肝俞（三壮）、脾俞（三壮）。

唾血振寒：太溪、三里、列缺、太渊。

呕血：曲泽、神门、鱼际。

呕脓：膻中。

唾浊：尺泽、间使、列缺、少商。

呕食不化：太白。

呕吐：曲泽、通里、劳宫、阳陵泉、太溪、照海、太冲、大都、隐白、通谷、胃俞、肺俞。

呕逆：大陵。

呕哕：太渊。

喘呕欠伸：经渠。

上喘：曲泽、大陵、神门、鱼际、三间、商阳、解溪、昆仑、膻中、肺俞。

数欠而喘[3]：太渊。

咳喘隔食：膈俞。

喘满：三间、商阳。

肺胀膨膨气抢胁下热满痛：阴都（灸）、太渊、肺俞。

喘息不能行：中脘、期门、上廉。

诸虚百损，五劳七伤[4]**，失精劳症**[5]：肩井、大椎、膏肓、脾俞、胃俞、肺俞、下脘、三里。

传尸骨蒸[6]**，肺痿**：膏肓、肺俞、四花穴[7]。

干呕：间使（三十壮）胆俞、通谷、隐白灸、乳下一寸半。

噫气[8]：神门、太渊、少商、劳宫、太溪、陷谷、太白、大敦。

痰涎：阴谷、然谷、复溜。

结积留饮①：膈俞（五壮）、通谷（灸）。

校勘

①饮：原无，据《神应经》补。

注释

[1] 尻（kāo）：臀部，脊骨的末端。

[2] 唾血内损：《诸病源候论》按："唾血一证疑是瘀血。"

[3] 数欠而喘：数欠，又名善欠，指频繁地打呵欠。《素问·宣明五气》："五气所病，心为噫，肺为咳，肝为语，脾为吞，肾为欠为嚏。"指肾虚不纳之喘息。

[4] 五劳七伤：一指心、肝、脾、肺、肾等五脏劳损；另指"久视伤血，久卧伤气，久坐伤肉，久立伤骨，久行伤筋"。七伤指"大饱伤脾；大怒逆伤肝，强力举重、久坐湿地伤肾，形寒饮冷伤肺，忧愁思虑伤心，风雨寒暑伤形，大恐惧、不节伤志"。

[5] 失精劳症：虚劳以失精为主要表现。《诸病源候论》："肾气虚损，不能藏精，故精漏失。"

[6] 传尸骨蒸：王焘《外台秘要》卷十三："骨蒸病者，亦名传尸，亦谓殗殜（yè dié），亦称伏连，亦曰无辜。"《圣济总录》曰："论曰传尸之病，由相克而生，毒瓦斯内传五脏，渐至羸极，死则复传其家属一人，故曰传尸。"多指烈性传染病，现结核病属此范畴。

[7] 四花穴：为背俞穴膈俞、胆俞合称。

[8] 噫气：即嗳气，指气从胃中上逆，气出有沉长之声，俗称"打饱嗝"。

诸般积聚门

气块冷气，一切气疾[1]：气海。

心气痛连胁：百会、上脘、支沟、大陵、三里。

结气[2]**上喘及伏梁气**[3]：中脘。

心下如杯[4]：中脘、百会。

胁下积气：期门。

贲豚气[5]：章门、期门、中脘、巨阙、气海（百壮）。

气逆：尺泽、商丘、太白、三阴交。

喘逆：神门、阴陵、昆仑、足临泣。

噫气上逆：太渊、神门。

咳逆：支沟、前谷、大陵、曲泉、三里、陷谷、然谷、行间、临泣、肺俞。

咳逆无所出者：先取三里后取太白、肝俞、太渊、鱼际、太溪、窍阴。

咳逆振寒：少商、天突（灸三壮）。

久病咳：少商、天柱（灸三壮）。

厥气冲腹[6]：解溪、天突。

短气：大陵、尺泽。

少气：间使、神门、大陵、少冲、三里、下廉、行间、然谷、至阴、肺俞、气海。

欠气：通里、内庭。

诸积：三里、阴谷、解溪、通谷、上脘、肺俞、膈俞、脾俞、三焦俞。

腹中气块：块头上一穴，针二寸半，灸二七壮；块中穴，针三寸，灸三七壮；块尾一穴，针三寸半，灸七壮。

胸腹膨胀气喘：合谷、三里、期门、乳根。

灸哮法：天突、尾闾骨尖[7]。

又背上一穴，其法：以线一条套颈上，垂下至鸠尾尖上截断，牵往后脊骨上，线头尽处是穴，灸七壮，其效不可言。

注释

[1] 气块冷气：气块即积聚之气，按之较硬如块；冷气即居于胸腹之寒气。

[2] 结气：指邪气结聚于体内。

[3] 伏梁：伏梁指生于胸腹部的心之积。杨上善注："心之积名曰伏梁，起脐上如臂，上至心下。"

[4] 心下如杯：自觉心下有物如杯状。

[5] 贲豚气：即奔豚，五积之一，属肾之积。患者自觉有气从下腹上冲胸，直达咽喉，如有小豚奔闯，故名。类似现代医学的胃肠神经官能症及冠心病、心血管神经症等。

[6] 厥气：厥气，上逆之气，逆乱之气。

[7] 尾闾：又名尾骶，骶骨和尾骨的总称。

腹痛胀满门

腹痛：内关、三里、阴谷、阴陵泉、复溜、太溪、昆仑、陷谷、行间、太白、中脘、气海、膈俞、脾俞、肾俞。

食不下：内关、鱼际、三里。

小腹急痛不可忍及小肠气[1]，外肾吊，疝气，诸气痛，心痛：灸足大趾次指下中节横纹当中，灸五壮，男左女右，极妙。二足皆灸亦可。

小腹胀痛：气海。

绕脐痛：水分、神阙、气海。

小腹痛：阴市、承山、下廉、复溜、中封、大敦、小海、关元、肾俞（随年壮[2]）。

侠脐痛：上廉。

脐痛：曲泉、中封、水分。

引腰痛：太冲、太白。

腹满：少商、阴市、三里、曲泉、昆仑、商丘、通谷、太白、大都、隐白、陷谷、行间。

腹胁满：阳陵、三里、上廉。

心腹胀满：绝骨、内庭。

小腹胀满痛：中封、然谷、内庭、大敦。

腹胀：尺泽、阴市、三里、曲泉、阴谷、阴陵泉、商丘、公孙、内庭、太溪、太白、厉兑、隐白、膈俞、肾俞、中脘、大肠俞。

胀而胃痛：膈俞。

腹坚大：三里、阴陵泉、丘墟、解溪、冲阳、期门、水分、神阙、膀胱俞。

寒热坚大 [3]：冲阳。

鼓胀：复溜、中封、公孙、太白、水分、三阴交。

腹寒不食：阴陵泉（灸①）。

痰癖 [4] 腹寒：三阴交。

腹鸣寒热：复溜。

胸腹膨胀，气鸣：合谷、三里、期门。

校勘

①灸：《神应经》无此字。

注释

[1] 小肠气：即狐疝。因小腹坠痛，延及阴囊，致睾丸偏大的病证。《医宗金鉴》注："小肠气一症，其受病与疝气等，亦因湿气在内，而寒气又束于外也。"

[2] 随年壮：即壮数随年龄增长而增多。

[3] 寒热坚大：指身发寒热，腹大坚满。

[4] 痰癖：病证名，指水饮久停化痰，流移胁肋之间，以致胁痛的病证。葛洪《抱朴子》："凡食过则结积聚，饮过则成痰癖。"

心脾胃门

心痛 [1]：曲泽、间使、内关、大陵、神门、太渊、太溪、通谷、心俞（百壮）、巨阙（七壮）。

心痛 [2] 食不化：中脘。

胃脘痛：太渊、鱼际、三里、两乳下（各一寸，各三十壮）、膈俞、胃俞、肾俞（随年壮）。

心烦：神门、阳溪、鱼际、腕骨、少商、解溪、公孙、太白、至阴。

烦渴心热：曲泽。

心烦怔忡：鱼际。

卒心痛不可忍，吐冷酸水：灸足大趾次指内纹中各一壮，炷如小麦大，立愈。

思虑过多，无心力，忘前失后：灸百会。

心风：心俞（灸）、中脘。

烦闷：腕骨。

虚烦口干：肺俞。

烦闷不卧：太渊、公孙、隐白、肺俞、阴陵泉、三阴交。

烦心喜噫 [3]：少商、太溪、陷谷。

心痹悲恐：神门、大陵、鱼际。

懈惰：照海。

心惊恐：曲泽、天井、灵道、神门、大陵、鱼际、二间、液门、少冲、百会、厉兑、通谷、巨阙、章门。

嗜卧：百会、天井、三间、二间、太溪、照海、厉兑、肝俞。

嗜卧不言：膈俞。

不得卧：太渊、公孙、隐白、肺俞、阴陵、三阴交。

支满不食：肺俞。

振寒不食：冲阳。

胃热不食：下廉。

胃胀不食：水分。

心恍惚：天井、巨阙[1]、心俞。

心喜笑：阳溪、阳谷、神门、大陵、列缺、鱼际、劳宫、复溜、肺俞。

胃痛：太渊、鱼际、三里、肾俞、肺俞、胃俞、两乳下[4]（灸一寸，各二十一壮）。

翻胃：先取下脘，后取三里（泻）、胃俞、膈俞（百壮）、中脘、脾俞。

噎食不下：劳宫、少商、太白、公孙、三里、中魁（在中指第二节尖）、膈俞、心俞、胃俞、三焦俞、中脘、大肠俞。

不能食：少商、三里、然谷、膈俞、胃俞、大肠俞。

不嗜食：中封、然谷、内庭、厉兑、隐白、阴陵泉、肺俞、脾俞、胃俞、小肠俞。

食气[5]，饮食闻食臭：百会、少商、三里、灸膻中。

食多身瘦：脾俞、胃俞。

脾寒：三间、中渚、液门、合谷、商丘、三阴交、中封、照海、陷谷、太溪、至阴、腰俞。

胃热：悬钟。

胃寒有痰：膈俞。

脾虚腹胀谷不消：三里。

脾病溏泄：三阴交。

脾虚不便：商丘、三阴交（三十壮）。

胆虚呕逆，热，上气：气海。

校勘

①阙：原作"巨间"，据《神应经》改。

注释

[1] 心痛：此处指真心痛，即心痛之极危重者。《灵枢·厥病》："真心痛，手足清至节，心痛甚，旦发夕死，夕发旦死。"

[2] 心痛：古称胃痛为"心痛"。因其疼痛部位近心窝处，故名。

[3] 噫：嗳气，饱食或积食后，胃里的气体从嘴里出来并发出声音。

[4] 乳下：《针灸集成》列作经外穴。在乳头直下1寸处。主治腹痛腹胀、胸胁疼痛、乳肿少乳、小儿癖疾、久嗽、反胃、干呕、吐逆、胃脘痛、闭经等。

[5] 食气：此处指消化不良之证。

心邪癫狂门

心邪癫狂 [1]：攒竹、尺泽、间使、阳溪。

癫狂：曲池 (七壮)、小海、少海、间使、阳溪、阳谷、大陵、合谷、鱼际、腕骨、神门、液门、冲阳、行间、京骨 (以上俱灸)、肺俞 (百壮)。

癫痫 [2]：攒竹、天井、小海、神门、金门、商丘、行间、通谷、心俞 (百壮)、后溪、鬼眼穴 [3]。

鬼击 [4]：间使、支沟。

癫疾：上星、百会、风池、曲池、尺泽、阳溪、腕骨、解溪、后溪、申脉、昆仑、商丘、然谷、通谷、承山 (针三分，速出，灸百壮)。

狂言：太渊、阳溪、下廉、昆仑。

狂言不乐：大陵。

多言：百会。

癫狂，言语不择尊卑：灸唇里中央肉弦上一壮，炷如小麦大；又用钢刀割断更佳。

狂言数回顾：阳谷、液门。

喜笑：水沟、列缺、阳溪、大陵。

喜哭：百会、水沟。

目妄视 [5]：风府。

鬼邪：间使 (仍针后十三穴 [6]，穴详见九卷)。

见鬼：阳溪。

魇梦：商丘。

中恶不省 [7]：水沟、中脘、气海。

不省人事：三里、大敦。

发狂：少海、间使、神门、合谷、后溪、复溜、丝竹空。

狂走：风府、阳谷。

狐魅神邪迷附癫狂：以两手、两足大拇趾，用绳缚定，艾炷着四处尽灸，一处灸不到，其疾不愈，灸三壮 (即鬼眼穴) 小儿胎痫、奶痫、惊痫、亦依此法灸二壮，炷如小麦大。

卒狂：间使、后溪、合谷。

痎痖指掣 [8]：哑门、阳谷、腕骨、带脉、劳宫①。

呆痴：神门、少商、涌泉、心俞。

久狂②，登高而歌，弃衣而走：神门、后溪、冲阳。

癫惊：百会、解溪。

暴惊：下廉。

癫疾：前谷、后溪、水沟、解溪、金门、申脉。

校勘

①劳宫：《神应经》无此二字。

②狂：原作"发狂"，据《神应经》改。

注释

[1] 癫狂：即精神错乱，神志失常。《难经》二十难："重阴者癫，重阳者狂。"癫证俗称"文痴"，以精神抑郁、表情淡漠、语无伦次为主要表现；狂证俗称"武痴"，以精神亢奋、狂躁不安、骂詈毁物为主要表现。

[2] 癫痫：一种发作性神志异常的病证，由脑神经元异常放电引起。临床表现为突然意识丧失，发则仆倒，不省人事，强直抽搐，口吐涎沫，两目上视或口中怪叫，移时苏醒，一如常人。

[3] 鬼眼穴：《神应经》注："四穴，在手大指、足大趾内侧爪甲角，其艾炷半在爪上、半在肉上，三壮极妙。"

[4] 鬼击：《外台秘要》卷二十八："病源鬼击者，谓鬼疠之气击着于人也，得之无渐，猝着如人以刀矛刺状，胸胁腹内绞急切痛，不可抑按，或即吐血，或鼻中出血，或下血。"

[5] 目妄视：妄，胡乱、随便，指眼睛毫无目的地乱看。

[6] 后十三穴：《神应经》："第一鬼宫（即人中穴），第二鬼信（手大指爪甲下入三分），第三鬼垒（足大趾爪甲下入肉二分），第四鬼心（即太渊穴半寸），第五鬼路（即申脉穴，火针七锃 zèng，二三下），第六鬼枕（大椎上入发际一寸），第七鬼床（耳前发际穴），第八鬼市（即承浆穴），第九鬼宫（即劳宫穴），第十鬼堂（即上星穴，火针七锃），第十一鬼藏（阴下缝，灸三壮），第十二鬼臣（即曲池，火针），第十三鬼封（舌下一寸缝）。"

[7] 中恶不省：因邪气所犯或见怪异之物而昏迷不醒。

[8] 瘛疭指掣：瘛疭，指手指痉挛。《伤寒明理论》卷三："瘛者筋脉急也，疭者筋脉缓也。急者则引而缩，缓者则纵而伸。或缩或伸，动而不止者，名曰瘛疭。"掣，搐也。

霍乱门

霍乱[1]：阴陵泉、承山、解溪、太白。

霍乱吐泻：关冲、支沟、尺泽、三里、太白、先取太溪，后取太仓。

霍乱呕吐①：支沟。

霍乱转筋②[2]：关冲、阴陵泉、承山、阳辅、太白、大都、中封、解溪、丘墟、公孙。

校勘

①霍乱呕吐：原作"霍乱呕吐转筋"，据《神应经》改。

②霍乱转筋：原作"逆数"，据《神应经》改。

注释

[1] 霍乱：以起病突然、大吐大泻、烦闷不舒为特征。《素问·六元正纪大论》记载："太阴所至，为中满，霍乱吐下。"因饮食生冷不洁或感受寒邪、暑湿、疫疠之气所致。

[2] 霍乱转筋：俗称吊脚痧。因霍乱吐泻之后，津液暴失，气阴两伤，筋脉失养而成。

疟疾门

疟疾[1]：百会、经渠、前谷。

温疟：中脘、大椎。

瘕疟[2]：腰俞。

疟疾发寒热：合谷、液门、商阳。

瘕疟[3]**寒热**：后溪、合谷。

疟疾振寒：上星、丘墟、陷谷。

头痛：腕骨。

寒疟：三间。

心烦：神门。

久疟不食：公孙、内庭、厉兑。

久疟：中渚、商阳、丘墟。

热多寒少：间使、三里。

脾寒发疟：大椎、间使、乳根。

注释

[1] 疟疾：由感受疟邪，邪正交争所致，以寒战壮热，头痛，汗出，休作有时为特征的传染性疾病。《医门法律·疟疾论》曰："外邪得以入人而疟之，每伏藏于半表半里，入而与阴争则寒，出而与阳争则热。"《针灸资生经》记载："疟有数名。先寒后热曰寒疟；先热后寒曰温疟；热而不寒曰瘅疟；多寒曰牡疟；久不瘥曰劳疟；（久不断曰老疟）时行后变成疟曰瘴疟；病结为癥瘕曰疟母。"

[2] 痎疟（jiē nüè）：疟疾的通称。亦指经年不愈之老疟。

[3] 痰疟：《圣济总录》卷三十五："论曰痰疟之状，胸中不利，头痛，振寒 栗而不能食。食即呕，寒去则内外皆热。寒热更作，心下支满，痰积胸中，气逆烦呕，故谓之痰疟。"

肿胀门（附：红疸黄疸）

浑身浮肿：曲池、合谷、三里、内庭、行间、三阴交。

水肿：列缺、腕骨、合谷、间使、阳陵泉、阴谷、三里、曲泉、解溪、陷谷、复溜、公孙、厉兑、冲阳、阴陵泉、胃俞、水分、神阙。

四肢浮肿：曲池、通里、合谷、中渚、液门、三里、三阴交。

风浮身肿[1]：解溪。

肿水气胀满：复溜、神阙。

腹胀胁满：阴陵泉。

遍身肿满，食不化：肾俞（百壮）。

鼓胀：复溜、公孙、中封、太白、水分。

消瘅[2]：太溪。

伤饱身黄[3]：章门。

红疸①：百会、曲池、合谷、三里、委中。

黄疸：百劳、腕骨、三里、涌泉、中脘、膏肓、大陵、劳宫、太溪、中封、然谷、太冲、复溜、脾俞。

校勘

①疸：《神应经》作"瘅"。

注释

[1] 风浮身肿：即风水肿，水肿之一，亦称风水。由脾肾气虚，汗出当风所致。《太平圣惠方》卷五十四："夫风水肿者，由脾肾气虚弱所为也。肾劳则虚，虚则汗出，汗出当风，风气内入，还客于肾，脾虚又不能制于水，故水散溢皮肤，又与风湿相搏，故云风水也。"

[2] 消瘅：即消渴病。《儒门事亲》："消瘅者，众消之总名。"

[3] 伤饱身黄：类似"谷黄"，由饮食不节、湿热阻遏中焦导致身目发黄。

汗　门

多汗：先泻合谷，次补复溜。

少汗：先补合谷，次泻复溜。

自汗：曲池、列缺、少商、昆仑、冲阳、然谷、大敦、涌泉。

无汗：上星、哑门、风府、风池、支沟、经渠、大陵、阳谷、腕骨、然骨、中渚、液门、鱼际、合谷、中冲、少商、商阳、大都、委中、陷谷、厉兑、侠溪。

汗不出：曲泽、鱼际、少泽、上星、曲泉、复溜、昆仑、侠溪、窍阴。

痹厥门

风痹 [1]：尺泽、阳辅。

积痹痰痹 [2]：膈俞。

寒厥 [3]：太渊、液门。

痿厥 [4]：丘墟。

尸厥 [5] 如死及不知人事：灸厉兑（三壮）。

身寒痹：曲池、列缺、环跳、风市、委中、商丘、中封、临泣。

厥逆①：阳辅、临泣、章门，如脉绝，灸间使，或针复溜。

尸厥：列缺、中冲、金门、大都、内庭、厉兑、隐白、大敦。

四肢厥：尺泽、小海、支沟、前谷、三里、三阴交、曲泉、照海、太溪、内庭、行间、大都。

校勘

①逆：原作"逆厥"，据《神应经》改。

注释

[1] 风痹：亦作"风痿"，因风寒湿侵袭而引起的肢节疼痛或麻木的病证。《灵枢经·寿夭刚柔》："病在阳者命曰风病，在阴者命曰痹病，阴阳俱病，命曰风痹病。"

[2] 痰痹：痰痹是指痰邪留滞经络，阻障气血不得流通，所致的肢体关节肿胀、酸楚、重着、困痛、麻木为特征。

[3] 寒厥：厥证之一，又名阴厥、冷厥，指肢体厥冷由于阳衰阴盛所致。《素问·厥论》："阳气衰于下，则为寒厥。"

[4] 痿厥：痿病兼见气血厥逆，以足痿弱不收为主证。《类经·刺四支病》："痿厥者必体废，张其四支而取之，故血气可令立快也。"

[5] 尸厥：厥证之一。突然昏倒不省人事，状如昏死，患者呼吸微弱，脉极微细，或毫不应指，故乍看似死，须认真诊察和及时抢救。可见于某些气体如一氧化碳中毒引起的窒息、脑震荡等病。《素问·本病论》记载："神游失守其位，即有五尸鬼干人，令人暴亡也，谓之曰尸厥。"

肠痔大便门

肠鸣：三里、陷谷、公孙、太白、章门、三阴交、水分、神阙、胃俞、三焦俞。

肠鸣而泻：神阙、水分、三间。

食泄[1]：上廉、下廉。

暴泄：隐白。

洞泄[2]：肾俞。

溏泄[3]：太冲、神阙、三阴交。

泄不止：神阙。

出泄不觉：中脘。

痢疾：曲泉、太溪、太冲、丹田、脾俞、小肠俞。

便血：承山、复溜、太冲、太白。

大便不禁：丹田、大肠俞。

大便不通：承山、太溪、照海、太冲、小肠俞、太白、章门、膀胱俞。

大便下重：承山、解溪、太白、带脉。

闭塞：照海、太白、章门。

泄泻：曲泉、阴陵泉、然谷、束骨、隐白、三焦俞、中脘、天枢、脾俞、肾俞、大肠俞。

五痔[4]：委中、承山、飞扬、阳辅、复溜、太冲、侠溪、气海、会阴、长强。

肠风[5]：尾闾骨尽处，灸百壮即愈。

大小便不通：胃脘（灸三百壮）。

肠痈[6]痛：太白、陷谷、大肠俞。

脱肛：百会、尾闾（七壮）、脐中（随年壮）。

血痔泄[7]，腹痛：承山、复溜。

痔疾，骨疽蚀：承山、商丘。

久痔：二白（在掌后四寸）、承山、长强。

注释

[1]食泄：即伤食泻，因饮食所伤而致泄泻。《杂病源流犀烛·泄泻源流》："食泄，脉弦紧，腹痛则泄，泄后痛减。"

[2]洞泄：阴盛内寒所致的泄泻。《圣济总录》卷七十四："洞泄谓食已即泄。""阴盛生内寒，故令人府脏内洞而泄。"也是濡泄及脾泄之别名。

[3]溏泄：泛指水泻或大便稀溏，出泄不觉，亦指泻下污秽、黏垢之粪便。多因受寒、饮食不洁、湿甚所致。

[4]五痔：肛门痔五种类型之合称。《备急千金要方》卷二十三："夫五痔者，一曰牡痔，二曰牝(pìn)痔，三曰脉痔，四曰肠痔，五曰血痔。"

[5]肠风：以便血为主证的疾病，多因风热或湿热蕴结大肠，损伤阴络所致。

[6]肠痈：发于肠道的痈肿，多因湿阻、气滞、瘀滞、热壅致湿热壅积、瘀滞不散、热胜肉腐而成。与现代医学之"化脓性阑尾炎"类似。

[7]血痔泄：痔疮便血，泄下后重。《针灸甲乙经》五脏传病发寒热："血痔泄后重，腹痛如癃状，狂仆必有所扶持……复溜主之。"

阴疝小便门

寒疝[1]腹痛：阴市、太溪、肝俞。

疝瘕[2]：阴跷（此二穴，在足内踝陷中主卒疝，小腹疼痛，左取右，右取左，灸三壮女人月水不调，亦灸）。

卒疝^[3]：丘墟、大敦、阴市、照海。

癫疝^[4]：曲泉、中封、太冲、商丘。

痃癖^[5]（小腹下痛）：太溪、三里、阴陵泉、曲泉、脾俞、三阴交。

疝瘕：阴陵泉、太溪、丘墟、照海。

肠癖^[6]，㿗^[7]疝，小肠痛：通谷（灸百壮）、束骨、大肠俞。

偏坠木^①肾^[8]：归来、大敦、三阴交。

阴疝^[9]：太冲、大敦。

痃瘕膀胱小肠：燔针^[10]刺五枢、气海、三里、三阴交、气门（百壮）。

阴肾偏，大小便数，或阴入腹：大敦。

阴肿：曲泉、太溪、大敦、肾俞、三阴交。

阴茎痛：阴陵泉、曲泉、行间、太冲、阴谷、三阴交、大敦、太溪、肾俞、中极。

阴茎痛，阴汗湿：太溪、鱼际、中极、三阴交。

转胞不溺^[11]，淋沥：关元。

肾脏虚冷，日渐羸瘦，劳伤，阴疼凛凛，少气遗精：肾俞。

遗精白浊：肾俞、关元、三阴交。

梦遗失精：曲泉（百壮）、中封、太冲、至阴、膈俞、脾俞、三阴交、肾俞、关元、三焦俞。

寒热气淋^[12]：阴陵泉。

淋癃^[13]：曲泉、然谷、阴陵泉、行间、大敦、小肠俞、涌泉、气门（百壮）。

小便黄赤：阴谷、太溪、肾俞、气海、膀胱俞、关元。

小便五色^[14]：委中、前谷。

小便不禁：承浆、阴陵泉、委中、太冲、膀胱俞、大敦。

小便赤如血：大陵、关元。

妇人胞转，不利小便：灸关元（二七壮）。

遗溺：神门、鱼际、太冲、大敦、关元。

阴痿丸骞^[15]：阴谷、阴交、然谷、中封、太冲^②。

阴挺^[16]出：太冲、少府、照海、曲泉。

疝气偏坠：以小绳量患人口两角，为一分，作三折，成三角，如△样，以一角安脐心，两角在脐下两旁，尽处是穴患左灸右，患右灸左，二七壮立愈二穴俱灸亦可。

膀胱气攻两胁脐下，阴肾入腹：灸脐下六寸两旁各一寸，炷如小麦大，患左灸右，患右灸左。

校勘

①木：原作"水"，据《神应经》改。

②太冲：原作"大敦"，据《神应经》改。

注释

[1] 寒疝：指一种急性腹痛的病证。《诸病源候论》卷二："寒疝者，阳气积于内，则卫气不行，卫气不行则寒气盛也。故令恶寒、不欲食，手足厥冷，绕脐痛，自汗出，遇寒即发，故云寒疝也。"

[2] 疝瘕：亦称蛊、瘕疝，指少腹热而痛，溲出白液的一种疝病。《诸病源候论》卷二十："疝者痛也，瘕者假也，其病虽有结瘕而虚假可推移，故谓之疝瘕也。由寒邪与脏腑相搏所成。其病腹内急痛，腰背

相引痛，亦引小腹痛。"

[3] 卒疝：即睾丸骤然肿大，疼痛。多因寒凝肝脉，气血凝滞而发。《素问·缪刺论》："邪客于足厥阴之络，令人卒疝暴痛。刺足大指爪甲上，与肉交者（大敦穴）。"

[4] 癀疝：即男子睾丸肿大坚硬，重坠胀痛或麻木不知痛痒的病证。《素问·阴阳别论》："三阳为病发寒热，下为痈肿，及为痿厥腨痛（yùn），其传为索泽，其传为癀疝。"

[5] 痃癖："痃"与"癖"是两种证候，但习惯上通称为"痃癖"。《太平圣惠方》卷四十九："夫痃癖者，本因邪冷之气积聚而生也。痃者，在腹内近脐左右，各有一条筋脉急痛，大者如臂，次者如指，因气而成，如弦之状，名曰痃气也；癖者，侧在两肋之间，有时而僻，故曰癖。"均因饮食不节，脾胃受伤，寒痰结聚，气血凝滞而致。

[6] 肠澼：即便血。《医学入门·痢疾》："原因伤风犯胃，飧泄久而湿毒成癖，注于大肠，传于少阴，名曰肠澼，俗呼血箭，因其便血即出有力如箭射之远也。"

[7] 㿗：指阴病。

[8] 木肾：睾丸肿大坚硬而麻木无疼痛之病证。《育婴秘诀》："卵肿不痛者，此湿也，又名木肾。"

[9] 阴疝：睾丸卒然收缩入腹中，急痛欲死，阴囊、睾丸肿大偏坠；或少腹两旁隆起有形，并兼有腹痛等。此外，指多种寒疝之总称。

[10] 燔针：即火针，指施术时将针以火烧红后，迅速刺入穴位，旋即拔出的一种疗法。

[11] 转胞：脐下急痛，小便不通之证。可因强忍小便，如忍尿疾走、忍尿入房、饱食忍尿等，或寒热所迫，或惊忧暴怒，气迫膀胱，孕妇因胎压迫膀胱，使膀胱屈戾不舒所致。

[12] 气淋：淋证之一。因气滞或气虚引起小便涩痛、少腹胀满的一种淋证。《诸病源候论·淋病诸候》："气淋者，肾虚膀胱热，气胀所为也。"

[13] 淋癃：小便涩痛，滴沥不尽，常伴见溲行急迫、短数者为"淋"；小便不利，点滴而短少，病势较缓者称为"癃"。

[14] 小便五色：即尿液颜色不同而言。《资生经》云："凡尿青取井、黄取俞、赤取荣、白取经、黑取合。"

[15] 阴痿丸骞：阴痿即阳痿，指男子阳事痿弱不用。两丸骞，又称"卵缩""囊缩"，指阴囊上缩，常与舌卷并见于危重病中，多由厥阴经受病所致。骞，高举、上提之意。

[16] 阴挺：亦称"阴脱""阴菌"，因气虚下陷、肾虚不固致胞络损伤，不能提摄，子宫从正常解剖位置向下移位，甚至完全脱出于阴道口外，亦有阴道膨出者。相当于西医学的子宫脱垂。

头面门

头痛：百会、上星、风府、风池、攒竹、丝竹空、小海、阳溪、大陵、后溪、合谷、腕骨、中冲、中渚、昆仑、阳陵泉。

头强痛：颊车、风池、肩井、少海、后溪、前谷。

头偏痛：头维。

脑泻 [1]：囟会、通谷。

头风：上星、前顶、百会、阳谷、合谷、关冲、昆仑、侠溪。

脑痛 [2]：上星、风池、脑空、天柱、少海。

头风，面目赤：通里、解溪。

头风牵引脑顶痛：上星、百会、合谷。

偏正头风[3]：百会、前顶、神庭、上星、丝竹空、风池、合谷、攒竹、头维。

醉后头风：印堂、攒竹、三里。

头风眩晕：合谷、丰隆、解溪、风池，垂手着两腿，灸虎口内。

面肿：水沟、上星、攒竹、支沟、间使、中渚、液门、解溪、行间、厉兑、谚喜、天牖、风池。

面痒肿：迎香、合谷。

头项俱痛：百会、后顶、合谷。

头风冷泪出：攒竹、合谷。

头痛项强，重不能举，脊反折，不能回顾：承浆（先泻后补）、风府。

脑昏目赤：攒竹。

头旋：目窗、百会、申脉、至阴、络却。

面肿项强，鼻生息肉[4]：承浆（三分，推上复下）。

头肿：上星、前顶、大陵（出血）、公孙。

颊肿：颊车。

颐颔[5]**肿**：阳谷、腕骨、前谷、商阳、丘墟、侠溪、手三里。

风动如虫行：迎香。

颈项强急：风府。

头目浮肿：目窗、陷谷。

眼睑瞤动：头维、攒竹。

脑风而疼：少海。

头重身热：肾俞。

眉棱痛：肝俞。

毛发焦脱：下廉。

面浮肿：厉兑。

面肿：灸水分。

头目眩疼，皮肿生白屑：灸囟会。

注释

[1] 脑泻：即鼻渊，指鼻涕脓臭者。《普济方》卷五十七："脑泻臭秽。"相当于现代医学之急（或慢）性"鼻窦炎"。

[2] 脑痛：指外邪入脑而致的剧痛头脑。《医钞类编》卷十二："冬月大寒入脑，令人脑痛连齿痛，名曰脑痛。"

[3] 头风：指头痛经久不愈、时发时止，甚至一触即发的病证，多因风寒或风热侵袭，及痰瘀郁遏头部经络所致。《医林绳墨·头痛》："浅而近者，名曰头痛；深而远者，名曰头风。头痛卒然而至，易于解散也，头风作止不常，愈后触感复发也。"

[4] 息肉：即赘肉也。因黏膜发育异常而形成的像肉质的突起物。《灵枢·邪气藏府病形》篇："若鼻息肉不通。"

[5] 颐（yí）颔：颐，面颊，腮。颔，下巴颏。

咽喉门

喉痹[1]：颊车、合谷、少商、尺泽、经渠、阳溪、大陵、二间、前谷。

鼓颔[2]：少商。

咽中如梗：间使、三间。

咽肿：中渚、太溪。

咽外肿：液门。

咽食不下：灸膻中。

咽中闭：曲池、合谷。

咽喉肿痛，闭塞，水粒不下：合谷少商兼以三棱针刺手大指背头节上甲根下，排刺三针。

双蛾[3]：玉液、金津、少商。

单蛾[4]：少商、合谷、廉泉。

咽喉肿闭甚者：以细三棱针藏于笔尖中，戏言以没药调点肿痹处，乃刺之。否则病人恐惧，不能愈疾。

咽痛：风府。

注释

[1] 喉痹：咽喉肿痛，吞咽阻塞不利。多由邪热内结，气血瘀滞痹阻所致。《素问·阴阳别论》："一阴一阳结谓之喉痹。"

[2] 鼓颔：上下牙不自主碰击、颐颊颤动。《灵枢·寒热病》："振寒洒洒，鼓颔，不得汗出，腹胀烦悗，取手太阴。"

[3] 双蛾：即双乳蛾，以咽喉两侧喉核红肿疼痛为特征。《景岳全书》卷二十八："盖肿于咽之两边者，为双蛾。"

[4] 单蛾：乳蛾发生于一侧者。即单侧咽扁桃体炎。《景岳全书》卷二十八："喉蛾肿于一边者为单蛾，此其形必圆突如珠。"

耳目门

耳鸣：百会、听宫、听会、耳门、络却、阳溪、阳谷、前谷、后溪、腕骨、中渚、液门、商阳、肾俞。

聤[1]**生疮，有脓汁**：耳门、翳风、合谷。

重听无所闻：耳门、风池、侠溪、翳风、听会、听宫。

目赤：目窗、大陵、合谷、液门、上星、攒竹、丝竹空。

目风赤烂[2]：阳谷。

赤翳[3]：攒竹、后溪、液门。

目赤肤翳[4]：太渊、侠溪、攒竹、风池。

目翳膜：合谷、临泣、角孙、液门、后溪、中渚、睛明。

白翳[5]：临泣、肝俞。

睛痛：内庭、上星。

冷泪：睛明、临泣、风池、腕骨。

迎风有泪：头维、睛明、临泣、风池。

目泪出：临泣、百会、液门、后溪、前谷、肝俞。

风火卒生翳膜，两目疼痛不可忍者：睛明手中指本节间尖上三壮。

眼睫毛倒 [6]：丝竹空。

青盲 [7] **无所见**：肝俞、商阳（左取右，右取左）。

目眦急痛：三间。

目昏：头维、攒竹、睛明、目窗、百会、风府、风池、合谷、肝俞、肾俞、丝竹空。

目眩：临泣、风府、风池、阳谷、中渚、液门、鱼际、丝竹空。

目痛：阳溪、二间、大陵、三间、前谷、上星。

风目眶烂 [8]，**风泪出**：头维、颧髎。

眼痒眼疼：光明（泻）、五会。

目生翳：肝俞、命门、瞳子髎（在目外眦五分，得气乃泻）、合谷、商阳。

小儿雀目 [9]，**夜不见物**：灸手大指甲后一寸，内廉横纹头白肉际，各一壮。

注释

[1] 聤（tíng）：指耳窍化脓性疾病，耳中有黄色脓液溢出。《诸病源候论》卷二十九："劳伤血气，热乘虚而入于其经，邪随血气至耳，热气聚，则生脓汁，故谓之聤耳。"

[2] 目风：泛指因风邪所致之目疾。《素问·风论》："风入系头，则为目风、眼寒。"

[3] 赤翳：即血翳包睛，由赤膜下垂演变而来。《银海精微》："眼中赤涩，肿痛泪出，渐有赤脉通睛，常时发举，久则发筋结厚，遮满乌睛，如赤肉之相，故名曰血翳包睛。"多因肝肺风热壅盛，心火内炽，瘀血渐滞所致。

[4] 肤翳：指黑睛之上如有物遮蔽。《诸病源候论·目疾诸候》："阴阳之气，皆上注于目，若风邪痰气乘于腑脏，腑脏之气，虚实不调，故气冲于目，久不散，变生肤翳。肤翳者，明眼睛上有物如蝇翅者即是。"

[5] 白翳：眼角膜发生病变后遗留下来的白色疤痕组织。《太平圣惠方》卷三十三："翳之色白者称白翳。"

[6] 眼睫毛倒：因眼缘赤烂或椒疮治疗失当，经久不愈所引起的睫毛拳曲的病证。睫毛倒刺眼珠，则有涩痛流泪怕光等症状。

[7] 青盲：又名黑盲、小儿则名小儿青盲，系指眼外观正常而自视不见的一种眼病。因肝肾不足，精血亏损，兼以脾胃虚弱、精气不能上达于目而致。

[8] 风目眶烂：又名眼弦赤烂、风弦赤烂。胞睑边缘红赤溃烂，痒痛并作，重症可致睫毛脱落，睑缘变形。多由脾胃蕴积湿热，复受风邪，风与湿热相搏，结聚睑缘而发。相当于今之睑缘炎。

[9] 雀目：又名鸡蒙眼、鸡盲，指入暮或白昼至黑暗处，视物罔见，俨似雀鸟家禽至黄昏则不见物。

鼻口门

鼻有瘜肉 [1]：迎香。

衄血：风府、曲池、合谷、三间、二间、后溪、前谷、委中、申脉、昆仑、厉兑、上星、隐白。

衄衄 [2]：风府、二间、迎香。

鼻塞：上星、临泣、百会、前谷、厉兑、合谷、迎香。

鼻流清涕：人中、上星、风府。

脑泻[3]，鼻中臭涕出：曲差、上星。

鼻衄：上星（灸二七壮）、绝骨、囟会，又一法：灸项后发际两筋间宛宛中。

久病流涕不禁：百会（灸）。

口干：尺泽、曲泽、大陵、二间、少商、商阳。

咽干：太渊、鱼际。

消渴：水沟、承浆、金津、玉液、曲池、劳宫、太冲、行间、商丘、然谷、隐白（百日以上者，切不可灸）。

唇干有涎：下廉。

舌干涎出：复溜。

唇干饮不下：三间、少商。

唇动如虫行：水沟。

唇肿：迎香。

口㖞眼㖞：颊车、水沟、列缺、太渊、合谷、二间、地仓、丝竹空。

口噤：颊车、支沟、外关、列缺、内庭、厉兑。

失音不语：间使、支沟、灵道、鱼际、合谷、阴谷、复溜、然谷。

舌缓[4]：太渊、合谷、冲阳、内庭、昆仑、三阴交、风府。

舌强[5]：哑门、少商、鱼际、二间、中冲、阴谷、然谷。

舌黄：鱼际。

齿寒[6]：少海。

齿痛：商阳。

齿龋恶风[7]：合谷、厉兑。

齿龋：少海、小海、阳谷、液门、二间、内庭、厉兑。

龈痛：角孙、小海。

舌齿腐：承浆、劳宫（各一壮）。

牙疼：曲池、少海、阳谷、阳溪、二间、液门、颊车、内庭、吕细（在内踝骨尖上，灸二七壮）。

上牙疼：人中、太渊、吕细、灸臂上起肉中，五壮。

下牙疼：龙玄[8]（在侧腕交叉脉）、承浆、合谷，腕上五寸，两筋中间，灸五壮。

不能嚼物：角孙。

牙疳蚀烂[9]，生疮：承浆（壮如小筋头大，灸七壮）。

注释

[1] 瘜肉：即息肉。见头面门注释[4]。

[2] 衄衊：衄：大量涕出；衊：鼻出血。衄衊即指鼻腔出血如衄的病证。《素问·金匮真言论》："春善病衄衊。"王冰注："衄，谓鼻中水出。衊，谓鼻中血出。"

[3] 脑泻：见头面门注释[1]。

[4] 舌缓：即舌喑，指舌转动不灵、不能言语。暴病乃风痰为患，症见舌本转动不灵，痰声辘辘，不能言语；久病多血虚风动，症见舌痿不能言，形体消瘦。

[5] 舌强：指舌体伸缩不利，见于热入心包、中风证。《诸病源候论·风舌强不得语候》："今心脾二脏

受风邪，故舌强不得语也。"

[6] 齿寒：即牙齿酸楚。《灵枢·经脉篇》："虚则齿寒痹隔。"

[7] 齿龋（qǔ）：系指龈肿腐臭，齿牙蛀蚀宣露，疼痛时作时止的病证。本病多由口腔不洁，齿牙被腐蚀蛀空，或湿热熏蒸手足阳明二经所致。

[8] 龙玄：经外奇穴名，位于前臂桡侧，列缺穴上方之静脉处，主治中风口㖞、下牙痛、手痛等。

[9] 牙疳：指牙龈红肿，溃烂疼痛，流腐臭脓血等症。《儒门事亲》卷五："牙疳者，龋也。龋者，牙龂腐烂也。"据病因及其特点分为风热牙疳、青腿牙疳、走马牙疳 3 种。

胸背胁门

胸满：经渠、阳溪、后溪、三间、间使、阳陵、三里、曲泉、足临泣。

胸痹：太渊。

胸膊闷[1]：肩井。

胸胁痛：天井、支沟、间使、大陵、三里、太白、丘墟、阳辅。

胸中澹澹①[2]：间使。

胸满支肿：内关、膈俞。

胸胁满引腹：下廉、丘墟、侠溪、肾俞。

胸烦：期门。

胸中寒：膻中。

肩背痠疼：风门、肩井、中渚、支沟、后溪、腕骨、委中。

心胸痛：曲泽、内关、大陵。

胸满血膨[3]有积块，霍乱肠鸣，善噫：三里、期门（向外刺二寸，不补不泻）。

胁满：章门。

胁痛：阳谷、腕骨、支沟、膈俞、申脉。

缺盆肿：太渊、商阳、足临泣。

胁与脊引[4]：肝俞。

背膊②项急：大椎。

腰背强直，不能转③侧：腰俞、肺俞。

腰脊痛楚：委中、复溜。

腰背伛偻[5]：风池、肺俞。

背拘急[6]：经渠。

肩背相引：二间、商阳、委中、昆仑。

偏胁背痛痹：鱼际、委中。

背痛：经渠、丘墟、鱼际、昆仑、京骨。

脊膂[7]强痛：委中。

腰背率疼难转：天牖、风池、合谷、昆仑。

脊内率疼不能屈伸：合谷、复溜、昆仑。

脊强浑身痛，不能转侧：哑门。

胸连胁痛：期门（先针）、章门、丘墟、行间、涌泉。

肩痹痛：肩髎、天井、曲池、阳谷、关冲。

校勘

①澹澹：原作"澹"，据《神应经》改。

②膊：原作"腹"，据《神应经》改。

③转：原作"动"，据《神应经》改。

注释

[1] 胸膊闷：胸部及上臂闷痛。

[2] 胸中澹澹：自觉胸中空虚、悸动不安。

[3] 胸满血膨：此指血结胸，为伤寒阳证，血蓄上焦。表现为胸脘胀满微硬、拒按、大便黑、小便利。

[4] 胁与脊引：胁肋部与脊部相互牵引作痛。

[5] 伛偻（yǔ lǚ）：背曲身跼不得直伸。

[6] 背拘急：背部牵引不适有紧缩感。屈伸不利。

[7] 膂（lǚ）：指脊柱两旁的肌肉，约当解剖学上所称之骶棘肌分布处。

手足腰腋门

手臂痛不能举：曲池、尺泽、肩髎、三里、少海、太渊、阳池、阳溪、阳谷、前谷、合谷、液门、外关、腕骨。

臂寒：尺泽、神门。

臂内廉痛：太渊。

臂腕侧痛：阳谷。

手腕动摇：曲泽。

腋痛：少海、间使、少府、阳辅、丘墟、足临泣、申脉。

肘劳 [1]：天井、曲池、间使、阳溪、中渚、阳谷、太渊、腕骨、列缺、液门。

手腕无力：列缺。

肘臂痛：肩髎、曲池、通里、手三里。

肘挛 [2]：尺泽、肩髎、小海、间使、大陵、后溪、鱼际。

肩臂酸重：支沟。

肘臂、手指不能屈：曲池、三里、外关、中渚。

手臂麻木不仁：天井、曲池、外关、经渠、支沟、阳溪、腕骨、上廉、合谷。

手臂冷痛：肩井、曲池、下廉。

手指拘挛筋紧：曲池、阳谷、合谷。

手热：劳宫、曲池、曲泽、内关、列缺、经渠、太渊、中冲、少冲。

手臂红肿：曲池、通里、中渚、合谷、手三里、液门。

风痹 [3] **肘挛不举**：尺泽、曲池、合谷。

两手拘挛，偏风瘾疹 [4]**，喉痹** [5]**，胸胁膜** [6] **满，筋缓手臂无力，皮肤枯燥**：曲池（先泻后补）、肩髃、手三里。

肩膊烦疼：肩髃、肩井、曲池。

五指皆疼：外关。

手挛指痛：少商。

掌中热：列缺、经渠、太渊。

腋肘肿：尺泽、小海、间使、大陵。

腋下肿：阳辅、丘墟、足临泣。

腰痛：肩井、环跳、阴市、三里、委中、承山、阳辅、昆仑、腰俞[1]、肾俞[1]。

两腿如冰：阴市。

挫内腰疼，胁肋痛：尺泽、曲池、合谷、手三里、阴陵泉、阴交、行间、足三里。

腰疼难动：风市、委中、行间。

腰脊强痛：腰俞、委中、涌泉、小肠俞、膀胱俞。

腰脚痛：环跳、风市、阴市、委中、承山、昆仑、申脉。

股膝内痛：委中、三里、三阴交。

腿膝瘘疼：环跳、阳陵泉、丘墟。

脚膝痛：委中、三里、曲泉、阳陵泉、风市、昆仑、解溪。

膝胻股肿[7]：委中、三里、阳辅、解溪、承山。

腰如坐水[8]：阳辅。

足瘘不收[9]：复溜。

风痹，脚胻麻木：环跳、风市。

足麻痹：环跳、阴陵泉、阳陵泉[2]、阳辅、太溪、至阴。

脚气：肩井、膝眼、风市、三里、承山、太冲、丘墟、行间。

髀枢痛：环跳、阳陵泉、丘墟。

足寒热：三里、委中、阳陵泉、复溜、然谷、行间、中封、大都、隐白。

脚肿：承山、昆仑、然谷、委中、下廉、髋骨、风市。

足寒如冰：肾俞。

浑身战掉[10]，胻酸：承山、金门。

足胻寒：复溜、申脉、厉兑。

足挛：肾俞、阳陵泉、阳辅、绝骨。

诸节皆痛：阳辅。

腨[11]肿：承山、昆仑。

足缓：阳陵泉、冲阳、太冲、丘墟。

脚弱：委中、三里、承山。

两膝红肿疼痛：膝关、委中、三里、阴市。

穿跟草鞋风[12]：昆仑、丘墟、商丘、照海。

足不能行：三里、曲泉、委中、阳辅、三阴交、复溜、冲阳、然谷、申脉、行间、脾俞。

脚腕痠：委中、昆仑。

足心疼：昆仑。

脚筋短急，足沉重，鹤膝历节[13]风肿，恶风，发不能起床：风市。

腰痛不能久立，腿膝胫酸重，及四肢不举：跗阳。

腰重痛不可忍，及转侧起卧不便，冷痹，脚筋挛急，不得屈伸：灸两脚曲䏏[14]两纹头四处各三壮，一同灸，用两人两边同吹，至火灭。若午时灸了，至晚或脏腑鸣，或行一、二次，其疾立愈。

腰痛不能举：仆参（二穴，在跟骨下陷中，拱足取之，灸二壮）。

膝以上病：灸环跳、风市。

膝以下病：灸犊鼻、膝关、三里、阳陵泉。

足踝以上病：灸三阴交绝骨昆仑。

足踝以下病：灸照海申脉。

腿痛：髋骨。

脚气：一风市（百壮或五十壮），二伏兔（针三分，禁灸），三犊鼻（五十壮），四膝眼，五三里（百壮），六上廉，七下廉（百壮），八绝骨。

脚转筋 [15]，**发时不可忍者**：脚踝上（一壮）内筋急灸内，外筋急灸外。

脚转筋多年不愈，诸药不效者：灸承山（二七壮）。

校勘

①腰俞、肾俞：《神应经》无此二穴。

②阳陵泉：原无，据《神应经》补。

注释

[1] 肘劳：又名"网球肘"，是以肘部疼痛，关节活动障碍为主症的疾病，属"伤筋""痹证"范畴，多由慢性劳损所致。

[2] 肘挛：指肘关节拘挛，难以屈伸。

[3] 风痹：又名行痹，以疼痛游走不定为特征的痹证。《素问·痹论》："风寒湿三气杂至，合而为痹也。其风气胜者为行痹。"

[4] 瘾疹：皮肤上出现瘙痒性风团，发无定处，骤起骤退，消退后不留任何痕迹，多指荨麻疹和其他过敏性皮疹。

[5] 喉痹：见咽喉门注释 [1]。

[6] 胸胁膜（chēn）满：指胸胁胀满不舒。

[7] 膝胻股肿：胻（héng），小腿部位；脚胫。指膝部，小腿和大腿肿胀。

[8] 腰如坐水：腰部冷痛，如坐水中。多由肾阳虚所致。

[9] 足痿不收：下肢痿弱、痿废不能屈伸、行走。《素问·气交变大论》："岁土太过……甚则肌肉萎，足痿不收。"

[10] 战掉：发抖颤动。

[11] 腨：腨（shuàn），指小腿肚子。

[12] 穿跟草鞋风：又名脱根风，多属肾经受病，初起于脚跟及两胯下，生水泡破裂，或生小疮，或生肿茧，或痛或痒，久则破烂，沿至足底。

[13] 鹤膝历节：鹤膝，又名膝眼风、鼓槌风。因病后膝关节肿大，逐渐腿胫消瘦，形如鹤膝故名。历节，痹证的一种。又名白虎风、白虎历节。风寒湿邪侵入经脉，流注关节而见关节肿痛，游走不定，痛势剧烈，屈伸不利，昼轻夜重。

[14] 两脚曲瞅：瞅（qiū），《集韵》："股胫间"，指双腿腘窝处。

[15] 脚转筋：脚抽筋，即大腿或小腿的肌肉痉挛。

妇人门

月脉不调 [1]：气海、中极、带脉（一壮）、肾俞、三阴交。

月事[2]不利：足临泣、三阴交、中极。

过时不止[3]：隐白。

下经若冷，来无定时：关元。

女人漏下不止：太冲、三阴交。

血崩[4]：气海、大敦、阴谷、太冲、然谷、三阴交、中极。

瘕聚[5]：关元。

赤白带下：带脉、关元、气海、三阴交、白环俞、间使（三十壮）。

小腹坚：带脉。

绝子：商丘、中极。

因产恶露[6]不止：气海、关元。

产后诸病：期门。

乳痛[7]：下廉、三里、侠溪、鱼际、委中、足临泣、少泽。

乳肿痛：足临泣。

难产：合谷（补）、三阴交（泻）、太冲。

横生死胎：太冲、合谷、三阴交。

横生手先出：右足小趾尖（灸三壮立产，炷如小麦大）。

子上逼心[8]，气闷欲绝：巨阙、合谷（补）、三阴交（泻），如子手掬母心，生下男左女右手心，有针痕可验，不然，在人中或脑后有针痕。

产后血晕[9]不识人：支沟、三里、三阴交。

坠胎后，手足如冰，厥逆：肩井（五分，若觉闷乱，急补三里）。

胎衣不下：中极、肩井。

阴挺[10]出：曲泉、照海、大敦。

无乳：膻中（灸）、少泽（补）此二穴神效。

血块：曲泉、复溜、三里、气海、丹田[11]、三阴交。

妇人经事正行，与男子交，日渐羸瘦，寒热往来，精血相竟：百劳、肾俞、风门、中极、气海、三阴交，若以前症，作虚劳治者，非也。

女子月事不来，面黄干呕，妊娠不成：曲池、支沟、三里、三阴交。

经水过多：通里、行间、三阴交。

欲断产[12]：灸右足内踝上一寸，合谷。又一法：灸脐下二寸三分，三壮，肩井。

一切冷惫[13]：灸关元。

不时漏下：三阴交。

月水不调，因结成块：针间使。

注释

[1]月脉不调：指月经周期不调。

[2]月事：亦称"月信""月水"，指月经。《素问·上古天真论》："二七而天癸至，任脉通，太冲脉盛，月事以时下，故有子。"

[3]过时不止：行经超过正常时间尚未结束。

[4]血崩：崩，指经血非时暴下不止，又称经崩；漏，指经血淋漓不尽。二者常交替出现，故称崩漏。多由血热气虚，血瘀导致冲任二脉受损所致。

365

[5]瘕聚：腹部脐下有硬块，推之可移，痛无定处。《素问·骨空论》："任脉为病，男子内结七疝，女子带下瘕聚。"

[6]恶露：产后自产妇阴道排出的液体，分为"血性恶露""浆性恶露""白色恶露"。若分泌物有臭味呈脓性，且排出时间延长，是产后感染所致，应及时治疗。

[7]乳痈：痈肿发于乳房者。多因肝气郁滞，胃热壅塞，乳汁瘀积，兼感风寒之邪结聚而发。相当于现代医学之急性乳腺炎。

[8]子上逼心：由于胎动气逆，胎上冲逼于心，孕妇有胸口憋闷感。

[9]产后血晕：产后危重病证之一。表现为分娩之后，产妇突然头晕眼花，不能起坐，或胸闷心悸，心烦不安，或恶心呕吐，痰涌气急，甚则神志昏迷，口噤不开，不省人事。虚者由阴血暴亡，心神失养；实者为瘀血停滞，上逆攻心所致。

[10]阴挺：也称"阴脱""子宫脱出"，指妇女子宫下脱，甚则挺出阴户之外，或阴道壁膨出的病证。多因气虚下陷、肾虚不固致胞络损伤，不能提摄子宫而发病。

[11]丹田：位于脐下三寸关元穴部位。道家以此为男子精室、女子胞宫的所在处。

[12]欲断产：不欲受孕而欲断之者。经外奇穴名曰"欲断产"，位于右侧小腿内侧，内踝上缘上1寸，胫骨内侧面上。

[13]冷惫：体寒疲惫。

小儿门

大小五痫 [1]：水沟、百会、神门、金门、昆仑、巨阙。

惊风 [2]：腕骨。

瘛疭 [3]，**五指掣** [4]：阳谷、腕骨、昆仑。

摇头张口，反折 [5]：金门。

风痫，目戴上 [6]：百会、昆仑、丝竹空。

脱肛：百会、长强。

卒疝 [7]：太冲。

角弓反张：百会。

泻痢：神阙。

赤游风 [8]：百会、委中。

秋深冷痢：灸脐下二寸及三寸动脉中。

吐乳：灸中庭（在膻中下一寸六分）。

卒痫及猪痫：巨阙（灸三壮）。

口有疮蚀龈 [9]，**臭秽气冲人**：灸劳宫二穴，各一壮。

卒患腹痛，肚皮青黑：灸脐四边各半寸，三壮，鸠尾骨下一寸，三壮。

惊痫：顶上旋毛中（灸三壮），耳后青络（灸三壮，炷如小麦大）。

风痫，手指屈如数物者：鼻上发际宛宛中，灸三壮。

二三岁两目眦赤：大指次指间后一寸五分，灸三壮。

囟门 [10] **不合**：脐上、脐下各五分，二穴各三壮，灸疮未发，囟门先合。

夜啼：灸百会三壮。

肾胀偏坠 [11]：关元（灸三七⑪壮）、大敦（七壮）。

猪痫如尸厥[12]，吐沫：巨阙（三壮）。

食痫先寒热，洒淅乃发：鸠尾上五分，三壮。

羊痫：九椎下节间（灸三壮）又法：大椎上②三壮。

牛痫：鸠尾（三壮）又法：鸠尾、大椎各三壮。

马痫：仆参（二穴，各三壮）又法：风府、脐中各三壮。

犬痫：两手心足太阳肋户（各灸一壮③）。

鸡痫：足诸阳（各三壮）。

牙疳[13]蚀烂：承浆（针灸皆可）。

遍身生疥癞④：曲池、合谷、三里、绝骨、膝眼（灸二七壮⑤）。

腋肿，马刀疡[14]：阳辅、太冲、足临泣⑥。

热风瘾疹：肩髎、曲池、曲泽、环跳、合谷、涌泉。

疡肿振寒：少海。

疥癣疮[15]：曲池、支沟、阳溪、阳谷、大陵、合谷、后溪、委中、三里、阳辅、昆仑、行间、三阴交、百虫窠。

校勘

①七：原无，据《神应经》补。

②上：原无，据《神应经》补。

③各灸一壮：原作"各三壮"，据《神应经》改。

④生疥癞：原作"生疮"，据《神应经》改。

⑤灸二七壮：原无，据《神应经》补。

⑥足临泣：原无，据《神应经》补。

注释

[1] 五痫：痫证的统称。按牲畜叫声和发病形态命名的痫病。《小儿药证直诀》作犬痫、羊痫、牛痫、鸡痫、猪痫，而《名医别录》则作马痫、牛痫、鸡痫、猪痫、牛痫。

[2] 惊风：儿科常见病证之一，以四肢抽搐或意识不清为主要特征，分为"急惊风""慢惊风。"

[3] 瘛疭（chì zòng）：筋脉痉挛。《素问·诊要经终论》："太阳之脉，其终也，戴眼、反折瘛疭。"

[4] 五指掣（chè）：即手指抽掣。

[5] 反折：即角弓反张。指头项强直、腰背反张之证。《素问·骨空论》："督脉为病，脊强反折。"

[6] 目戴上：见诸风门注释[6]。

[7] 卒疝：睾丸部骤然肿大，暴痛，或足厥阴经循行处暴痛引少腹者。多因寒邪郁结肝脉，气血凝滞所致。《灵枢·经脉》："其病气逆则睾肿卒疝。"

[8] 赤游风：小儿丹毒之一。初发时表现为赤肿光亮。多发于头面、四肢，或延及胸腹，或游走不定。由腹背传四肢者顺，若由四肢传至腹、背及阴囊者逆。多因胎毒内伏，与血相搏而风乘之，或常穿烘衣，或母乳内热助邪所致。

[9] 口有疮蚀龈：齿龈溃烂。

[10] 囟门：指胎儿和新生儿颅顶骨间相邻接的地方留有的空隙而被结缔组织膜所掩盖。囟门又分前囟、后囟。

[11] 肾胀偏坠：指阴囊的一侧肿大下垂。

[12] 尸厥：厥证之一。突然昏倒不省人事，状如昏死，患者呼吸微弱，脉极微细，或毫不应指，故乍

看似死。

[13] 牙疳：牙龈红肿，溃烂疼痛，流腐臭脓血。《儒门事亲》卷五："牙疳者，龋也。龋者，是牙断（yín）腐烂也。"

[14] 马刀疡：亦称"马刀疮"。发于颈腋部形似马刀之淋巴结结核继发感染。《针灸甲乙经》卷三："渊腋，在腋下三寸宛宛中，举臂取之，刺入三分，不可灸，灸之不幸生肿蚀马刀伤，内溃者死，寒热生马疡可治。"

[15] 疥癣疮：疥疮与癣疮，皆为皮肤病。小儿经络蕴热，头面及身体生疮。

疮毒门

疗疮[1] **生面上与口角：**灸合谷。

疗疮生手上：曲池（灸）。

疗疮生背上：肩井、三里、委中、临泣、行间、通里、小海①、太冲。

瘰疬[2]：少海（先针皮上，候三十六息，推针入内，须定浅深，追核大小，勿出核，三十三②下，乃出针）、天池、章门、临泣、支沟、阳辅（灸百壮）、肩井（随年壮）、手三里。

痈疽发背[3]：肩井、委中，又以蒜片贴疮上灸之，如不疼，灸至疼；如疼，灸至不疼，愈多愈好。

溺水死者，经宿可救：即解死人衣带，灸脐中。

狂犬咬伤人：即灸咬处疮上。

蛇咬伤人：灸伤处三壮，仍以蒜片贴咬处，灸蒜上。

人脉微细不见，或有或无：宜于少阴经复溜穴上，用圆利针针至骨处，顺针下刺，候回阳脉，阳脉生时，方可出针。

痈疽疮毒：同杨氏骑竹马灸法。

校勘

①小海：原作"少海"，据《神应经》改。

②十三：原作"三十二"，据《神应经》改。

注释

[1] 疗疮：急性化脓性疾患，多见于颜面和手足等处。因其形小，根深，坚硬如钉状，故名。

[2] 瘰疬：又名"疬子颈""颈疬"。颈部淋巴结肿大，不红不痛，推之可动，质地坚硬。以其形状累累如珠，历历可数，故名。与现代医学之颈淋巴结核相似。

[3] 发背：背部生痈疽之较重者。发于背上部的名"上发背"，又叫"脾肚发"；发于背中部的名"中发背"，又叫"对心发"；发于背下部的名"下发背"，又叫"对脐发"。多因脏腑气血不调，或火毒内郁，或阴虚火盛凝滞经脉，使气血壅滞不通而发。即为外科有头疽，容易发生内陷危象。

续增治疗

中风论（徐氏书）

且夫中风[1]者，有五不治也。开口、闭眼、撒屎、遗尿、喉中雷鸣，皆恶候也。且中风者，为百病之长，至其变化，各不同焉。或中于脏，或中于腑，或痰或气，或怒或喜，逐其隙而害成也[2]。中于脏者，则令人不省人事，痰涎壅，喉中雷鸣，四肢瘫痪，不知疼痛，语言謇涩[3]，故难治也。中于腑者，则令人半身不遂，口眼喎斜，知痒痛，能言语，形色[4]不变，故易治也。治之先审其症，而后刺之。其中五脏六腑形症各有名，先须察其源，而名其症，依标本[5]刺之，无不效也。

一、肝中之状，无汗恶寒，其色青，名曰怒中。

二、心中之状，多汗怕惊，其色赤，名曰思虑中。

三、脾中之状，多汗身热，其色黄，名曰喜中。

四、肺中之状，多汗恶风，其色白，名曰气中。

五、肾中之状，多汗身冷，其色黄，名曰气劳中。

六、胃中之状，饮食不下，痰涎上壅，其色淡黄，名曰食后中。

七、胆中之状，目眼牵连，酣睡不醒，其色绿，名曰惊中。

注释

[1] 中风：以卒然昏仆、不省人事、半身不遂、口眼㖞斜、语言不利为主证的病证。现代医学中出血性、缺血性脑血管病属本病范畴。

[2] 逐其隙而害成也：隙，《说文》："壁际孔也。"此处指人体正气虚，风邪趁虚而入以致发病。

[3] 语言謇涩：又名言謇或语謇。因舌体强硬，运动不灵而致语言不清、吐字失真。多因风邪乘袭，痰涎壅盛所致。

[4] 形色：指人的体形容貌。

[5] 标本：病因与症状，先病与后病，正气与邪气，病在内与病在外等关系。疾病以此为治疗依据。

初中风急救针法（《乾坤生意》）

凡初中风跌倒，卒暴昏沉，痰涎壅滞，不省人事，牙关紧闭，药水不下，急以三棱针，刺手十指十二井穴，当去恶血。又治一切暴死恶候[1]，不省人事，及绞肠痧[2]，乃起死回生妙诀。

少商二穴，商阳二穴，中冲二穴，关冲二穴，少冲二穴，少泽二穴。

注释

[1] 暴死恶候：可令人突然死亡的严重疾病。

[2] 绞肠痧：即干霍乱，症见不吐不泻而有剧烈腹痛者。

按语

十二井穴都是针感最强烈的地方。所以常用于治疗各种急证，如中风不语、神志昏迷等。

中风瘫痪针灸秘诀（《乾坤生意》）

中风口眼㖞斜：听会、颊车、地仓。

凡㖞向左者，宜灸右；向右者，宜灸左，各㖞陷中二七壮，艾炷如麦粒大，频频灸之，取尽风气，口眼正为度[1]。

一法：以五寸长笔管，插入耳内，外以面塞四围竹管上头，以艾灸二七壮，右㖞灸左、左㖞灸右。

中风风邪入腑，以致手足不遂：百会、耳前、发际、肩髃、曲池、风市、足三里、绝骨。

凡觉手足麻痹，或疼痛良久，此风邪入腑之候，宜灸此七穴。病在左灸右，在右灸左，候风气轻减为度。

中风风邪入脏，以致气塞涎壅，不语昏危：百会、大椎、风池、肩井、曲池、足三里、间使。

凡觉心中愦乱神思不怡[2]或手足顽麻，此风邪入脏之候，速灸此七穴，各五七壮。如风势略可，凡遇春、秋二时，常灸此七穴，以泄风气；若素有风人[3]尤当留意。

中风鼻塞不闻，时流清涕，偏正头风，及生白屑，惊痫，目上视不识人：囟会（灸）。

中风头皮肿，目眩虚，振寒热，目疼不能远视：上星（针灸）。

中风风痫，瘈疭等症：印堂（针灸）。

中风头项急，不能回顾：风府（针）。

中风手不能举：阳池（针灸）。

中风腕痠，不能屈伸，指痛不能掌物：外关（针灸）。

中风手弱不仁，拘挛不伸：手三里（针灸）。

中风痰咳，肘挛，寒热惊痫：列缺（针灸）。

中风惊怖，声音不出，肘腕痠疼：通里（针灸）。

中风腰胯疼痛，不得转侧，腰胁相引：环跳（针灸）。

中风转筋拘急，行步无力疼痛：昆仑（针灸）。

中风脚腿麻木，冷痹冷痛：阳陵（针灸）。

中风腰背拘急：委中（针）。

中风脚膝疼痛，转筋拘急：承山（针灸）。

治虚损五劳七伤紧要灸穴：陶道一穴，灸二七壮。身柱一穴，灸二七壮。肺俞二穴，灸七七壮至百壮。膏肓二穴，灸三七壮至七七壮。

注释

[1] 取尽风气，口眼正为度：祛尽风邪，以口眼恢复正常为标准。

[2] 心中愦乱神思不怡：心中抑郁烦闷、杂乱不安；怡，和悦、愉快，即心情不愉悦。

[3] 有风人：平素气虚体质、易致风邪侵犯之人。

伤寒（《聚英》）

发热：风寒客于皮肤，阳气拂郁[1]所致，此表热也阳气下陷入阴分蒸熏，此里热也。

汗不出，凄凄恶寒：玉枕、大杼、肝俞、膈俞、陶道。

身热恶寒：后溪。

身热汗出，足厥冷[2]：大都。

身热头痛，食不下：三焦俞。

汗不出：合谷、后溪、阳池、厉兑、解溪、风池。

身热而喘：三间。

余热不尽：曲池。

烦满汗不出：风池、命门。

汗出寒热：五处、攒竹、上脘。

烦心好呕：巨阙、商丘。

身热头痛，汗不出：曲泉、神道、关元、悬颅。

以上见《针经》。

六脉沉细，一息二三至：气海（灸）、关元（灸）。

少阴发热[3]：太溪（灸）。

恶寒：有热恶寒者发于阳，无热恶寒者发于阴。

背恶寒口中和^[4]：关元（灸）。

恶风：有汗为中风，伤卫，无汗恶风为寒，伤荣。先刺风府、风池，后饮桂枝葛根汤。

胸胁满兼谵语：邪气自表伤里，先胸胁，次入心。期门。

结胸^[5]：脏气闭而不流布也。按之痛，为小结；不按自痛，为大结。期门（针）、肺俞（针）。

妇人因血结胸^[6]，**热入血室**^[7]：期门（针）又以黄连、巴豆七粒作饼子，置脐中，以火灸之，得利为度。

咳逆：胸中气不交也，水火相搏而有声。期门（针）。

小腹满：上为气，下为溺，当出不出积而为满，或腹中急痛刺。委中。或夺命穴^[8]等处①。

烦躁：邪气在里，烦为内不安，躁为外不安。伤寒六七日，脉微，手足厥冷，烦躁。灸厥阴俞。

蓄血^[9]：热毒流于下而瘀血。少阴症下利，便脓血。阳明症，下血谵语，必热入血室，头汗出。刺期门。

呕吐：表邪传里，里气上逆也。口中和，脉微涩弱。灸厥阴。

战慄^[10]：战者，正气胜；慄者，邪气胜，邪与正争，心战而外栗，为病欲解也。邪气内盛，正气太虚，心栗而鼓颔，身不战者，已而遂成寒逆者。灸鱼际。

四逆：四肢逆冷，积冷成寒，六腑气绝于外。足胫寒逆少阴也。身寒者，厥阴也。灸气海、肾俞、肝俞。

厥：手足逆冷，阳气伏陷，热气逆伏，而手足冷也，刺内庭、大都②。脉促而厥者，灸之。

郁冒：郁为气不舒，冒为神不清，即昏迷也。多虚极乘寒所致，或吐下使然。刺太阳、少阳井。

病头痛，或冒闷如结胸状，刺大椎、肺俞、肝俞，慎不可汗。

自利：不经攻下自溏泄。脉微涩，呕而汗出，必更衣^[11]。反少者③，当温上，灸之以消阴。小便自利，手中不冷，反发热，脉不至。灸太溪。

少阴下利，便脓血，刺之通用。

霍乱：上吐下利，挥霍撩乱，邪在中焦，胃气不治，阴阳乖隔，遂上吐下泄，躁扰烦乱也。干霍乱④或腹中痛绞刺。针委中及夺命穴⑤。

腹痛：有实有虚，寒热，燥屎旧积（寒热燥，屎旧积），按之不痛为虚，痛为实，合灸；不灸，令病人冷结，久而弥困。气冲心而死⑥刺委中。

阴毒阴症：阴病盛则微阳消于上，故沉重，四肢逆冷，脐腹筑痛，厥逆或冷，六脉沉细。灸关元、气海。

太阳、少阳并病^[12]：刺肺俞、肝俞。如头痛，刺大椎。

小便不利：邪蓄于内，津液不行。阴寒甚，下闭者，灸之。

阴症：小便不利阴囊缩，腹痛欲死者。灸石门。

不仁：不柔和，痒痛寒热皆不知⑦，正气为邪气闭伏，郁而不散，血气虚少故也。若越人诊虢太子尸厥，以郁冒不仁为可治，刺之而痊者，神医之诊也。设脉浮洪，汗如油，喘不休，体不仁，越人岂能治哉？

以上见刘氏伤寒治例。

校勘

①小腹满……处：《针灸聚英》卷二："小腹满：物聚而满，上为气，下为溺与血，小腹硬，小便自利，其人如狂，血证也。当出不出，积而为满。中瘀腹虚胀，或腹中急痛，刺括委中或夺命穴等处。"

②内庭、大都：原作"之"，据《针灸聚英》卷二改。

③反少者：原作"反小者"，据《伤寒论》少阴篇改。

④干霍乱：原无，据《针灸聚英》卷二补。

⑤及夺命穴：原无，据《针灸聚英》卷二补。

⑥气冲心而死：原无，据《针灸聚英》卷二补。

⑦热皆不知：原无，据《针灸聚英》卷二补。

注释

[1] 阳气拂郁：拂，通"怫"，愤闷。"风寒客于皮肤，阳气拂郁"指寒邪束缚肌表，卫阳不得宣发，郁滞不畅。

[2] 厥冷：指手足四肢由下而上冷至肘膝的症状。

[3] 少阴发热：即反发热，指少阴病不应发热而见发热的症状。

[4] 口中和：外感病过程中已不苦不燥，食而知味。提示胃阴恢复，胃气正常。

[5] 结胸：邪气结于胸中，而出现心下痛，按之硬满的病证。

[6] 血结胸：结胸证之一，症见胸脘间满而微硬，不可按，其人善忘，小便反利而口不渴。是由邪热与血结聚胸脘所致。

[7] 热入血室：指妇女在月经期间或产后恶露未尽时感受外邪，邪热乘虚侵入血室，与血搏结而出现之病证。

[8] 夺命穴：奇穴，别名"惺惺""虾蟆"，位于肩峰与肘横纹桡侧端连线的中点。主治腹痛、腹膜炎、丹毒、臂痛等。

[9] 蓄血：指外感热病，邪热入里，与血相搏，而致瘀热蓄结于内的病证。

[10] 战慄：身动为战，心惕为慄，阴阳相争之象也。正气胜而战者，得汗则解。阴气盛而慄者，助阳为急。

[11] 更衣：古时大小便的婉辞。

[12] 并病：伤寒一经证候未解，又出现另一经证候。

杂 病

风：大率主血虚气虚，火与湿多痰。

中风：神阙、风池、百会、曲池、翳风、风市、环跳、肩髃，皆可灸之以疏风，针之以导气。

寒：见伤寒。

阴寒及陷下脉绝者，宜灸之。

发热，有寒潮热，烦热，往来热。

热病汗不出：商阳合谷阳谷侠溪厉兑劳宫腕骨以导气。

热无度①不止：陷谷以泄热。

腹痛：有虚实，寒气滞，死血，积热，风湿，宿食，疮，瘀[1]，疝。

实痛宜泻：太冲、太白、太渊、大陵、三阴交。

邪客经络，药不能及，宜灸：气海关元中脘。

头痛：有风热，痰，湿，寒，真头疼，手足青至节，死不治。

灸，疏散寒。

脉浮刺：腕骨、京骨。

脉长刺：合谷、冲阳。

脉弦刺：阳池、风府、风池。

腰痛：有气虚，血虚，肾病，风湿，湿热，瘀，寒滞。

血滞于下：刺委中（出血），灸肾俞、昆仑。

又用附子尖、乌头尖、南星、麝香、雄黄、樟脑、丁香，炼蜜丸，姜汁化成膏，放手内烘热摩之 [2]。

胁痛：肝火盛，木气实，有死血痰注，肝急。针丘墟、中渎。

心痛：有风寒，气血虚，食积热。针太溪、然谷、尺泽、行间、建里、大都、太白、中脘、神门、涌泉。

牙疼：主血热，胃口有热，风寒湿热，虫蛀。针合谷、内庭、浮白、阳白、三间。

眼目：主肝气实，风热，痰热，血瘀热，血实气壅。针上星百会神庭前顶攒竹丝竹空宜泄②。

痛者：针风池、合谷。

大寒犯脑，连及目痛，或风湿相搏，有翳：灸二间合谷。

小儿疳眼 [3]：灸合谷（二穴）各一壮。

泻痢：气虚兼寒热食积，风邪，惊邪，热湿，阳气下陷，痰积，当分治，泻轻痢重。

陷下：灸脾俞、关元、肾俞、复溜、腹哀、长强、太溪、三里、气舍、中脘、大肠俞。

白痢：灸大肠俞。

赤痢：灸小肠俞。

疟：有风暑，山岚瘴气 [4]，食老 [5]，寒湿痹，五脏疟 [6]，五腑疟。针合谷、曲池、公孙，后灸大椎第一节，三七壮。

咳嗽：有风、寒、火、劳、痰、肺胀、湿。灸天突、肺俞、肩井、少商、然谷、肝俞、期门、行间、廉泉、扶突，针曲泽（出血立已）、前谷。

面赤热咳：针支沟。

多唾：针三里。

吐衄血：身热是血虚，血温身热者，死不治。针隐白、脾俞、肝俞、上脘。

下血：主肠风，多在胃与大肠。针隐白，灸三里。

诸气：怒则气上，惊则气乱，恐则气下，劳则气散，悲则气消，喜则气缓，思则气结。针以导气。

淋：属热，热结，痰气不利，胞痹为寒，老人气虚。灸三阴交。

小水 [7] 不禁：灸阳陵泉、阴阳泉。

喉痹：针合谷涌泉天突丰隆，初起旁灸之，使外泄气。

头肿：针曲池。

校勘

①度：原作"汗"，据《针灸聚英》改。

②泄：原无，据《针灸聚英》补。

注释

[1] 痧：亦称痧气、痧胀。因感受秽浊不正之气，或由暑热之气或饮食壅滞而出现腹痛、吐泻。以夏秋季较为多见。

[2] 放手内烘热摩之：即将上述膏药放置于手内烘热，搓揉其穴。

[3] 小儿疳眼：又名疳眼、疳毒眼。眼部干涩羞明，黑睛生翳，溃穿可成蟹睛、旋螺突起，甚至眼球枯萎失明。继发于小儿疳积，主因脾胃亏损，精血不足，目失濡养，肝热上攻所致。相当于角膜软化症。

[4] 山岚瘴气：又称"瘴毒"，指南方山林间湿热蒸郁而产生的一种病邪，类于自然疫源的性质，多指疟疾。

[5] 食老：即食疟、老疟。食疟，因饮食停滞，再感受外邪而诱发的一种疟疾。其特点为寒热交作，寒已复热，热已复寒，并伴有嗳气、纳呆、食则吐逆、腹胀脘闷等症；老疟，亦称疟母，指疟疾延久不愈，深入三阴经者。

[6] 五脏疟：因疟邪深伏所致肺、心、肝、脾、肾五脏疟疾。

[7] 小水：即小便。

诸 疮

瘰疬：灸肩井、曲池、大迎。

缘唇疮[1]：刺唇去恶血。

疝：有因寒，因气，因湿热，痰积流下。针太冲、大敦、绝骨、灸大敦、三阴交、小腹下横纹斜尖，灸一壮。

脚气：有湿热，食积，流注[2]，风湿，寒湿。针公孙、冲阳，灸足三里。

痿：有湿热，有痰，有无血而虚，有气弱，有瘀血。针中渎环跳（停针待气二时方可）灸三里、肺俞。

喘：有痰喘，气虚，阴虚。灸中府、云门、天府、华盖、肺俞。

恶心：因痰，热，虚。灸胃俞、幽门、商丘、中府、石门、膈俞、阳关。

膈噎：因血虚，气虚，热，痰火，血积，癖积。针天突、石门①、三里、胃俞、胃脘、膈俞、水分、气海、胃仓。

水肿：皮水，正水，石水，风水，因气湿食。针胃仓、合谷、石门、水沟、三里、复溜、曲泉、四满。

臌胀：气胀、寒胀，脾虚中满。针上脘、三里、章门、阴谷、关元、期门、行间、脾俞、悬钟、承满。

头眩：痰挟气，虚火动其痰。针上星、风池、天柱。

痛风：风热，风湿，血虚有痰。针百会、环跳。

肩臂痛：痰湿为主。灸肩髎、曲池。

梦遗：专主湿热相火。灸中极、曲骨、膏肓、肾俞。

痫：俱是痰火，不必分马牛六畜。灸百会、鸠尾、上脘、神门、阳跷（昼发）、阴跷（夜发）[3]。

癫[4]：感天地间杀厉之气，声哑者难治。针委中出血二三合。黑紫圪塔上，亦去恶血。

以上见刘氏杂病治例。

校勘

①门：原作"石关"，据《针灸聚英》改。

注释

[1] 缘唇疮：唇周发的口唇疮疡，时流黄水，或痒或痛。多因脾胃积热上攻所致。

[2] 流注：亦称"流痰结瓜"。是毒邪流走不定，注无定处而变生于较深部组织的一类化脓性病证。多发生于气血虚弱者。

[3] 阳跷、阴跷：即膀胱经的申脉、肾经的照海。

[4] 癞：即疠风，亦称大风恶疾。中医指麻风病。

疮 疡

河间曰：凡疮疡须分经络部分，血气多少，俞穴远近。从背出者，当从太阳五穴选用：至阴、通谷、束骨、昆仑、委中。从鬓出者，当从少阳五穴选用：窍阴、侠溪、临泣、阳辅、阳陵。从髭[1]出者，当从阳明五穴选用：厉兑、内庭、陷谷、冲阳、解溪。从胸出者：绝骨一穴。

《肠痈纂要》云：千金灸法，屈两肘，正肘头锐骨，灸百壮，下脓血而安。按河间疮疡，止论足三阳，而手足三阴、三阳未备，学者当引伸触类。又查《医学入门》杂病歌：痈疽初起审其穴，只刺阳经不刺阴。录之以备通考。

注释

[1] 髭（zī）：嘴边上的胡子。

卷九

治症总要 [1]（杨氏）

一论中风 [2]，但未中风时，一两月前，或三四个月前，不时足胫 [3] 上发酸重麻，良久方解，此将中风之候也。便宜急灸三里、绝骨四处，各三壮，后用生葱、薄荷、桃、柳叶，四味煎汤 [4] 淋洗 [5]，灸令祛逐风气 [6] 自疮口出。如春交夏时，夏交秋时，俱宜灸，常令二足有灸疮 [7] 为妙。但人不信此法，饮食不节，色酒过度，卒 [8] 忽中风，可于七处一齐俱灸各三壮，偏左灸右，偏右灸左，百会、耳前穴 [9] 也。

[第一] **阳症，中风不语，手足瘫痪者**：合谷、肩髃、手三里、百会、肩井、风市、环跳、足三里、委中、阳陵泉（先针无病手足，后针有病手足）。

[第二] **阴症，中风，半身不遂，拘急 [10]，手足拘挛 [10]**，此是阴症也。亦依治之，但先补后泻。

[第三] **中暑 [11]，不省人事**：人中、合谷、内庭、百会、中极、气海。

问曰：中暑当六、七月间有此症，八、九、十月亦有此症，从何而得？

答曰：此症非一，医者不省，当以六、七月有之，如何八、九、十月亦有之？皆因先感暑气，流入脾胃之中，串入经络，灌溉相并，或因怒气触动，或因过饮、恣欲 [12] 伤体，或外感风，至八、九月方发，乃难治也。六、七月受病浅，风疾未盛，气血未竭，体气未衰，此为易治。复刺后穴：中冲、行间、曲池、少泽。

[第四] **中风，不省人事**：人中、中冲、合谷。

问曰：此病如何而来？已上 [13] 穴法，针之不效，奈何？

答曰：针力不到，补泻不明，气血错乱，或去针速 [14]，故不效也。前穴未效，复刺后穴：哑门、大敦。

[第五] **中风，口噤 [15] 不开**：颊车、人中、百会、承浆、合谷（俱宜泻）。

问曰：此症前穴不效，何也？

答曰：此皆风痰 [16] 灌注，气血错乱，阴阳不升降，致有此病。复刺后穴：廉泉、人中。

[第六] **半身不遂，中风**：绝骨、昆仑、合谷、肩髃、曲池、手三里、足三里。

问曰：此症针后再发，何也？

答曰：针不知分寸，补泻不明，不分虚实，其症再发。再针前穴，复刺后穴：肩井、上廉、委中。

[第七] **口眼㖞斜，中风**：地仓、颊车、人中、合谷。

问曰：此症用前穴针效，一月或半月复发，何也？

答曰：必是不禁房劳 [17]，不节饮食，复刺后穴，无不效也。复刺后穴：听会、承浆、翳风。

[第八] **中风，左瘫右痪 [18]**：三里、阳溪、合谷、中渚、阳辅、昆仑、行间。

问曰：数穴针之不效，何也？

答曰：风痰灌注经络，血气相搏，再受风寒湿气入内，凝滞不散，故刺不效，复刺后穴。先针无病手足，后针有病手足。风市、丘墟、阳陵泉。

[第九] 正头大痛 [19] **及脑顶痛**：百会、合谷、上星。

问曰：此症针后，一日、二日再发，甚于前，何也？

答曰：诸阳聚会 [20] 头上，合用先补后泻，宜补多泻少，其病再发，愈重如前，法宜泻之，无不效也。复针后穴，真头痛 [21]，旦发夕死，夕发旦死，医者当用心救治，如不然，则难治。神庭、太阳。

[第十] 偏正头风 [22]：风池、合谷、丝竹空。

问曰：以上穴法，刺如不效，何也？

答曰：亦有痰饮停滞胸膈，贼风 [23] 串入脑户，偏正头风，发来连臂内痛，或手足沉冷，久而不治，变为瘫痪 [24]，亦分阴阳针之。或针力不到，未效，可刺中脘，以疏其下疾，次针三里，泻去其风，后针前穴。中脘、三里、解溪。

[第十一] 头风目眩：解溪、丰隆。

问曰：此症刺效复发，何也？

答曰：此乃房事过多，醉饱不避风寒而卧，贼风串入经络，冷症再发，复针后穴：风池、上星、三里。

[第十二] 头风顶痛：百会、后顶、合谷。

问曰：头顶痛针入不效者，再有何穴可治？

答曰：头顶痛，乃阴阳不分，风邪串入脑户，刺故不效也。先取其痰，次取其风，自然有效。中脘、三里、风池、合谷。

[第十三] 醉头风 [25]：攒竹、印堂、三里。

问曰：此症前穴针之不效，何也？

答曰：此症有痰饮停于胃脘，口吐清涎，眩晕，或三日、五日，不省人事，不进饮食，名曰醉头风。先去其气，化痰调胃进食，然后去其风痛也。中脘、膻中、三里、风门。

[第十四] 目生翳膜 [26]：睛明、合谷、四白。

问曰：以上穴法，刺之不效，何也？

答曰：此症受病既深，未可一时便愈，须是二三次针之，方可有效。复刺后穴：太阳、光明、大骨空、小骨空。

[第十五] 迎风冷泪：攒竹、大骨空、小骨空。

问曰：此症缘何而得？

答曰：醉酒当风，或暴赤 [27]，或痛，不忌房事，恣意好餐，烧煎肉物；妇人多因产后不识回避，当风坐视，贼风串入眼目中，或经事交感，秽气冲上头目，亦成此症。复刺后穴：小骨空（治男妇醉后当风）、三阴交（治妇人交感症）、泪孔上 [28]（米大艾七壮效）、中指半指尖（米大艾三壮）。

[第十六] 目生内障：瞳子髎、合谷、临泣、睛明。

问曰：此症从何而得？此数穴针之不效，何也？

答曰：怒气伤肝，血不就舍 [29]，肾水枯竭，气血耗散，临患之时，不能节制，恣意房事，用心过多，故得此症，亦难治疗。复针后穴：光明、天府、风池。

[第十七] 目患外障：小骨空、太阳、睛明、合谷。

问曰：此症缘何而得？

答曰：头风灌注瞳人[30]，血气涌溢，上盛下虚，故有此病。刺前不效，复刺后穴二三次方愈。临泣、攒竹、三里、内眦尖（灸五壮，即眼头尖上）。

[第十八] 风沿眼红涩烂：睛明、四白、合谷、临泣、二间。

问曰：针之不效，何也？

答曰：醉饱行房，血气凝滞，痒而不散，用手揩摸，贼风乘时串入，故得此症。刺前不效，复刺后穴：三里、光明。

[第十九] 眼赤暴痛：合谷、三里、太阳、睛明。

问曰：此症从何而得？

答曰：时气所作，血气壅滞，当风睡卧，饥饱劳役，故得此症。复刺后穴：太阳、攒竹、丝竹空。

[第二十] 眼红肿痛：睛明、合谷、四白、临泣。

问曰：此症从何而得？

答曰：皆因肾水受亏，心火上炎，肝不能制，心肝二血不能归元，血气上壅，灌注瞳人，赤脉贯睛[31]，故不散。复刺后穴：太溪、肾俞、行间、劳宫。

[第二十一] 努肉侵睛：风池、睛明、合谷、太阳。

问曰：此症从何而得？

答曰：或因伤寒未解，却有房室之事，上盛下虚，气血上壅；或头风不早治，血贯瞳人；或暴下赤痛；或因气伤肝，心火炎上，故不散也。及妇人产后，怒气所伤，产后未满，房事触动心肝二经，饮食不节，饥饱醉劳，皆有此症，非一时便可治疗，渐而为之，无不效也。复针后穴：风池、期门、行间、太阳。

[第二十二] 怕日羞明[32]：小骨空、合谷、攒竹、二间。

问曰：此症缘何而得？

答曰：皆因暴痛未愈，在路迎风，串入眼中，血不就舍，肝不藏血，风毒[33]贯入，睹灯光冷泪[34]自出，见日影干涩疼痛。复针后穴：睛明、行间、光明。

[第二十三] 鼻窒[35]不闻香臭：迎香、上星、五处、禾髎。

问曰：此症缘何而得？针数穴皆不效。

答曰：皆因伤寒不解，毒气冲脑，或生鼻痔，脑中大热，故得此症。复刺后穴：水沟、风府、百劳、太渊。

[第二十四] 鼻流清涕：上星、人中、风府。

问曰：此症缘何而得？

答曰：此因伤风不解，食肉饮酒太早，表里不解，咳嗽痰涎，及脑寒疼痛，故得此症。复针后穴：百会、风池、风门、百劳。

[第二十五] 脑寒泻臭[36]：上星、曲差、合谷。

问曰：此症缘何而得？

答曰：皆因鼻衄[37]不止，用药吹入脑户，毒气攻上脑顶，故流鼻臭也。复刺后穴：水沟、迎香。

[第二十六] 鼻渊[38]鼻痔[39]：上星、风府。

问曰：针此穴未效，复刺何穴？

答曰：更刺后穴：禾髎、风池、人中、百会、百劳、风门。

[第二十七] 鼻衄不止：合谷、上星、百劳、风府。

问曰：此症缘何而得？出血不止。

答曰：血气上壅，阴阳不能升降，血不宿肝，肝主藏血，血热妄行，故血气不顺也。针前不效，复刺后穴：迎香、人中、印堂、京骨。

[第二十八] 口内生疮：海泉、人中、承浆、合谷。

问曰：此症缘何而得？

答曰：上盛于虚，心火上炎，脾胃俱败，故成此症。复刺后穴：金津、玉液、长强。

[第二十九] 口眼㖞斜：颊车、合谷、地仓、人中。

问曰：此症从何而得？

答曰：醉后卧睡当风，贼风串入经络，痰饮流注，或因怒气伤肝，房事不节，故得此症。复刺后穴：承浆、百会、地仓、瞳子髎。

[第三十] 两颊红肿生疮（一名枯曹风、猪腮风）：合谷、列缺、地仓、颊车。

此症从何而得？

答曰：热气上壅，痰滞三焦，肿而不散，两腮红肿生疮，名曰枯曹风。复刺后穴：承浆、三里、金津、玉液。

[第三十一] 舌肿难语：廉泉、金津、玉液。

问曰：此症从何而得？

答曰：皆因酒痰滞于舌根，宿热相搏，不能言语，故令舌肿难言。复刺后穴：天突、少商。

[第三十二] 牙齿肿痛：吕细[40]、颊车、龙玄[41]、合谷。

[第三十三] 上片牙疼：吕细、太渊、人中。

[第三十四] 下片牙疼：合谷、龙玄、承浆、颊车。

问曰：牙疼之症，缘何而得？

答曰：皆因肾经虚败，上盛下虚，阴阳不升降，故得此症。复刺后穴：肾俞、三间、二间。

[第三十五] 耳内虚鸣：肾俞、三里、合谷。

问曰：此症从何而得？

答曰：皆因房事不节，肾经虚败，气血耗散，故得此症。复刺后穴：太溪、听会、三里。

[第三十六] 耳红肿痛：听会、合谷、颊车。

问曰：此症肿痛，何也？

答曰：皆因热气上壅，或因徽耳[42]触伤，热气不散，伤寒不解，故有此症。不可一例针灸，须辨问端的，针之，无不效也。复刺后穴：三里、合谷、翳风。

[第三十七] 聤耳[43]生疮，出脓水：翳风、合谷、耳门。

问曰：聤耳生疮，出脓水，尝闻小儿有此症。

答曰：洗浴水归耳内，故有。大人或因剔耳触伤，耳黄有水误入耳内，故如此。复刺后穴：听会、三里。

[第三十八] **耳聋气闭**：听宫、听会、翳风。

问曰：此症从何而得？

答曰：伤寒大热，汗闭，气不舒，故有此症。前针不效，复刺后穴：三里、合谷。

[第三十九] **手臂麻木不仁**：肩髃、曲池、合谷。

问曰：此症从何而得？

答曰：皆因寒湿相搏，气血凝滞，故麻木不仁也。复刺后穴：肩井、列缺。

[第四十] **手臂冷风酸痛**：肩井、曲池、手三里、下廉。

问曰：此症从何而得？

答曰：寒邪之气，流入经络，夜卧凉枕、竹簟[44]、漆凳冷处睡着，不知风湿，流入经络，故得此症。复刺后穴：手五里、经渠、上廉。

[第四十一] **手臂红肿疼痛**：五里、曲池、通里、中渚。

问曰：此症缘何而得？

答曰：气血壅滞，流而不散，闭塞经脉不通，故得此症。复刺后穴：合谷、尺泽。

[第四十二] **手臂红肿及疽**[45]：中渚、液门、曲池、合谷。

问曰：此症从何而得？

答曰：血气壅滞，皮肤瘙痒，用热汤泡洗，而伤红肿，故得此症；久而不治，变成手背疽。复刺后穴：上都[46]、阳池。

[第四十三] **手臂拘挛，两手筋紧不开**：阳池、合谷、尺泽、曲池、中渚。

问曰：此症从何而得？

答曰：皆因湿气处卧，暑月[47]夜行，风湿相搏，或酒醉行房之后，露天而眠，故得此症。复针后穴：肩髃、中渚、少商、手三里。

[第四十四] **肩背红肿疼痛**：肩髃、风门、中渚、大杼。

问曰：此症从何而得？

答曰：皆因腠理[48]不密，风邪串入皮肤，寒邪相搏，血气凝滞。复刺后穴：膏肓、肺俞、肩髃。

[第四十五] **心胸疼痛**：大陵、内关、曲泽。

问曰：心胸痛从何而得？

答曰：皆因停积，或因食冷，胃脘冷积作楚[49]。心痛有九种[50]，有虫、食痛者，有心痹冷痛者，有阴阳不升降者，有怒气冲心者，此症非一，推详其症治之。中脘、上脘、三里。

[第四十六] **胁肋疼痛**：支沟、章门、外关。

问曰：此症从何而得？

答曰：皆因怒气伤肝，血不归元，触动肝经，肝藏血，怒气甚，肝血不归元，故得是症。亦有伤寒后胁痛者，有挫闪而痛者，不可一例治也，宜推详治之。复刺后穴：行间（泻肝经，治怒气）、中封、期门（治伤寒后胁痛）、阳陵泉。

[第四十七] **腹内疼痛**：内关、三里、中脘。

问曰：腹内疼痛，如何治疗？

答曰：失饥伤饱[51]，血气相争，荣卫不调，五脏不安，寒湿中得此。或冒风被雨，饱醉行房，饮食不化，亦有此症，必急治疗，为肾虚败，毒气冲归脐腹，故得此症。如不愈，复刺后穴：关元、水分、天枢（寒湿饥饱）。

[第四十八] **小腹胀满**：内庭、三里、三阴交。

问曰：此症针入穴法不效，何也？

答曰：皆因停饮不化，腹胀。此症非一，有膀胱疝气[52]，冷筑疼痛；小便不利，胀满疼痛；大便虚结，胀满疼痛，推详治之。再刺后穴：照海、大敦、中脘（先补后泻）、气海（专治妇人血块攻筑疼痛，小便不利，妇人诸般气痛）。

[第四十九] **两足麻木**：阳辅、阳交、绝骨、行间。

问曰：此症因何而得？

答曰：皆因湿气相搏，流入经络不散，或因酒后房事过多，寒暑失盖[53]，致有此症。复针后穴：昆仑、绝骨、丘墟。

[第五十] **两膝红肿疼痛**：膝关、委中。

问曰：此症从何而来？

答曰：皆因脾家受湿，痰饮流注，此疾非一，或因痢后寒邪入于经络。复刺后穴：阳陵泉、中脘、丰隆。

[第五十一] **足不能行**：丘墟、行间、昆仑、太冲。

问曰：此症从何而得？

答曰：皆因醉后行房，肾经受亏，以致足弱无力，遂致不能行步。前治不效，复刺后穴：三里、阳辅、三阴交、复溜。

[第五十二] **脚弱无力**：公孙、三里、绝骨、申脉。

问曰：此症从何而得？

答曰：皆因湿气流入经络，血气相搏，或因行房过损精力，或因行路有损筋骨，致成此疾。复针后穴：昆仑、阳辅。

[第五十三] **红肿脚气生疮**：照海、昆仑、京骨、委中。

问曰：此症前穴不愈，何也？

答曰：气血凝而不散，寒热久而不治，变成其疾。再针后穴：三里、三阴交。

[第五十四] **脚背红肿痛**：太冲、临泣、行间、内庭。

问曰：此症从何而得？

答曰：皆因劳役过多，热汤泡洗，血气不散，以致红肿疼痛，宜针不宜灸。丘墟、昆仑。

[第五十五] **穿跟草鞋风**[54]：照海、丘墟、商丘、昆仑。

问曰：此症缘何而得？

答曰：皆因劳役过度，湿气流滞而冷，或因大热行路，冷水浸洗，而成此症。复刺后穴：太冲、解溪。

[第五十六] **风痛**[55]**不能转侧，举步艰难**：环跳、风市、昆仑、居髎、三里、阳陵泉。

问曰：此症缘何而得？

答曰：皆因房事过多，寒湿地上睡卧，流注经络，挫闪后腰疼痛，动止艰难。前穴不效，复刺后穴：五枢、阳辅、支沟。

[第五十七] **腰脚疼痛**：委中、人中。

[第五十八] **肾虚腰痛**：肾俞、委中、太溪、白环俞。

[第五十九] **腰脊强痛**：人中、委中。

[第六十] **挫闪腰胁痛**：尺泽、委中、人中。

问曰：此症从何而得？

答曰：皆因房事过多，劳损肾经，精血枯竭，肾虚腰痛，负重远行，血气错乱，冒热血不归元，则腰痛。或因他事所关，气攻两胁疼痛，故有此症。复刺后穴：昆仑、束骨、支沟、阳陵泉。

[第六十一] **浑身浮肿生疮**：曲池、合谷、三里、三阴交、行间、内庭。

问曰：此症从何而感？

答曰：伤饥失饱，房事过度，或食生冷。

[第六十二] **四肢浮肿**：中都、合谷、曲池、中渚、液门。

问曰：此症从何而感？

答曰：皆因饥寒，邪入经络，饮水过多，流入四肢。或饮酒过多，不避风寒，致有此症。复针后穴：行间、内庭、三阴交、阴陵泉。

[第六十三] **单蛊胀**[56]：气海、行间、三里、内庭、水分、食关。

[第六十四] **双蛊胀**[57]：支沟、合谷、曲池、水分。

问曰：此症从何而得？

答曰：皆因酒色过多，内伤脏腑，血气不通，遂成蛊胀。饮食不化，痰积停滞，浑身浮肿生水，小便不利，血气不行，则四肢浮肿，胃气不足，酒色不节，则单蛊胀也。肾水[58]俱败，水火不相济，故令双蛊。此症本难疗治，医者当详细推之。三里、三阴交、行间、内庭。

[第六十五] **小便不通**：阴陵泉、气海、三阴交。

问曰：此症缘何得之？

答曰：皆因膀胱邪气，热气不散；或劳役过度，怒气伤胞，则气闭入窍中；或妇人转胞[59]，皆有此症。复刺后穴：阴谷、大陵。

[第六十六] **小便滑数**：中极、肾俞、阴陵泉。

问曰：此症从何而得？

答曰：膀胱受寒，肾经滑数，小便冷痛，频频淋沥[60]。复针后穴：三阴交、气海。

[第六十七] **大便秘结，不通**：章门、太白、照海。

问曰：此症从何而得？

答曰：此症非一，有热结，有冷结，宜先补后泻。

[第六十八] **大便泄泻不止**：中脘、天枢、中极。

[第六十九] **赤白痢疾，如赤**：内庭、天枢、隐白、气海、照海、内关。如白，里急后重；大痛者：外关、中脘、隐白、天枢、申脉。

[第七十] **脏毒**[61]**下血**：承山、脾俞、精宫[62]、长强。

[第七十一] **脱肛**[63]**久痔**：二白、百会、精宫、长强。

[第七十二] **脾寒发疟**：后溪、间使、大椎、身柱、三里、绝骨、合谷、膏肓。

[第七十三] **疟，先寒后热**：绝骨、百会、膏肓、合谷。

[第七十四] **疟，先热后寒**：曲池（先补后泻）、绝骨（先泻后补）、膏肓、百劳。

[第七十五] **热多寒少**：后溪、间使、百劳、曲池。

[第七十六] **寒多热少**：后溪、百劳、曲池。

问曰：此症从何感来？

答曰：皆因脾胃虚弱，夏伤于暑，秋必成疟，有热多寒少，单寒单热，气盛则热多，痰盛则寒多，是皆痰饮停滞，气血耗散，脾胃虚败，房事不节所致。有一日一发，间日一发，或三日一发者，久而不治，变成大患。疟后有浮肿，有虚劳，有大便利，有腹肿蛊胀者，或饮水多，腹内有疟母[64]者，须用调脾进食化痰饮。穴法依前治之。

[第七十七] **翻胃吐食**：中脘、脾俞、中魁[65]、三里。

[第七十八] **饮水不能进，为之五噎**：劳宫、中魁、中脘、三里、大陵、支沟、上脘。

问曰：翻胃之症，从何而得？针法所能疗否？

答曰：此症有可治，有不可治者。病初来时，皆因酒色过度，房事不节，胃家受寒，呕吐酸水。或食物实时吐出，或饮食后一日方吐者，二三日方吐者。随时吐者可疗，三两日吐者，乃脾绝胃枯，不能克化水谷。故有五噎者：气噎、水噎、食噎、劳噎、思噎，宜推详治之。复刺后穴：脾俞、胃俞（以上补多泻少）、膻中、太白、下脘、食关[66]。

[第七十九] **哮吼啾喘**：俞府、天突、膻中、肺俞、三里、中脘。

问曰：此症从何而得？

答曰：皆因好饮热酸鱼腥之物，及有风邪痰饮之类，串入肺中，怒气伤肝，乘此怒气，食物不化，醉酒行房，不能节约。此亦非一也，有水哮[67]，饮水则发；有气哮，怒气所感，寒邪相搏，痰饮壅满则发；咸哮，则食咸物发；或食炙爆之物则发，医当用意推详。小儿此症尤多。复刺后穴：膏肓、气海、关元、乳根。

[第八十] **咳嗽红痰**：百劳、肺俞、中脘、三里。

问曰：此症缘何感得？

答曰：皆因色欲过多，脾肾俱败，怒气伤肝，血不归元，作成痰饮，串入肺经，久而不治，变成痨瘵[68]。复刺后穴：膏肓、肾俞、肺俞、乳根。

[第八十一] **吐血等症**：膻中、中脘、气海、三里、乳根、支沟。

问曰：此症缘何而得？何法可治？

答曰：皆因忧愁思虑，七情所感，内动于心，即伤于神，外劳于形，即伤于精。古人言：心生血，肝纳血。心肝二经受克，心火上炎，气血上壅，肾水枯竭不交济，故有此症。须分虚实，不可概治。肺俞、肾俞、肝俞、膏肓、关元。

[第八十二] **肺壅咳嗽**：肺俞、膻中、支沟、大陵。

问曰：此症从何而得？

答曰：因而伤风，表里未解，咳嗽不止，吐脓血，是肺痈也。复刺后穴：风门、三里、支沟。

[第八十三] **久嗽不愈**：肺俞、三里、膻中、乳根、风门、缺盆。

问曰：此症从何而得？

答曰：皆因食咸物伤肺，酒色不节，或伤风不解，痰流经络，咳嗽不已。可刺前穴。

[第八十四] **传尸痨瘵**：鸠尾、肺俞、中极、四花[69]（先灸）。

问曰：此症从何而来？

答曰：皆因饱后行房，气血耗散，痨瘵传尸，以致灭门绝户者有之。复刺后穴：膻中、涌泉、百会、膏肓、三里、中脘。

[第八十五] **消渴**：金津、玉液、承浆。

问曰：此症从何而得？

答曰：皆为肾水枯竭，水火不济，脾胃俱败，久而不治，变成背疽，难治矣。复刺后穴：海泉、人中、廉泉、气海、肾俞。

[第八十六] 遗精白浊： 心俞、肾俞、关元、三阴交。

问曰：此症从何而得？

答曰：因房事失宜，惊动于心，内不纳精，外伤于肾，忧愁思虑，七情所感，心肾不济，人渐尫羸[70]，血气耗散，故得此症，复刺后穴：命门、白环俞。

[第八十七] 阴茎虚痛： 中极、太溪、复溜、三阴交。

问曰：此症因何而得？

答曰：皆因少年之时，妄用金石他药，有伤茎孔，使令阴阳交感[71]，不能发泄，故生此症。复刺后穴：血郄、中极、海底[72]、内关、阴陵泉。

[第八十八] 阴汗偏坠： 阑门[73]、三阴交。

[第八十九] 木肾[74]不痛，肿如升： 归来、大敦、三阴交。

[第九十] 贲豚[75]乳弦[76]： 关门、关元、水道、三阴交。

问曰：此三症因何而得？

答曰：皆为酒色过度，肾水枯竭，房事不节，精气无力，阳事不举，强而为之，精气不能泄外，流入胞中。此症非一，或肿如升，或偏坠疼痛，如鸡子之状，按上腹中则作声，此为乳弦疝气也。宜针后穴：海底、归来、关元、三阴交。

[第九十一] 妇女赤白带下： 气海、中极、白环俞、肾俞。

问曰：此症从何而得？

答曰：皆因不惜身体，恣意房事，伤精血。或经行与男子交感，内不纳精，遗下白水，变成赤白带下。宜刺后穴：气海、三阴交、阳交（补多泻少）。

[第九十二] 妇女无子： 子宫、中极。

[第九十三] 妇女多子： 石门、三阴交。

[第九十四] 经事不调： 中极、肾俞、气海、三阴交。

[第九十五] 妇女难产： 独阴、合谷、三阴交。

[第九十六] 血崩漏下： 中极、子宫。

[第九十七] 产后血块痛： 气海、三阴交。

[第九十八] 胎衣不下： 中极、三阴交。

[第九十九] 心烦热，头目昏沉： 合谷、百劳、中泉[77]、心俞、劳宫、涌泉。

问曰：此症因何而得？

答曰：皆因产后劳役，邪风串入经络或因辛勤太过而得。

亦有室女[78]得此症，何也？

答曰：或阴阳不和，气血壅满而得之者，或忧愁思虑而得之者。复刺后穴：少商、曲池、肩井、心俞。

[第一百] 阴门[79]忽然红肿疼： 会阴、中极、三阴交。

[第一百一] 妇女血崩[80]不止： 丹田、中极、肾俞、子宫。

问曰：此症因何而得？

答曰：乃经行与男子交感而得，人渐羸瘦，外感寒邪，内伤于精，寒热往来，精血相搏，内不纳精，外不受血，毒气冲动子宫，风邪串入肺中，咳嗽痰涎，故得此症。如不明脉之虚实，作虚劳治之，非也。或有两情交感，百脉错乱，血不归元，以致如斯者。再刺后穴：百劳、风池、膏肓、曲池、绝骨、三阴交。

[第一百二] **妇人无乳**：少泽、合谷、膻中。

[第一百三] **乳痈** [81]：针乳疼处、膻中、大陵、委中、少泽、俞府。

[第一百四] **月水** [82] **断绝**：中极、肾俞、合谷、三阴交。

问曰：妇人之症，如何不具后穴？

答曰：妇人之症，难以再具，止用此穴，法无不效。更宜辨脉虚实，调之可也。

[第一百五] **浑身生疮**：曲池、合谷、三里、行间。

[第一百六] **发背痛疽**：肩井、委中、天应 [83]、骑竹马 [84]。

或问：阴症疽，满背无头，何法治之？

答曰：可用湿泥涂之，先干处，用蒜钱 [85] 贴之，如法灸，可服五香连翘散数帖发出。

[第一百七] **肾脏风疮** [86]：血郄 [87]、三阴交。

[第一百八] **疔疮**（以针挑，有血可治；无血不可治）：合谷、曲池、三里、委中。

[第一百九] **夹黄**（胁退毒也）：支沟、委中、肩井、阳陵泉。

[第一百一十] **伤寒头痛**：合谷、攒竹、太阳（眉后紫脉上）。

[第一百十一] **伤寒胁痛**：支沟、章门、阳陵泉、委中（出血）。

[第一百十二] **伤寒胸胁痛**：大陵、期门、膻中、劳宫。

[第一百十三] **伤寒大热不退**：曲池、绝骨、三里、大椎、涌泉、合谷（俱宜泻）。

[第一百十四] **伤寒热退后余热**：风门、合谷、行间、绝骨。

[第一百十五] **发狂，不识尊卑**：曲池、绝骨、百劳、涌泉。

[第一百十六] **伤寒发痉** [88]**，不省人事**：曲池、合谷、人中、复溜。

[第一百十七] **伤寒无汗**：内庭（泻）、合谷（补）、复溜（泻）、百劳。

[第一百十八] **伤寒汗多**：内庭、合谷（泻）、复溜（补）、百劳。

[第一百十九] **大便不通**：章门、照海、支沟、太白。

[第一百二十] **小便不通**：阴谷、阴陵泉。

[第一百二十一] **六脉俱无**：合谷、复溜、中极（阴症多有此）。

[第一百二十二] **伤寒发狂**：期门、气海、曲池。

[第一百二十三] **伤寒发黄**：腕骨、申脉、外关、涌泉。

[第一百二十四] **咽喉肿痛**：少商、天突、合谷。

[第一百二十五] **双乳蛾** [89] **症**：少商、金津、玉液。

[第一百二十六] **单乳蛾症**：少商、合谷、海泉。

[第一百二十七] **小儿赤游风** [90]：百会、委中。

[第一百二十八] **浑身发红丹**：百会、曲池、三里、委中。

[第一百二十九] **黄胆发虚浮**：腕骨、百劳、三里、涌泉（治浑身黄）、中脘、膏肓、丹田（治色黄）、阴陵泉（治酒黄）。

[第一百三十] **肚中气块、痞块、积块**：三里、块中、块尾。

[第一百三十一] **五痫等症**：上星鬼禄 [91] 鸠尾、涌泉、心俞、百会。

[第一百三十二] **马痫**：照海、鸠尾、心俞。

[第一百三十三] 风痫：神庭、素髎、涌泉。

[第一百三十四] 食痫：鸠尾、中脘、少商。

[第一百三十五] 猪痫：涌泉、心俞、三里、鸠尾、中脘、少商、巨阙。

问曰：此症从何而得？

答曰：皆因寒痰结胃中，失志不定，遂成数症，医者推详治之，无不效也。

[第一百三十六] 失志痴呆：神门、鬼眼[92]、百会、鸠尾。

[第一百三十七] 口臭难近：龈交、承浆。

问曰：此症从何而得？

答曰：皆因用心过度，劳役不已，或不漱牙，藏宿物[93]，以致秽臭。复刺：金津、玉液。

[第一百三十八] 小儿脱肛：百会、长强、大肠俞。

[第一百三十九] 霍乱转筋：承山、中封。

[第一百四十] 霍乱吐泻：中脘、天枢。

[第一百四十一] 咳逆发噎[94]：膻中、中脘、大陵。

问曰：此症从何而得？

答曰：皆因怒气伤肝，胃气不足。亦有胃受风邪，痰饮停滞得者；亦有气逆不顺者，故不一也。刺前未效，复刺后穴：三里、肺俞、行间（泻肝经怒气）。

[第一百四十二] 健忘失记：列缺、心俞、神门、少海。

问曰：此症缘何而得？

答曰：忧愁思虑，内动于心，外感于情，或有痰涎灌心窍，七情所感，故有此症。复刺后穴：中脘、三里。

[第一百四十三] 小便淋沥：阴谷、关元、气海、三阴交、阴陵泉。

问曰：此症因何而得？

答曰：皆为酒色嗜欲不节，勉强为之，少年之过。或用金石热剂，或小便急行房，或交感之际，被人冲破，不能完事，精不得施泄，阴阳不能舒通。缘此症非一，有砂淋，有血淋，有热淋，有冷淋，有气淋，请审详治之。

[第一百四十四] 重舌[95]，腰痛：合谷、承浆、金津、玉液、海泉、人中。

[第一百四十五] 便毒[96]痛疽：昆仑、承浆、三阴交。

[第一百四十六] 瘰疬结核：肩井、曲池、天井、三阳络、阴陵泉。

[第一百四十七] 发痧[97]等症：水分、百劳、大陵、委中。

[第一百四十八] 牙关脱白：颊车、百会、承浆、合谷。

[第一百四十九] 舌强难言：金津、玉液、廉泉、风府。

[第一百五十] 口吐清涎：大陵、膻中、中脘、劳宫。

[第一百五十一] 四肢麻木：肩髃、曲池、合谷、腕骨、风市、昆仑、行间、三里、绝骨、委中、通里、阳陵泉（此症宜补多泻少。如手足红肿，宜泻多补少）。

注释

[1] "治症总要"：论述内、外、妇、儿、五官等151条疾病的针灸治疗；以问答形式论述了82条病证的"前穴未效，复刺后穴"，这是其他著作未见的；68条列举症状和配穴；第二条论述"阴症中风"的治则。

[2] 中风：中医病名，有外风和内风之分，外风因感受风邪所致，在《伤寒论》名曰中风（亦称桂枝汤证）；内风属内伤病证，又称类中风，脑卒中，卒中，风痱。在此指内风，多因气血逆乱、脑脉痹阻或血溢于脑所致。以突然昏仆、半身不遂、肢体麻木、舌謇不语、口舌㖞斜，偏身麻木等为主要表现。相当于西医中的脑血管病，如脑血栓、脑栓塞、脑内出血和蛛网膜下腔出血等。

[3] 足胫：亦作"足胫"。小腿。刘勰《文心雕龙·事类》："或微言美事，置於闲散，是缀金翠于足胫，靓粉黛于胸臆也。"

[4] 煎汤：用水加热熬药的意思。汤剂，又称汤液，是指将药物用煎煮或浸泡后去渣取汁的方法制成的液体剂型。汤剂是我国应用最早、最广泛的一种剂型。制备简单易行，吸收快，能迅速发挥药效。

[5] 淋洗：即淋洗法，又称淋射法，是用药物煎剂或冲剂不断喷洒患处的一种外治法。早在宋代，唐慎微所著的《证类本草》中，就载有草绳淋法治疗中暑；明代李时珍《本草纲目》中也有用冷水淋洗百会穴或哑门穴治疗鼻衄的记载。现代临床上则主要用淋洗法治疗一些局部水肿疼痛的病证，均有较好疗效。

[6] 风气：就是风邪侵体，有外风、内风之分。外风系由自然界风邪侵袭人体所致，内风则是因脏腑功能失调，尤其是肝阴血不足，虚阳化风上扰。

[7] 灸疮：灸治后局部因灼伤而化脓溃烂成疮，见《金匮要略》。古代又作"灸创"，见《武威汉代医简》。《针灸资生经》引《明堂灸经》："凡着艾得疮发，所患即差；不得疮发，其疾不愈。"古代施灸多以各种方法促使灸疮透发。

[8] 卒：同猝，突然。

[9] 耳前穴：系指耳门、听宫、听会三穴。

[10] 拘急、拘挛：拘急，证名，出自《素问·六元正纪大论》。肢体牵引不适有紧缩感，屈伸不利之证。常见于四肢及腹部。拘挛，证名。出自《素问·缪刺论》。四肢拘急，难以屈伸之证。相当于西医中的类风湿关节炎、脑血管意外后遗症及肌强直等。

[11] 中暑：感受暑邪而发生的急性病证，见《三因极一病证方论·卷二》。症见突然闷倒，昏不知人，或身热烦躁，气喘不语，牙关微紧，或口开齿燥，大汗或无汗，脉虚数，甚者昏迷不醒，四肢抽搐。

[12] 恣（zì）欲：纵欲。《史记·乐书》："夫上古明王举乐者，非以娱心自乐，快意恣欲，将欲为治也。"

[13] 已上：已与以通。已上，即"以上"。

[14] 去针速：指留针时间不足。

[15] 口噤：证名，指牙关紧急、口不能张开的症状，见《金匮要略·痉湿暍病脉证治》。因内有积热，外中风邪，痰凝气滞，瘀阻经络所致。

[16] 风痰：病证名，指痰扰肝经的病证。《医学入门》卷五："动于肝，多眩晕头风，眼目瞤动昏涩，耳轮瘙痒，胁肋胀痛，左瘫右痪，麻木蹇跛奇证，名曰风痰。"

[17] 房劳：又称房室伤。色欲伤，色劳。指性生活过度，耗伤肾精，肾之真阴元阳俱亏。是虚劳病因之一。

[18] 左瘫右痪：半身不遂之证，在左侧者称左瘫，在右侧者称右痪。见《太平惠民和剂局方》卷一。属中风范畴。《素问·大奇论》论偏枯，有发于左者，有发于右者，亦即左瘫右痪。后世有以左瘫属血虚而中，治以四物汤加祛风、活血、化痰药；右痪属气虚而中，治以四君子汤加祛风、化痰之品。

[19] 正头大痛：系指全头都痛。

[20] 诸阳聚会：人体十二经脉中，手三阳经从手走头，足三阳经从头走足。手足三阳经都会于头，因

此称为诸阳之会。

[21] 真头痛：头痛重症。症见剧烈头痛、连脑户尽痛、手足逆冷至肘膝关节。《灵枢·厥病》："真头痛，头痛甚，脑心痛，手足寒至节。"

[22] 头风：经久难愈之头痛。《医林绳墨·头痛》："浅而近者，名曰头痛；深而远者，名曰头风。头痛卒然而至，易于解散也；头风作止不常，愈后触感复发也。"

[23] 贼风：不易察觉而可能致病的风。《圣济总录》卷七："贼风……其证痛而不热，痛则不能按抑转动，不热则身内素冷，欲得热熨，即小宽也。加以风冷，则骨解深痛，按之彻骨；或遇冷气相搏，则结瘰疬或偏枯；风热相搏，则变附骨疽。"

[24] 瘫痪：又名瘫痪风，见《外台秘要》卷十四，指肢体痿弱不用的病证。《医贯·中风论》："瘫者坦也，筋脉弛纵，坦然而不举也；痪者涣也，血气涣散而无用也。"

[25] 醉头风：病名，即痰饮眩晕。《循经考穴编·足少阳之经》："痰饮头晕，呕吐不已，恶闻人声，名曰醉头风。"

[26] 翳膜：即目翳，是指眼内所生遮蔽视线之目障。如宿翳、凝脂翳等。

[27] 暴赤：即天行暴赤。清·佚名《眼科统秘》："目忽然赤肿难开，乃是天行时气透目所伤，一人传于一家，致使羞明涩痛。"相当于现代的流行性结膜炎。

[28] 泪孔上：泪孔就是睛明穴，泪孔上指睛明穴偏上的部位。

[29] 就舍：就，归于；舍，处所、部位。《灵枢·淫邪发梦》："正邪从外袭内，而未有定舍。"

[30] 瞳人：即瞳神，人体解剖名称。泛指瞳孔及目珠内各种组织。如神水、黄精、神膏、视衣等。

[31] 赤脉贯睛：病证名。见《原机启微》，又名赤脉贯目。《审视瑶函》："目不因火则不病……赤脉贯目，火益炽也。"《证治准绳·杂病》认为：本病"赤脉不论粗细多少，但在这边气轮上起，贯至风轮，经过瞳外，接连那边气轮者，最不易治，且难退而易来"。

[32] 怕日羞明：系指畏光，或见目疼赤肿的病证。见《秘传眼科龙木论》。

[33] 风毒：系指与所居处潮湿低下有关的致病因素。三国·魏·嵇康《难》："夫危邦不入，所以避乱政之害；重门击柝，所以避狂暴之灾；居必爽垲，所以远风毒之患。"

[34] 冷泪：系指冬季寒冷时多见迎风流泪之病证。出自《银海精微》。

[35] 鼻窒：以鼻塞时轻时重，或双侧鼻窍交替堵塞，反复发作，经久不愈，甚至嗅觉失灵为特征的慢性鼻病。《素问·五常政大论》："大暑以行，咳嚏、鼽衄、鼻窒。"《素问玄机原病式·六气为病》曰："鼻窒，窒，塞也。"相当于西医的慢性鼻炎。

[36] 脑寒泻臭：脑寒，即重症鼻渊。此即鼻渊经久不愈，鼻流污秽之症。

[37] 鼻衄（nù）：指鼻出血。《灵枢·百病始生》："阳络伤则血外溢，血外溢则衄血。"

[38] 鼻渊：指鼻腔时流浊涕的病证。鼻渊以鼻流腥臭浊涕、鼻塞、嗅觉丧失等为主症，重者称"脑漏"。《素问·气厥论》："胆移热于脑，则辛颊鼻渊。鼻渊者，浊涕下不止也。"

[39] 鼻痔：病名，系指鼻内息肉如榴子，渐大下垂，闭塞孔窍，使气不得宣通的病证。其病因，《外科正宗》卷四认为："由肺气不清，风湿郁滞而成。"

[40] 吕细：指太溪穴。

[41] 龙玄（龙元、龙渊）：指两手侧腕叉紫脉上，即在列缺穴后的青络中。

[42] 徼（jiǎo）耳：通"缴"。纠缠，徼绕不明。这里指挖耳朵。

[43] 聤（tíng）耳：指耳中出脓带黄色的病证，相当于现代的化脓性中耳炎。《诸病源候论》卷二九："劳伤血气，热乘虚也，入于其经，邪随血气至耳，热气聚，则生脓汁，故谓之聤耳。"

[44] 竹簟 (diàn)：竹席。

[45] 疽：指气血为毒邪所阻滞，而发于肌肉筋骨间的疮肿。见《五十二病方》。

[46] 上都：经外穴名。八邪之一。《奇效良方》："上都二穴，在手食指、中指本节歧骨间，握拳取之。治手臂红肿。针入一分，可灸五壮。"

[47] 暑月：夏月。约相当于农历六月前后小暑、大暑之时。《南齐书·州郡志下》："汉世交州刺史每暑月辄避处高，今交土调和，越瘴独甚。"

[48] 腠理：泛指皮肤、肌肉、脏腑的纹理及皮肤、肌肉间隙交接处的结缔组织。分皮腠、肌腠、粗理、细理、小理、膲理等，是渗泄体液，流通气血的门户，有抗御外邪内侵的功能。《素问·阴阳应象大论》："清阳发腠理。"

[49] 楚：痛苦。

[50] 心痛有九种：病名，出自《金匮要略·胸痹心痛短气病脉证治》。即虫心痛、注心痛、风心痛、悸心痛、食心痛、饮心痛、冷心痛、热心痛、去来心痛。

[51] 失饥伤饱：因饮食饥饱无时而损伤身体。《说唐》第六回："你这汉子只因失饥伤饱，风寒入骨，故有此症。"

[52] 疝气：凡体腔内容物向外突出，睾丸或阴囊肿胀疼痛，中医学称为疝气。本病包括现代医学的腹外疝、肠套叠、肠嵌顿、精索扭转、睾丸肿大、阴囊积液等。

[53] 寒暑失盖：盖，有遮蔽作用的东西。指寒暑季节没有及时增添或减少遮蔽的被褥。

[54] 草鞋风：又叫绕踝风，下冷水后非常疼痛，难于行走。属于痹证、痛风一类。

[55] 风痛：中医的风湿痹痛，大部分指的是风湿病，是一种因人体免疫力差，链球菌感染引起的慢性变态反应性疾病。

[56] 单蛊胀：指单发于腹部胀大而四肢不肿或肿而不甚的病证。

[57] 双蛊胀：此指脾不化湿，肾脏衰败而致四肢、腹部俱肿。

[58] 肾水：亦称真水，即肾阴。

[59] 转胞：脐下急痛，小便不通之证，出《金匮要略·妇人杂病脉证治》。胞，通脬，膀胱也，又称胞转、转脬。

[60] 淋沥：证名，小便滴沥涩痛之证，淋病主证之一。《诸病源候论·诸淋候》："肾虚则小便数，膀胱热则水下涩，数而且涩，则淋沥不宣，故谓之为淋。"《赤水玄珠》卷十五："淋淋沥沥，点滴而出，或涩而疼，一日数十次或百次，俗名淋病者是也。"

[61] 脏毒：指内伤积久所致的便后下血。《医学入门》卷五："自内伤得者曰脏毒，积久乃来，所以色黯，多在粪后，自小肠血分来也。"

[62] 精宫：志室穴别名。《医学入门》："精宫，专主梦遗，十四椎下各开3寸。"

[63] 脱肛：又称直肠脱垂，指肛管、直肠和直肠黏膜脱出肛门之外的疾病，多见于老年人和儿童。《诸病源候论·痢病诸候》："脱肛者，肛门脱出也。"

[64] 疟母：疟疾日久不愈，顽痰挟瘀结于胁下所形成的痞块，又称疟积、母疟、劳疟。《金匮要略·疟病脉证并治》："病疟以月一日发，当以十五日愈，设不差，当月尽解。如其不差，当云何？师曰：此结为癥瘕，名曰疟母。急治之，宜鳖甲煎丸。"

[65] 中魁：出《扁鹊神应针灸玉龙经》，在手中指背侧近侧指关节的中点处。

[66] 食关：经外穴名。《医经小学》："食仓、食关治脾胃，在中脘傍寸半位。"《养生镜》："食关穴，建里旁各开寸半。"

[67] 水哮：痰水蓄肺所致的哮证。《医学入门·哮》："水哮者，因幼时被水停蓄于肺为痰。"

[68] 痨瘵（láo zhài）：又称肺痨，《明医杂着》指出：（患者）"睡中盗汗，午后发热，哈哈咳嗽，倦怠无力，饮食少进，甚则痰涎带血，咯吐出血；或咳血、吐血、衄血，身热，脉沉数，肌肉消瘦，此名痨瘵。"

[69] 四花：经外奇穴，原见于《外台秘要》的"崔氏灸骨蒸痨瘵疗法"。《针灸聚英》以肝俞、胆俞定位。左右各四穴。

[70] 尫羸（wāng léi）：亦作"尪羸"，指瘦弱之人。晋·葛洪《抱朴子·遐览》："他弟子皆亲仆使之役，采薪耕田。唯余尫羸，不堪他劳。"

[71] 阴阳交感：指阴阳二气之间相互感应而交合，发生相摩相错相荡的相互作用。阴阳二气的交感相错，是宇宙万物生成变化之究极本原。如《素问·阴阳应象大论》说："阴阳者，万物之能始也。"

[72] 海底：会阴穴的别称。

[73] 阑门：经外穴名。出《针灸大全》，原谓"在曲骨两旁各三寸。"一说"在阴茎根两旁各开三寸是穴"（《类经图翼》）。今多据《医学纲目》定位在耻骨下缘中点，阴茎根旁开2寸处。主治疝气、偏坠、阴汗、阴囊红肿等。

[74] 木肾：睾丸肿大坚硬而麻木无疼痛之病证。出《丹溪心法》卷四。多因下焦为寒湿所袭而起者。

[75] 贲豚：又称奔豚气。其证从少腹上冲心下或咽喉，如豚之奔走，故名。《难经·五十四难》："肾之积，名贲豚，发于少腹，上至心下，若豚状，或上或下无时，久不已，令人喘逆，骨痿，少气。"

[76] 乳弦：又名乳弦疝气。因酒色过度，阳痿不举，勉强为之，精液不外泄反而流入胞中。发作时阴囊偏坠疼痛，按压上腹近乳部腹内有声响。

[77] 中泉：经外穴名，出《奇效良方》。中泉在腕背侧横纹中，当指总伸肌腱桡侧的凹陷处。

[78] 室女：指未婚女子。宋·齐仲甫《女科百问》第十三问："室女者，乃未出闺门之女也。"

[79] 阴门：解剖名称，指妇女的阴道外口，见《石室秘录》。

[80] 血崩：指不在经期而突然阴道大量出血者。出《妇人大全良方》卷一。亦名崩中、血山崩、血崩不止、暴崩。

[81] 乳痈：病名，痈肿之发于乳房者，指乳房红肿疼痛、乳汁排出不畅，以致结脓成痈的急性化脓性病证。《诸病源候论·妇人杂病》："亦有因乳汁蓄结，与血相搏，蕴积生热，结聚而成乳痈者。"相当于现代医学急性化脓性乳腺炎。

[82] 月水：即月经。《脉经》："手太阳，少阴不养者，下主月水，上为乳汁，活儿养母。"

[83] 天应：即阿是穴。指以压痛点或其他病理反应点作为针灸治疗的穴位。又名不定穴、天应穴。

[84] 骑竹马：经外穴名，出《备急灸法》。在背部，约当第10胸椎之两侧各开1寸处。主治发背脑疽、肠痈、牙痛、风癣肿瘤、恶核瘰疬、四肢下部痈疽疔疮等。

[85] 蒜钱：独头蒜切成如古代方孔铜钱的形状。

[86] 风疮：病证名，出自《证治准绳·幼科》，又名胎毒疮疥。症见初如干癣，后则脓水淋漓，或结靥成片。

[87] 血郄：经外穴名。所指有二：一出《针灸集成》。即百虫窠。见该条；二出《铜人腧穴针灸图经》："委中者，血郄也。"即委中。

[88] 瘈（zhì）：痉挛。

[89] 乳蛾：系指喉核（即扁桃体）一侧或两侧红肿疼痛，表面可见有黄白色脓点，其状如蚕蛾的病证。见《疮疡经验全书》卷一。

[90] 赤游风：又称胎毒发丹，小儿丹毒之一种。见《外科大成》卷四。

[91] 鬼禄：别名悬命，出《千金要方》。在上唇系带之中点处。主治癫狂，昏迷谵语，小儿惊痫等。

[92] 鬼眼：经外穴名，又名鬼哭、四鬼哭，约位于少商穴和隐白穴处。

[93] 宿物：存留之物，此处指食物残渣。

[94] 咳逆发噫：咳逆，咳嗽而气上逆者。出《素问·六元正纪大论》。《诸病源候论·咳逆候》："咳逆者，是咳嗽而气逆上也。"噫：指嗳气。《素问·脉解》："所谓上走心为噫者，阴盛而上走于阳明，阳明络属心，故曰上走心为噫也。"《景岳全书·杂证谟》："噫者，饱食之息，即嗳气也。"

[95] 重舌：病证名。出《灵枢·终始》。又名子舌、重舌风、莲花舌。症见舌下血脉肿胀，状似舌下又生小舌，或红或紫，或连贯而生，状如莲花，饮食难下，言语不清，口流清涎，日久溃腐。

[96] 便毒：一指肛门前后生疮。见《医学纲目》卷十九；二指两侧腹股沟及阴部肿痛的病证。见《妇人大全良方》卷二十四。

[97] 痧：腹痛、吐泻之因于感受秽浊不正之气，或由暑热之气或饮食壅滞于中而触发。《急救痧症全书》："痧者，厉气也，入气分则作肿作胀，入血分则为蓄为瘀，遇食积痰火则气阻血滞。"

东垣针法 [1]

东垣曰：《黄帝针经》：胃病者，胃脘当心而痛，上肢两胁，膈咽 [2] 不通，饮食不下，取三里以补之。

脾胃虚弱，感湿成痿 [3]，汗大泄，妨食。三里、气冲，以三棱针出血，若汗不减、不止者，于三里穴下三寸上廉穴出血。禁酒，忌湿面。

东垣曰：《黄帝针经》云：从下上者，引而去之。上气不足，推而扬之。盖上气者，心肺上焦之气，阳病在阴，从阴引阳，去其邪气于腠理皮毛也。又云：视前痛者，当先取之。是先以缪刺，泻其经络之壅者，为血凝而不流，故先去之，而治他病。

东垣曰：胃气下溜，五脏气皆乱，其为病互相出见 [4]。黄帝曰：五乱刺之有道乎？岐伯曰：有道以来，有道以去，审知其道，是谓身宝。帝曰：愿闻其道！岐伯曰：气在于心者，取之手少阴、心主之俞：神门、大陵，同精 [5] 导气，以复其本位。

气在于肺者，取之手太阴荥、俞：鱼际、太渊。成痿者以导湿热，引胃气 [6] 出阳道，不令湿土克肾，其穴在太溪。

气在于肠胃者，取之足太阴、阳明。不下者，取之三里、章门、中脘。因足太阴虚者，于募穴中导引之，于穴中有一说，腑俞去腑病也。胃虚而致太阴无所禀者，于足阳明之募穴中引导之，如气逆为霍乱者，取三里，气下乃止，不下复治。

气在于头，取之天柱、大杼。不足，取之足太阳荥、俞：通谷、束骨。先取天柱、大杼，不补不泻，以导气而已。取足太阳膀胱经中，不补不泻，深取通谷、束骨，丁心火，己脾土 [7] 穴，以引导去之。

气在于臂，足取之，先去血脉，后取其手足阳明之荥、俞：二间、三间，深取之；内庭、陷谷，深取之。视其足臂之血络尽取之，后治其痿厥 [8]，皆不补不泻，从阴深取，引而上之。上者出也，去也。皆阴火有余，阳气不足，伏匿于地中者，荣血也。当从阴引阳，先于地中升举阳气，次泻阴火，乃导气同精之法。

帝曰：补泻奈何？曰：徐入徐出，谓之导气。补泻无形，谓之同精。是非有余不足也，乱气之相逆也。帝曰：允乎哉道，明乎哉问，请著之玉版，命曰治乱也。

东垣曰：阴病治阳，阳病治阴 [9]。阴阳应象论云：审其阴阳，以别柔刚，阴病治阳，阳病治阴，定其血脉，各守其乡，血实宜决之，气虚宜导引之。夫阴病在阳者 [10]，是天外 [11] 风寒之邪，乘中而外入，在人之背上腑俞、脏俞。是人之受天外寒邪，亦有二说。中于阳则流于经，此病始于外寒，终归外热，故以治风寒之邪，治其各脏之俞，非止风寒而已。六淫湿暑燥火。皆五脏所受，乃筋骨血脉受邪，各有背上五脏俞以除之。伤寒一说从仲景，中八风者有风论。中暑者治在背上小肠俞，中湿者治在胃俞，中燥者治在大肠俞，此皆六淫客邪有余之病，皆泻其背之腑俞，若病久传变，有虚有实，各随病之传变，补泻不定，治只在背腑俞。

另有上热下寒。经曰：阴病在阳者，当从阳引阴，必须先去络脉经隧 [12] 之血。若阴中火旺，上腾于天，致六阳反不衰而上充者，先去五脏之血络，引而下行，天气降下，则下寒之病自去矣。慎勿独泻其六阳，此病阳亢，乃阴火之邪滋之，只去阴火，只损脉络经隧之邪，勿误也。阳病在阴者，当从阴引阳，是水谷之寒热，感则害人六腑。又曰：饮食失节，又劳役形质，阴火乘于坤土 [13] 之中，致谷气 [14]、荣气 [15]、清气 [16]、胃气 [17]、元气 [18] 不得上升，滋于六腑之阳气，是五阳之气先绝于外。外者天也，下流伏于坤土阴火之中，皆先由喜怒悲忧恐为五贼所伤，而后胃气不行，劳役饮食不节继之，则元气乃伤，当从胃合三里穴中，推而扬之，以伸元气，故曰从阴引阳。若元气愈不足，治在腹上诸腑之募穴 [19]，若传在五脏，为九窍 [20] 不通，随各窍之病，治其各脏之募穴于腹，故曰五脏不平，乃六腑元气闭塞之所生也。又曰：五脏不和，九窍不通，皆阳气不足，阴气有余，故曰阳不胜其阴。凡治腹之募，皆为元气不足，从阴引阳，勿误也。若错补四末之俞，错泻四末之荥，错泻者，差尤甚矣。按岐伯所说，只取穴于天上。天上者，人之背上五脏六腑之俞，不当泻而泻，岂有生者乎？兴言及此，寒心切骨，若六淫客邪，及上热下寒，筋骨皮肉血脉之病，错取穴于胃之合，及诸腹之募者，必危。亦岐伯之言，下工 [21] 岂可不慎哉！

东垣曰：三焦元气衰王 [22]。《黄帝针经》云：上气不足，脑为之不满，耳为之苦鸣，头为之倾，目为之瞑。中气不足，溲便为之变，肠为之苦结。下气不足，则为痿厥心闷，补足外踝，留之。

东垣曰：一富者前阴臊臭，又因连日饮酒，腹中不和，求先师治之，曰：夫前阴足厥阴之脉络，循阴器出其挺。凡臭 [23] 者，心之所主，散入五方为五臭 [24]，入肝为臊，此其一也。当于肝经中泻行间，是治其本；后于心经中泻少冲，乃治其标。

注释

[1] 东垣针法，明代高武撰写《针灸聚英》的时候从《脾胃论》中摘录有关内容，命名"东垣针法"。《针灸大成》全文引用《针灸聚英》中的全文。本文以《内经》针灸理论为基础，以脾胃论为中心，首先论述了脾胃病的病机和治法，然后论述了气盛在心、肺、肠胃、头和臂足以及"阳病治阴，阴病治阳"的治则，还阐述了三焦气衰的症状，最后列举一医案"一富者前阴臊臭"，阐明治病需标本兼治。

[2] 膈咽：膈，通"格"字。《儒门事亲》卷五：《正理论》曰：格则吐逆。故膈亦当为格。"咽，指食道。《灵枢·营卫生会》："上焦出胃上口，并咽以上贯膈，布胸中。"

[3] 痿：病名。多指下肢痿废，甚则肌肉萎缩；也包括四肢痿软无力，失其伸展、行步功能。

[4] 胃气下溜，五脏气皆乱，其为病互相出见：此句出自《脾胃论》一个标题。胃气不固下陷，那么

五脏的气机都出现紊乱，以致于各种疾病的相互出现。

[5] 同精：指共同保养精气。《灵枢·五乱》："徐入徐出，谓之导气；补泻无形，谓之同精。"

[6] 胃气：指胃的正常功能，如脾气主升，胃气主降。

[7] 丁心火，己脾土：丁和己，系天干地支的名称。丁为南方，属火在脏为心；己为中央，属土在脏为脾。

[8] 痿厥：病证名。痿病兼见气血厥逆，以足萎弱不收为主证。《灵枢·邪气脏府病形》："脾脉……缓甚为痿厥。"

[9] 阳病治阴：治疗学术语，出《素问·阴阳应象大论》。病在阳经或出现阳热证，通过针刺阴经或滋阴，调和阴阳，达到治疗目的。

[10] 阴病在阳：指风寒侵袭人体肌表，传经入里，成为阴经的疾病。

[11] 天外：自然界。

[12] 经隧：潜布于体表以下运行气血的经络通路。《灵枢·玉版》："经隧者，五脏六腑之大络也。"

[13] 坤土：坤为八卦之一，代表土地，脾胃属土，所以这里坤土指土地。

[14] 谷气：饮食水谷之气，泛指饮食营养。《灵枢·刺节真邪》："真气者，所受于天，与谷气并而充身者也。"

[15] 荣气：即营气。《素问·逆调论》："荣气虚则不仁，卫气虚则不用，荣卫俱虚，则不仁且不用，肉如故也。"

[16] 清气：指水谷精华的稀薄精微部分，与浊气相对。《灵枢·动输》："胃为五脏六腑之海，其清气上注于肺。"

[17] 胃气：生理学名词，指胃中的水谷之气。《灵枢·口问》："谷入于胃，胃气上注于肺。"

[18] 元气：又名"原气""真气"，是人体最基本、最重要的气，是人体生命活动的原动力。

[19] 诸腑之募穴：指六腑的募穴包括：大肠募穴天枢，胃募穴中脘，小肠募穴关元，膀胱募穴中极，三焦募穴石门，胆募穴日月。

[20] 九窍：人体部位名，即头部七窍及前、后阴。

[21] 下工：古代对医疗技术较差的医生的称谓。如《灵枢·邪气藏府病形第四》："下工十全六。"是说下工治病，其治愈率在 60% 左右。

[22] 三焦元气衰王：李东垣《脾胃论》的标题，王，通旺。

[23] 臭：泛指各种气味。《素问·金匮真言论》："东方青色，入通于肝……其臭臊。"《素问·腹中论》："病至则先闻腥臊臭。"

[24] 五臭：即臊臭、焦臭、香臭、腥臭、腐臭五种臭味。

名医治法 [1]（《聚英》）

疮毒 [2]

《原病式》[3] 曰：凡人初觉发背 [4]，背欲结未结，赤热肿痛，先用湿纸复其上，立候之，其纸先干处，即是结，痈头也。取大蒜切成片，如三铜钱厚，安于头上，用大艾炷灸三壮，即换一蒜片，痛者灸至不痛，不痛灸至痛时，方住。最要早觉早灸，若一日二日，十灸七活；三日四日，六七活；五日六日，三四活。过七日，则不可灸。若有十数头作一处生者，即用大蒜研成膏，作薄饼铺其上，聚艾于蒜饼上烧之，亦能活也。若背上初发赤肿一片，中间有一片黄米头子，便用独蒜切去两头，取中间半寸厚，安于疮上，用艾灸十四壮，多至四十九壮。又曰：痛者灸至不痛而止，谓先及其未痿[5]，所以痛，次及将痿，所以不痛也。不痛灸至痛而止，谓先及其痿，所以不痛，次及良肉，所以痛也。此痈疽初发之治也。

若诸疮患久成漏[6]者，常有脓水不绝，其脓不臭，内无歹肉，尤宜用附子浸透，切作大片，厚二三分，于疮上着艾灸之，仍服内托之药。隔三二日再灸之，不五七次，自然肌肉长满矣。至有脓水恶物，渐溃根深者，郭氏治用白面、硫黄、大蒜三物一处捣烂，看疮大小，捻作饼子，厚约三分，于疮上用艾灸二十一壮，一灸一易饼子，后四五日，方用翠霞锭子[7]，并信效锭子[7]，互相用之，纴[8]入疮内，歹肉尽去，好肉长平，然后外贴收敛之药，内服应病之剂，调理即瘥矣。

注释

[1] 名医治法：摘自明代高武的《针灸聚英》。原文首载于刘纯的《玉机微义》针灸证中。《针灸大成》仅有疮毒、喉痹、淋闭、眼目和损伤，并后加"名医治法"。

[2] 疮毒：疮，病名，皮肤感染与肌肤创伤等之总称，出《素问·至真要大论》："诸痛痒疮，皆属于心。"毒，外界致病的邪气。《素问·生气通天论》："虽有大风苛毒，弗之能害。"

[3]《原病式》：即《素问玄机原病式》运气著作，金代刘完素撰，约成书于1152年。本书主要根据《素问·至真要大论》中的病机19条，整理归纳为五运、六气主病11条病机，共277字，逐条逐证注释阐发，并提出相应的治疗原则。

[4] 发背：病名，有头疽发于背部者。

[5] 痿：通溃，即疮口溃破。

[6] 漏：即指漏管或窦道。

[7] 翠霞锭子、信效锭子：出自《玉机微义》卷十五，是两种外用锭剂，用药粉加入适量的黏合剂。

[8] 纴（rèn）：织布帛的丝缕。此处为"纳入"的意思，意在用升丹腐蚀漏管或窦道。

喉　痹[1]

《原病式》曰：痹，不仁也。俗作闭；闭，壅也。火主肿胀，故热客上焦而咽嗌[2]肿胀也。张戴仁曰：手少阴、少阳二脉并于喉、气热则内结肿胀，痹而不通则死。后人强立八名曰：单乳蛾[3]、双乳蛾[4]、单闭喉、双闭喉、子舌[5]胀、木舌[6]胀、缠喉风[7]、走马喉闭。热气上行，故传于喉之两旁。近外肿作，以其形似，是谓乳蛾，一为单，二为双也。其比乳蛾差小者，名闭喉。热结舌下，复生一小舌，名子舌胀。热结于舌中为之肿，名木舌胀。木者，强而不柔和也。热结于咽喉，肿绕于外，且麻且痒，肿而大者，名曰缠喉风。暴发暴死者，名走马喉闭。八名虽详，皆归之火。微者咸软之，大者下散之[8]。至于走马喉闭，生死人在反掌间，砭刺出血则病已。尝治一妇人木舌胀，其舌满口，令以䤵针[9]锐而小者砭之，五七度，三日方平。计所出血几盈斗[10]。

喉痹急用吹药，刺宜少商、合谷、丰隆、涌泉、关冲。

注释

[1] 喉痹：病证名，多由邪热内结，气血瘀滞痹阻所致，症见咽喉肿痛、吞咽阻塞不利。此处喉痹非指相当于现代医学中的咽炎的喉痹。《素问·阴阳别论》："一阴一阳结谓之喉痹。"

[2] 咽嗌：解剖名词，即咽，出自《素问·血气形志》。《喉科约精》："咽之低处名嗌。"

[3] 单乳蛾：病名，系指一侧扁桃体红肿疼痛的病证。见《疮疡经验全书》卷一。

[4] 双乳蛾：病名，双侧扁桃体红肿疼痛。

[5] 子舌：系指舌下血脉肿胀似又成一舌。《景岳全书》卷二十六："以舌下肿出如舌，故曰重舌，又谓之子舌。"

[6] 木舌：指舌肿硬活动不利，多由心脾积热上冲所致。症见舌肿、渐胀塞满口、肿硬而不柔和。《婴童百问》："舌者，心之候，脾之脉络于舌也，脏腑壅滞，心脾积热，热气上冲，故令舌肿，渐渐肿大，塞满口，是为木舌。"

[7] 缠喉风：系指咽喉红肿疼痛，或肿疼连及胸前，项强而喉颈如蛇缠绕之状的病证。

[8] 微者咸软之，大者下散之：咸能软坚，苦能泻火，故肿块小者，用咸味药使之变软，而大的肿块用苦味药散热消肿。

[9] 铻（fēi）针：又名铍针。末如剑锋，广二寸半，长四寸，破痈肿出脓，今名剑针是也。

[10] 几盈斗：斗，为古代量器。几乎满斗的意思。

淋 闭

《原病式》曰：淋，小便涩痛也。热客膀胱，郁结不能渗泄故也。严氏曰：气淋者，小便涩，常有余沥[1]。石淋者，茎中痛，尿不得卒出。膏淋者，尿似膏出。劳淋者，劳倦即发，痛引气冲[2]。血淋者，热即发，甚则溺血[3]。以上五淋，皆用盐炒热，填满病人脐中，却用筋头大艾，灸七壮，或灸三阴交即愈。

注释

[1] 余沥：小便之后，滴沥不尽，出自《诸病源候论·虚劳病诸候》。多因肾虚膀胱冷所致。《圣济总录》卷九十二："虚劳小便余沥者，肾气虚弱，而膀胱不利故也，膀胱不利，则气不能化，气不化，则水道不宣，故小便后有余沥。"

[2] 气冲：别名气街。属足阳明胃经。在腹股沟稍上方，当脐中下五寸，距前正中线二寸。

[3] 溺血：指尿中有血，又有溲血、尿血等名。溺血通常随尿排出，多无疼痛。《素问·气厥论》："胞移热于膀胱，则癃，溺血。"

眼 目

东垣曰：五脏上注于目，而为之精，精之窠[1]为眼。骨之精为黑眼，血之精为络其窠，气之精为白眼，肌肉之精为约束。里撷[2]筋骨血气之精，而与脉并为系[3]。目者，五脏六腑之精，荣卫魂魄之所常营也，神之所主也。子和曰：目之五轮[4]，乃五脏六腑之精华，宗脉[5]之所聚。其白属肺金，肉属脾土，赤属心火，黑水神光属肾水，兼属肝木。目不因火则不病，白轮变赤，火乘肺也；肉轮赤肿，火乘脾也；黑水神光被翳，火乘肝与肾也；赤脉贯目[6]，火自甚也。凡目暴赤肿起，羞明隐涩，泪出不止，暴寒目眶眶，大热之所为也。宜针神庭、上星、囟会、前顶、百会，翳者可使立退，肿者可使立消，惟小儿不可刺囟会，肉分浅薄，恐伤其骨。目之内眦，太阳膀胱之所过，血多气少。目之锐眦，少阳胆经，血少气多。目之上网，太阳小肠经也，亦血多气少。目之下网，阳明胃经也，血气俱多。然阳明经起于目两旁，交頞[7]中，与太阳、少阳交会于目，惟足厥阴肝经，连于目系而已。故血太多者，太阳、阳明之实也；血不及者，厥阴之虚也。故出血者，宜太阳、阳明，盖此二经，血多故也。少阳一经，不宜出血，血少故也。刺太阳、阳明出血，则目愈明；刺少阳出血，则目愈昏。要知无使太过不及，以血养目而已。雀目[8]不能夜视，乃因暴怒大忧所致，皆肝血少，禁出血，止宜补肝养胃。

刘氏曰：内障[9]有因于痰热、气郁、血热、阳陷、阴脱者所致。种种病因，古人皆不议，况外障[10]之翳，有起于内眦、外眦、睛上、睛下、睛中，当视其翳色从何经而来。如东垣治魏邦彦夫人目翳[11]，绿色从下而上，病自阳明来也。绿非五之正，殆[12]肺、肾合而成病也。乃就画工家以墨调腻粉合成色，与翳同矣。如议治之，疾遂不作。

眼生倒睫拳毛者，两目紧急，皮缩之所致也。盖内伤热，阴气外行，当去其内热并邪火。眼皮缓则毛出，翳膜亦退，用手法攀出内睑向外，速以三棱针出血，以左手爪甲迎其针锋立愈。

目眶久赤烂，俗呼为赤瞎[13]。当以三棱针刺目眶外，以泻湿热而愈。

偷针眼[14]，视其背上有细红点如疮，以针刺破即瘥，实解太阳之郁热也。

注释

[1] 窠（kē）：窝穴。

[2] 撷：摘取。

[3] 筋骨血气之精，而与脉并为系：四气之精并脉合为目系。

[4] 五轮：眼科名词，见于《太平圣惠方》。轮，喻眼珠形圆而转动灵活状似车轮。《灵枢·大惑论》："五脏六腑之精气，皆上注于目而为之精。精之窠为眼，骨之精为瞳子，筋之精为黑眼，血之精为络，其巢气之精为白眼，肌肉之精为约束……"中医为了论述眼部的病理、生理、治疗，将眼由外向内划分五部分，对应五脏，名五轮，即肉轮、血轮、气轮、风轮、水轮。

[5] 宗脉：泛指许多经脉的集合处，如《灵枢·口问》说："目者，宗脉之所、聚也。"

[6] 赤脉贯目：病状名，指血络贯穿眼目。《灵枢·寒热》："反其目视之，其中有赤脉，上下贯瞳子，见一脉一岁死，见一脉半一岁半死。"

[7] 頞（è）：解剖部位名称，指鼻梁。《灵枢·经脉》："胃足阳明之脉，起于鼻之交頞中。"张景岳："頞，音遏，鼻梁。亦名下极，即山根也。"

[8] 雀目：病证名，系指夜间视物不清的一类病证，又有鸡蒙眼、鸡盲等别称，也即今之夜盲症。

[9] 内障：指主要发生于瞳神及眼内各组织的疾病，见《太平圣惠方》。《证治准绳·杂病》认为：内障"皆有翳在黑睛内遮蔽瞳子而然"。

[10] 外障：病证名，患眼可见红赤、肿胀、糜烂、流泪、眵多，亦或发生翳膜、胬肉。出《秘传眼科龙木论》。多因六淫外侵，或内有郁热、痰火、积滞以及外伤等引起。此外，肝肾阴虚，虚火上炎或脾气虚弱，亦能致病。

[11] 目翳：指眼内所生遮蔽视线之目障。

[12] 殆：表推测，相当于"大概""几乎"，《孟子·尽心下》："殆不可复。"

[13] 赤瞎：即目眶岁久赤烂，又名烂眶眼、烂眶、连眶赤烂，俗呼赤瞎。多因脾胃湿热壅盛，日积月累而成。症见睑弦溃烂，红赤，痒痛流泪，经久不愈。《兰室秘藏》卷上："目眶岁久赤烂，俗呼为赤瞎是也。"

[14] 偷针眼：即针眼，系指胞睑边缘生小疖，初起形如麦粒，微痒微肿，继而赤痛拒按的病证，相当于今之麦粒肿。

损 伤

《内经》云：人有所坠，恶血留于腹中，腹满不得前后[1]，先饮利药。若上伤厥阴之脉，下伤少阴之络，当刺足内踝下然谷之前出血，刺足跗上动脉；不已，刺三毛[2]，各一痏[3]，见血立已。左刺右，右刺左。其脉坚强者生，小弱者死。

注释

[1] 不得前后：前指小便，后指大便。这里指二便不通。《灵枢·邪气藏府病形》："肾脉急甚为骨癫

疾；微急为沉厥奔豚，足不收，不得前后。"《灵枢集注》："肾开窍于二阴，气虚不化，故不得前后也。"

[2] 三毛：人体部位名。亦称丛毛、聚毛。足大趾爪甲后方皮肤上有毛处。《灵枢·经脉》："胆足少阳之脉……还贯爪甲，出三毛。"

[3] 痏（wěi）：针刺的刺数。《素问·刺腰痛》篇："刺之三痏。"

针邪秘要

凡男妇或歌或笑，或哭或吟，或多言，或久默，或朝夕嗔怒，或昼夜妄行，或口眼俱邪，或披头跣足，或裸形露体，或言见鬼神。如此之类，乃飞虫精灵，妖孽狂鬼，百邪侵害也。欲治之时，先要：

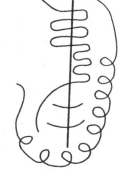

太乙灵符

愉悦：谓病家敬信医人，医人诚心疗治，两相喜悦，邪鬼方除，若主恶砭石，不可以言治，医贪货财，不可以言德。

书符：先用朱砂书太乙灵符二道，一道烧灰酒调，病人服，一道贴于病人房内，书符时念小天罡咒。

念咒：先取气一口，次念天罡大神[1]，日月常轮，上朝金阙，下覆昆仑，贪狼巨门，禄存文曲，廉贞武曲，破军辅弼，大周天界，细入微尘，玄黄正气，速赴我身，所有凶神恶煞，速赴我魁之下，毋动毋作，急急如律令。

定神：谓医与病人，各正自己之神，神不定勿刺，神已定可施。

正色：谓持针之际，目无邪视，心无外想，手如握虎，势若擒龙。

祷神：谓临针之时，闭目，存想一会针法，心思神农黄帝孙韦真人俨然在前。

密言：从吾针后，病不许复。乃摇[2]穴咒曰："大哉干元，威统神天，金针到处，万病如拈，吾奉太上老君急急如律令。"

咒针：谓下手入针时，呵气一口于穴上，默存心火烧过，用力徐徐插入。乃呪[3]曰："布气玄真[4]，万病不侵，经络接续龙降虎升，阴阳妙道，插入神针，针天须要开，针地定教裂，针山须即崩，针海还应竭，针入疾便安，针鬼悉魆减，吾奉太上老君急急如律令摄。"又呪曰："手提金鞭倒骑牛，喝得黄河水倒流，一口吸尽千江水，运动人身血脉流，南斗六星，北斗七星。太上老君急急如律令。"

注释

[1] 天罡大神：此处指北斗九星。北斗九星分别为贪狼、巨门、禄存、文曲、廉贞、武曲、破军、左辅、右弼。

[2] 摇：同掏。

[3] 呪：同咒。

[4] 玄真：道教隐宗对"道"境的称谓，又名妙真。名源于玄妙真咒，玄不可知，妙不可言，谓之玄真，谓之妙真。

孙真人针十三鬼穴歌 [1]

百邪颠狂所为病，针有十三穴须认，凡针之体先鬼宫，次针鬼信无不应，一一从头逐一求，男从左起女从右。一针人中鬼宫停，左边下针右出针；第二手大指甲下，名鬼信刺三分深；三针足大趾甲下，名曰鬼垒入二分；四针掌上大陵穴，入针五分为鬼心；五针申脉为鬼路，火针三分七锃锃[2]；第六却寻大椎上，入发一寸名鬼枕；七刺耳垂下八分，名曰鬼床针要温；八针承浆名鬼市，从左出右君须记；九针劳宫为鬼窟；十针上星名鬼堂；十一阴下缝三壮，女玉门头为鬼藏；十二曲池名鬼腿，火针仍要七锃锃；十三舌头当舌中，此穴须名是鬼封。手足两边相对刺，若逢孤穴只单通，此是先师真妙诀，狂猖恶鬼走无踪。

一针鬼宫，即人中，入三分。

二针鬼信，即少商，入三分。

三针鬼垒，即隐白，入二分。

四针鬼心，即大陵，入五分。

五针鬼路，即申脉（大针），三分。

六针鬼枕，即风府，入二分。

七针鬼床，即颊车，入五分。

八针鬼市，即承浆，入三分。

九针鬼窟，即劳宫，入二分。

十针鬼堂，即上星，入二分。

十一针鬼藏，男即会阴，女即玉门头，入三分。

十二针鬼腿，即曲池（火针），入五分。

十三针鬼封，在舌下中缝，刺出血，仍横安针一枚，就两口吻，令舌不动，此法甚效。更加间使、后溪三穴尤妙。

男子先针左起，女人先针右起，单日为阳，双日为阴。阳日、阳时针右转，阴日、阴时针左转。

注释

[1] 本歌所介绍的13个穴位，是唐代著名医学家孙思邈（尊称孙真人）通过长期临床实践，总结出来的治疗神志疾患的经验穴，是当时的"特效穴"，称为"十三鬼穴"。近代临床实践证明，这些穴位在治疗神志病方面，确是行之有效的。

[2] 锃锃（zèng）：明亮耀眼貌。

捷要灸法 [1]

鬼哭穴：治鬼魅狐惑 [2]，恍惚振噤 [3]。以患人两手大指，相并缚定，用艾炷于两甲角及甲后肉四处骑缝 [4]，着火灸之，则患者哀告：我自去。为效。

灸卒死：一切急魇 [5] 暴绝 [6]，灸足两大趾内，去甲一韭叶。

灸精宫 [7]：专主梦遗。十四椎下各开三寸，灸七壮效。

鬼眼穴：专祛痨虫。令病人举手向上，略转后些，则腰上有两陷可见，即腰眼也。以墨点记，于六月癸亥夜亥时灸，勿令人知。四花 [8]、膏肓、肺俞、亦能祛虫。

痞根 [9] **穴**：专治痞块。十三椎下各开三寸半，多灸左边。如左右俱有，左右俱灸。又法：用秆心量患人足大趾齐，量至足后跟中截断，将此秆从尾骨尖量至秆尽处，两旁各开二韭叶许，在左灸右，在右灸左，针三分，灸七壮，神效。又法：于足第二趾歧骨 [10] 处灸五七壮，左患灸右，右患灸左，灸后一晚夕，觉腹中响动，是验。

肘尖穴：治瘰疬 [11]。左患灸右，右患灸左，如初生时，男左女右，灸风池。又法：用秆心比患人口两角为则，折作两段，于手腕窝中量之，上下左右四处尽头是穴，灸之亦效。

灸痓忤 [12]：尸疰 [13] 客忤 [14]，中恶等症。乳后三寸，男左女右灸之。或两大拇指头。

灸疝 [15] 痛偏坠：用秆心一条，量患人口两角为则，折为三段，如△样，以一角安脐中心，两角安脐下两旁，尖尽处是穴。左患灸右，右患灸左，左右俱患，左右俱灸。炷艾如粟米大，灸四十壮神效。又法：取足大趾次趾下，中节横纹当中，男左女右灸之。兼治诸气，心腹痛，外肾吊肿 [16]，小腹急痛。

灸翻胃 [17]：两乳下一寸，或内踝下三指，稍斜向前。

灸肠风 [18] 诸痔：十四椎下各开一寸，年深者最效。

灸肿满：两大手指缝，或足二趾上一寸半。

灸癜风 [19]：左右手指节宛宛中。凡赘疣诸痣 [20]，灸之无不立效。

注释

[1] 捷要灸法：本篇论述灸法，由于取穴简捷而定名。主要论述鬼魅狐惑、急魇暴绝、梦遗、痨虫、痞块、瘰疬、尸疰客忤、疝痛偏坠、翻胃、肠风诸痔、肿满、癜风等疾病的症状，施灸部位和方法。

[2] 鬼魅狐惑：鬼魅，又名"精魅"，中医传统观点认为是致病因素之一，属鬼神之属。狐惑，中医学病名。《医宗金鉴·伤寒心法要诀·狐惑》："古名狐惑近名疳，狐蚀肛阴惑唇咽。"注："狐惑，牙疳、下疳等疮之古名也，近时惟以疳呼之。"

[3] 噤（jìn）：因寒冷而咬紧牙关或牙齿打战。

[4] 骑缝：两纸交接或订合处的中缝。胡祖德《沪谚外编·俚语考》："骑缝，跨两纸之中缝也。"这里指两手大指相并之间的缝隙。

[5] 魇（yǎn）：称梦魇、鬼魇。其症噩梦离奇，或如有重物压身，常常突然惊醒。《肘后备急方》卷一："魇，卧寐不寤者，皆魂魄外游，为邪所执。"

[6] 暴绝：突然断气。清代蒲松龄《聊斋志异·考弊司》："生，暴绝三日而甦。"

[7] 精宫：即志室穴，位于第十四椎旁开 3 寸。《循经考穴编》命名为精宫。

[8] 四花：经外奇穴，原见于《外台秘要》的"崔氏灸骨蒸痨瘵疗法"，《针灸聚英》以肝俞、胆俞定位。

[9] 痞根：在腰部，当第一腰椎棘突下旁开 3.5 寸处（《医学入门》）。

[10] 歧骨：骨骼部位名，指两骨互相交合的部分，状如分枝，故名。

[11] 瘰疬：又称老鼠疮，生于颈部的淋巴结核。在颈部皮肉间可扪及大小不等的核块，互相窜连，其中小者称瘰，大者称疬，统称瘰疬，俗称疬子颈。

[12] 痓忤（zhù wǔ）：中医病名，犹如中恶。中恶，由于冒犯不正之气所引起。其症状或为错言妄语，牙紧口噤；或为头旋晕倒，昏迷不醒。俗称中邪。宋代文同《蒲生锺馗》诗："下有三鬼相啸聚，初行谁家作痓忤。"

[13] 尸疰：中医病名。《南史·徐嗣伯传》："常有妪人患滞冷，积年不差。嗣伯为之诊曰：'此尸注也。'"

[14] 客忤：此证多见于小儿，多因小儿神气未定，卒见生人或突闻异声、见异物，引起惊吓啼哭，甚或面色变易。《诸病源候论·中恶病诸候》："卒忤者，亦名客忤，谓邪客之气，卒犯忤人精神也，此是鬼厉之毒气，中恶之类，人有魂魄衰弱者，则为鬼气所犯忤。"

[15] 疝：某一脏器通过周围组织较薄弱的地方而隆起。

[16] 外肾吊肿：外肾，旧时称睾丸为外肾。吊肿形容睾丸肿胀而形成的垂悬之状。清代黄六鸿《福惠全书·刑名·检肉尸》："小腹、阴囊、外肾、玉茎。"

[17] 翻胃：即反胃，亦称胃反，见《肘后备急方》卷四，指食物咽下后胃里不舒服，有恶心甚至呕吐的症状。

[18] 肠风：以便血为主证的疾病。

[19] 癜风：指肌肤因感邪而症见皮肤生紫点或出现白色斑疹者，见《寿世保元》卷九，为紫、白癜风的合称。

[20] 赘疣诸痣：泛指一切凸出于皮肤的赘生物类疾患。

崔氏[1]取四花穴法

治男妇五劳七伤[2]，气虚血弱，骨蒸[3]潮热[4]，咳嗽痰喘，尪羸[5]痼疾[6]，用蜡绳量患人口长，照绳裁纸四方，中剪小孔，别用长蜡绳踏脚下，前齐大趾，后上曲䐐[7]横纹截断，如妇人缠足，比量不便，取右膊肩髃穴贴肉，量至中指头截断，却络在结喉下，双垂向背后，绳头尽处，用笔点记，即以前纸小孔安点中，分四方，灸纸角上各七壮。

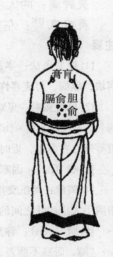

膏肓、膈俞、胆俞图

按：四花穴，古人恐人不知点穴，故立此捷法，当必有合于五脏俞也。今依此法点穴，果合足太阳膀胱经行背二行：膈俞、胆俞四穴。《难经》曰：血会膈俞。疏曰：血病治此。盖骨蒸劳热，血虚火旺，故取此以补之。胆者，肝之腑，肝能藏血，故亦取是俞也。崔氏止言四花，而不言膈俞、胆俞四穴者，为粗工告也。但人口有大小、阔狭不同，故比量四花亦不准，莫若只揣摸脊骨膈俞、胆俞为正，再取膏肓二穴灸之，无不应矣。

膈俞： 在七椎下两旁，去脊各一寸五分。

胆俞： 在十椎下两旁，去脊各一寸五分。

膏肓俞： 在四椎下一分，五椎上二分两旁，去脊各三寸，四肋三间。

注释

[1] 崔氏：崔知悌，许州鄢陵（今河南鄢陵）人，约生于隋大业十一年（615），逝于唐垂拱元年（685）。崔氏素好岐黄之术，于政事之暇，喜从事医疗活动。擅长针灸，临床诊治，审病制方颇多新意，其所著《崔氏纂要方》中，也以《骨蒸病灸方》为最著名。另有单行本《崔氏别录》《外台秘要方》采入，题名"灸骨蒸法图"，即世传崔丞相《灸法》。

[2] 五劳七伤：泛指各种疾病和致病因素。五劳所伤，久视伤血，久卧伤气，久坐伤肉，久立伤骨，久行伤筋，是谓五劳所伤。七伤：大饱伤脾，大怒气逆伤肝，强力举重久坐湿地伤肾，形寒饮冷伤肺，形劳意损伤神，风雨寒暑伤形，恐惧不节伤志。

[3] 骨蒸：五蒸之一，发热似自骨髓蒸蒸而出。《外台秘要》卷十三："骨髓中热，称为骨蒸。"

[4] 潮热：中医学谓发热起伏如潮水涨退有时的病证，多见于傍晚时，又称日晡潮热。有虚实之分，实者为阳盛所致；虚者为阴虚所致。如肺结核等慢性病患者多有此病状。汉代张仲景《伤寒论·太阳病上》："不大便，五六日，舌上燥而渴，日晡所，小有潮热。"

[5] 尪羸（wāng léi）：尪，跛，脊背骨骼弯曲的意思。明代 冯梦龙《警世通言》："魏生自睹尪羸之状，亦觉骇然。"

[6] 痼疾：指病证顽固、迁延不愈。

[7] 曲䐐（qiū）：指腘横纹。

取膏肓穴法 [1]

主治阳气 [2] 亏弱，诸风痼冷 [3]，梦遗 [4] 上气 [5]，呃逆 [6] 膈噎 [7]，狂惑妄误 [8] 百症。取穴须令患人就床平坐，曲膝齐胸，以两手围其足膝，使胛骨开离，勿令动摇，以指按四椎微下一分，五椎微上二分，点墨记之，即以墨平画相去六寸许，四肋三间，胛骨之里，肋间空处，容侧指许，摩脊肉 [9] 之表，筋骨空处，按之患者觉牵引胸肋中手指痛，即真穴也。灸至百壮、千壮，灸后觉气壅盛，可灸气海及足三里，泻火实下。灸后令人阳盛，当稍息以自保养，不可纵欲。

注释

[1] 取膏肓穴法：原出自《千金方》。这里引自《医学入门》。取穴方法：令病人坐位，屈膝，两手抱膝，使两肩胛骨离开，在脊正中四五椎作点，过点左右旁开六寸是穴，《资生经》原注云："若只合爪在两膝头中点穴，亦得。"

[2] 阳气：生理学名词。与阴气相对。就功能与形态来说，阳气指功能；就脏腑功能来说，指六腑之气；就营卫之气来说，指卫气；就运动的方向和性质来说，则行于外表的、向上的、亢盛的、增强的、轻清的为阳气。《素问·生气通天论》："阳气者，若天与日，失其所，则折寿而不彰。""阳气者，精则养神，柔则养筋。"

[3] 诸风痼冷：由诸风引起之真阳不足，阴寒之邪久伏体内所致的病证。以阴寒、手足厥冷为主症，或伴有腹痛腹泻，完谷不化；或呕吐清涎，饮食少进；或小便频数不禁，尿色清白；或腰腿沉重，如坐水中；或阳事不举，精寒自出；或遍身关节拘急疼痛等。

[4] 梦遗：睡梦中遗精的病证，又称梦失精、梦泄精、梦泄，多因见情思色，相火妄动，或思考过度，心火亢盛所致。《类证治裁》："心为君火，肝肾为相火。君火一动，相火随之，而梦泄焉。"

[5] 上气：病证名，即肺气上逆。《灵枢·本脏》："肺高，则上气，肩息咳。"

[6] 呃逆：病证名，俗称"打嗝"。胃气冲逆而上，呃呃有声的症状，声短而频。

[7] 膈噎：又作噎，膈连续或间断发作，令人不能自制为主症。本证古称"哕"，又称"哕逆"。指进食受阻，饮食未曾入胃即吐出者。《医贯》卷五："噎膈者，饥欲得食，但噎塞迎逆于咽喉胸膈之间，在胃口之上，未曾入胃即带痰涎而出。"

[8] 狂惑妄误：发狂、多疑、健忘、易误。

[9] 脊肉：人体部位名，指脊柱两旁的肌肉，约当解剖学上骶棘肌分布处。《灵枢·经脉》："膀胱足太阳之脉……人循膂。"张介宾曰："膂：吕同，脊骨曰吕，象形也。又曰夹脊两旁肉也。"

骑竹马灸穴法 [1]

此二穴，专治痈疽 [2] 恶疮 [3]，发背 [4] 疔 [5] 毒，瘰疬 [6] 诸风，一切病证。先从男左女右臂腕中横纹起，用薄篾 [7] 一条，量至中指齐肉尽处，不量爪甲，截断；次用篾取前同身寸一寸，却令病人脱去衣服，以大竹扛一条跨定，两人随徐扛起，足离地三寸，两旁两人扶定，将前量长篾，贴定竹扛竖起，从尾骶骨贴脊量至篾尽处，以笔点记，后取身寸篾，各开一寸是穴。灸七壮。

此杨氏灸法。按《神应经》：两人抬扛不稳，当用两木凳，搁竹扛头，令患人足微点地，用两人两旁扶之，尤妙。又按《聚英》言：各开一寸，疑为一寸五分，当合膈俞、肝俞穴道。

注释

[1] "骑竹马灸穴法"：该灸法最早出自东轩居士《卫济宝书》，名为"骑竹马量灸法"，治疗"发背、脑疽、下部疽、奶痈、牙痈等"。《针灸大成》以"骑竹马灸穴法"为题，并参考《神应经》与《针灸聚英》写成。

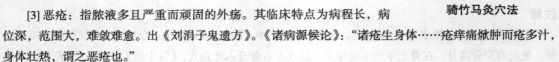

骑竹马灸穴法

[2] 痈疽：毒疮，皮肤的毛囊和皮脂腺成群受细菌感染所致的化脓性炎症。汉代桓宽《盐铁论·申韩》："若痈疽之相泞，色淫之相连，一节动而百枝摇。"

[3] 恶疮：指脓液多且严重而顽固的外疡。其临床特点为病程长，病位深，范围大，难敛难愈。出《刘涓子鬼遗方》。《诸病源候论》："诸疮生身体……疮痒痛熪肿而疮多汁，身体壮热，谓之恶疮也。"

[4] 发背：背部生痈疽之较重者，即有头疽。

[5] 疖：一种生于皮肤浅表的急性化脓性疾患，随处可生，以小儿、青年多见。《外科理例》谓："疖者，初生突起，浮赤无根脚，肿见于皮肤，止阔一二寸，有少疼痛，数日后微软，薄皮剥起，始出青水，后自破脓出。"

[6] 瘰疬：指发生于颈部、腋下等处淋巴结之慢性感染疾患者，也名鼠瘘、鼠疮、串疮等。《灵枢·寒热》："寒热瘰疬，在于颈项者。"古人认为小者为瘰，大者为疬。相当于淋巴结结核、慢性淋巴结炎等病。

[7] 篾：劈成条的竹片，亦泛指劈成条的芦苇、高粱秆皮等。

灸劳穴法 [1]

《资生经》云：久劳，其状手脚心热，盗汗，精神困顿，骨节疼寒，初发咳嗽，渐吐脓血，肌瘦面黄，减食少力。令身正直，用草于男左女右自脚中指尖量过脚心下，向上至曲䐐 [2] 大纹处截断；却将此草，自鼻尖量从头正中，分开发，量至脊，以草尽处，用墨点记；别用草一条，令病人自然合口量阔狭截断；却将此草墨点上平折两头，尽处量穴。灸时随年纪多灸一壮。如人三十岁，灸三十一壮，累效。

按此穴，合五椎两旁，各一寸五分，心俞二穴也。心主血，故灸之。

注释

[1] 灸劳穴法：最早出自王执中的《资生经》，后被高武的《针灸聚英》引用。

[2] 曲䐐：指腘窝。

取肾俞法 [1]

在平处立，以杖子 [2] 约量至脐，又以此杖，当背脊骨上量之，知是与脐平处也。然后左右各寸半，取其穴，则肾俞也。

注释

[1] 取肾俞法：徐凤《针灸大全》记载比较全。其后高武《针灸聚英》中引为一项，并标明出于《千金方》。高氏记载较简略，并指出"肥人腹垂脐低，瘦人腹平脐平，今不论肥瘦均以杖量之，未有准也"。

[2] 杖子：棍棒，多指仪杖或刑杖。

取灸心气法

先将长草一条，比男左女右手掌内大拇指根横纹量起，至甲内止，以墨点记；次比盐指[1]、中指、四指、小指五指皆比如前法；再加同身寸一寸点定，别用秆草一条，与前所量草般齐，至再加一寸墨上，共结一磊[2]；却令病人正坐，脱去衣，以草分开，加于颈上，以指按定，磊于天突骨[3]上，两边垂向背后，以两条草取般齐，垂下脊中尽处是穴，灸七壮效。

注释

[1] 盐指：指食指。《证俗文》卷六："食指，嗛盐指也……"

[2] 磊：原意为石头多堆到一起，这里指两条草放一块。

[3] 天突骨：为项后高起之处，应为第七颈椎棘突。

取灸痔漏[1]法

痔疾未深，止灸长强甚效。如年深者，可用槐枝、马蓝菜根一握，煎汤取水三碗。用一碗半，乘热以小口瓶熏洗，令肿退，于原生鼠奶[2]根上灸之，尖头灸不效。或用药水盆洗肿微退，然后灸，觉一团火气通入肠至胸，乃效。灸至二十余壮。更忌毒物[3]，永愈。随以竹片护火气[4]，勿伤两边好肉。

注释

[1] 痔漏：病名，指痔疮合并肛漏者。

[2] 鼠奶：指肛门内所生之赘生物。日本丹波元坚《杂病广要·脏腑类》："一者肛肠生肉……或似婴桃，或大如豆，时时出血，又如出脓，名曰鼠奶痔。"本病相当于外痔。

[3] 毒物：有毒之物，泛指有害的事物。晋代葛洪《抱朴子·酒诫》："夫酒醴之近味，生病之毒物，无毫分之细益，有丘山之巨损。"

[4] 火气：火热之气。《伤寒论·辨太阳病脉证并治》："火气虽微，内攻有力。"

灸小肠疝气[1]穴法

若卒患小肠疝气，一切冷气[2]，连脐腹结痛[3]，小便遗溺[4]。大敦二穴，在足大趾之端，去爪甲韭叶许，及三毛[5]丛中是穴。灸三壮。

若小肠卒疝，脐腹疼痛，四肢不举，小便涩滞，身重足痿[6]。三阴交二穴，在足内踝骨上三寸是穴，宜针三分，灸三壮，极妙。

注释

[1] 疝气：凡体腔内容物向外突出，睾丸或阴囊肿胀疼痛，中医学称为疝气。发病多与任脉、足厥阴肝经有关。本病包括现代医学的腹外疝、肠套叠、肠嵌顿、精索扭转、睾丸肿大、阴囊积液等。

[2] 冷气：脏腑之气与寒冷相搏所致的疾患。《诸病源候论·冷气候》："夫藏气虚，则内生寒也。气常行府藏，府藏受寒冷，即气为寒冷所并，故为冷气。其状或腹胀，或腹痛，甚则气逆上而面青手足冷。"

[3] 脐腹结痛：小腹邪气结聚疼痛，或小腹急结疼痛。

[4] 遗溺：又名遗尿。《素问·宣明五气论》："膀胱……不约为遗溺。"

[5] 三毛：人体部位名。亦称丛毛、聚毛。足大趾爪甲后方皮肤上有毛处。《灵枢·经脉》："胆足少阳之脉……还贯爪甲，出三毛。"

[6] 足痿：下肢痿废软弱，行走困难。《素问·痿论》："阳明虚则宗筋纵，带脉不引，故足痿不用也。"

灸肠风下血[1]法

取男左女右手中指为准，于尾闾骨[2]尖头，从中倒比[3]，上至腰脊骨一指尽处，是第一穴也。又以第二指，于中穴取中[4]一字分开指头各一穴，灸七壮。以上加至壮数多为效。患深，次年更灸，但以中指一指为准，临时更揣摸之。

注释

[1] 肠风下血：即肠风，指以便血为主证的疾病。《杂病源流犀烛·诸血源流》："肠风者，肠胃间湿热郁积，甚至胀满而下血也。"《证治汇补》："或外风从肠胃经络而入害，或内风因肝木过旺而下乘，故曰肠风。"

[2] 尾闾骨：尾骨。

[3] 从中倒比：是指从脊正中线向上测量。测量时，中指基底部在下，指尖向上，故称之为倒比。此为本篇量取无名穴时的用语。

[4] 于中穴取中：中穴，中指尽头的第一穴。指又取第二指长度之中点。

灸结胸伤寒[1]法

宣黄连七寸[2]，捣末，巴豆七个，去壳不去油，一处研细成膏，如干，滴水两点，纳于脐中，用艾灸腹中通快痛为度。

注释

[1] 结胸伤寒：结胸是指伤寒太阳病邪内陷，与心下痰热或瘀血互结所引起的病证，为伤寒变证。主要症状有两类：一类为胸胁部有触痛，头项强硬，发热有汗，脉寸浮关沉等；一类为从心窝到少腹硬满而痛，拒按，大便秘结，口舌干燥而渴，午后稍有潮热，脉沉结等。病名出《伤寒论·辨太阳病脉证并治》称："病发于阳而反下之，热入阴作结胸。"《资生经》卷七灸伤寒法云："其状胸满短气，按之即痛，或吐逆满闷，或大便不通，诸药不能救者。"

[2] 宣黄连七寸：即采用安徽宣城县地产黄连，七寸长，入药。

灸阴毒结胸[1]

巴豆十粒研烂，入面一钱，捣作饼子，实搽脐中心，上用艾炷如豆许，灸七壮，觉腹中鸣吼，良久自通利；次用葱白一束紧札，切作饼餤[2]，灸令热，与熨脐下；更用灰火熨斗烙其饼餤，令生真气，渐觉体温热，即用五积散二钱，入附子末一钱，水盏半，姜枣加盐一捻[3]，同煎至七分，温服，日并三两服，即汗自行而安。

注释

[1] 阴毒结胸：阴毒，中医学病名。症见面目发青、四肢厥冷、咽喉疼痛以及身痛、身重、背强、短气呕逆等。又背疽、脑疽、瘰疬、鹤膝风等之不红、不热、不痛、不肿者，亦称"阴毒"。《资生经》卷七将其改为"灸阴毒伤寒"。《资生经》："其状不燥不渴，唇青，腰背重，咽喉及目睛痛，心腹烦痛，舌缩面青，吃噫气喘。"

[2] 餤（dàn）：有馅的饼类。

[3] 一捻：一点点，可捻在手指间。形容小或纤细。宋·刘过《清平乐·赠妓》词："忔憎憎地，一捻儿年纪，待道瘦来肥不是，宜著淡黄衫子。"

雷火针[1]法

治闪挫诸骨间痛，及寒湿气而畏刺者。用沉香、木香、乳香、茵陈、羌活、干姜、川山甲各三钱，麝少许，蕲艾 [2] 二两，以绵纸半尺，先铺艾茵于上，次将药末掺卷极紧，收用。按定痛穴，笔点记，外用纸六七层隔穴，将卷艾药，名雷火针也，取太阳真火，用圆珠火镜 [3] 皆可，燃红按穴上，良久取起，剪去灰，再烧再按，九次即愈。

注释

[1] 雷火针：即雷火神针，是一种艾绒合群药制成的药卷。适用于灸风寒湿痹、寒性腹痛等症。

[2] 蕲艾：又名大叶艾、祁艾等，因产于蕲州而得名，蕲春县"蕲春四宝"（蕲竹、蕲艾、蕲蛇、蕲龟）之一，特产中药材，中国国家地理标志产品，茎、叶均可入药。

[3] 火镜：凸透镜的另一种叫法，因为可以用来取火，所以叫火镜。《南齐书·天文志赞》："阳精火镜，阴灵永存。"

蒸脐治病法

五灵脂（八钱，生用）、斗子 [1]、青盐（五钱，生用）、乳香（一钱）、没药（一钱）、天鼠粪（即夜明沙，二钱，微炒）、地鼠粪（三钱，微炒）、葱头（干者，二钱）、木通（三钱）、麝香（少许）。

上为细末，水和莜面 [2] 作圆圈，置脐上，将前药末以二钱放于脐内，用槐皮剪钱，放于药上，以艾灸之，每岁一壮，药与钱不时添换。依后开日，取天地阴阳正气，纳入五脏，诸邪不侵，百病不入，长生耐老，脾胃强壮。

立春巳时，春分未时，立夏辰时，夏至酉时，立秋戌时，秋分午时，立冬亥时，冬至寅时。此乃合四时之正气，全天地之造化，灸无不验。

注释

[1] 斗子：用树条、木板等制成的盛东西的器具。

[2] 莜（yóu）面：莜麦，学名"燕麦"，俗称"油麦"，也称"玉麦"。已有 2500 多年的种植历史。所含蛋白质和脂肪量为五谷之首，属塞北高寒农作物。莜麦即燕麦，莜面即燕麦粉。

相天时

《千金》云：正午以后乃可灸，谓阴气 [1] 未至，灸无不着，午前平旦谷气 [2] 虚，令人癫疢 [3]，不可针灸。卒急者，不用此例。

《下经》云：灸时若遇阴雾、大风雪、猛雨、炎暑、雷电虹霓停，候晴明再灸。急难亦不拘此。

按日正午，气注心经，未时注小肠经，止可灸极泉、少海、灵道、通里、神门、少府、少冲、少泽、前谷、后溪、腕骨等穴，其余经络，各有气至之时。故《宝鉴》云：气不至，灸之不发。《千金》所云：午后灸之言，恐非孙真人口诀也。

注释

[1] 阴气：与阳气相对。就功能与形态来说，阴气指形质；就运动方向和性质来说，则行于内的、向下的、抑制的、减弱的、重浊的为阴气。《素问·痹论》："阴气者，静则神藏，躁则消亡。"

[2] 谷气：指人体正气。《灵枢·终始》："邪气来也紧而急，谷气来也徐而缓。"

[3] 癫疢：癫，通巅。疢，通眩，指头晕目眩。

《千金》灸法

《千金方》云：宦 [1] 游吴蜀，体上常须三两处灸之，切令疮暂瘥 [2]，则瘴疠 [3] 温疟 [4] 毒不能着人，故吴蜀多行灸法。故云：若要安，三里常不干 [5]。有风者，尤宜留意。

注释

[1] 宦：指封建时期的官吏。

[2] 瘥：病愈。

[3] 瘴疠：感受瘴气而生的疾病。

[4] 温疟：疟疾的一种。临床以先热后寒（或无寒但热）为主证，又有风伤卫疟、阳明瘅疟等名称。《素问·六元正纪大论》："火郁之发，民病温疟。"

[5] 三里常不干：中医经典名句，指足三里穴常留灸疮。

《宝鉴》发灸法[1]

《宝鉴》[2]云：气不至而不效，灸亦不发。盖十二经应十二时，其气各以时而至，故不知经络气血多少，应至之候，而灸之者，则疮不发，世医莫之知也。

注释

[1] 《宝鉴》发灸法：这段文字是《针灸聚英》引用《资生经》的"治灸疮"之后，作为按语提出。主要讲经络气血对发灸的影响。"宝鉴发灸法"之题为《针灸大成》提出。

[2] 《宝鉴》：指《卫生宝鉴》，综合性医书，全书二十四卷，补遗一卷。该书为元代罗天益撰，撰年不详。罗氏为李东垣门人，本书在一定程度上反映了李氏的学术经验，但又旁采诸家，参以个人心得编成。

艾叶（《医统》）

《本草》[1]云：艾味苦，气微温，阴中之阳，无毒，主灸百病。三月三日，五月五日，采曝干，陈久者良，避恶杀鬼。又采艾之法，五月五日，灼艾有效。制艾先要如法：令干燥，入臼捣之，以细筛去尘屑，每入石臼，捣取洁白为上，须令焙大燥，则灸有力，火易燃，如润无功。

《证类本草》[2]云：出明州。《图经》[3]云：旧不著所出，但云生田野，今在处有之。惟蕲州叶厚而干高，果气味之大，用之甚效。

孟子曰：七年之病，求三年之艾。丹溪曰：艾性至热，入火灸则上行，入药服则下行。

注释

[1] 《本草》：即《神农本草经》，约成书于秦汉时期。本书总结了古代医疗实践所得药学成就。是我国最早的药学著作。《神农本草经》形成了我国药学理论体系，奠定了我国药学基础，后世大量本草著作皆是在此基础上产生发展起来。

[2] 《证类本草》：指《经史证类备急本草》，简称《证类本草》。《证类本草》共32卷，60万字，共列载了1558种药物，包括476种新增药物。此书又开创了方药对照的新形式，收集了不少方剂，对古代的临床用药很有帮助。

[3] 《图经》：即《本草图经》，药学著作，简称《图经》，宋代苏颂等编撰。

艾灸补泻[1]

气盛则泻之，虚则补之。

针所不为，灸之所宜。阴阳皆虚，火[2]自当之。经陷下[3]者，火则当之。经络坚紧[4]，火所治之。陷下则灸之。

络满经虚，灸阴刺阳。经满络虚，刺阴灸阳。

以火补者，毋吹其火，须待自灭，即按其穴。以火泻者，速吹其火，开其穴也。

注释

[1] 艾灸补泻：引自《古今医统》卷七，出自《卫生宝鉴》卷二十灸法补泻，主要概述了灸法的原理。

[2] 火：这里指艾火。

[3] 陷下：经脉塌陷。

[4] 坚紧：此处指经脉因寒邪侵袭所致的收引凝滞。

艾炷大小 [1]

黄帝曰：灸不三分，是谓徒冤，炷务大也。小弱乃小作之。又曰：小儿七日以上，周年以还，炷如雀粪。

《明堂下经》云：凡灸欲炷下广三分，若不三分，则火气不达，病未能愈，则是灸炷欲其大，惟头与四肢欲小耳。《明堂上经》乃曰：艾炷依小箸 [2] 头作，其病脉粗细，状如细线，但令当脉灸之。雀粪大炷，亦能愈疾。又有一途，如腹胀、疝瘕 [3]、痃癖 [4]、伏梁气 [5] 等，须大艾炷。故《小品》 [6] 曰：腹背烂烧，四肢但去风邪而已，不宜大炷。如巨阙、鸠尾，灸之不过四五壮。炷依竹筋头大，但令正当脉上灸之，艾炷若大，复灸多，其人永无心力。如头上灸多，令人失精神；背脚灸多，令人血脉枯竭，四肢细而无力，既失精神，又加细节，令人短寿。王节斋 [7] 云：面上灸炷须小，手足上犹可粗。

注释

[1] 艾炷大小：本篇主要论述艾炷的大小，艾炷的基底部不能小于三分，否则就达不到治疗的目的，年幼小孩艾炷要更小一些。用在头部与四肢的艾炷也要小。

[2] 箸：筷子。

[3] 疝瘕（shàn jiǎ）：腹内时隐时现可移动的包块。《诸病源候论》卷二十："疝者痛也，瘕者假也，其病虽有结瘕而虚假可推移，故谓之疝瘕也。由寒邪与脏腑相搏所成。其病腹内急痛，腰背相引痛，亦引小腹痛。"

[4] 痃癖：脐腹偏侧或胁肋部时有筋脉攻撑急痛的病证。《太平圣惠方》卷四十九："夫痃癖者，本因邪冷之气积聚而生也。痃者，在腹内近脐左右，各有一条筋脉急痛，大者如臂，次者如指，因气而成，如弦之状，名曰痃气也；癖者，侧在两肋间，有时而僻，故曰癖。"

[5] 伏梁气：心积症。其症有积自脐上至心下，其大如臂，状似屋舍栋梁。《灵枢·邪气脏腑病形》："心脉……微微为伏梁，在心下，上下行，时唾血。"

[6]《小品》：方书名，又名《经方小品》，共十二卷，东晋陈延之撰。

[7] 王节斋：王纶，字汝言，号节斋。明朝成化间，慈溪（今慈溪市）人。幼习举子业，成化二十年中进士（一说弘治间进士），迁礼部郎中，历任广东参政，湖广、广西布政使，正德中，以副都御史巡抚湖广。曾经因父病而研究医学，在外任期间，常"朝断民讼，暮疗民疾"，每有奇验。王氏在学术上赞赏朱丹溪、李东垣二人，同意"阴常不足，阳常有余"的观点，力主填精血，以敛相火；还重视东垣"脾胃升降"之说。所著《明医杂著》《本草集要》《医论问答》《节斋小儿医书》《胎产医案》等，对其前的中医药，在学术有很多发挥，启迪后学。

点艾火

《明堂下经》曰：古来灸病，忌松、柏、枳、橘、榆、枣、桑、竹八木火，切宜避之。有火珠耀日 [1]，以艾承之，得火为上。次有火镜耀日，亦以艾引得火，此火皆良。诸番部 [2] 用镔铁击揩石得火，以艾引之，凡仓卒难备，则不如无木火，清麻油点灯上烧艾茎，点灸，兼滋润灸疮，至愈不痛，用蜡烛更佳。

注释

[1] 火珠耀日：指用玻璃珠取火。

[2] 诸番部：指各少数民族部落。

壮数多少

《千金》云：凡言壮数者，若丁壮[1]病根深笃[2]，可倍于方数，老少羸弱可减半。扁鹊灸法，有至三五百壮、千壮，此亦太过。曹氏灸法，有百壮，有五十壮。《小品》诸方亦然。惟《明堂本经》云：针入六分，灸三壮，更无余论。故后人不准，惟以病之轻重而增损之。

凡灸头项，止于七壮，积至七七壮止。

《铜人》治风，灸上星、前顶、百会，至二百壮，腹背灸五百壮。若鸠尾、巨阙，亦不宜多灸，灸多则四肢细而无力。《千金方》于足三里穴，乃云多至三百壮。心俞禁灸，若中风则急灸至百壮。皆视其病之轻重而用之，不可泥一说，而不通其变也。

注释

[1] 丁壮：指成年人。

[2] 笃：病沉重。

灸 法

《千金方》云：凡灸法，坐点穴，则坐灸；卧点穴，则卧灸；立点穴，则立灸，须四体平直，毋令倾侧。若倾侧穴不正，徒破好肉耳。

《明堂》云：须得身体平直，毋令蜷缩[1]，坐点毋令俯仰，立点毋令倾侧。

注释

[1] 蜷缩：指身体弯曲成一团。

炷火先后[1]

《资生》云：凡灸当先阳后阴，言从头向左而渐下，次从头向右而渐下，先上后下。

《明堂》云：先灸上，后灸下，先灸少，后灸多，皆宜审之。王节斋曰：灸火须自上而下，不可先灸下，后灸上。

注释

[1] 炷火先后：本篇出自《千金方》，后被《资生经》引用。《针灸聚英》又从《资生经》摘录一段，并加上王节斋的一段话。

灸寒热

灸寒热之法：先灸大椎，以年为壮数，次灸橛骨[1]，以年为壮数。视背俞陷者[2]灸之，臂肩上陷者[3]灸之，两季胁之间[4]灸之，外踝上绝骨之端[5]灸之，足小趾次趾间[6]灸之，腨下陷脉[7]灸之，外踝后[8]灸之，缺盆骨上[9]切之坚动如筋者灸之，膺中陷骨间[10]灸之，脐下关元三寸灸之，毛际动脉[11]灸之，膝下三寸[12]分间灸之，足阳明跗上动脉[13]灸上。巅上一穴[14]灸之。

注释

[1] 橛（juē）骨：指长强穴。

[2] 背俞陷者：膀胱经凹陷的背俞穴。

[3] 臂肩上陷者：指肩髃穴。

[4] 两季胁之间：指京门穴。

[5] 外踝上绝骨之端：指悬钟穴。

[6] 足小趾次趾间：指侠溪穴。

[7] 腨下陷脉：指承山穴。

[8] 外踝后：指昆仑穴。

[9] 缺盆骨上：指缺盆穴。

[10] 膺中陷骨间：指天突穴。

[11] 毛际动脉：指气冲穴。

[12] 膝下三寸：指足三里穴。

[13] 足阳明跗上动脉：指冲阳穴。

[14] 巅上一穴：指百会穴。

灸疮要法

《资生》[1]云：凡着艾得疮发，所患即瘥，若不发，其病不愈。《针灸甲乙经》云：灸疮不发者，用故履底灸令热，熨之，三日即发。今人用赤皮葱三五茎去青，于煻火中煨熟，拍破，热熨疮上十余遍，其疮三日遂发，又以生麻油渍之而发，亦有用皂角煎汤，候冷频点之而发，亦有恐血气衰不发，服四物汤滋养血气，不可一概论也。有复灸一二壮遂发，有食热灸之物，如烧鱼煎豆腐羊肉之类而发，在人以意取助，不可顺其自然，终不发矣！

注释

[1]《资生》：《针灸资生经》，简称《资生经》，宋代王执中撰。王执中（约1140—1207）字叔权，瑞安人，南宋乾道五年（1169）中进士，赐从政郎，曾做过将作丞、将作监等小京官，后外调，历任湖南澧州、湖北峡州州学教授。王执中是一位富有革新思想的医药学家，反对迷信前人的旧说和墨守成规，主张针灸和用药相结合，提出："若针而不灸，灸而不针，非良医也；针灸而不药，药而不针灸，亦非良医也。"

贴灸疮

古人贴灸疮，不用膏药，要得脓出多而疾除。《资生》云：春用柳絮，夏用竹膜，秋用新绵，冬用兔腹下白细毛，或猫腹毛。今人多以膏药贴之，日两三易。而欲其速愈，此非治疾之本意也。但今世贴膏药，亦取其便，不可易速，若膏药不坏，惟久久贴之可也。若速易，即速愈，恐病根未尽除也。

灸疮膏法

用白芷、金星草[1]、淡竹叶、芩、连、乳香、当归、川芎、薄荷、葱白等，炒铅粉、香油煎膏贴。如用别膏不对症。倘疮口易收，而病气不得出也。如用别物，干燥作疼，亦且不便。

注释

[1]金星草：又名金钏草（《本草图经》），大金星凤尾（《履巉岩本草》），凤尾草（《纲目》）。《嘉祐本草》："主痈疽疮毒，大解硫黄毒，发背，痈肿，结核，用叶和根酒煎服之；又可作末冷水服及涂发背疮肿上。根碎之浸油涂头，生毛发。"

洗灸疮

古人灸艾炷大，便用洗法。其法以赤皮葱、薄荷煎汤，温洗疮周围，约一时久，令驱逐风邪于疮口出，更令经脉往来不涩，自然疾愈。若灸火退痂后，用东南桃枝青嫩皮煎汤温洗，能护疮中诸风；若疮黑烂，加胡荽[1]煎洗；若疼不可忍，加黄连煎神效。

注释

[1] 胡荽：出自《食疗本草》，俗称香菜，又称香荽（《本草拾遗》）、胡菜（《外台秘要》）、满天星（《湖南药物志》）。味辛，温，入肺、脾经。功效：发汗透疹，消食下气。治麻疹透发不快，食物积滞。

灸后调摄法

灸后不可就饮茶，恐解火气[1]；及食，恐滞经气，须少停一二时，即宜入室静卧，远人事，远色欲，平心定气，凡百俱要宽解。尤忌大怒、大劳、大饥、大饱、受热、冒寒[2]。至于生冷瓜果，亦宜忌之。惟食茹淡[3]养胃之物，使气血通流，艾火逐出病气。若过厚毒味，酗醉，致生痰涎，阻滞病气矣。鲜鱼鸡羊，虽能发火，止可施于初灸，十数日之内，不可加于半月之后。今人多不知恬养[4]，虽灸何益？故因灸而反致害者，此也。徒责灸艾不效，何耶！

注释

[1] 火气：火热之气。《伤寒论·辨太阳病脉证并治》："火气虽微，内攻有力。"

[2] 冒寒：感受风寒。

[3] 茹淡：饮食清淡。

[4] 恬养：安静调养。

医案（杨氏）

乙卯[1]岁，至建宁滕柯山，母患手臂不举，背恶寒而体倦困，虽盛暑喜穿棉袄，诸医俱作虚冷治之。余诊其脉沉滑[2]，此痰在经络也。余针肺俞、曲池、三里穴，是日即觉身轻手举，寒亦不畏，棉袄不复着矣。后投除湿化痰之剂，至今康健，诸疾不发。若作虚寒，愈补而痰愈结，可不慎欤！

戊午春，鸿胪[3]吕小山，患结核在臂，大如柿，不红不痛。医云是肿毒。余曰："此是痰核结于皮里膜外，非药可愈。"后针手曲池，行六阴数，更灸二七[4]壮，以通其经气，不数日即平妥矣。若作肿毒，用以托里之剂，岂不伤脾胃清纯之气耶？

己巳岁夏，文选李渐庵公祖夫人，患产后血厥[5]，两足忽肿大如股，甚危急。徐、何二堂尊[6]召余视之，诊其脉茳[7]而歇止，此必得之产后恶露[8]未尽，兼风邪所乘，阳阴邪正激搏，是以厥逆，不知人事，下体肿痛，病势虽危，针足三阴经，可以无虞。果如其言，针行饭顷而苏，肿痛立消矣。

癸酉秋，大理李义河翁，患两腿痛十余载，诸药不能奏效。相公[9]推余治之，诊其脉滑浮[10]，风湿入于筋骨，岂药力能愈，须针可痊。即取风市、阴市等穴针之。官至工部尚书，病不再发。

甲戌夏，员外[11]熊可山公，患痢兼吐血不止，身热咳嗽，绕脐一块痛至死，脉气将危绝。众医云："不可治矣。"工部正郎隗月潭公素善，迎余视其脉虽危绝，而胸尚暖，脐中一块高起如拳大，是日不宜针刺，不得已，急针气海，更灸至五十壮而苏，其块即散，痛即止。后治痢，痢愈，治嗽血，以次调理得痊。次年升职方[12]，公问其故。余曰："病有标本，治有缓急，若拘于日忌，而不针气海，则块何由而散？块既消散，则气得以疏通，而痛止脉复矣。"正所谓急则治标之意也。公体虽安，饮食后不可多怒气，以保和其本；否则正气乖而肝气盛，致脾土受克，可计日而复矣。

辛未夏，刑部王念颐公，患咽嗌[13]之疾，似有核上下于其间，此疾在肺膈，岂药饵所能愈。东皋[14]徐公推余针之，取膻中、气海，下取三里二穴，更灸数十壮，徐徐调之而痊。东皋名医也，且才高识博，非不能疗，即东垣治妇人伤寒，热入血室[15]，非针莫愈，必俟[16]夫善刺者，刺期门而愈。东皋之心，即东垣心也，而其德可并称焉。视今之嫉贤妒能者，为何如哉？然妒匪斯今，畴昔然矣。余曾往磁洲，道经汤阴伏道路旁，有先师扁鹊墓焉，下马拜之。问其故。曰："鹊乃河间人也。针术擅天下，被秦医令李醯[17]刺死于道路之旁，故名曰伏道，实可叹也。有传可考。"

戊辰岁，给事[18]杨后山公祖乃郎[19]，患疳疾[20]，药日服而人日瘦。同科[21]郑湘溪公，迎余治之。余曰："此子形羸，虽是疳症，而腹内有积块，附于脾胃之旁，若徒治其疳，而不治其块，是不求其本，而揣其末矣。治之之法，宜先取章门灸针，消散积块，后次第理治脾胃，是小人已除，而君子得行其道于天下矣。"果如其言，而针块中，灸章门，再以蟾蜍丸药[22]兼用之，形体渐盛，疳疾俱痊。

壬申岁，四川陈相公长孙，患胸前突起，此异疾也。人皆曰："此非药力所能愈。"钱诚翁堂尊，推余治之，余曰："此乃痰结肺经，而不能疏散，久而愈高，必早针俞府、膻中，后择日针，行六阴之数，更灸五壮，令贴膏，痰出而平。"乃翁编修公甚悦之。

辛未，武选[23]王会泉公亚夫人，患危异之疾，半月不饮食，目闭不开久矣。六脉似有如无，此疾非针不苏。同寅[24]诸公，推余即针之，但人神所忌，如之何？若待吉日良时，则沦于鬼箓矣。不得已，即针内关二穴，目即开，而即能食米饮，徐以乳汁调理而愈。同寅诸君，问此何疾也？余曰："天地之气，常则安，变则病，况人禀天地之气，五运迭[25]侵于外，七情交战于中，是以圣人啬[26]气，如持至宝，庸人妄为，而伤太和[27]，此轩岐[28]所以论诸痛皆生于气，百病皆生于气，遂有九窍不同之论也。而子和公[29]亦尝论之详矣。然气本一也，因所触而为九，怒、喜、悲、恐、寒、热、惊、思、劳也。盖怒气逆甚，则呕血及飧泄[30]，故气逆上矣。怒则阳气逆上，而肝木乘脾，故甚呕血及飧泄也。喜则气和志达，荣卫通和，故气缓矣。悲则心系[31]急，肺布叶举，而上焦不通，荣卫不散，热气在中，故气消矣。恐则精神上，则上焦闭，闭则气逆，逆则下焦胀，故气不行矣。寒则腠理[32]闭，气不行，故气收矣。热则腠理开，荣卫通，汗大泄，故气泄。惊则心无所倚，神无所归，虑无所定，故气乱矣。劳则喘息汗出，内外皆越，故气耗矣。思则心有所存，神有所归，正气流而不行，故气结矣。"

抑[33]尝考其为病之详，变化多端，如怒气所致，为呕血，为飧泄，为煎厥[34]，为薄厥，为阳厥[35]，为胸满痛，食则气逆而不下，为喘渴烦心，为肥气[36]，为目暴盲，耳暴闭，筋缓，发于外为痈疽[37]也。喜气所致，为笑不休，为毛发焦，为肉病，为阳气不收，甚则为狂也。悲气所致，为阴缩[38]，为筋挛，为肌痹，为脉痿，男为数弱，女为血崩[39]，为酸鼻辛颐[40]，为目昏，为少气不能息，为泣，为臂麻也。恐气所致，为破䐃脱肉[41]，为骨酸[42]痿厥[43]，为暴下清水，为面热肤急，为阴痿[44]，为惧而脱颐也。惊气所致，为潮涎，为目寰，为癫痫，为不省人事僵仆，久则为痿痹也。劳气所致，为嗌噎，为喘促，为嗽血，为腰痛骨痿[45]，为肺鸣，为高骨[46]坏，为阴痿，为唾血，为瞑目，为耳闭，男为少精，女为不月，衰甚则溃溃[47]乎若坏，汩汩[48]乎不可上也。思气所致，为不眠，为嗜卧，为昏瞀[49]，为中痞[50]，三焦闭塞，为咽嗌不利，为胆瘅[51]呕苦，为筋痿[52]，为白淫[53]，为不嗜食也。寒气所致，为上下所出水液澄清冷，下痢青白等症也。热气所致，为喘呕吐酸，暴注下迫等病也。

窃又稽之《内经》治法，但以五行相胜之理，互相为治。如怒伤肝，肝属木，怒则气并于肝，而脾土受邪，木太过则肝亦自病。喜伤心，心属火，喜则气并于心，而肺金受邪，火太过，则心亦自病。悲伤肺，肺属金，悲则气并于肺，而肝木受邪，金太过则肺亦自病。恐伤肾，肾属水，恐则气并于肾，而心火受邪，水太过，则肾亦自病。思伤脾，脾属土，思则气并于脾，而肾水受邪，土太过，则脾亦自病。寒伤形，形属阴，寒胜热，则阳受病，寒太过，则阴亦自病矣。热伤气，气属阳，热胜寒，则阴受病，热太过，则阳亦自病矣。凡此数者，更相为治，故悲可以治怒也，以怆恻苦楚之言感之。喜可以治悲也，以谑浪亵狎之言娱之。恐可以治喜也，以遽迫死亡之言怖之。怒可以治思也，以污辱欺罔之言触之。思可以治恐也，以虑彼忘此之言夺之。凡此五者，必诡诈谲怪，无所不至，然后可以动人耳目，易人视听，若胸中无才器之人，亦不能用此法也。热可以治寒，寒可以治热，逸可以治劳，习可以治惊。经曰："惊者平之。"夫惊以其卒然而临之也，使习见习闻，则不惊矣。如丹溪治女人许婚后，夫经商三年不归，因不食，困卧如痴，他无所病，但向里床坐，此思气结也。药难独治，得喜可解；不然令其怒，俾激之大怒，而哭之三时，令人解之，举药一贴，即求食矣。盖脾主思，思过则脾气结而不食，怒属肝木，木能克土，木气冲发而脾上开矣。又如子和治一妇，久思而不眠，令触其怒，是夕果困睡，捷于影响。惟劳而气耗，恐而气夺者，为难治也。又同寅谢公，治妇人丧妹甚悲，而不饮食，令以亲家之女陪欢，仍用解郁之药，即能饮食。又闻庄公治喜劳之极而病，切脉乃失音症也，令恐惧即愈。然喜者之人少病，盖其百脉舒和故耳。经云："恐胜喜。"可谓得玄关者也。凡此之症，《内经》自有治法，业医者，废而不行，何哉？附录宜知所从事焉。

己巳岁，尚书王西翁乃爱，颈项患核肿痛，药不愈，召余问其故？曰："项颈之疾，自有各经原络井俞会合之处，取其原穴以刺之。"后果刺，随针而愈，更灸数壮，永不见发。大抵颈项，乃横肉之地，经脉会聚之所，凡有核肿，非吉兆也。若不究其根，以灸刺之，则流窜之势，理所必致矣。患者慎之。

戊寅冬，张相公长孙，患泻痢半载，诸药不效，相公命余治之，曰："昔翰林时，患肚腹之疾，不能饮食，诸药不效，灸中脘、章门即饮食，其针灸之神如此。今长孙患泻痢，不能进食，可针灸乎？"余对曰："泻痢日久，体貌已变，须元气稍复，择日针灸可也。"华岑公子云："事已危笃矣，望即治之。"不俟再择日期，即针灸中脘、章门，果能饮食。

丁丑夏，锦衣[54]张少泉公夫人，患痫症二十余载，曾经医数十，俱未验。来告余，诊其脉，知病入经络，故手足牵引，眼目黑瞀，入心则搐叫，须依理取穴，方保得痊。张公善书而知医，非常人也。悉听余言，取鸠尾、中脘，快其脾胃，取肩髃、曲池等穴，理其经络，疏其痰气，使气血流通，而痫自定矣。次日即平妥，然后以法制化痰健脾之药，每日与服。

戊辰岁，吏部观政[55]李邃麓公，胃旁一痞块如覆杯，形体羸瘦，药勿愈。余视之曰："既有形于内，岂药力所能除，必针灸可消。"详取块中，用以盘针之法，更灸食仓[56]、中脘穴而愈。邃麓公问曰："人之生痞，与痃癖[57]、积聚[58]、症瘕[59]是如何？"曰："痞者，否也，如《易》所谓天地不交之否，内柔外刚，万物不通之义也。物不可以终否，故痞久则成胀满，而莫能疗焉。痃癖者，悬绝隐僻，又玄妙莫测之名也。积者，迹也，挟痰血以成形迹，亦郁积至久之谓尔。聚者，绪也，依元气为端绪，亦聚散不常之意云。症者，征也，又精也，以其有所征验，及久而成精萃也。瘕者，假也，又遐也，以其假借气血成形，及历年遐远之谓也。大抵痞与痃癖，乃胸膈之候，积与聚，为腹内之疾，其为上、中二焦之病，故多见于男子。其症与瘕，独见于脐下，是为下焦之候，故常见于妇人。大凡腹中有块，不问男妇积聚、症瘕，俱为恶症，切勿视为寻常。初起而不求早治，若待痞疾胀满，已成胸腹鼓急，虽扁鹊复生，亦莫能救其万一，有斯疾者，可不惧乎！"李公深以为然。

戊辰岁，户部王缙庵公乃弟，患心痫疾数载矣。徐堂翁召余视之，须行八法开阖方可，公如其言。而刺照海、列缺，灸心俞等穴，其针待气至，乃行生成之数而愈。凡治此症，须分五痫，此卷前载之详矣，兹不悉录。

壬申岁，大尹[60]夏梅源公，行次[61]至峨眉庵寓，患伤寒，同寅诸公，迎视六脉微细，阳症得阴脉。经云，阳脉见于阴经，其生也可知；阴脉见于阳经，其死也可许。余居玉河坊，正值考绩[62]，不暇往返之劳，若辞而不治，此公在远方客邸，且莅政清苦，余甚恻之。先与柴胡加减之剂，少效，其脉尚未合症，余竭精殚思，又易别药，更针内关，六脉转阳矣。遂次第进以汤散而愈。后转升户部，今为正郎。

壬戌岁，吏部许敬庵公，寓灵济宫，患腰痛之甚。同乡董龙山公推余视之。诊其脉，尺部沉数有力。然男子尺脉固宜沉实，但带数有力，是湿热所致，有余之疾也。医作不足治之，则非矣。性畏针，遂以手指于肾俞穴行补泻之法，痛稍减，空心[63]再与除湿行气之剂，一服而安。公曰："手法代针，已觉痛减，何乃再服渗利之药乎？"余曰："针能劫病，公性畏针，故不得已，而用手指之法，岂能驱除其病根，不过暂减其痛而已。若欲全可，须针肾俞穴，今既不针，是用渗利之剂也。"岂不闻前贤云："腰乃肾之府，一身之大关节。脉沉数者，多是湿热壅滞，须宜渗利之，不可用补剂。今人不分虚实，一概误用，多致绵缠，痛疼不休（出玉机中）。大抵喜补恶攻，人之恒情也。邪湿去而新血生，此非攻中有补存焉者乎？"

壬申岁，行人[64]虞绍东翁，患膈气[65]之疾，形体羸瘦，药饵[66]难愈。召余视之，六脉沉涩，须取膻中，以调和其膈，再取气海，以保养其源，而元气充实，脉息自盛矣。后择时针上穴，行六阴之数，下穴行九阳之数，各灸七壮，遂全愈。今任扬州府太守。庚辰过扬，复睹形体丰厚。

壬申夏，户部尚书王疏翁，患痰火炽盛，手臂难伸，余见形体强壮，多是湿痰流注经络之中，针肩髃，疏通手太阴经与手阳明经之湿痰，复灸肺俞穴，以理其本，则痰气可清，而手臂能举矣。至吏部尚书，形体益壮。

辛未岁，浙抚郭黄崖公祖，患大便下血，愈而复作，问其致疾之由？余对曰："心生血，而肝藏之，则脾为之统。"《内经》云："饮食自倍，肠胃乃伤，肠癖而下血。"是皆前圣之言而可考者。殊不知肠胃本无血，多是痔疾，隐于肛门之内，或因饮食过伤，或因劳欲怒气，触动痔窍，血随大便而出。先贤虽有远血、近血之殊，而实无心、肺、大肠之分。又有所谓气虚肠薄，自荣卫渗入者，所感不同，须求其根。于长强穴针二分，灸七壮，内痔一消而血不出。但时值公冗，不暇于针灸，逾数载，升工部尚书，前疾大作，始知有痔隐于肛门之内，以法调之愈。至己卯复会于汶上云，不发矣。是岁公子箕川公长爱，忽患惊风，势甚危笃，灸中冲、印堂、合谷等穴，各数十壮，方作声。若依古法而止灸三五壮，岂能得愈？是当量其病势之轻重而已。

己卯岁，因磁州一同乡，欠俸资 [67] 往取，道经临洛关，会旧知宋宪副公，云："昨年长子得一痞疾，近因下第抑郁，疾转加增，诸药不效，如之奈何？"余答曰："即刻可愈。"余即针章门等穴，饮食渐进，形体清爽，而腹块即消矣。欢洽数日，偕亲友送至吕洞宾度卢生祠，不忍分袂而别。

庚辰夏，工部郎许鸿宇公，患两腿风，日夜痛不能止，卧床月余。宝源局 [68] 王公，乃其属官，力荐余治之。时名医诸公，坚执不从。许公疑而言曰："两腿及足，无处不痛，岂一二针所能愈？"余曰："治病必求其本，得其本穴会归之处，痛可立而止，痛止即步履，旬日之内，必能进部。"此公明爽，独听余言，针环跳、绝骨，随针而愈。不过旬日，果进部，人皆骇异。假使当时不信王公之言，而听旁人之语，则药力岂能及哉？是惟在乎信之笃而已，信之笃，是以获其效也。

己巳岁，张相公得肛门忽肿之疾，戎政 [69] 王西翁，推余诊视，命之曰："元老之疾，非常人比，宜精思殚力调治，以副吾望！"余谒，诊右寸浮数，是肺金受风热，移于大肠之中。然肛门又居下之地，而饮食糟粕，流至于此，若无七情四气 [70] 所干，则润泽而下。或湿热内蕴，邪气所加，则壅滞而作肿痛。余制以加减搜风顺气之剂一罐，倍加酒蒸大黄，借酒力上升，荡涤邪热，加麻仁润燥，枳壳宽肠，防风、独活驱除风热，当归清血凉血养血，枯芩 [71] 以清肺与大肠，共制成丸，服渐清安。

隆庆二年，四月初四日，奉旨传与圣济殿 [72]，着医去看徐阁老 [73] 病，钦此 [74]。臣等谨钦遵，前至徐阁老秋家，诊得六脉数大，积热积痰，脾胃虚弱，饮食减少。宜用清热健脾化痰汤医治，黄芩、白术、贝母、橘红 [75]、茯苓、香附、芍药、桔梗、川芎、前胡、槟榔、甘草，水二钟，姜一片，煎至一钟，不拘时服，药对症，即愈。

乙亥岁，通州李户侯夫人，患怪病，余用孙真人 [76] 治邪十三针 [77] 之法，精神复旧，以见十三针之有验也。

己巳岁，尚书毛介川翁，患肝脾虚弱，时常泻痢，肢略浮肿。问于余曰："时常泄泻，多系湿热。"夫人之一身，心生血，肝藏之，而脾为之统；脾得其统，则运化有常，水谷通调，固无所谓湿，亦无所谓热也。夫唯精元之气，既不能保之于平时，而五味之养，又不节之于将来，斯精血俱耗，而脾无所统矣。脾失所统，则运化通调，将何以为职？欲求其无泻，不可得也。然则何以谓之湿热？盖运化通调，即失其职，则水谷不分，湿郁于内，而为热矣。由是便血稠黏，里急后重，泻不独泻，而又兼之以痢焉，皆坐此也。其治之法，宜荡涤其湿，然后分利，斯脾胃得统，而其症安矣。否则土不能治水，泛滥盈溢，浸于四肢，变而为气者有之。信其言，调理而愈。

己卯岁，行人张靖宸公夫人，崩不止，身热骨痛，烦躁病笃，召余诊，得六脉数而止，必是外感，误用凉药。与羌活汤热退，余疾渐可。但元气难复，后灸膏肓、三里而愈。凡医之用药，须凭脉理，若外感误作内伤，实实虚虚，损不足而益有余，其不夭灭人生也，几希 [78]？

辛酉，夏中贵患瘫痪，不能动履，有医何鹤松，久治未愈。召余视，曰："此疾一针可愈。"鹤松惭去。余遂针环跳穴，果即能履。夏厚赠，余受之，逾数载又瘫矣。复来召余，因侍禁廷[79]，不暇即往，遂受鹤反间以致忿。视昔之刺鹊于伏道者，为何如？

己巳岁，蔡都尉[80]长子碧川公，患痰火，药饵不愈。辱钱诚斋堂翁，荐余治之。余针肺俞等穴愈。后其女患风痫甚危，其乃郎秀山，乃婿张少泉，邀余治之，乃针内关而苏，以礼厚赠，余固辞不受。遂以女许聘豚儿杨承祯焉。

庚辰岁过扬，大尹黄缜庵公，昔在京朝夕相与，情谊甚笃，进谒留疑，不忍分袂[81]，言及三郎患面部疾，数载不愈，甚忧之。昨焚香卜灵棋课[82]曰："兀兀尘埃久待时，幽窗寂寞有谁知，运逢宝剑人相顾，利遂名成总有期。"与识者解曰："宝者珍贵之物，剑者锋利之物，必逢珍贵之人，可愈。"今承相顾，知公善针，疾愈有期矣。余针巨髎、合谷等穴，更灸三里，徐徐调之而愈。时工匠刊书，多辱[83]蟹米之助。

甲戌岁，观政田春野公乃翁，患脾胃之疾，养病天坛，至敝宅数里，春野公每请必亲至，竭力尽孝。余感其诚，不惮其远，出朝必趋视。告曰："脾胃乃一身之根蒂，五行之成基，万物之父母[84]，安可不由其至健至顺哉？苟不至健至顺，则沉疴之咎必致矣。然公之疾，非一朝所致，但脾喜甘燥，而恶苦湿，药热则消于肌肉，药寒则减于饮食，医治久不获当，莫若早灸中脘、食仓穴。"忻然从之，每穴各灸九壮，更针行九阳之数，疮发渐愈。春野公今任兵科给事中[85]，乃翁乃弟俱登科[86]而盛壮。

庚辰岁，道经扬州，御史[87]桑南皋公夫人，七旬余，发热、头眩、目涩、手挛、食少，公子迎余。诊得人迎浮而关带弦，见症虽多，今宜清热为先，以天麻、僵蚕为君，升麻、知母为臣，蔓荆、甘草等为使佐，服至三帖，热退身凉，饮食渐进，余症亦减，次日复诊，六脉平匀。昆玉喜曰："发热数月，医不见效，昨方制服一帖，热退食进，何耶？"余曰："医者意也，得其意，斯握医之要枢矣。昔司马尝称扁鹊随俗为变[88]，及述其论齐桓侯疾，语多近道，皆以其意通之耳。昨脉浮弦，疑是过用养血补脾之剂，闭塞火邪，久则流溢于太阳膀胱经，起至阴，终睛明，故目涩头眩；支走三焦经，故手挛也。少南、少玄公与缜庵公姻联之好，余辱故人之托，精思脉理，意究病源，故制立前方，用以引经之剂，其热速退，热退，脾阴渐长，而荣血自生，余症亦因之除矣。"二公曰："然。"

注释

[1] 乙卯：属干支纪年法，此法传说出自黄帝时代，在殷墟发现过六十甲子表的残片，萌芽于西汉初，始行于汉成帝末年，通行于东汉以后。方法是把每一个天干和地支按照一定的顺序没有重复地组合起来作为纪年的代号，如甲子、乙丑、丙寅、丁卯……癸酉、甲戌、乙亥……癸亥。此外还可以用于纪月、日、时。

[2] 脉沉滑：沉，指手指重按始得，轻取不应指的脉象。特点是脉搏显现部位深。沉脉主里证。因邪郁在里，气血内困，则脉见沉象。滑，指往来流利，应指圆滑，状如珠滚玉盘。主痰饮、食滞、实热等证，又主妊娠。

[3] 鸿胪：古代专管朝廷庆贺吊丧赞导之礼的官员。

[4] 二七：指十四。

[5] 血厥：指因失血过多或气血上逆而引起的昏厥重证。血脱之厥，多见于大失血，症见突然晕厥，面白肢冷，脉微欲绝等；另有气血上逆之厥，症见突然昏倒，牙关紧闭，不省人事，治宜降逆、通瘀。

[6] 堂尊：明清时县里属吏对知县的尊称。

[7] 芤：浮大而软，按之中央空，两边实，即宽大而中间有空虚感的脉搏。多因大失血血量骤然减少，

无以充脉，或因剧烈吐泻，津液大伤，虚阳浮散所致。

[8] 产后恶露：产妇分娩后以子宫蜕膜为主的经阴道排出的脱落物，含有血液、坏死的蜕膜等组织，称为产后恶露。

[9] 相公：此处泛指官吏。《道山清话》："岭南之人见逐容，不问官高卑皆呼为相公。"

[10] 浮：指轻取即得，重按稍减而不空，举之泛泛而有余，如水上漂木的脉象，主要主表证。

[11] 员外：朝廷正式编制以外的官员。

[12] 职方：古代官名，隶属于兵部职方司。

[13] 咽嗌：即咽，出自《素问·血气形志》。《喉科约精》有载："咽之低处名嗌。"

[14] 东皋：徐公的号。皋，本意是泽边之地，泛指岸边、水旁的陆地。

[15] 热入血室：病名，语出《伤寒论》。指妇女在经期或产后，感受外邪，邪热乘虚侵入血室，与血相搏所出现的病证。症见下腹部或胸胁下硬满，寒热往来，白天神志清醒，夜晚则胡言乱语，神志异常等。

[16] 俟：等候。

[17] 李醯：战国时秦国人，任秦武王太医，因嫉恨扁鹊医术高明，派人杀死扁鹊。当时秦武王患病，数次治疗都没有治愈，故召请扁鹊。太医令李醯等劝阻说，大王的病处于耳朵之前，眼睛之下，扁鹊未必能除。万一出了差错，将使耳不聪，目不明。于是扁鹊没有得到召见。李醯仍然提防扁鹊，所以派遣刺客暗杀。扁鹊遇刺的地点就在汤阴县东，如今那一带被称作"伏道"，相传为当地人为了纪念扁鹊，取刺客埋伏道边之意而命名。

[18] 给事：给事中的省称。秦汉为加官，晋以后为正官。明代给事中分吏、户、礼、兵、刑、工六科，辅助皇帝处理政务，并监察六部，纠弹官吏。

[19] 乃郎：儿子。

[20] 疳疾：指小儿脾胃虚弱，运化失常，以致干枯羸瘦的疾患。临床以羸瘦，毛发焦稀，腮缩鼻干，唇白睑烂，咬甲斗牙，嗜食异物等为特征。

[21] 同科：科举时代称同榜考中为同科。

[22] 蟾蜍丸药：即蟾蜍丸，取蟾蜍皮晒干，烤酥研细末，过筛后和面粉糊做成黄豆大的小丸。面粉与蟾蜍粉之比为1∶3。蟾蜍皮，《本草纲目》称之为"蟾宝"，有解毒消肿、攻坚破瘀之效。

[23] 武选：即武选清吏司，是明清时期兵部下设的机构。掌考武官的品级、选授、升调、功赏之事，考查各地之险要，分别建置营汛；管理少数民族聚居的土司武官承袭、封赠等事。

[24] 同寅：同僚。

[25] 迭：交替、轮流。

[26] 嗇：收敛。

[27] 太和：人的精神、元气。

[28] 轩岐：指黄帝和岐伯。轩即轩辕。

[29] 子和公：即张子和，金元四大家之一，攻邪派的创始人。

[30] 飧泄：为肝郁脾虚、清气不升所致。临床表现有大便泄泻清稀，并有不消化的食物残渣、肠鸣腹痛、脉弦缓等。

[31] 心系：心脏与其他脏器相联系的脉络。出《灵枢·经脉》，"心手少阴之脉，起于心中，出属心系。"

[32] 腠理：皮肤、肌肉的间隙、纹理。

[33] 抑：文言文发语词，无实在意义。

[34] 煎厥：指内热损伤阴液而出现昏厥的病证。多因阴亏阳亢、复感暑热而煎迫而致。表现为耳鸣、耳聋，目盲，甚则突然昏厥。

[35] 阳厥：又名热厥，指因热盛而致手足厥冷，不省人事的病证。

[36] 肥气：五积之一，属肝积。《灵枢·邪气藏府病形》："肝脉……微急为肥气，在胁下，若复杯。"《难经·五十六难》："肝之积，名曰肥气。在左胁下，如覆杯，有头足。久不愈，令人发咳逆。"

[37] 痈疽：发生于体表、四肢、内脏的急性化脓性疾患。"痈"字的繁体写法是"癰"，雝是水流汇聚环绕城郭的意思，引申为汇聚、聚集。"癰"就是皮下、肌肉组织间气血、脓液汇聚，形成的肿胀隆起。疽也是会意形声字，音和意均与病字旁下边的"且"字相关。"且"，有一义为阻断、隔绝。"疽"相比"痈"更加深入。疽更倾向于气血瘀闭，病位更深，可深达筋膜、骨髓。

[38] 阴缩：男女阴器内缩之病证。《灵枢·邪气脏腑病形》："肝脉……微大为肝痹阴缩，咳引小腹。"多因寒中厥阴所致，症见男子阴茎、阴囊内容等缩入少腹，或妇女阴道内缩等。

[39] 血崩：妇女非周期性子宫出血，特点是发病急骤，暴下如注，大量出血。

[40] 颐：下巴。

[41] 破䐃脱肉：肌肉严重消瘦，多为脾气衰败之象，可见于久病后期，出自《素问·玉机真脏》。

[42] 骨酸：骨节酸楚，出自《灵枢·本神》。由肾虚所致，为虚，兼见腰膝软弱而冷；因风湿或浊毒所致者，为实，见于痿、痹、虚劳等病。

[43] 痿厥：痿病兼见气血厥逆，以足痿弱不收为主证，出自《灵枢·邪气脏府病形》："脾脉……缓甚为痿厥。"

[44] 阴痿：阳痿。

[45] 骨痿：出自《素问·痿论》，属痿证之一。症见腰背酸软、下肢痿弱无力、难于直立、面色暗黑、牙齿干枯等。由热伤阴液，或长期过劳，肾精亏损，肾火亢盛等，使骨枯而髓减所致。

[46] 高骨：有多种含义，此处指腰椎。

[47] 溃溃：形容水流。

[48] 汩汩：形容水流湍急。

[49] 昏瞀：神志昏乱。

[50] 中痞：中焦闭塞不通所致的痞证，见《中藏经·辨三痞证并方第四十六》。

[51] 胆瘅：多因谋虑不决、失于疏泄、胆有郁热、其气上溢所致，以口苦为主要表现。《素问·奇病论》有："帝曰：有病口苦者，病名为何？岐伯曰：病名曰胆瘅。夫肝者，中之将也，取决于胆，咽为之使。此人者，数谋虑不决，故胆虚，气上溢，而口为之苦。"

[52] 筋痿：属痿证之一，症见口苦，筋急而痉挛，阴茎弛缓不收，滑精等。本病系由于肝阴亏损，或过度耗损肾精，使筋失去滋养而致。

[53] 白淫：指男子尿出白物如精及女子的带下过多。《素问·痿论》有"思想无穷，所愿不得，意淫于外，入房太甚，宗筋弛纵，发为筋痿，乃为白淫"。王冰注："白淫，谓白物淫衍，如精之状，男子因溲而下，女子阴器中绵绵而下也。"

[54] 锦衣：指锦衣卫，明朝著名的特务机构，前身为朱元璋设立的拱卫司，掌管皇帝仪仗和侍卫。洪武十五年改置锦衣卫，除作为皇帝侍卫之外，还掌有刑狱、巡察、缉捕之权。

[55] 观政：明代的士子进士及第后并不立即授官，而是被派遣至六部九卿等衙门实习政事，称为观政。

[56] 食仓：推拿穴位名，面积较大，位于两颐下。

[57] 疝癖：脐腹偏侧或胁肋部时有筋脉胀或者痛的病证。《太平圣惠方》卷四十九有："夫疝癖者，本因邪冷之气积聚而生也。疝者，在腹内近脐左右，各有一条筋脉急痛，大者如臂，次者如指，因气而成，如弦之状，名曰疝气也；癖者，侧在两肋间，有时而僻，故曰癖。夫疝之与癖，名号虽殊，针石汤丸主疗无别。此皆阴阳不和，经络否隔，饮食停滞，不得宣疏，邪冷之气，搏结不散，故曰疝癖也。"

[58] 积聚：腹内结块，或痛或胀的病证。积属有形，结块固定不移，痛有定处，病在血分；聚属无形，包块聚散无常，痛无定处，病在气分。

[59] 癥瘕：小腹部包块，坚硬不移动，痛有定处为癥；聚散无常，痛无定处为瘕。类似于现代医学的各种良性肿瘤，病种较多，妇科多见。

[60] 大尹：明代对太守的称呼。

[61] 次：旅行所居止之处所，或途中暂时停留住宿。

[62] 考绩：按一定标准考核官吏的成绩。《明史·陆昆传》："言官考绩，宜以章疏多寡及当否为殿最。"

[63] 空心：空腹。

[64] 行人：明代掌管传旨、册封、抚谕等的官员。

[65] 膈气：即噎膈。《圣济总录》卷六十载："人之胸膈，升降出入，无所滞碍，命曰平人。若寒温失节，忧患不时，饮食乖宜，思虑不已，则阴阳拒隔，胸脘痞塞，故名膈气。"

[66] 药饵：药是指各种药方，包括膏、丹、丸、散、汤剂等，使用时对症下药、中病即止。饵是指服食食疗而言，其作法包括糕点、酥酪、膏露、清蒸、红烩、粉蒸、烤炸、溜炒、腌熏、焖炖等方法，材料分为血肉品、草木品、菜蔬品、灵芝品、香料品、金玉品等，从植物油和动物油的作法性质来分类，分为荤腥门和素净门。其内容属于古代食医的范畴。

[67] 俸资：官吏所得的薪金。

[68] 宝源局：造币局。

[69] 戎政：戎政尚书的简称，明代职官名。永乐初，由尚书或侍郎、右都御史为协理京营军政事务，掌京营操练之事。

[70] 七情四气：七情，即喜、怒、忧、思、悲、恐、惊；四气，即四季的气候变化。

[71] 枯芩：即生长时间长的黄芩，由于生长时间长，其根部的内部腐烂发黑，药力更强，多用于清肺热。

[72] 圣济殿：太医院的办公场所之一。1373年设，由提监、太监理其事，近侍医官无定员，分两班掌管御用药饵，官阶与太医院医官相似。

[73] 阁老：明代、清代对翰林中掌诰敕的学士的称呼。

[74] 钦此：象征皇帝到此亲自颁布诏书（亲临此地）。旧时对帝王的决定、命令或其所做的事冠以"钦"字，以示崇高与尊敬。

[75] 橘红：橘皮与橘红的来源相同，因二者加工不同分为陈皮与橘红。橘成熟时采摘，剥取果皮，阴干称为陈皮或橘皮。橘成熟时采摘，剥取果皮，去掉橘皮内部白色部分后，晒干称为橘红。《本草纲目》有：和中理胃则留白，为橘皮，下气消痰则去白；橘红温燥之性胜于橘皮，并兼解表散寒，外感风寒咳嗽痰多者用之为宜。

[76] 孙真人：即孙思邈。道教把修真得道、洞悉宇宙和人生本源、实现了真正觉悟的人称之为真人。

[77] 治邪十三针：现称为"十三鬼穴"，是古代治疗癫狂等精神疾患的13个经验效穴，出自《千金要方》。古人不能理解怪异的精神疾患，所以认为是由鬼神作祟所致，故把治疗此类疾病的穴位冠以"鬼"字，又以其数为十三，故称十三鬼穴。历代文献记载略有差异，今多认为是人中（鬼宫）、少商（鬼信）、

隐白（鬼垒）、大陵（鬼心）、申脉（鬼路）、风府（鬼枕）、颊车（鬼床）、承浆（鬼市）、劳宫（鬼窟）、上星（鬼堂）、男会阴女玉门头（鬼藏）、曲池（鬼腿）、海泉（鬼封）等13穴。

[78] 几希：一丁点儿，非常少。

[79] 禁廷：即宫廷。

[80] 都尉：古代的中高级武官。

[81] 分袂：分离。

[82] 灵棋课：易占的一个变通性支派。该法乃是以十二颗棋子为工具来进行预测。在古人心目中，这种卜法相当有应验，故称"灵"。以棋子来占卜，其过程有如课算之法，因此称之"课法"。

[83] 辱：承蒙，属谦辞。

[84] 五行之成基，万物之父母：五行之中，土的属性是承载、孕育，故有此说。

[85] 兵科给事中：职责是辅助皇帝处理兵机奏章，稽查兵部、太仆寺之违误，并有谏言进谏之责。设都给事中一人，左右给事中各一人，给事中十人，办公衙署设在皇宫午门外东、西朝房。

[86] 登科：也称登第，指科举考中进士。

[87] 御史：负责监察皇帝、百官行为的官员。

[88] 随俗为变：司马迁在《史记·扁鹊仓公列传》中有"扁鹊名闻天下。过邯郸，闻贵妇人，即为带下医；过洛阳，闻周人爱老人，即为耳目痹医；来入咸阳，闻秦人爱小儿，即为小儿医，随俗为变"的记载。

卷十

保婴神术《按摩经》

穴法不详注，针卷考指甚详。

夫小儿之疾，并无七情所干，不在肝经，则在脾经；不在脾经，则在肝经，其疾多在肝、脾两脏，此要诀也。急惊风[1]属肝木，风邪有余[2]之症，治宜清凉苦寒，泻气化痰。其候或闻木声[3]而惊；或遇禽兽驴马之吼，以致面青口噤[4]；或声嘶啼哭而厥，发过则容色如常，良久复作，其身热面赤，因引口鼻中气热，大便赤黄色，惺惺[5]不睡。盖热甚则生痰，痰盛则生风，偶因惊而发耳。内服镇惊清痰之剂，外用掐揉按穴之法，无有不愈之理。至于慢惊[6]，属脾土中气不足之症，治宜中和，用甘温补中之剂。其候多因饮食不节，损伤脾胃，以泻泄日久，中气太虚，而致发搐，发则无休止，其身冷面黄，不渴，口鼻中气寒，大小便青白，昏睡露睛，目上视，手足瘛疭[7]，筋脉拘挛。盖脾虚则生风，风盛则筋急，俗名天吊风[8]者，即此候也。宜补中为主，仍以掐揉按穴之法，细心运用，可保十全矣。又有吐泻未成慢惊者，急用健脾养胃之剂，外以手法按掐对症经穴，脉络调和，庶不致变慢惊风也。如有他症，穴法详开于后，临期选择焉。

注释

[1] 急惊风：惊风是小儿常见的一种急重病证，临床以出现抽搐、昏迷为主要特征，一般以1~5岁小儿多见。急惊风多由外感六淫、疫毒之邪，偶有暴受惊恐所致，其病机主要是热、痰、惊、风相互影响，互为因果，其主要病位在心、肝两脏。

[2] 风邪有余：风邪侵袭的实证。

[3] 木声：木器敲击发出的声音。《灵枢·经脉》："病至则恶人与火，闻木声则惕然而惊。"

[4] 口噤：牙关紧急，口不能张。

[5] 惺惺：神志清醒。

[6] 慢惊：慢惊风多见于大病久病之后，气血阴阳俱伤；或因急惊未愈，正虚邪恋，虚风内动，或先天不足，后天失调，脾肾两虚，筋脉失养，风邪入络。其病多系脾胃受损，土虚木旺化风，或脾肾阳虚，虚极生风；或肝肾阴虚，筋脉失养生风。

[7] 瘛疭（chì zòng）：见于《医效秘传卷之二·伤寒诸证论》："瘛者，筋脉急也。疭者，筋脉缓也。急则引而缩，缓则纵而伸，或伸动而不止，名曰瘛疭，俗谓之搐也。"

[8] 天吊风：出《医学正传》，即慢惊风。其抽搐表现为缓慢无力，时发时止；一般体温不高，面色淡

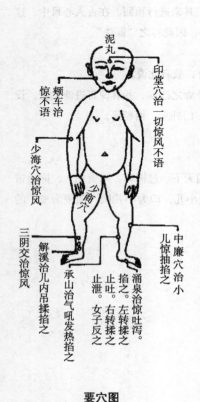

泥丸
印堂穴治一切惊风不语
惊　颊车治
颊不语
少海穴治惊风
公商穴
三阴交治惊风
解溪治儿内吊揉掐之
承山治气吼发热掐之
涌泉治惊吐泻。掐之。左转揉之止泄。右转揉之止吐。女子反之
中廉穴治小儿惊抽掐之

要穴图

黄，或青白相间；多合目昏睡，或睡时露睛；神情倦怠，懒言少语；大便色青，或下利清谷；脉来沉缓，或沉迟无力。多因气血不足，肝盛脾虚所致。

手法歌

　　心经有热作痰迷，天河水[1]过作洪池[2]，肝经有病儿多闷，推[3]动脾土[4]病即除。脾经有病食不进，推动脾土效必应，肺经受风咳嗽多，即在肺经久按摩。肾经有病小便涩[5]，推动肾水[6]即救得，小肠有病气来攻，板门[7]横门[8]推可通。用心记此精宁穴[9]，看来危症快如风。胆经有病口作苦，好将妙法推脾土，大肠有病泄泻[10]多，脾土大肠久搓摩。膀胱有病作淋疴[11]，肾水八卦[12]运[13]天河，胃经有病呕逆[14]多，脾土肺经推即和。三焦[15]有病寒热魔，天河过水莫蹉跎。命门[16]有病元气[17]亏，脾上大肠八卦推，仙师授我真口诀，愿把婴儿寿命培。

　　五脏六腑受病源，须凭手法推即痊，俱有下数不可乱，肺经病掐[18]肺经边。心经病掐天河水，泻掐大肠脾土全，呕掐肺经推三关[19]，目昏须掐肾水添。再有横纹数十次，天河兼之功必完，头痛推取三关穴，再掐横纹天河连。又将天心[20]揉[21]数次，其功效在片时间，齿痛须揉肾水穴，颊车[22]推之自然安。鼻塞伤风天心穴，总筋[23]脾土推七百，耳聋多因肾水亏，掐取肾水天河穴。阳池[24]兼行九百功，后掐耳珠[25]旁下侧。咳嗽频频受风寒，先要汗出沾手边，次掐肺经横纹内，乾位[26]须要运周环。心经有热运天河，六腑有热推本科，饮食不进推脾土，小水短少掐肾多。大肠作泻运多移，大肠脾土病即除，次取天门[27]入虎口[28]，揉脐龟尾[29]七百奇。肚痛多因寒气攻，多推三关运横纹，脐中可揉数十下，天门虎口法皆同。一去火眼推三关，一百二十数相连，六腑退之四百下，再推肾水四百完，兼取天河五百遍，终补脾土一百全。口传笔记推摩诀，付与人间用意参。

注释

[1] 天河水：前臂正中内侧，腕横纹至肘横纹成一直线。

[2] 洪池：又名曲池、鬼臣、阳泽。屈肘成直角，肘横纹外侧端与肱骨外上髁连线的中点。

[3] 推：包括直推法、旋推法、分推与合推法。直推法：单方向直线运动。旋推法：表面有摩擦，同时有带有深层肌肉的回旋运动。分推法：同时从中央向两边推动。合推法：从两边同时向中央推动。

[4] 脾土：脾经。

[5] 小便涩：小便排出不畅。

[6] 肾水：小指掌面，由指尖到指根。

[7] 板门：手掌大鱼际平面。

[8] 横门：横纹。

[9] 精宁：手背，小指掌指关节后，第四至第五掌骨中央之间的凹陷处。

[10] 泄泻：是以大便次数增多粪质稀薄或如水样为特征的一种小儿常见病。以2岁以下小儿最为多见，年龄越小，发病率越高。本病一年四季皆可发生，但以夏秋季节为多。该病容易引起流行。

[11] 淋疴：淋：小便频急，淋漓不尽。疴：疾病。

[12] 八卦：内八卦：以手掌中心为圆心，圆心至中指根距离2/3为半径之圆周。外八卦：手背，与内八卦相对应的圆形穴位。

[13] 运：由此往彼的弧形或环形推动，多用拇指指腹，或食、中、无名三指操作。

[14] 呕逆：呕吐。

[15] 三焦：为上焦、中焦、下焦的合称，为六腑之一，具有通行元气、疏通水道等作用。

[16] 命门：始见于《灵枢·根结第五》："太阴根于至阴，结于命门。命门者，目也。"命门为人体先天之气徐藏之处，人体生化的来源，生命的根本。

[17] 元气：亦称原气，指人体组织、器官生理功能的基本物质与活动能力。

[18] 掐：以指甲刺入皮肤，又称"切法""爪法""指针法"。

[19] 三关：前臂桡侧，腕横纹至肘横纹呈一直线。

[20] 天心：位于大、小鱼际交接之陷中。

[21] 揉：吸定基础上的回旋运动。临床有拇指、多指揉，有掌根揉、鱼际揉等。

[22] 颊车：下颌角前上方一横指，用力咬牙时，咬肌隆起处。

[23] 总筋：腕横纹中点。

[24] 阳池：手背横纹中央后 3 寸。

[25] 耳珠：耳屏。

[26] 乾位：见《阴掌图各穴手法仙诀》图示。

[27] 天门：两眉正中至前发际呈一直线。

[28] 虎口：位于手背，第一、第二掌骨间，当第二掌骨桡侧中点处。

[29] 龟尾：尾椎骨末端。

观形察色法

凡看小儿病，先观形色，切脉次之。盖面部气色，总见五位 [1] 色青者，惊积不散，欲发风候；五位色红者，痰积壅盛，惊悸不宁；五位色黄者，食积症伤，疳 [2] 候痞癖 [3]；五位色白者，肺气不实，滑泄吐利；五位色黑者，脏腑欲绝，为疾危。面青眼青肝之病，面赤心之病，面黄脾之病，面白肺之病，面黑肾之病。先别五脏，各有所主，次探表里虚实病之由。肝病主风，实则目直大叫，项急烦闷；虚则咬牙呵欠，气热则外生，气温则内生。心病主惊，实则叫哭，发热饮水而搐，手足动摇；虚则困卧，惊悸不安。脾病主困，实则困睡，身热不思乳食；虚则吐泻生风。肺病主喘，实则喘乱喘促，有饮水者，不饮水者；虚则哽气长，出气短，喘息。肾病主虚无实，目无精光，畏明，体骨重，痘疹黑陷。以上之症，更当别其虚实症候，假如肺病，又见肝症，咬牙多呵欠者易治，肝虚不能胜肺故也。若目直大叫哭，项急烦闷难治。盖肺久病则虚冷，肝强实而胜肺也。视病之虚实，虚则补其母，实则泻其子也。

注释

[1] 五位：左腮、右腮、额上、鼻部、颏部。

[2] 疳：是由于先后天失调，特别是喂养不当和多种脾胃疾病的影响，导致脾胃受损、气液耗伤而形成的一种慢性营养障碍性病证。临床以形体消瘦、面黄发枯、精神萎靡或烦躁，饮食异常，大便不调为特征。

[3] 痞癖：癖，同痞。痞满是由外邪侵袭，饮食所伤，情志失调，脾胃虚弱等导致中焦气机不利，或脾胃虚弱，升降失常而成的胸腹间痞闷不舒的一种自觉症状。一般望无胀形，按之柔软，压之无痛。

论色歌

眼内赤者心实热，淡红色者虚之说，青者肝热浅淡虚，黄者脾热无他说，白面混者肺热侵，目无精光肾虚诀。

儿子人中青，多因果子生，色若人中紫，果食积为癖。人中现黄色，宿乳蓄胃成。龙角[1]青筋起，皆因四足惊。若然虎角[2]黑，水扑是其形。赤色印堂上，其惊必是人。眉间赤黑紫，急救莫沉吟。红赤眉毛下，分明死不生。

注释

[1] 龙角：左鬓发处。

[2] 虎角：右鬓发处。

认筋法歌

囟门八字[1]甚非常，筋[2]透三关命必亡，初关乍入或进退，次部相侵亦何妨。赤筋只是因膈食，筋青端被水风伤，筋连大指是阴症，筋若生花定不祥（此有祸祟之筋）。筋带悬针主吐泻，筋纹关外命难当，四肢痰染腹膨胀，吐乳却因乳食伤。鱼口鸦声并气急，犬吠人谑[3]自惊张，诸风惊症宜推早，如若推迟命必亡，神仙留下真奇法，后学能通第一强。

凡看鼻梁上筋，直插天心一世惊。

初生时，一关有白，谨防三朝。二关有白，谨防五日之内。三关有白，谨防一年之外。

凡筋在坎上者即死，坎下者三年。又有四季本色之筋，虽有无害。

青者是风，白者是水，红者是热，赤者乳食所伤。

凡慢惊将危，不能言，先灸三阴交，二泥丸[4]，三颊车，四少商，五少海穴，看病势大小，或三壮、五壮、一壮、至七七壮、辨男女右左，十有十活。如急惊、天吊惊[5]，掐手上青筋，煅脐上下，掐两耳，又掐总心穴。

内吊惊[6]，掐天心穴。

慢惊不省人事，亦掐总心穴。

急惊如死，掐两手筋。

眼闭，瞳子髎泻。

牙关紧，颊车泻。

口眼俱闭，迎香泻。

以上数法，乃以手代针之神术也。亦分补泻。

注释

[1] 囟门八字：囟门此处泛指儿科，八字指望诊，此处指望筋法。

[2] 筋：小儿食指桡侧的浅表静脉。

[3] 谑：惊吓。

[4] 泥丸：百会穴。

[5] 天吊惊：头向上，手向上，哭声嚎叫，鼻流清水，四肢掣，口眼㖞斜，其原因心火克肺，肺家有热上炎。

[6] 内吊惊：切牙寒战，哭声不止，脸黄，口眼㖞斜，掐不知痛，其原因脾肺受病，小儿或弄水，或雨露冷气冲之，寒于内，遂成惊。

面部五位歌

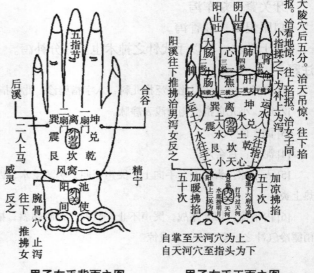

面上之症额为心，鼻为脾土是其真，左腮为肝右为肺，承浆[1]属肾居下唇。

注释

[1] 承浆：下唇下，当颏唇沟正中凹陷处。

命门部位歌

中庭[1]与天庭[2]，司空[3]及印堂[4]，额角方广处，有病定存亡。青黑惊风恶，体和润泽光，不可陷兼损，唇黑最难当。青甚须忧急，昏暗亦堪伤，此是命门地，医师妙较量。

面眼青肝病，赤心，黄脾，白肺，黑肾病也。

注释

[1] 中庭：在面相上指从眉毛到鼻子的下部，也就是脸的中间部分。此处指额头右侧。

[2] 天庭：在面相上指从发际处到眉毛上部。此处指额头左侧。

[3] 司空：印堂之上部位。

[4] 印堂：为两眉之间部位。

面部五位图

阳掌图各穴手法仙诀

一掐心经[1]，二掐劳宫[2]，推上三关，发热出汗用之。如汗不来，再将二扇门[3]揉之，掐之，手心微汗出，乃止。

一掐脾土，曲指左转[4]为补，直推[5]之为泻，饮食不进，人瘦弱，肚起青筋，面黄，四肢无力用之。

一掐大肠[6]，倒推入虎口，止水泻痢疾，肚膨胀用之。红痢补肾水，白多推三关。

一掐肺经[7]，二掐离宫起至乾宫止[8]，当中轻，两头重，咳嗽化痰，昏迷呕吐用之。

一掐肾经[9]，二掐小横纹[10]，退六府[11]，治大便不通，小便赤色涩滞，肚作膨胀，气急，人事昏迷，粪黄者，退凉用之。

一推四横纹[12]，和上下之气血，人事瘦弱，奶乳不思，手足常掣[13]，头偏左右，肠胃湿热，眼目翻白者用之。

一掐总筋，过天河水，能清心

男子左手背面之图　　**男子左手正面之图**

自掌至天河穴为上
自天河穴至指头为下

经，口内生疮，遍身潮热，夜间啼哭，四肢常掣，去三焦六腑五心潮热病。

一运水入土[14]，因水盛土枯[15]，五谷不化用之。运土入水[16]，脾土太旺，水火不能即济[17]用之。如儿眼红能食，则是火燥土也。宜运水入土，土润而火自克矣。若口干，眼翻白，小便赤涩，则是土盛水枯[18]，运土入水，以使之平也。

一掐小天心[19]，天吊惊风[20]，眼翻白偏左右，及肾水不通，用之。

一分阴阳[21]，止泄泻痢疾，遍身寒热往来，肚膨呕逆用之。

一运八卦，除胸肚膨闷，呕逆气吼噫吃，饮食不进用之。

一运五经，动五脏之气，肚胀，上下气血不和，四肢掣，寒热往来，去风除腹响。

一揉板门，除气促气攻，气吼气痛，呕胀用之。

一揉劳宫，动心中之火热，发汗用之，不可轻动。

一推横门向板门，止呕吐；板门推向横门，止泻。如喉中响，大指掐之。

一总位者，诸经之祖，诸症掐效。嗽甚，掐中指一节。痰多，掐手背一节。手指甲筋之余，掐内止吐，掐外止泻。

注释

[1] 心经：中指指腹螺纹面。

[2] 劳宫：内劳宫，掌心正中，当第二、第三掌骨间，屈指时中指尖下取穴。外劳宫：手背，与内劳宫相对，位于第二、第三掌骨间凹陷处。

[3] 二扇门：手背，中指根两侧的凹陷中。食、中交界处为一扇门，中指与无名指交界处为二扇门。

[4] 曲指左转：即旋推。旋推法为表面有摩擦，同时又带动深层肌肉的回旋运动。补法代表手法。

[5] 直推：离心方向直推为泻法。

[6] 大肠：食指桡侧缘。

[7] 肺经：无名指螺纹面。

[8] 离宫、乾宫：以手掌中心为圆心，圆心至中指根距离的2/3为半径之圆圈为内八卦。对小天心为坎，对中指根为离，靠拇指侧中点为震，靠尺侧中点为兑，共8个方位。

[9] 肾经：小指螺纹面。

[10] 小横纹：手掌面，五指掌指关节横纹。

[11] 退六府：同推六腑。前臂尺侧缘，腕横纹至肘横纹呈一直线。

[12] 四横纹：掌面，食、中、无名、小指第一指间关节。

[13] 掣：抽搐感。

[14] 运水入土：用运法由小儿小指指腹部的肾经穴起，沿手掌的尺侧和掌根部，至大指指腹的脾经穴。因肾属水，脾属土，故名。《小儿按摩经·手诀》："以一手从肾经推去，经兑、乾、坎、艮土脾土按之，脾土太旺，水火不能既济，用之，盖治脾土虚弱。"用治脾胃虚弱、食谷不化等症。

[15] 水盛土枯：水盛反侮于土。

[16] 运土入水：用运法由小儿拇指指腹部的脾经穴起，沿手掌的掌根和尺侧部，至小指指腹的肾经穴。因脾属土，肾属水，故名。《小儿按摩经·手诀》："照前法（运水入土法）反回是也。肾水频数无统用之，又治小便赤涩。"用于治疗消化不良、腹胀、腹泻、尿频、小便赤涩等。

[17] 水火不能即济：指心与肾之间阴阳平衡失调。表现为肾阴虚于下而心火亢于上的心肾阴虚之证，或肾阳虚与心阳虚互为因果的心肾阳虚之候。

[18] 土盛水枯：脾胃湿热、肾水不足之证，多见小便频数赤痛、吐泻等。

[19] 小天心：大小鱼际交界之陷中。

[20] 天吊惊风：出《医学正传》，即慢惊风。其抽搐表现为缓慢无力，时发时止；一般体温不高，面色淡黄，或青白相间；多合目昏睡，或睡时露睛；神情倦怠，懒言少语；大便色青，或下利清谷；脉来沉缓，或沉迟无力。多因气血不足，肝盛脾虚所致。

[21] 分阴阳：阴阳穴向两侧行分法。

阴掌图各穴手法仙诀

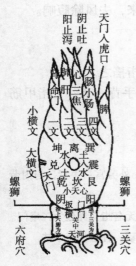

女子右手正面之图

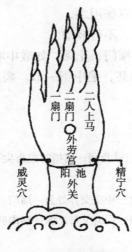

女子右手背面之图

一掐两扇门，发脏腑之汗，两手掐揉，平中指为界，壮热汗多者，揉之即止。又治急惊，口眼歪斜，左向右重，右向左重。

一掐二人上马[1]，能补肾，清神顺气，苏醒沉疴，性温和。

一掐外劳宫，和脏腑之热气，遍身潮热，肚起青筋揉之效。

一掐一窝风[2]，治肚疼，唇白眼白一哭一死者，除风去热。

一掐五指节，伤风被水吓，四肢常掣，面带青色用之。

一掐精宁穴，气吼痰喘，干呕痞积用之。

一掐威灵穴，治急惊暴死。掐此处有声可治，无声难治。

一掐阳池，止头痛，清补肾水，大小便闭塞，或赤黄，眼翻白，又能发汗。

一推外关，间使穴，能止转筋吐泻。外八卦，通一身之气血，开脏腑之秘结，穴络平和而荡荡也。

注释

[1] 二人上马：手背，第四、第五掌指关节后方，当两掌骨间凹陷中，即中渚穴。

[2] 一窝风：手背掌横纹中央之凹陷。

小儿针

《宝鉴》[1]曰：急慢惊风，灸前顶[2]。若不愈，灸攒竹[3]、人中[4]各三壮。

或谓急惊属肝，慢惊属脾，《宝鉴》不分。灸前顶、攒竹二穴，俱太阳、督脉，未详其义。

小儿慢惊风，灸尺泽[5]各七壮。初生小儿，脐风撮口[6]，灸然谷[7]三壮，或针三分，不见血，立效。小儿癫痫[8]、瘛瘲[9]、脊强[10]互相引，灸长强[11]三十壮。小儿癫痫惊风，目眩，灸神庭[12]一穴七壮。小儿风痫[13]，先屈手指如数物，乃发也，灸鼻柱直发际宛宛[14]中三壮。小儿惊痫[15]，先惊怖啼叫乃发，灸后顶[16]上旋毛中三壮，两耳后青丝脉。小儿癖气[17]久不消，灸章门[18]各七壮，脐后脊中[19]灸二七壮。小儿胁下满，泻痢[20]体重，四肢不收，疢癖积聚[21]，腹痛不嗜食，痎疟[22]寒热，又治腹胀引背，食饮多，渐渐黄瘦，灸十一椎下两旁，相去各一寸五分，七壮。小儿黄疸，灸三壮。小儿疳瘦[23]脱肛，体瘦渴饮，形容瘦瘁，诸方不瘥，灸尾闾骨[24]上三寸陷中三壮，兼三伏内，用杨汤水[25]浴之，正午时灸。自灸之后，用帛子拭，见有疳虫[26]随汗出，此法神效。小儿身羸瘦，贲豚[27]腹胀，四肢懈惰，肩背不举，灸章门。小儿吐乳汁，灸中庭一壮。小儿脱肛泻血，秋深不效，灸龟尾一壮。脱肛，灸脐中三壮；《千金》云：随年壮。脱肛久不瘥及风痫中风，角弓反张，多哭，语言不择，发无时节，甚则吐涎沫，灸百会七壮。

注释

[1]《宝鉴》：《卫生宝鉴》，元代罗天益撰。

[2] 前顶：头正中线入发际3.5寸。

[3] 攒竹：两眉正中至前发际成一直线。

[4] 人中：人中沟上1/3与下2/3交界处。

[5] 尺泽：肘横纹肱二头肌腱桡侧凹陷中。

[6] 脐风撮口：脐风：出自《备急千金要方》卷五。即新生儿破伤风，系由断脐不洁，感染外邪所致。一般在4~7天发病，发病后以全身各部发生强直性痉挛，牙关紧闭，面呈苦笑状为其特征，属于危重疾病，病死率高。撮口：脐风三证之一。以口唇收缩、撮如鱼口为主症，系母体脏腑有热，令胎儿心脾受灼，生后又为风邪所袭而致。

[7] 然谷：足内侧舟骨粗隆下方赤白肉际。

[8] 癫痫：系指脏腑受伤，神机受累，元神失控所致的，以突然精神恍惚，甚至意识丧失，猝然扑倒，不省人事，两目上视，口吐涎沫，四肢抽搐，或口中怪叫，片刻即醒，醒后一如常人为主要临床表现的一种发作性神志异常的疾病。

[9] 癥瘕：见于《金匮要略·疟病脉证并治》，指腹腔内结聚成块的一类疾病。以坚硬不移、痛有定处为癥，聚散无常、痛无定处为瘕。

[10] 脊强：出自《灵枢·经脉》，指脊椎骨部位筋脉、肌肉强急、身不能前俯的症状，多由督脉受病，或风寒外袭，湿凝瘀滞所致。

[11] 长强：尾骨端与肛门连线中点。

[12] 神庭：前发际正中直上0.5寸。

[13] 风痫：因风邪伤及脾胃所导致的癫痫。

[14] 宛宛：盘旋屈曲。

[15] 惊痫：因受惊而引发的癫痫。

[16] 后顶：后发际正中直上5.5寸。

[17] 癖气：出自《太平圣惠方·癖气》，指痞块生于两胁，平时寻摸不见，痛时则可触及。

[18] 章门：第十一肋游离端下方。

[19] 脊中：后正中线上，第十一胸椎棘突下凹陷中。

[20] 泻痢：痢古同利，指泄泻。

[21] 积聚：见于《灵枢·五变》。积聚是由于正气亏虚、脏腑失和、气滞、血瘀、痰浊蕴结腹内而致，以腹内结块、或胀或痛为主要临床特征的一类病证。积：触之有形、固定不移、痛有定处，病属血分，为脏病。聚：触之无形、聚散无常、痛无定处，病属气分，为腑病。

[22] 痎疟：疟疾。

[23] 疳瘦：疳疾肌肉消瘦，形骸骨立，多由乳食停滞、积而化热、脾胃受伤、运化失职，以致食物精微不能充养肌肤所致。临床表现多伴有面色萎黄、皮肤干燥、腹凹如舟等。

[24] 尾闾骨：尾骨。

[25] 杨汤水：杨树枝煎水。

[26] 疳虫：《太平圣惠方》："五疳久而不差，则腹内必有虫。其虫状如丝发，或如马尾，多出于腹背及头项上，使儿肌体黄瘦，下利不止。"

[27] 贲豚：《难经·五十四难》："肾之积，名贲豚。发于少腹，上至心下，若豚状，或上或下无时，久不已，令人喘逆，骨痿，少气。"

戒逆针灸（无病而先针灸曰逆）

小儿新生，无病不可逆针灸之，如逆针灸，则忍痛动其五脏，因善成痫。河洛[1]关中[2]，土地多寒，儿喜成痓[3]，其生儿三日，多逆灸以防之。吴蜀[4]地温，无此疾也。古方既传之，今人不分南北灸之，多害小儿也。所以田舍小儿，任其自然，得无横夭也。

注释

[1] 河洛：中国河南黄河、洛河流域，亦泛指中原。

[2] 关中：陕西中部的平原。

[3] 痓：牙关紧闭，角弓反张。此处指破伤风。

[4] 吴蜀：吴，今江苏省苏州一带，蜀：今四川省成都一带。

初生调护

怀　娠

怀娠之后，必须饮食有常，起居自若，使神全气和，则胎常安，生子必伟。最忌食热毒等物，庶生儿免有脐突[1]疮痈。

初　诞

婴儿在胎，必借胎液以滋养之。初离母体，口有液毒，啼声未出，急用软绵裹大人指，拭儿口中恶汁，得免痘疮之患。或有时气侵染，只出肤疮，易为调理。

回气（俗谓草迷）

初生气欲绝，不能啼者，必是难产。或冒寒所致，急以绵絮包裹抱怀中，未可断脐，且将胞衣置炭火炉中烧之，仍作大纸捻，蘸清油点着于脐带上，往来遍燎之。盖脐带得火气，由脐入腹，更以热醋汤洗脐带，须臾气回，啼声如常，方可浴洗毕，断脐带。

便　结

小儿初生，大小便不通，腹胀欲绝者，急令大人以温水漱了口，吸咂儿前后心，并脐下手足心，共七处，每处咂三五次，每次要漱口，以红赤为度，须臾自通。

浴　儿

浴儿用猪胆一枚，投汤中，免生疮疥。浴时看汤冷热，无令儿惊而成疾也。

断　脐

断脐不可用刀剪，须隔单衣咬断，后将暖气呵七遍，缠结所留脐带，令至儿足跗[2]上，当留六寸，长则伤肌，短则中寒，令儿肚中不调，或成内吊[3]。若先断后浴，恐水入脐中，令儿腹痛。断讫，连脐带中多有虫者，宜急剔去，不然，虫自入腹成疾。断脐之后，宜用热艾厚裹，包用白绵。若浴儿将水入脐中，或尿在裙包之内，湿气伤脐；或解脱裙包，为风冷邪气所侵，皆令儿脐肿 [4]，多啼不乳，即成脐风。

脐 风

儿初生六七日，患脐风，百无一活。用青绢包大人指，蘸温水于儿上下牙根上，将如粟米大红泡子，拭破即愈。

剃 头

小儿月满剃头，须就温暖避风处。剃后以杏仁三枚，去皮尖研碎，入薄荷三叶同研，却入生麻油三四滴，腻粉拌和头上拭，以避风伤，免生疮疥热毒。

护 养

小儿脾胃嫩弱，父母或以口物饲之，不能克化，必致成疾。小儿于天气和暖，宜抱出日中嬉戏，频见风日，则血凝、气刚、肉坚，可耐风寒，不致疾病。

抱小儿勿泣，恐泪入儿眼，令眼枯。

小儿夜啼，用灯心烧灰，涂乳上与吃，即止。

小儿腹胀，用韭菜根捣汁和猪脂煎服。

小儿头疮，用生芝麻口中嚼烂，涂之，切忌不可搽药。

小儿患秋痢 [5]，与枣食之良，或与柿饼子食。

小儿宜以菊花为枕，则清头目。

小儿入夏，令缝囊盛杏仁七个去皮尖，佩之，闻雷声不惧。

小儿一期之内，衣服宜以故帛、故绵为之。用新太暖，令肌肉缓弱，蒸热成病。不可裹足复顶，致阳气不出，多发热。

小儿不宜食肉太早，伤及脾胃，免致虫积、疳积 [6]，鸡肉能生蚘虫 [7]，宜忌之，非三岁以上勿食。

忍三分寒，吃七分饱，多揉肚，少洗澡。

小儿不可令就瓢及瓶饮水，语言多讷 [8]。

小儿勿令入神庙中，恐神精闪灼，生怖畏。

注释

[1] 脐突：脐部呈半球状或囊状突起，虚大光浮，大如胡桃，以指按之，肿物可推回腹中，啼哭叫闹时，又可重复突出。一般脐部皮色如常，精神、食欲无明显变化，也无其他症状表现。

[2] 足跗：出自《灵枢·经脉》，指足背。

[3] 内吊：多因寒邪侵袭肝肾二经而致，症为阴囊肿胀，连及少腹，甚至睾丸上缩，待痛止还纳原位。

[4] 脐肿：婴儿脐肿，多因伤湿。《太平圣惠方》："脐肿出汁不止，用白矾烧灰敷之。"

[5] 秋痢：秋日泄痢，出自《济生拔萃·田氏保婴集》。秋初之际，湿热伤及脾胃，致运化失常，发生泄泻；湿热下注，蕴积肠道，腹痛即泄，或里急后重，便脓血者，即成痢疾。

[6] 疳积：多由嗜食生冷、肥甘厚味、黏腻之品，积滞中脘，脾胃不能消化而致。临床表现为腹胀、腹痛、呕吐、泄泻，所出之物有酸腐气味，久则形体消瘦、精神萎靡、肚大筋青等。

[7] 蚘虫：同蛔虫。

[8] 讷：形容语言迟钝。

面色图歌

额印堂、山根 [1]

额红大热燥，青色有肝风，印堂青色见，人惊火则红，山根青隐隐，惊遭是两重，若还斯处赤，泻燥定相攻。

年 寿 [2]

年上微黄为正色，若平更陷夭难禁，急因痢疾黑危候，霍乱吐泻黄色深。

鼻准 [3]、人中

鼻准微黄赤白平，深黄燥黑死难生，人中短缩吐因痢，唇反黑候蛔必倾。

正 口

正口常红号曰平，燥干脾热积黄生，白主失血黑绕口，青黑惊风尽死形。

承浆、两眉

承浆青色食时惊，黄多吐逆痢红形，烦躁夜啼青色吉，久病眉红死症真。

两 眼

白睛赤色有肝风，若是黄时有积攻，或见黑睛黄色现，伤寒病证 [4] 此其踪。

风池 [5]、气池 [6]、两颐 [7]

风气二池黄吐逆，躁烦啼叫色鲜红，更有两颐胚样赤，肺家客热此非空。

两太阳

太阳青色惊方始，红色赤淋萌孽起，要知死症是何如，青色从兹生人耳。

两 脸

两脸黄为痰实咽，青色客忤 [8] 红风热，伤寒赤色红主淋，二色请详分两颊。

两颐金匮、风门 [9]

吐虫青色滞颐黄，一色颐间两自详，风门黑疝青惊水，纹青金匮主惊狂。

辨小儿五色受病证

面黄青者，痛也。色红者，热也。色黄者，脾气弱也。色白者，寒也。色黑者，肾气败也。

哭者，病在肝也。汗者主心，笑者主脾而多痰；啼者主肺有风，睡者主肾有亏。

注释

[1] 山根：鼻梁尽处，即鼻根。

[2] 年寿：眉心与鼻尖之间的鼻梁部分。

[3] 鼻准：鼻尖。

[4] 伤寒病证：泛指多种外感病的总称。

[5] 风池：小儿面部望诊的部位，即眼平视，瞳孔直上，当眉毛上缘处。

[6] 气池：小儿头面部望诊部位，见于《奇效良方》。眼平视，瞳孔直下 1 寸处，相当于眶下孔之部。气池红，主伤风传变在脏，三焦有热之证。又为推拿穴位名，即坎下。

[7] 两颐：下颌近颊车部位。

[8] 客忤：婴儿见生客而患病。

[9] 风门：小儿面部望诊的部位，即耳屏间切迹相平处，相当于听会的部位。

察色验病生死诀

面上紫，心气绝，五日死。面赤目陷，肝气绝，三日死。面黄，四肢重，脾气绝，九日死。面白，鼻入奇论，肺气绝，三日死。胸如黄熟豆，骨气[1]绝，一日死。面黑耳黄，呻吟，肾气绝，四日死。口张唇青，毛枯，肺绝，五日死。大凡病儿足跗肿，身重，大小便不禁，目无转睛，皆死。若病将愈者，面黄目黄，有生意。

痢疾眉头皱，惊风面颊红，渴来唇带赤，吐泻面浮黄。

热甚眼朦胧，青色是惊风，白色是泄泻，伤寒色紫红。

汤氏歌

山根若见脉横青，此病明知两度惊，赤黑因疲时吐泻，色红啼夜不曾停。

青脉生于左太阳，须惊一度见推详，赤是伤寒微燥热，黑青知是乳多伤。

右边赤脉不须多，有则频惊怎奈何？红赤为风抽眼目，黑沉三日见阎罗。

指甲青兼黑暗多，唇青恶逆病将瘥，忽将鸦声心气急，此病端的命难过。

蛔虫出口有三般，口鼻中来大不堪，如或白虫兼黑色，此病端的命难延。

四肢疮痛不为祥，下气冲心兼滑肠，气喘汗流身不热，手拿胸膈定遭殃。

注释

[1] 骨气绝：指骨髓困枯败绝的疾患。

内八段锦[1]

红净为安不用惊，若逢红黑便难宁，更加红乱青尤甚，取下风痰病立轻。

赤色微轻是外惊，若如米粒势难轻，红散多因乘怒乱，更加搐搦[2]实难平。

小儿初诞月腹病，两眉颦[3]号作盘肠[4]，泣时啼哭又呻吟，急宜施法行功作。

小儿初诞日，肌体瘦尪赢，秃发毛稀少，元因是鬼胎。

注释

[1] 八段锦：小儿指纹名称之一，指小儿指纹形状及其伸延方向的各种类型的合称。

[2] 搐搦：①瘛疭的别称，见《太平圣惠方》卷二十二。《证治准绳·伤寒》："瘛者，筋急而缩也；疭者，筋缓而伸也，或伸缩而不止者，瘛疭也。"②指四肢抽搐，伴十指开合，两手握拳的症状。

[3] 颦（pín）：皱眉。

[4] 盘肠：指肠痈化脓后，脓液从脐部溢出者。

外八段锦

先望孩儿眼色青，次看背上冷如冰，阳男搐左无防事，搐右令人甚可惊。

女搐右边犹可治，若逢搐左疾非轻，歪邪口眼终无害，纵有仙丹也莫平。

囟门肿起定为风，此候应知是必凶，忽陷成坑如盏足，未过七日命须终。

鼻门青燥渴难禁，面黑唇青命莫存，肚大青筋俱恶候，更兼腹肚有青纹。

忽见眉间紫带青，看来立便见风生，青红碎杂风将起，必见疳癥膈气形。

乱纹交错紫兼青，急急求医免命倾，盛紫再加身体热，须知脏腑恶风生。

紫少红多六畜惊，紫红相等即疳成，紫黑有红如米粒，伤风夹食症堪评。

紫散风传脾脏间，紫青口渴是风痫，紫隐深沉难疗治，风痰祛散命须还。

黑轻可治死还生，红赤浮寒痰积停，赤青皮受风邪症，青黑脾风作慢惊。

红赤连兮风热轻，必然乳母不相应，两手忽然无脉见，定知冲恶犯神灵。

入门歌

五指梢头冷，惊来不可安，若逢中指热，必定见伤寒。中指独自冷，麻痘症相传，女右男分左，分明仔细看。

儿心热跳是着唬，热而不跳伤风[1]说，凉而翻眼是水惊，此是入门探候诀。

注释

[1] 伤风：感受风邪所致的一类外感热病。

三 关

三关者，手食指三节也。初节为风关，寅位；二节为气关，卯位；三节为命关，辰位。

风关易治，气关难治，命关死候。

左手应心肝，右手应脾肺，男主左女主右。

夫小儿初生，五脏血气未定，呼吸至数太过，必辨虎口色脉，方可察病之的要，男以左手验之，女以右手验之。盖取左手属阳，男以阳为主；右手属阴，女以阴为主。然男女一身，均具此阴阳，左右两手，亦须参看，左手之纹应心、肝，右手之纹应脾、肺，于此消息，又得变通之意。

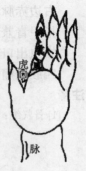

三关图

初交病纹出虎口，或在初关，多是红色，传至中关，色赤而紫，看病又传过其色紫青，病热深重；其色青黑，青而纹乱者，病势益重，若见纯黑，危恶不治。凡在初关易治，过中关难治，直透三关不治。古人所谓：初得风关病犹可，传入气命定难陈，是也。

色红者风热轻，亦者风热盛，紫者惊热[1]，青者惊积[2]。青赤相半，惊积风热俱有，主急惊风。青而淡紫，伸缩来去，主慢惊风。紫丝青丝或黑丝，隐隐相杂，似出不出，主慢惊风。若四足惊，三关必青。水惊，三关必黑。人惊，三关必赤。雷惊必黄。或青或红，有纹如线，一直者，是乳食伤脾及发热惊。左右一样者，是惊与积齐发。有三叉或散，是肺生风痰。或似蚼鳝声，有青，是伤寒及嗽。如红火是泻，有黑相兼，加渴不虚，虎口脉纹乱，乃气不和也。盖脉纹见有五色，黄、红、紫、青、黑，黄红有色无形，即安宁脉也。有形即病脉，由其病盛，色脉加变，黄盛作红，红盛作紫，紫盛作青，青盛作黑，至纯黑则难治，又当辨其形如：

流珠——° 只一点红色。主膈热，三焦不和，饮食所伤，欲吐泻，肠鸣自利，烦躁啼哭。宜消食，补脾胃。

环珠——○ 较流珠差大。主脾虚停食，胸腹胀满，烦渴发热。宜健脾胃，消食调气。

长珠——◯ 一头大，一头尖。主脾伤饮食，积滞腹痛，寒热不食。宜消食健胃。

来蛇——╱ 下头粗大。主脾胃湿热，中脘不利，干呕不食，是疳邪内作。宜克食，健补脾胃。

　　去蛇——╏上头粗大。主脾
虚冷积，吐泻烦渴，气短神困，
多睡不食。宜健脾胃，消积，先
止吐泻。

　　弓反里弯向中指——（主感
寒热邪气，头目皆重，心神惊悸，
倦怠，四肢稍冷，小便赤色，咳嗽吐逆。宜发汗逐惊，退心火，推脾摩肺。

　　弓反外弯向大指——）主痰热，心神恍惚作热，夹惊夹食，风痫。凡纹向内者吉，向
外者凶。

　　枪形——｜主风热，发痰作
搐。

　　针形——｜　主心肝热极生
风，惊悸顿闷，困倦不食，痰盛
发搐。又曰：悬针，主泻痢。

　　鱼骨形——▓　主惊痰发热，
甚则痰盛发搐，或不食，乃肝盛
克脾，宜逐惊。或吐痰下痰，再
补脾制脾。

　　鱼刺——Ϟ　初关主惊，气关
主疳，命关主虚，难治。

　　水字形——✗　主惊风食积，
烦躁顿闷少食，夜啼，痰盛，口
噤搐搦，此脾虚积滞，木克土
也。又曰：水字，肺疾也，谓惊
风入肺也。

　　乙字——乚　初关主肝惊，二
关主急惊，三关主慢惊脾风。

　　曲虫——🌀肝病甚也。

　　如环——ᕲ肾有毒也。

　　曲向里——⌐主气疳。

　　曲向外——⊐主风疳。

　　斜向右——＼主伤寒。

　　斜向左——／主伤风。

　　勾脉——┐主伤寒。

　　长虫——☰主伤冷。

　　虬文——⫴心虫动也。

　　透关射指——）向里为射指。主
惊风，痰热聚于胸膈，乃脾肺损伤，
痰邪乘聚。宜清脾肺，化痰涎。

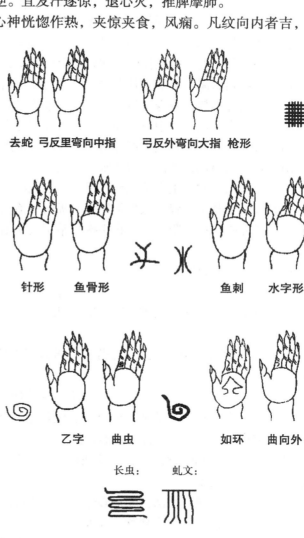

流珠　环珠　　　　　长珠　来蛇

去蛇　弓反里弯向中指　弓反外弯向大指　枪形

针形　鱼骨形　　　鱼刺　水字形

乙字　曲虫　　　如环　曲向外

长虫：　　虬文：

长虫　虬文　透关射指　透关射甲

433

透关射甲——（ 向外为射甲。主惊风恶症，受惊传于经络。风热发生，十死一生。

青白紫筋，上无名指三关难治，上中指三关易治。

注释

[1] 惊热：小儿骤受惊吓，惊则气散神浮引起发热，症见遍身发热，夜间尤甚。外无表证，内无宿滞，但见额上及眉间赤色，印堂青色，烦躁不宁，易从睡梦中惊醒。

[2] 惊积：小儿受惊后，复为乳食痰热所伤而成的积证。

要　诀

三关出汗行经络，发汗行气此为先，倒推大肠到虎口，止泻止痢断根源。

脾土曲补 [1] 直为推，饮食不进此为魁，疟痢疲羸并水泻，心胸痞痛也能袪。

掐肺一节与离经，推离往乾中间轻，冒风咳嗽并吐逆，此经神效抵千金。

肾水一纹是后溪，推下为补上清之，小便秘涩清之妙，肾虚便补为经奇。

六筋专治脾肺热，遍身潮热大便结，人事昏沉总可推，去病浑如汤泼雪。

总筋天河水除热，口中热气并拉舌，心经积热火眼攻，推之方知真妙诀。

四横纹和上下气，吼气腹疼皆可止，五经纹动脏腑气，八卦开胸化痰最。

阴阳能除寒与热，二便不通并水泻，人事昏沉痢疾攻，救人要诀须当竭。

天门虎口揉斗肘，生血顺气皆妙手，一摇五指爪节时，有风被吓宜须究。

小心天能生肾水，肾水虚少须用意，板门专治气促攻，膈门发热汗宣通。

一窝风能除肚痛，阳池专一止头疼，精宁穴能治气吼，小肠诸病快如风。

注释

[1] 曲补：即旋推为补法。

手　诀

三关凡做此法，先掐心经，点劳宫，男推上三关，退寒加暖，属热；女反此，退下 [1] 为热也。

六腑凡做此法，先掐心经，点劳宫。男退下六腑，退热加凉，属凉；女反此，推上为凉也。

手法治病诀

水底捞月最为良，止热清心此是强，飞经走气能通气，赤凤摇头助气长。黄蜂出洞最为热，阴症白痢并水泻，发汗不出后用之，顿教孔窍皆通泄。

按弦走搓摩，动气化痰多，二龙戏珠法，温和可用他。凤凰单展翅，虚浮热能除，猿猴摘果势，化痰能动气。

黄蜂出洞：大热。做法：先掐心经，次掐劳宫，先开三关 [2]，后以左右二大指从阴阳 [3] 处起，一撮一上，至关中 [4] 离坎 [5] 上掐穴。发汗用之。

水底捞月：大寒。做法：先清天河水，后五指皆跪，中指向前跪，四指随后，右运劳宫，以凉气呵之，退热可用。若先取天河水至劳宫，左运呵暖气，主发汗，亦属热。

凤单展翅：温热。用右手大指掐总筋，四指翻在大指下，大指又起又翻，如此做至关中，五指取穴掐之。

打马过河：温凉。右运劳宫毕，屈指向上，弹内关、阳池、间使，天河边，生凉退热用之。

飞经走气：先运五经，后五指开张一滚，做关中用手打拍，乃运气行气也，治气可用。又以一手推心经，至横纹住，以一手揉气关，通窍也。

按弦搓摩：先运八卦，后用指搓病人手，关上一搓，关中一搓，关下一搓，拿病人手，轻轻慢慢而摇，化痰可用。

天门入虎口：用右手大指掐儿虎口，中指掐住天门，食指掐住总位，以左手五指聚住揉斗肘，轻轻慢慢而摇，生气顺气也。又法：自乾宫经坎艮入虎口按之，清脾。

猿猴摘果：以两手摄儿螺蛳[6]上皮，摘之，消食可用。

赤凤摇头：以两手捉儿头而摇之，其处在耳前少上，治惊也。

二龙戏珠：以两手摄儿两耳轮戏之，治惊。眼向左吊则右重，右吊则左重；如初受惊，眼不吊，两边轻重如一，如眼上则下重，下则上重。

丹凤摇尾：以一手掐劳宫，以一手掐心经，摇之。治惊。

黄蜂入洞：屈儿小指，揉儿劳宫，去风寒也。

凤凰鼓翅：掐精宁、威灵二穴，前后摇摆之，治黄肿[7]也。

孤雁游飞：以大指自脾土外边推去，经三关、六府、天门、劳宫边，还止脾土，亦治黄肿也。

运水入土：以一手从肾经推去，经兑、干、坎、艮至脾土按之，脾土太旺，水火不能既济，用之，盖治脾土虚弱。

运土入水：照前法反回是也。肾水频数无统用之。又治小便赤涩。

老汉扳缯：以一指掐大指根骨，一手掐脾经摇之，治癖块也。

斗肘走气：以一手托儿斗肘运转，男左女右，一手捉儿手摇动，治癖。

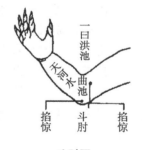

斗肘图

运劳宫：屈中指运儿劳宫也。右运凉，左运汗。

运八卦：以大指运之，男左女右，开胸化痰。

运五经：以大指往来搓五经纹，能动脏腑之气。

推四横：以大指往来推四横纹，能和上下之气，气喘腹痛可用。

分阴阳：屈儿拳于手背上，四指节从中往两下分之，分利气血。

和阴阳：从两下合之，理气血用之。

天河水：推者，自下而上也。按住间使，退天河水也。

掐后溪：推上为清，推下为补，小便赤涩宜清，肾经虚弱宜补。

掐龟尾：掐龟尾并揉脐，治儿水泻、乌痧、膨胀、脐风、月家盘肠等惊。

揉脐法：掐斗肘毕，又以左大指按儿脐下丹田不动，以右大指周围搓摩之，一往一来。

一掐斗肘下筋，曲池上总筋，治急惊。

止吐泻法：

横门刮至中指一节掐之，主吐；中指一节内推上，止吐。

板门推向横门掐，止泻；横门推向板门掐，止吐。

提手背四指内顶横纹，主吐；还上，主止吐。

手背刮至中指一节处，主泻；中指外一节掐，止泻。

如被水惊，板门大冷；如被风惊，板门大热。如被惊吓，又热又跳，先扯五指，要辨冷热。

如泻黄尿，热；泄清尿，冷；推外脾补虚，止泻。

注释

[1] 退下：为退下六腑，清泻代表手法。六腑：前臂尺侧缘，腕横纹至肘横纹呈一直线。

[2] 开三关：自下向上推动三关穴。三关：前臂桡侧，腕横纹至肘横纹呈一直线。

[3] 阴阳：即手阴阳，腕横纹两端，桡侧为阳池穴，尺侧为阴池穴，合称手阴阳。

[4] 关中：内关穴。

[5] 离坎：以手掌中心为圆心，圆心至中指根距离 2/3 为半径作圆，对小天心穴为坎，对中指根为离。

[6] 螺蛳：位于腕部两侧骨突起处，即尺、桡骨茎突。

[7] 黄肿：钩虫病。

六 筋

手六筋，从大指边，向里数也。

第一、赤筋：乃浮阳属火，以应心与小肠。主霍乱，外通舌；反则燥热，却向乾位掐之，则阳自然即散也。又于横门下本筋掐之，下五筋仿此。

第二、青筋：乃纯阳属木，以应肝与胆。主温和，外通两目；反则赤涩多泪，却向坎位掐之，则两目自然明矣。

第三、总筋：位居中属土，总五行，以应脾与胃。主温暖，外通四大板门；反则主肠鸣霍乱，吐泻痢症，却在中界掐之，四肢舒畅矣。

第四、赤淡黄筋：居中分界，火土兼备，以应三焦。主半寒半热，外通四大板门，周流一身；反则主壅塞之症，却向中宫掐之，则元气流通，除其壅塞之患矣。

第五、白筋：乃浊阴属金，以应肺与大肠。主微凉，外通两鼻孔；反则胸膈胀满，脑昏生痰，却在界后掐之。

第六、黑筋：乃重浊纯阴，以应肾与膀胱。主冷气，外通两耳；反则主尪羸昏沉，却在坎位掐之。

内热外寒，掐浮筋止。作冷，掐阳筋即出汗。

诸惊风，掐总筋可治。作寒，掐心筋即转热。

作热，掐阴筋即转凉。内热外热，掐肾筋止。

手面图

脾土赤色，主食热，青色主食寒。

大肠经赤红色，主泻痢，青色主膨胀。

小肠经赤色，主小便不通，青色主气结。

心经赤红色，主伤寒，青色主多痘。

三焦经青红色，主上焦火动，一寒一热。紫色主中焦火动发热。青色主下焦动阴也。

肺经筋见多嗽，主痰热。

肝经赤红色，主伤食，青紫色主痞块。

肾经筋见，主小便涩，赤轻青重。

命门青红色，主元气虚，青黑色主惊。

五指梢头冷，主惊。中指热，伤寒。中指冷，主麻痘疹。

掌中五色属五脏。

诸经脉俱隐不见，是伏于掌心，当以灯照之，则可辨症候，宜发汗表出。亦有掌心关上下有筋者，无定形定色，临推验看治。

掐足诀

凡掐男左手右足，女右手左足。

大敦穴：治鹰爪惊[1]，本穴掐之就揉。

解溪穴：治内吊惊[2]（一名鞋带风），往后仰，本穴掐之就揉。

中廉穴：治惊来急，掐之就揉。

涌泉穴：治吐泻，男左转揉之，止吐；右转揉之，止泻。女反之。

仆参穴：治脚掣跳，口咬，左转揉之补吐，右转补泻。又惊又泻又吐，掐此穴及脚中指效。

承山穴：治气吼发热，掐之又揉。

委中穴：治望前扑，掐之。

注释

[1]鹰爪惊：撒手乱抓，脚掣头摇，身战，哭声不止。

[2]内吊惊：切牙寒战，哭声不止，脸黄，口眼㖞斜，掐不知痛。

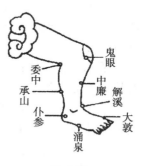

脚穴图

治小儿诸惊推揉等法

第一、蛇丝惊：因饮食无度，劳郁伤神，拉舌，四肢冷，口含母乳，一喷一道青烟，肚上起青筋，气急，心经有热。推天河水二百，退六腑，运八卦各一百，推三关、运水入土、运五经、水底捞月各五十，用火于胸前煅四焦，于小便头上轻掐一爪，用蛇蜕四足缠之，便好。

第二、乌蹄惊：因食荤毒，热于脾胃，四肢乱舞是也。因风受热。推三关、肺经脾土各一百，运八卦五十，运五经七十，推天河水三百，水底捞月、飞经走气各二十，掐天心穴及总心二筋，煅手心、肩膊上、脐下、喉下各一壮，其气不进不退，浮筋掐之。

第三、水泻惊：因生冷过度，乳食所伤，脏腑大寒，肚响身软，唇白眼翻。推三关一百，分阴阳、推太阳各二百，黄蜂入洞十二，将手心揉脐及龟尾各五十，男左女右手后，煅颊车各一壮，更推摩背心演、总筋，脚上。

第四、潮热惊：因失饥伤饱，饮食不纳，脾胃虚弱，五心烦热，遍身热，气吼口渴，手足常掣，眼红。推三关一十，推肺经二百，推脾土、运八卦、分阴阳各一百，二扇门二十，要汗后，再加退六腑、水底捞月各二十。

第五、乌痧惊：因生冷太过，或迎风食物，血变成痧，遍身乌黑是也。青筋过脸，肚腹膨胀，唇黑，五脏寒。推三关、脾土各二百，运八卦一百，四横纹五十，黄蜂出洞二十，二扇门、分阴阳各三十，将手心揉脐五十，主吐泻；肚上起青筋，于青筋缝上煅七壮，背上亦煅之，青筋纹头上一壮，又将黄土一碗研末，和醋一钟，铫内炒过袱包，在遍身拭摩，从头往下推，引乌痧入脚，用针刺破，将火四心煅之。

第六、老鸦惊：因吃乳食受吓，心经有热，大叫一声即死是也。推三关三十，清天河水，补脾土、运八卦各一百，清肾水五十，天门入虎口，揉斗肘，煅囟门、口角上下、肩膊、掌心、脚跟、眉心、心演、鼻梁各一壮。若醒气急掐百劳穴，吐乳掐手足心，或脚来手来，用散麻缠之。将老鸦蒜晒干为末，用车前草擂水调，在儿心窝贴之，或令儿服之。

第七、鲫鱼惊：因寒受惊，风痰结壅，乳气不绝，口吐白沫，四肢摆，眼翻，即肺经有病。推三关、肺经各一百，推天河五十，按弦搓摩、运五经各三十，掐五指节三次，煅虎口、囟门上、口角上下各四壮，心演、脐下各一壮。小儿半岁，用捞鱼网，温水洗鱼涎与吞。一二岁者，用鲫鱼为末，烧灰乳调，或酒调吞下。

第八、肚膨惊：因食伤脾土，夜间饮食太过，胃不克化，气吼，肚起青筋膨胀，眼翻白，五脏寒。推三关一百，推肺经一十，推脾土二百，运八卦、分阴阳各五十，将手揉脐五十，按弦搓摩、精宁穴一十，青筋缝上煅四壮。如泻，龟尾骨上一壮；若吐，心窝上下四壮，脚软，鬼眼穴一壮；手软、曲池侧拐各一壮；头软，天心、脐上下，各一壮；若不开口，心窝一壮。

第九、夜啼惊：因吃甜辣之物，耗散荣卫，临啼四肢掣跳，哭不出，即是被吓，心经有热。一推三关二十，清天河二百，退六腑一百，分阴阳、清肾水、水底捞月各五十。

第十、宿疹惊：到晚昏沉，不知人事，口眼歪斜，手足掣跳，寒热不均。推三关、退六腑、补脾土各五十，掐五手指、分阴阳各一十，按弦搓摩。

第十一、急惊：因食生冷积毒以伤胃，肺中有风，痰裹心经心络之间，手掐拳，四肢掣跳，口眼歪斜，一惊便死是也。推三关、脾土、运五经、猿猴摘果各二十，推肺经、运八卦、推四横纹各五十，掐五手指节三次，煅鼻梁、眉心、心演、总筋、鞋带，以生姜热油拭之，或在腕上阴阳掐之。

第十二、慢惊：因乳食之间，受其惊搐，脾经有痰，咬牙，口眼歪斜，眼闭，四肢掣跳，心间迷闷，即是脾肾亏败，久疟被吓。推三关一百，补脾土、推肺经各二百，运八卦五十，掐手五指节、赤凤摇头各二十，天门入虎口，揉斗肘一十，运五经三十。若人事不省，于总筋心穴掐之，或鼻大小，于手青筋上掐之；若心间迷闷，掐住眉心，良久便好，两太阳、心演，用潮粉热油拭之，煅心窝上下三壮，手足心各四壮，其气不进不出，煅两掌心、肩膊上、喉下各一壮。

第十三、脐风惊：因产下剪脐，入风毒于脐内，口吐白沫，四肢掣动，手拈拳，眼偏左右，此症三朝一七便发，两眼角起黄丹，夜啼，口内喉演有白泡，针挑破出血，即愈。推三关、肺经各十一，煅囟门、绕脐各四壮，喉下、心中各一壮。

第十四、弯弓惊：因饮食或冷或热，伤于脾胃，冷痰壅于肺经，四肢向后仰，哭声不出。推三关、补肾水、运八卦各一百，赤凤摇头、推四横纹、分阴阳各二十，推脾土二百。脚往后伸，煅膝上下四壮，青筋缝上七壮，喉下二壮；手往后挽，将内关掐之。

第十五、天吊惊：因母在风处乳食所伤，风痰络于胃口，头望后仰，脚往后伸，手望后撑，肺经有热。推三关、补肾水各五十，推脾土、分阴阳各一百，推肺经二百，飞经走气一十，煅总筋、鞋带、喉下各一壮，绕脐四壮，大陵穴掐一下，总穴掐三下；若眼翻不下，煅囟门四壮，两眉二壮，耳珠下掐之。又总心穴往下掐抠之，仍用雨伞一柄撑起，将鹅一只，吊在伞下，扎鹅嘴，取涎水与儿吃之，便好。

第十六、内吊惊：因当风而卧，风雨而眠，风痰太盛，哭声不止，遍身战动，脸青黄，眼向前内掣，脾经受病，其心不下是也。推三关、肾水各五十，推肺经、脾土、分阴阳各一百，运土入水二百，按弦搓摩五十，用竹沥小儿吞之；手缩，用细茶、飞盐各二钱，研为末，皂角末五分，黄蜡二钱，酒醋各半小盅，铫内化成饼，贴心窝，一时去药筋倒，用胶枣三枚，杏仁三十个，银磨水为饼，贴手足心即安。

第十七、胎惊：因母得孕，食荤毒，受劳郁，儿落地，或软或硬，口不开，如哑形，即是在母腹中，中胎毒也。推三关三十，分阴阳一百，退六腑五十，飞经走气、运五经、天门入虎口、揉斗肘各二十，掐五指头。不醒，煅绕脐四壮；若醒，口不开，用母乳将儿后心窝揉之；若肚起青筋，煅青筋缝上七壮，喉下三壮。

第十八、月家惊：因母当风而卧，或因多眠，或儿月内受风，痰壅心口，落地眼红撮口，手掐拳，头偏左右，哭不出声，肚起青筋，半月即发，肚腹气急，母食煎炒过多所致。推三关、肺经各一百，运八卦、推四横纹各五十，双龙摆尾二十，掐中指头、劳宫、板门。若不效，煅青筋缝上、胸前各七壮，绕脐四壮，百劳穴二壮，即安。

第十九、盘肠惊：因乳食生冷荤物，伤于脏腑，肚腹冷痛，乳食不进，人瘦软弱，肚起青筋，眼黄手软，六腑有寒。推三关、脾土、大肠、肺、肾经各一百，运土入水五十，揉脐火煅。

第二十、锁心惊：因食生冷过度，耗伤荣卫，鼻如鲜血，口红眼白，四肢软弱，好食生冷，皆因火盛。推三关二十，清心经三百，退六腑、分阴阳、清肾水各一百，运八卦、水底捞月、飞经走气各五十，即安。

第二十一、鹰爪惊：因乳食受惊，夜眠受吓，两手乱抓，掐拳不开，仰上啼号，身寒战，手爪望下来，口望上来，是肺经有热，心经有风。推三关二十，清天河水二百，推肺经、清肾水各一百，打马过河、二龙戏珠各一十，天门入虎口，揉斗肘，将手足二弯掐之，煅顶心、手心各一壮，太阳、心演、眉心俱煅，将潮粉围脐一周，大敦穴揉或火煅。

第二十二、呕逆惊：因夜睡多寒，多食生冷，胃寒腹胀，四肢冷，肚疼响，眼翻白，吐乳呕逆。推三关、肺经各一百，推四横纹五十，凤凰展翅一十，心窝、中脘，各煅七壮。

第二十三、撒手惊：因乳食不和，冷热不均，有伤脏腑，先寒后热，足一掣一跳，咬牙，眼翻白，两手一撒一死是也。推三关、脾土各一百，运土入水、运八卦、赤凤摇头各五十，将两手相合，横纹侧掐之。若不醒，大指头掐之，上下气闭，二扇门、人中穴掐之；鼻气不进不出，吼气寒热，承山穴掐之；若泻，随症治之，先掐承山、眉心，后煅总筋、两手背上各二壮。

第二十四、担手惊：因湿气多眠，或食毒物，乃伤脾土，眼黄口黑，人事昏迷，掐不知痛，双手往后一担而死是也。于太阴，太阳掐之，推三关、脾土、肺经、分阴阳各一百，黄蜂入洞一十，飞经走气、天门入虎口，揉斗肘各二十，煅眉心、囟门各四壮，心窝七壮，曲池一壮。

第二十五、看地惊：因乳食受惊，或夜眠受吓，或饮食冷热，两眼看地，一惊便死，口歪，手掐拳，头垂不起是也。推三关三十，天河水二百，赤凤摇头一十，推脾土八下，按弦搓摩，煅绕脐、囟门各四壮，喉下二壮，用皂角烧灰为末，入童便及尿碱，用火焙干，将囟门贴之，即醒。

第二十六、丫凳惊：两手如丫凳坐样。推三关一百，二扇门、飞经走气各一十，分阴阳、运八卦各五十，煅曲池、虎口各四壮，若子时起可救，只宜温拭之，煅大口纹，即安。

第二十七、坐地惊：如坐地样。推三关、揉委中、揉脐、鞋带各一百，二扇门一十，用桃皮、生姜、飞盐、香油、散韶粉和拭，即安，两膝、两关、龟尾，用火煅之。

第二十八、软脚惊：软脚向后乱舞。揉脐，煅螺蛳骨上侧缝各二壮，绕脐四壮，喉下三壮。

第二十九、直手惊：双手一撒便死，直手垂下。先推眉心，用火煅四壮，推三关，运曲池各五十，揉一窝风一百，后煅总筋、手背上各四壮。

第三十、迷魂惊：昏沉不知人事，不识四方。推三关、运八卦、推肺经、清天河水各一百，补脾土五百，凤凰展翅一十，掐天心、眉心、人中、颊车，后煅心演、总筋，鞋带各一壮。

第三十一、两手惊：两手丫向前。先将两手掐之，后煅心演、总筋、囟门即愈。

第三十二、肚痛惊：哭声不止，手抱腹，身展转。推三关、补脾土、二扇门、黄蜂入洞、推大肠经、揉脐、揉龟尾各一百，次月便发，肚腹气急，脐中烧一炷香，即愈；不愈，绕脐四壮。

补 遗

孩儿惊：手足缩住，先笑后哭，眼光、筋红白难治，紫黄不妨。于太阴太阳穴掐之，用黄麻一束，烧灰，吹鼻中；不醒，中指掐之。

脐风惊：将太阴、太阳掐之，太阳日起而红，酽醋[1]一钟，韶粉炼之，红脉各处治之。太阴日起而红，将龟尾骨煅之，天心穴一壮，吐则横门掐之，泻则中指掐之。初一为太阳日，初二为太阴日，余仿此。用黄麻烧灰，吹鼻中，掐中指。

水惊：眼翻白睛，眼角起黄丹者。将韶粉飞盐，清油煎干，五心揉之，眼角、天心、太阳、太阴、掐抠三五次，即愈。

肚胀惊：夜啼，肚上起青筋，肚胀如膨。将生姜、韶粉、桃皮、飞盐、和同拭眉梁心，煅眉心、太阳、囟门各四壮，喉下一壮，心中三壮，绕脐四壮。

凡看惊，掐筋之法，看在何穴，先将主病穴，起手掐三遍，后将诸穴，俱做三遍，掐揉之，每日掐三四次，其病即退。

注释

[1] 酽醋（yàn cù）：指浓醋。

诸穴治法

中指头一节内纹掐之，止泻，掐二次就揉。

阳溪穴，往下推拂，治儿泻，女反之。

大陵穴后五分，为总心穴，治天吊惊，往下掐抠；看地惊往上掐抠。女子同。

板门穴，往外推之，退热，除百病；往内推之，治四肢掣跳。用医之手大拇指，名曰："龙入虎口"。用手拈小儿小指，名曰："苍龙摆尾。"

惊，揉大脚趾，掐中脚趾爪甲少许。

病证死生歌

手足皆符脾胃气，眼睛却与肾通神。两耳均匀牵得匀，要知上下理分明。

孩儿立醒方无事，中指将来掌内寻。悠悠青气人依旧，口关眼光命难当。

口眼歪斜人易救，四肢无应不须忙。天心一点掣膀胱，膀胱气馁痛难当。

丹田斯若绝肾气，闭涩其童命不长。天河水遍清水好，眼下休交黑白冲。

掌内如寒难救兆，四肢麻冷定人亡。阴硬气冷决昏沉，紫上筋纹指上寻。

阴硬气粗或大小，眼黄指冷要调停。肾经肝胆肾相连，寒暑交加作楚煎。

脐轮上下全凭火，眼翻手掣霎时安。口中气出热难当，吓得旁人叹可伤。

筋过横纹人易救，若居坎离定人亡。吐泻皆因筋上转，横门四板火来提。

天心穴上分高下，再把螺蛳骨上煨。鼻连肺经不知多，惊死孩儿脸上过。

火盛伤经心上刺，牙黄口白命门疴。口噤心拽并气喘，故知死兆采人缘。

鼻水口黑筋无脉，命在南柯大梦边。

辨三关

凡小儿三关青，四足惊；三关赤，水惊；三关黑，人惊。有此通度三关候脉，是急惊之症，必死。余症可知。

风关青如鱼刺易治，是初惊，色黑难治。气关青如鱼刺，主疳劳[1]身热易治，用八宝丹[2]，每服加柴胡黄芩；色黑难治。命关青如鱼刺，主虚风邪附脾，用紫金锭[3]，每服加白术、茯苓；色黑难治。

风关青黑色如悬针[4]，乃水惊，易治。气关如悬针，主疳，兼肺脏积热，用保命丹[5]，每服加灯心、竹叶。命关有此是死症。

风关如水字，主膈上有痰，并虚积停滞，宜下。气关如水字，主惊风入肺[6]，咳嗽面赤，用体前丹。命关如水字，主惊风疳症，极力惊，用芦荟丸。通过三关，黑色不治。

风关如乙字，主肝惊风[7]。气关如乙字，主急惊风。命关如乙字，主慢惊脾风[8]。青黑难治。

风关如曲虫[9]，主疳病积聚。

注释

[1] 疳劳：劳之由于疳者，多见骨蒸烦热、咳嗽盗汗等证。

[2] 八宝丹：《疡医大全》方。以珍珠、牛黄、象皮、琥珀、煅龙骨、轻粉、冰片、炉甘石为方，治疮疡疮口不敛。

[3] 紫金锭：《百一选方》方。以山慈姑、文蛤、千金子仁、红芽大戟、麝香、朱砂、雄黄等为方，功能解诸毒，疗诸疮，利关窍，治百病。

[4] 悬针：蝌蚪的别名。

[5] 保命丹：以白茯苓、朱砂、白附子、牛黄、天南星、全蝎、天麻、甘草（炙）、硼砂、麝香为方。治婴孩小儿急惊风候传慢惊。

[6] 惊风入肺：亦名"惊涎入肺"，其特征为指纹呈环形，伴有面色苍白、涎声潮响、呼气急促。

[7] 肝惊风：慢惊风的一种类型，症见抽搐，兼有目如橘黄、上视、不乳食、气虚欲脱等，多因泄泻日久，损伤脾胃，肝失营养，虚阳上犯所致。

[8] 慢惊脾风：是慢惊风所传，原由吐泻脾虚，惊与风传入所致。

[9] 曲虫：即蚯蚓。

婴童杂症

潮热方：不拘口内生疮，五心烦热，将吴茱萸八分，灯心一束，和水捣烂成一饼，贴在男左女右脚心里，裹住，退药后，推三关十下。

一、虚疟：补脾土四百，推三关、运八卦、推肾经、肺经、清天河水各三百。

二、食疟：推三关、运八卦各一百，清天河水二百，推脾土三百，肺经四百。

三、痰疟：推肺经四百，推三关、运八卦、补脾土、清天河水各二百。

四、邪疟：推肺经四百，推三关、六腑各三百，运八卦、补脾土、清天河水各二百，各随症加减，五脏四指，六腑一截二指。

五、痢赤白相兼，寒热不调，感成此疾：用姜汁车前草汁，略推三关、退六腑、清天河水，水底捞月，分阴阳。

六、禁口痢：运八卦，开胸，阴阳，揉脐为之。推三关，退六腑，大肠经各一百，清天河水四十，推脾土五十，水底捞月一十，凤凰展翅，泻用蒜推。补脾土，用姜推。

七、头疼：推三关、分阴阳、补脾土、揉大肠经各一百，煅七壮，揉阴池一百；不止，掐阳池。

八、肚痛：推三关、分阴阳、推脾土各一百，揉脐五十，腹胀推大肠；不止，掐承山穴。

九、湿泻不响：退六腑、揉脐及龟尾各二百，分阴阳、推脾土各一百，水底捞月三十。

十、冷泻响：推三关二百，分阴阳一百，推脾土五十，黄蜂入洞，揉脐及龟尾各三百，天门入虎口、揉斗肘各三十。

十一、治口内走马疳：牙上有白泡，退六腑、分阴阳各一百，水底捞月、清天河水各三十，凤凰展翅，先推，后用黄连、五倍子煎水，鸡毛口中洗。

小儿眼光指冷：将醋一盅，皂角一片，烧灰为末，贴心窝。若吐即去药，用绿豆七粒，水浸研细，和尿碱为饼，贴囟门。

小儿四肢冷：将明矾钱半，炒盐三钱，黄蜡二钱，贴脐上。若气急，取竹沥服之。

小儿遍身热不退：用明矾一钱，鸡清调匀，涂四心即退。若不退，用桃仁七个，酒半盅，擂烂，贴在鬼眼便好。

小儿肚胀作渴、眼光：用生姜，葱白一根，酒半盅，擂烂吞下，则眼不光，又将雄黄不拘多少，烧热放在脐上，揉之即安。脚麻用散麻煎水，四心揉之。

小儿膀胱气：将黄土一块，皂角七个，焙为末，用醋和黄土炒过为饼，贴尾闾好。

小儿遍身肿：用胡椒、糯米、绿豆各七粒，黄土七钱，醋一盅，通炒过，袄包遍身拭之，即消。

小儿不开口：将朱砂一钱研末，吹入鼻中即安。

小儿咳嗽：掐中指第一节三下，若眼垂，掐四心。

小儿身跳：推肾筋后四心揉之。

小儿喉中气响：掐大指第二节。

诊脉歌

小儿有病须凭脉，一指三关定其息，浮洪风盛数多惊，虚冷沉迟实有积。

小儿一岁至三岁，呼吸须将八至看，九至不安十至困，短长大小有邪干。

小儿脉紧是风痫，沉脉须至气化难，腹痛紧弦牢实秘，沉而数者骨中寒。

小儿脉大多风热，沉重原因乳食结，弦长多是胆肝风，紧数惊风四指掣。

浮洪胃口似火烧，沉紧腹中痛不竭，虚濡有气更兼惊，脉乱多痢大便血。

前大后小童脉顺，前小后大必气咽，四至洪来若烦满，沉细腹中痛切切。

滑主露湿冷所伤，弦长客忤分明说，五至夜深浮大昼，六至夜细浮昼别，息数中和八九至，此是仙人留妙诀。

识病歌

要知虎口气纹脉，倒指看纹分五色，黄红安乐五脏和，红紫依稀有损益，
紫青伤食气虚烦，青色之时症候逆。忽然纯黑在其间，好手医人心胆寒，
若也直上到风关，迟速短长分两端，如枪衡射惊风至，分作枝叶有数般，
弓反里顺外为逆，顺逆交连病已难，又头长短尤可救，如此医工仔细看。
男儿两岁号为婴，三岁四岁幼为名，五六次第年少长，七龆八龄朝论文，
九岁为童十稚子，百病关格[1]辨其因。十一痫疾方癫风，痞病还同劳病攻，
痞癖定为沉积候，退他潮热不相同，初看掌心中有热，便知身体热相从，
肚热身冷伤食定，脚冷额热是感风，额冷脚热惊所得，疮疹发时耳后红。
小儿有积宜与塌，伤寒两种解为先，食泻之时宜有积，冷泻须用与温脾，
小儿宜与涩脏腑，先将带伤散与之。孩儿无事忽大叫，不是惊风是天吊，
大叫气促长声粗，误食热毒闷心窍，急后肚下却和脾，若将惊痫真堪笑。
痢疾努气眉头皱，不努不皱肠有风，冷热不调分赤白，脱肛因毒热相攻，
十二种痢何为恶，禁口刮肠大不同。孩儿不病不可下，冷热自汗兼自下，
神因囟陷四肢冷，干呕气虚神却怕，吐虫面白毛焦枯，疳气潮热食不化，
鼻塞咳嗽及虚痰，脉细肠鸣烦躁讶，若还有疾宜速通。下了之时心上脱。
孩儿食热下无妨，面赤青红气壮强，脉弦红色肚正热，痄腮喉痛尿如汤，
屎硬腹胀胁肋满，四肢浮肿夜啼长，遍身生疮肚隐痛，下之必愈是为良。

注释

[1] 关格：小便不通为关，呕吐不止为格，两者并见称为关格。

诸症治法

胎寒：孩儿百日胎寒后，足屈难伸两手拳，口冷腹胀身战栗，昼啼不已夜嗷煎。
胎热：三朝旬外月余儿，目闭泡浮症百推，常作呻吟火燥起，此为胎热定无疑。
脐风：风邪早受入脐时，七日之间验吉凶，若见肚脐口中色，恶声口气是为凶。
脐突：孩儿生下旬余日，脐突先浮非大疾，秽水停中自所因，徐徐用药令消释。
夜啼：夜啼四症惊为一，无泪见灯心热烦，面莹夹青脐下寒，睡中顿哭是神干。
急惊：面红卒中浑身热，唇黑牙关气如绝，目翻搐搦喉有痰，此是急惊容易决。
急惊：急惊之后传如疟，外感风邪为气虚，略表气和脾与胃，然后寒热得消除。
慢惊：阴盛阳虚病已深，吐泻后睡扬撑睛，神昏按缓涎流甚，此症分明是慢惊。
搐症：搐症须分急慢惊，亦由气郁致昏沉，良医亦治宜宽气，气下之时搐自停。
诸风：诸风夹热引皮肤，凝结难为预顿除，颊肿须防喉舌内，要除风热外宜涂。
伤积：头疼身热腹微胀，足冷神昏只爱眠，因食所伤脾气弱，不宜迟缓表为先。
吐泻：脾虚胃弱病源根，食谷水和运化行，清浊邪干成吐泻，久传虚弱便生风。
伤寒：伤寒之候有多般，一概相推便救难，两目见红时喷嚏，气粗身热是伤寒。
伤风：伤风发热头应痛，两颊微红鼻涕多，汗出遍身兼咳嗽，此伤风症易调和。
夹食：鼻涕头疼时吐逆，面红面白变不一，此因夹食又伤寒，发表有功方下积。
夹惊：身微有热生烦躁，睡不安兮神不清，此是伤风感寒症，亦宜先表次宁心。
赤白：小儿之痢细寻推，不独成之积所为，冷热数般虽各异，宽肠调胃在明医。

五痫：痫成五色岂堪闻，日久传来神气昏，头痛肚疼苦为最，便知小儿命难存。

五疳：五疳之脏五般看，治法推详事不难，若见面黄肌肉瘦，齿焦发落即为疳。

走马疳：走马疳似伤寒毒，面色光浮气喘胸，若见牙焦腮有血，马疳如此是真形。

脱肛：肛门脱露久难收，再成风伤是可忧，沉自先传脾胃得，更详冷热易为瘳。

诸疝：诸疝原来各有名，盖因伤热气侵成，始分芍药乌梅散，匀气金铃与五灵。

咳嗽：咳嗽虽然分冷热，连风因肺感风寒，眼浮痰盛喉中响，戏水多因汗未干。

齁鮯：小儿齁鮯为声啼，吃以酸咸又乱之，或自肺风伤水湿，风冷热聚为良医。

腹痛：大凡腹痛初非一，不独癥痕与痃癖，分条析类症多般，看此语中最详悉。

口疮：心脾胃热蒸于上，舌与牙根肉腐伤，口臭承浆分两处，有疮虽易治四方。

目症：生下余旬目见红，盖因腹受热兼风，凉肝心药最为妙，疝气痘疮宜别攻。

重舌：孩儿受胎诸邪热，热壅三焦作重舌，或成鹅口症[1]堪忧，用药更须针刺裂。

注释

[1] 鹅口症：口腔黏膜出现乳白色、微高起斑膜，周围无炎症反应，形似奶块。无痛，擦去斑膜后，可见下方不出血的红色创面。斑膜面积大小不等，可出现在舌、颊、腭或唇内黏膜上。

陈氏经脉辨色歌

小儿须看三关脉，风气命中审端的，青红紫黑及黄纹，屈曲开了似针直。

三关通青四足惊，水惊赤色谁能明，人惊黑色紫泻痢，色黄定是被雷惊（此与仙授诀不同，再验之）。

或青红纹只一线，娘食伤脾惊热见，左右三条风肺痰，此时伤寒咳嗽变。

火红主泻黑相兼，痢疾之色亦如然，若是乱纹多转变，沉疴难起促天年。

赤色流珠主膈热，三焦不和心烦结，吐泻肠鸣自利下，六和汤中真口诀。

环珠长珠两样形，脾胃虚弱心胀膨，积滞不化肚腹痛，消食化气药堪行。

来蛇去蛇形又别，冷积脏寒神困极，必须养胃倍香砂，加减临时见药力。

弓反里形纹外形，感寒邪热少精神，小便赤色夹惊风，痫症相似在人明。

枪形鱼刺水字纹，风痰发搐热如焚，先进升麻连壳散，次服柴胡大小并。

针形穿关射指甲，一样热惊非齁呷，防风通圣凉膈同，次第调之休乱杂。

医者能明此一篇，小儿症候无难然，口传心授到家地，遇地收功即近仙。

此诀即徐氏水镜诀之意，陈氏敷演之，取其便诵也。

论虚实二症歌

实症：两腮红赤便坚秘，小便黄色赤不止，上气喘急脉息多，当行冷药方可治。

虚症：面光白色粪多青，腹虚胀大呕吐频，眼珠青色微沉细，此为冷痰热堪行。

五言歌

心惊在印堂，心积额两广，心冷太阳位，心热面颊装。

肝惊起发际，脾积唇焦黄，脾冷眉中岳，脾热大肠侵。

肺惊发际形，肺积发际当，肺冷人中见，肺热面腮旁。

肾惊耳前穴，肾积眼胞厢，肾冷额上热，肾热赤苍苍。

附辩（《医统》[1]）

或问：《铜人》《千金》等书空穴[2]多，《十四经发挥》所载空穴少，如风市、督俞、金津、玉液等，彼有此无，不同何也？曰：《十四经发挥》据《素问》骨空篇论及王注，若《铜人》《千金》等皆偏书，非黄歧正也。

或问：睛明、迎香、承泣、丝竹空，皆禁灸何也？曰：四穴近目，目畏火，故禁灸也。以是推之，则知睛明不可灸，王注误矣。

或问：用针浑是泻而无补，古人用之，所以导气[3]，治之以有余之病也。今人鲜用之，或知其无补而不用欤？抑元气禀赋之薄而不用欤？或斫丧[4]之多而用针无益欤？抑不善用而不用欤？经曰：阳不足者温之以气，精[5]不足者补之以味[6]。针乃砭石所制，即无气，又无味，破皮损肉，发窍于身，气皆从窍出矣，何得为补？经曰：气血阴阳俱不足，勿取以针，和以甘药，是也。又曰：形气[7]不足，病气[8]不足，此阴阳皆不足也，不可刺之；刺之重竭其气，老者绝灭，壮者不复矣。若此谓者，皆是有泻而无补也。

或问：病有在气分者，有在血分者，不知针家，亦分气与血否？曰：气分、血分之病，针家亦所当知。病在气分，游行不定；病在血分，沉着不移。以积块[9]言之，腹中或上或下，或有或无者，是气分也；或在两胁，或在心下[10]，或在脐上下左右，一定不移，以渐而长者，是血分也。以病风[11]言之，或左手移于右手，右足移于左足，移动不常者，气分也；或常在左足，或偏在右手，着而不走者，血分也。凡病莫不皆然。须知在气分者，上有病，下取之，下有病，上取之；在左取右，在右取左。在血分者，随其血[12]之所在，应病取之。苟或血病泻气，气病泻血，是谓诛伐无过，咎将谁归！

或问：今医用针，动辄以袖复手，暗行指法，谓其法之神秘，弗轻示人，惟恐盗取其法者，不知果何法耶？曰：《金针赋》十四法，与夫青龙摆尾等法，可谓已尽之矣；舍此而求他法之神秘，吾未之信也。今若此者，不过过为诡妄[13]，以欺人耳。纵为至巧，殆必神亦不佑，针亦不灵也。奚足尚哉！

或问：有医置针于穴，略不加意，或谈笑，或饮酒，半饷[14]之间，又将针拈几拈，令呼几呼，仍复登筵以饮，然后起针，果能愈病否乎？曰：经云：凡刺之真，必先治神。又云：手动若务，针耀而匀，静意视义，观适之变。又云：如临深渊，手如握虎，神无营于众物。又云：如待所贵，不知日暮。凡此数说，敬乎怠乎？若谈笑饮酒，不敬孰甚，安能愈病哉？业医者，当深长思矣！

注释

[1] 附辩：本篇引自明代徐春甫（1556）《古今医统大全》，又名《古今医统》，辑录明以前的历代医书及经史百家有关医药资料，分类编写而成。其内容包括历代医家传略、《内经》要旨、各家医论、脉候、运气、经穴、针灸、临床各科证治、医案、验方、本草、救荒本草、制药、通用诸方及养生等。"附辩"前两问是《古今医统》转引《针灸聚英》的。"附辩"提出6个问题：一是《十四经发挥》腧穴少了《铜人》《千金方》的问题，二是眼区针刺的禁忌，三是关于针刺补泻，四是辨别病在气分还是血分及取穴治疗，五是关于针刺手法的问题，六是医生的行医准则和对待病人的态度。

[2] 空穴：指经穴、穴位。《灵枢·小针解》："机之动不离其空中者，知气之虚实，用针之徐疾也。"

[3] 导气：摄气运息。为古代的一种养生术。汉代王充《论衡·道虚》："道家或以导气养性，度世而不死。"

[4] 斫丧（zhuó sàng）：喻摧残、伤害，特指因沉溺酒色而伤害身体。

[5] 精：指构成人体和维持生命活动的基本物质。《灵枢·决气》："两神相搏，合而成形，常先身生，是谓精。"《灵枢·经脉》："人始生，先成精，精成而脑髓生。"《素问·金匮真言论》："夫精者，身之本也。"

[6] 味：此处专指厚味的药物。《素问·阴阳应象大论》："精不足者，补之以味。"

[7] 形气：指精气、元气。汉代班固《幽通赋》："形气发于根柢兮，柯叶汇而零茂。"

[8] 病气：病因学名词，指已经进入人体形成了疾病的邪气。《素问·痹论》："痹……其热者，阳气多，阴气少，病气胜，阳遭阴，故为痹热。"

[9] 积块：腹胁部结块坚硬可以触及之证。即癥积之属。明代万全《保命歌括》："大抵积块者，皆一物为之根，而血涩裹之，乃成形如杯如盘，按之坚硬也。"

[10] 心下：指膈下胃脘的部位。《医宗金鉴》："心下有支饮，其人苦冒眩。"注："心下，膈下也。"

[11] 病风：患风邪引起的病证。《素问·平人气象论》："尺不热，脉滑曰病风。"

[12] 血：温病辨证的一个阶段或病位，即血分，为卫气营血病变的最后阶段。

[13] 诡妄：怪诞荒谬。《续资治通鉴·宋真宗天禧二年》："前世传圣水者皆诡妄不经。"

[14] 半饷：同"半响"。指过了一段时间。

益

一、医官逸林刘氏云：凡针痰气[1]，先转针头向上，令痰散动，然后转针头向下，令气泄。

一、针痞块[2]，先将痞根[3]按之，如指大坚硬者，用针频频刺烂，庶块易消。

一、太医院医官继洲杨氏云：凡针腹上穴，令患人仰卧，使五脏垂背，以免刺患。又云：前面深似井，后面薄似饼。用针前面宜深，后面宜浅。

注释

[1] 痰气：指气滞痰阻而致的痰气交结。

[2] 痞块：肚子里可以摸得到的硬块，是脾脏肿大引起的，也叫"痞积"。伤寒病、败血病、慢性疟疾、黑热病等都会发生这种症状。

[3] 痞根：这里指痞块深处根部，非指痞根穴。